Pflanzen-Schamanismus

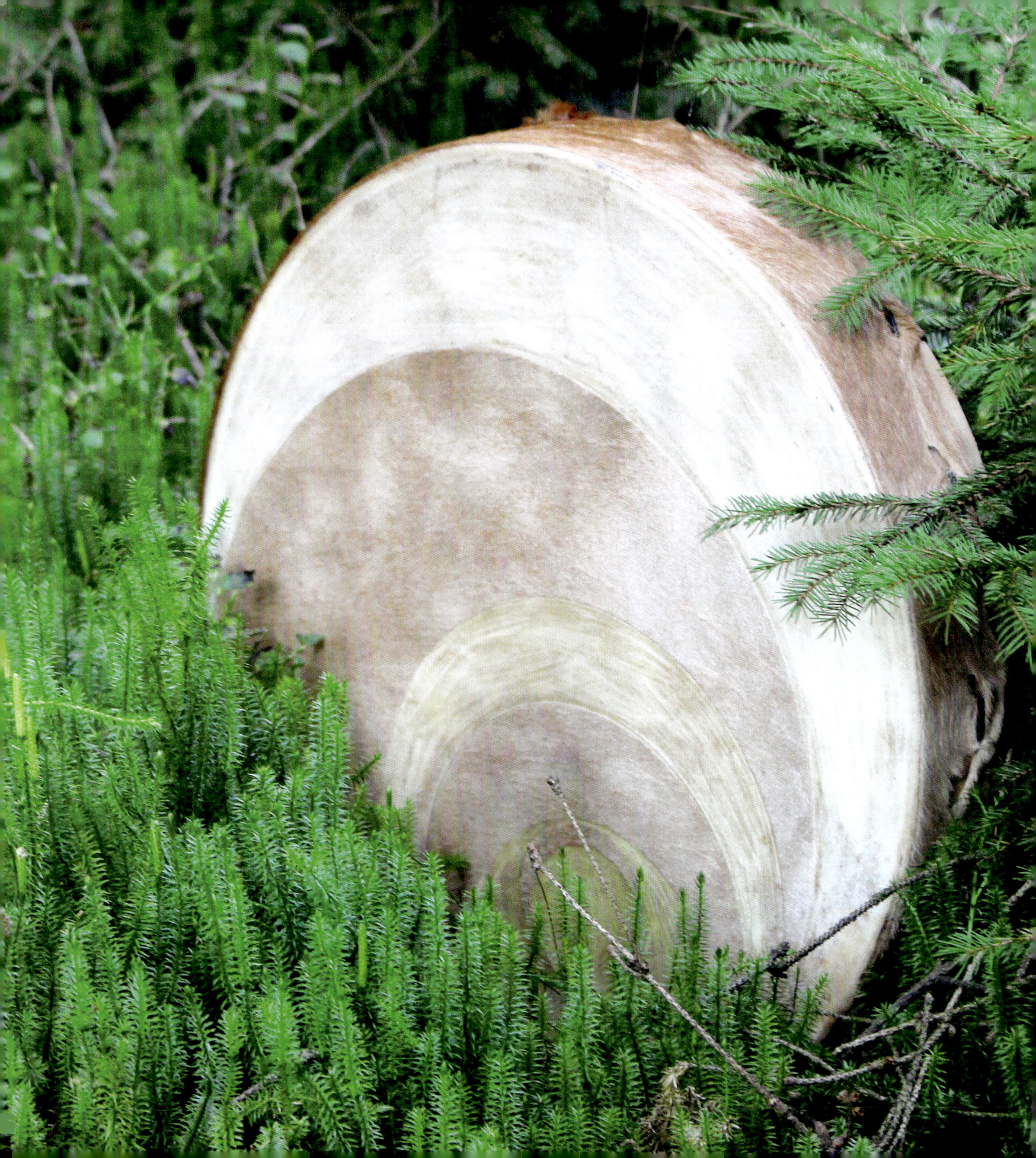

Adelheid Brunner

Pflanzen-Schamanismus

Sich mit der Natur verbinden

Mit 70 bewährten Anwendungen

nymphenburger

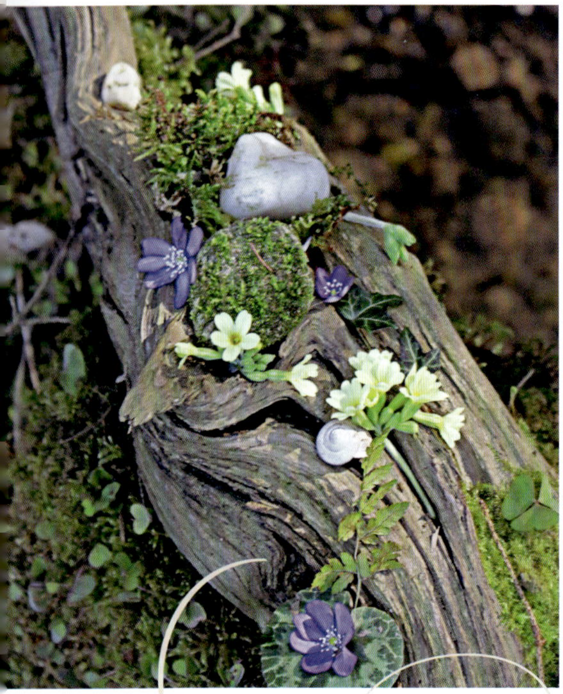 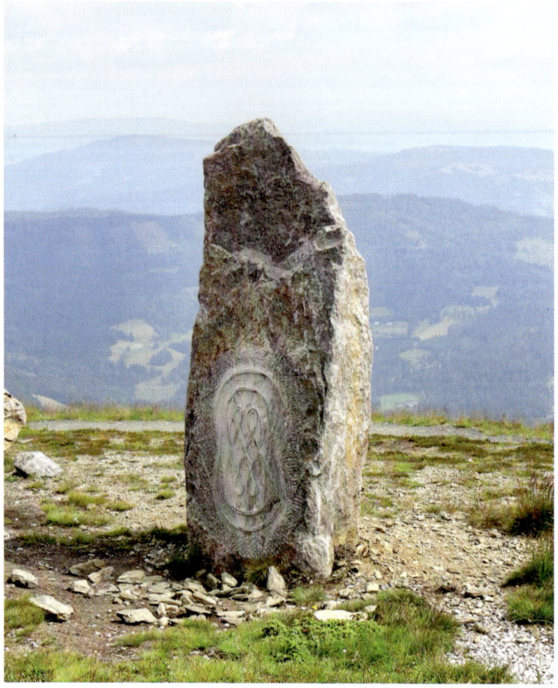 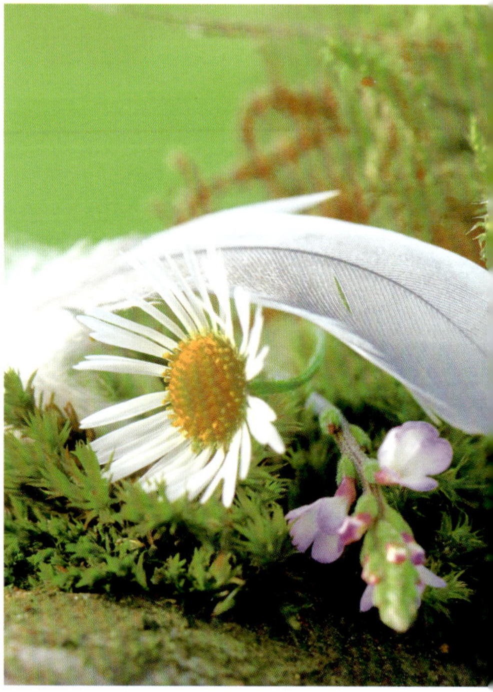

Inhalt

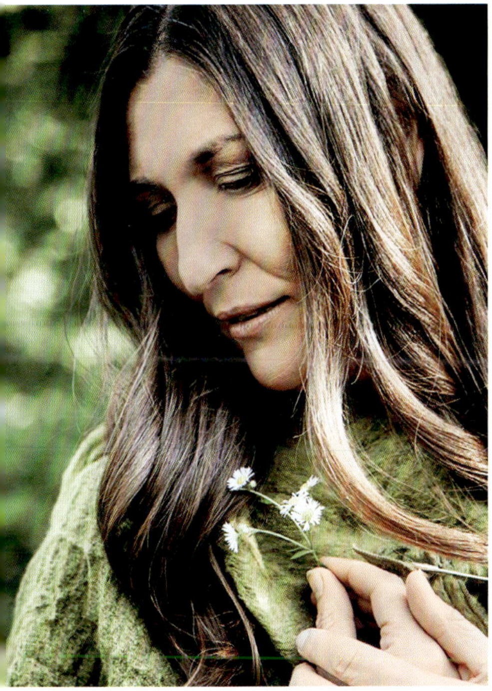 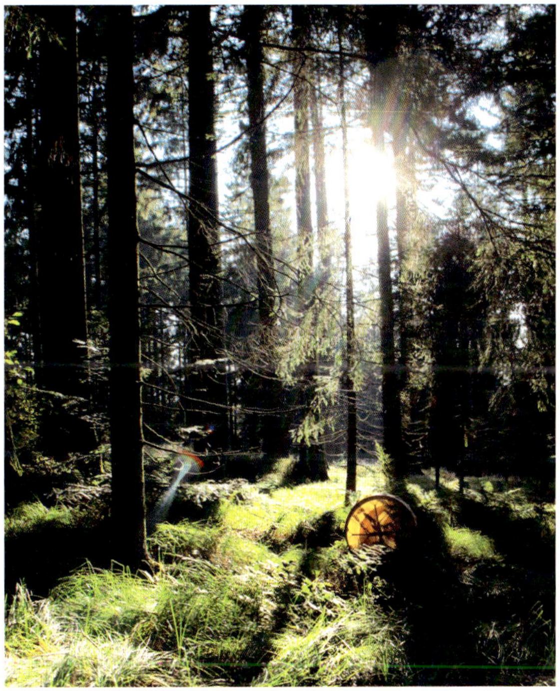 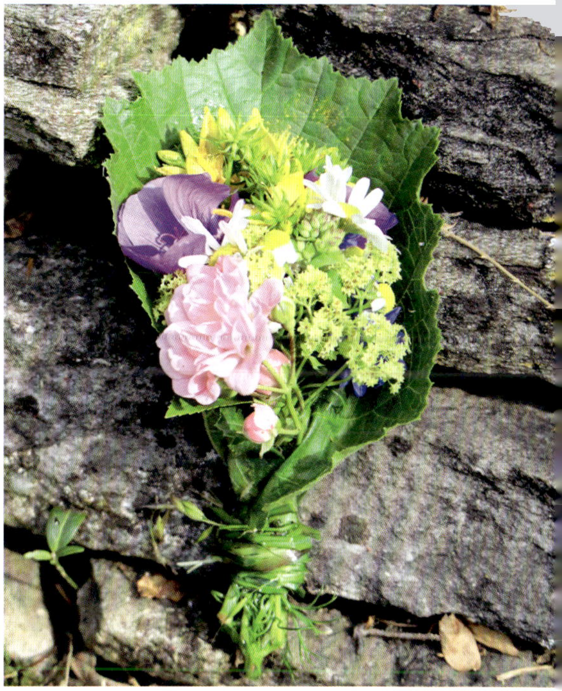

Widmung

Dieses Buch widme ich einem Menschen, der mich prägte, liebte und lehrte, wie kein anderer: Meinem Vater, Karl Brunner, der leider noch während der Schreibarbeiten unerwartet verstorben ist und mich nun »von der anderen Seite“« behütet und beschützt.

Seine liebevolle Begleitung, seine unendlich positive Art das Leben zu sehen und seine tiefe Liebe zur Natur haben mich zu dem Menschen gemacht, der ich heute bin.

Von frühen Kindesbeinen an streifte ich regelmäßig mit ihm durch die Wälder, und ich lernte in seiner Gegenwart, was es bedeutet, die Schönheit der Natur in Stille und Verbundenheit zu spüren. Eine ganz besondere Zeit erlebte ich mit ihm in seinen letzten beiden Lebensjahren, als er als »erfahrener Bauernbub« half, unseren neu erworbenen Bauernhof wieder zu belebten und zu bewirtschaften. Hier durfte ich noch einmal von seinem Wissen, seiner Bodenständigkeit und vor allem von seiner Liebe zur Natur lernen. Oftmals saßen wir hoch oben auf unserem Berg und blickten nach getaner Arbeit hinunter ins weite Tal. Es brauchte keine Worte, denn in diesen Momenten gab es nur Liebe, Verständnis und das Gefühl, dass hier – inmitten der Natur – alles genau so ist, wie es sein soll. Ein wahrlich schamanischer und göttlicher Zustand, für den ich sehr dankbar bin.
Danke Papa für alles, was du gegeben und für mich bedeutet hast. Ich werde deine Art das Leben und die Natur zu sehen und zu lieben für dich weiter tragen und auch für dich weiter geben.

In ewiger und bedingungsloser Liebe.

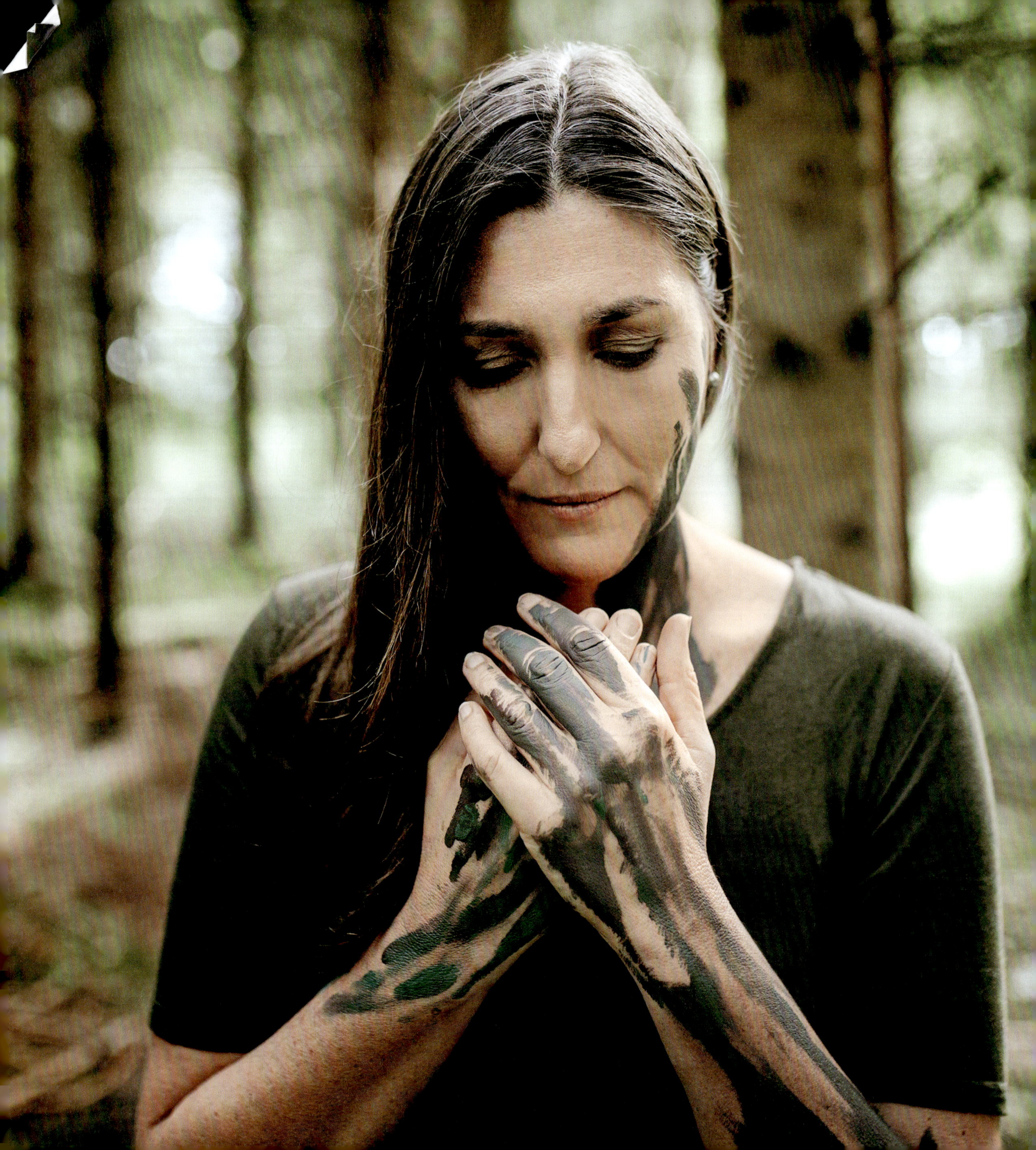

Meine tiefe Verbindung zu »Mutter Erde«

Ich spüre schon mein ganzes Leben eine sehr tiefe Verbindung zu »Mutter Erde« und ihrer lebendigen, bunten und heilsamen Pflanzenwelt. Als kleines Kind saß ich stundelang neben den Gänseblümchen, hoch oben im Kirschenbaum oder unter den alten Fichten im nahen Wald. Still träumte ich dabei vor mich hin. Heute weiß ich, dass ich bereits damals mit den Pflanzen »sprach« und sie oftmals als Freunde, Lehrer und Wegbegleiter betrachtete. Ich bin mir sicher, dass ich in meiner kindlichen Art noch ganz selbstverständlich deren Seelenebene wahrnehmen konnte und sie für mich sehr lebendige Wesenheiten waren. Ich lebte auf ganz natürliche Art und Weise eine meiner besonderen Gaben, die ich mir in dieses Leben mitgenommen habe: mit Pflanzen kommunizieren zu können!

Was für viele kleine Kinder ganz normal ist, scheint für beinahe alle Erwachsenen völlig unmöglich zu sein. »Mit Pflanzen reden? Das machen nur Spinner!«, wäre sicherlich eine der ersten Reaktionen viele Menschen. Und so ging es damals wahrscheinlich auch mir selbst. Mit dem Älterwerden vergaß ich nämlich meine Pflanzenfreunde und meinen verspielten Umgang mit ihren Wesenheiten. Ich wollte die Natur wissenschaftlich erfahren und mit dem Kopf erfassen. Ich studierte Biologie und plante »die Lehre des Lebens« als Lehrerin weiter zu geben. Mein größtes Interesse und meine ganze Leidenschaft blieben aber, auch als Biologin, immer die heimischen Pflanzen. So wurde ich Lehrerin für heimische Heilpflanzenkunde.

Irgendetwas fehlte mir dabei aber. So begab ich mich auf die Suche nach einem tieferen Sinn im Leben, den ich für mich persönlich im Schamanismus fand. Dieser beantwortete viele meiner offenen Fragen und führte mich zurück zur Natur, zu mir selbst, aber auch zu meiner Seelenaufgabe. Von da an fügte sich alles in meinem Leben. Die Erkenntnisse, dass jedes Leben und damit auch jede Pflanze beseelt sind und dass diese Tatsache für Schamanen der ganzen Welt völlig selbstverständlich ist, erinnerten mich daran, wie ich als Kind Pflanzen begegnete. Ich begann wieder, mit ihnen zu sprechen und nutzte dazu die schamanischen Methoden, die ich erlernt hatte. Sehr schnell stellte sich heraus, dass darin eine meiner großen Gaben liegt, denn es gelang mir unglaublich leicht, mit Pflanzenwesen in Kontakt zu treten. Ja, es schien beinahe so, als ob diese mich erwählten, um als Sprachrohr für sie zu dienen und sehr rasch bemerkte ich, dass ich auch für meine Teilnehmer die Tore zur beseelten Pflanzenwelt öffnen konnte. So erzählte ich in meinen Kursen nicht mehr ausschließlich über die Geschichten und Heilwirkungen der heimischen Heilpflanzen, sondern ich trommelte und rasselte, wenn wir draußen im Wald waren, und wir erlebten immer häufiger, wie sehr die Pflanzen über ihre Seelenebene zu uns sprachen.

Für mich schloss sich damit ein Kreis, denn es wurde die Lücke gefüllt, die mein wissenschaftlicher Zugang zur Pflanzenwelt nie füllen konnte. Mit diesem Buch möchte ich daran erinnern, dass die Seelenebene der Pflanzen wahrgenommen und genutzt werden kann. Tauchen Sie gemeinsam mit mir ein in die Magie der Pflanzen, in das Unsichtbare und Unerklärliche. Denn gerade darin finden wir oft den höheren Sinn im Leben. Lernen Sie mit mir zusammen die schamanische Welt der heimischen Heilpflanzen kennen. Erinnern wir uns gemeinsam daran, dass unsere Natur lebendig, beseelt und wahrlich göttlich ist.

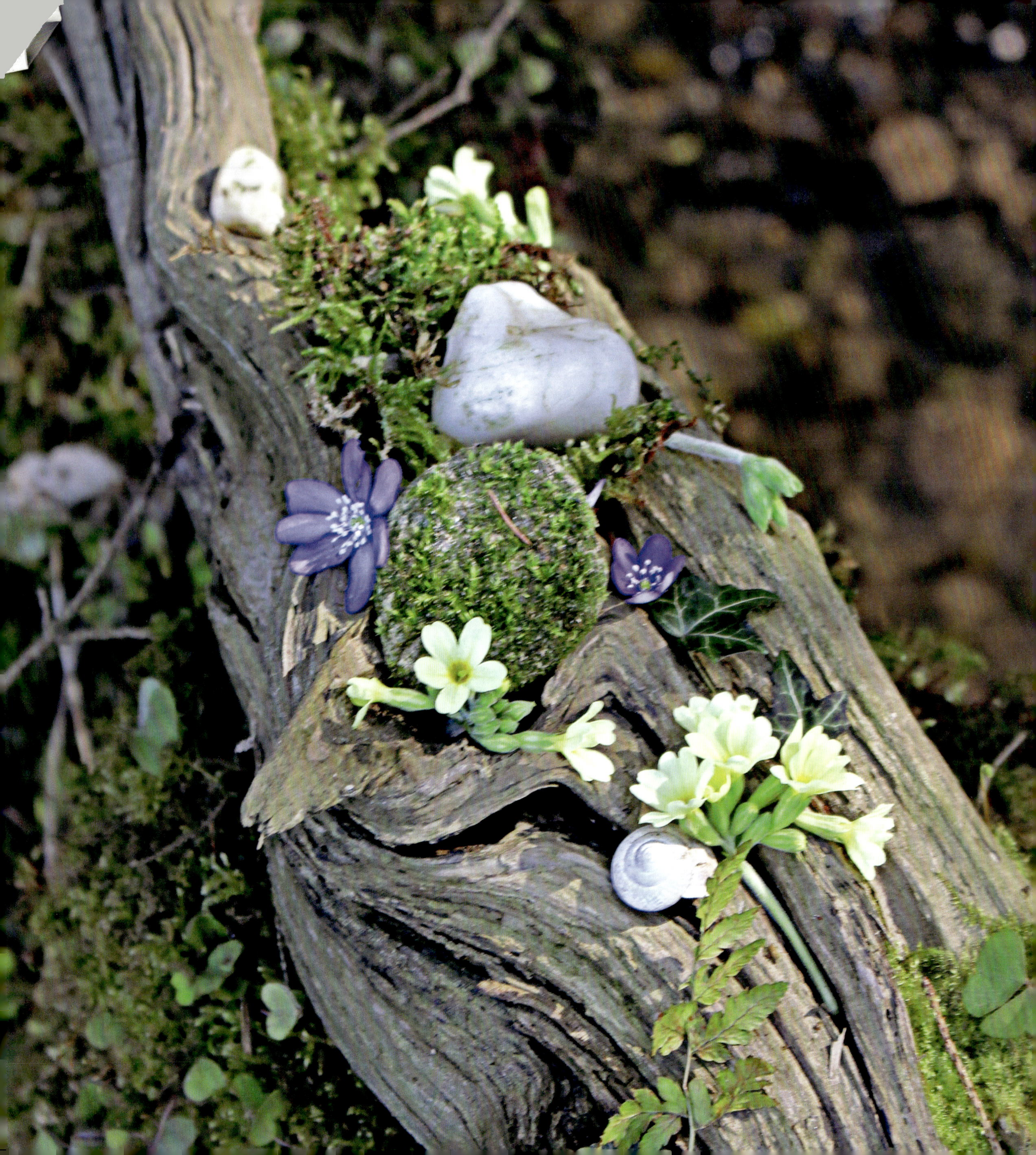

Die Wiederentdeckung des SCHAMANISMUS

Schamanismus wird oft als ältestes Kulturerbe oder gar älteste Religion der Menschheit bezeichnet. Anhand zahlreicher Höhlenmalereien, Fundstücke und prähistorischer Darstellungen lässt sich ein schamanisches Weltbild rekonstruieren, welches bis heute Beachtung findet. In mehreren Ländern Südamerikas, in Nepal oder der Mongolei wird Schamanismus heute noch gelebt. Dort kann das Wissen und Handeln der Schamanen direkt beobachtet und erlernt werden.

Gerade in den vergangenen Jahren zieht dieses Thema wieder viele Menschen in seinen Bann, und so kann behauptet werden, dass schamanisches Gedankengut sich erneut stark ausbreitet. Im folgenden Kapitel biete ich Ihnen einen Einblick in die Geschichte und in das Weltbild der Schamanen. Ich stelle Ihnen außerdem unterschiedliche Methoden vor, die ganz wichtig sind. So erhalten Sie ein grundlegendes Verständnis für alles rund um das große Thema Pflanzenschamanismus.

Alles eine Frage der Definition …

Der Begriff »Schamanismus« ist gar nicht so einfach zu definieren, da sehr viele unterschiedliche Handlungen und Methoden mit ihm zusammengefasst werden. Das Wort »Schamanismus« ist dabei nicht so alt, wie man vielleicht denken könnte. Es lässt sich erst seit Ende des 17. Jahrhunderts in der deutschen Sprache nachweisen und findet seinen Ursprung in Russland, wo es in der tungusischen Sprache, die unter anderem in Teilen Russlands, Chinas und Ostsibiriens gesprochen wurde, das Wort »shaman« gab. Dieses bedeutet so viel wie »erregt sein«, »bewegt sein«, »erhaben sein« oder auch »um sich schlagen« und beschreibt damit die körperlichen Bewegungen eines Menschen, der sich in Trance oder Ekstase befindet.

Mircea Eliade, ein bedeutender Schamanenforscher, wies darauf hin, dass das zentrale Element des sibirischen Schamanismus der Zustand der Ekstase war. Dieser ermöglichte dem Schamanen zwischen den Welten zu reisen und mit den Geistern zu kommunizieren. Etwas seltener wird die Entstehung des Begriffes von Etymologen auf das Verb »sa« zurückgeführt, welches so viel wie »wissen« oder »begreifen« bedeutet und den Schamanen als Wissenden bezeichnet. Der veränderte Bewusstseinzustand, welcher hier als »Trance« oder »Ekstase« bezeichnet wird, bildet demnach eines der wichtigsten Elemente im Schamanismus. Er zeich-

◄ Heute ziehen schamanische Rituale wieder viele Menschen in ihren Bann.

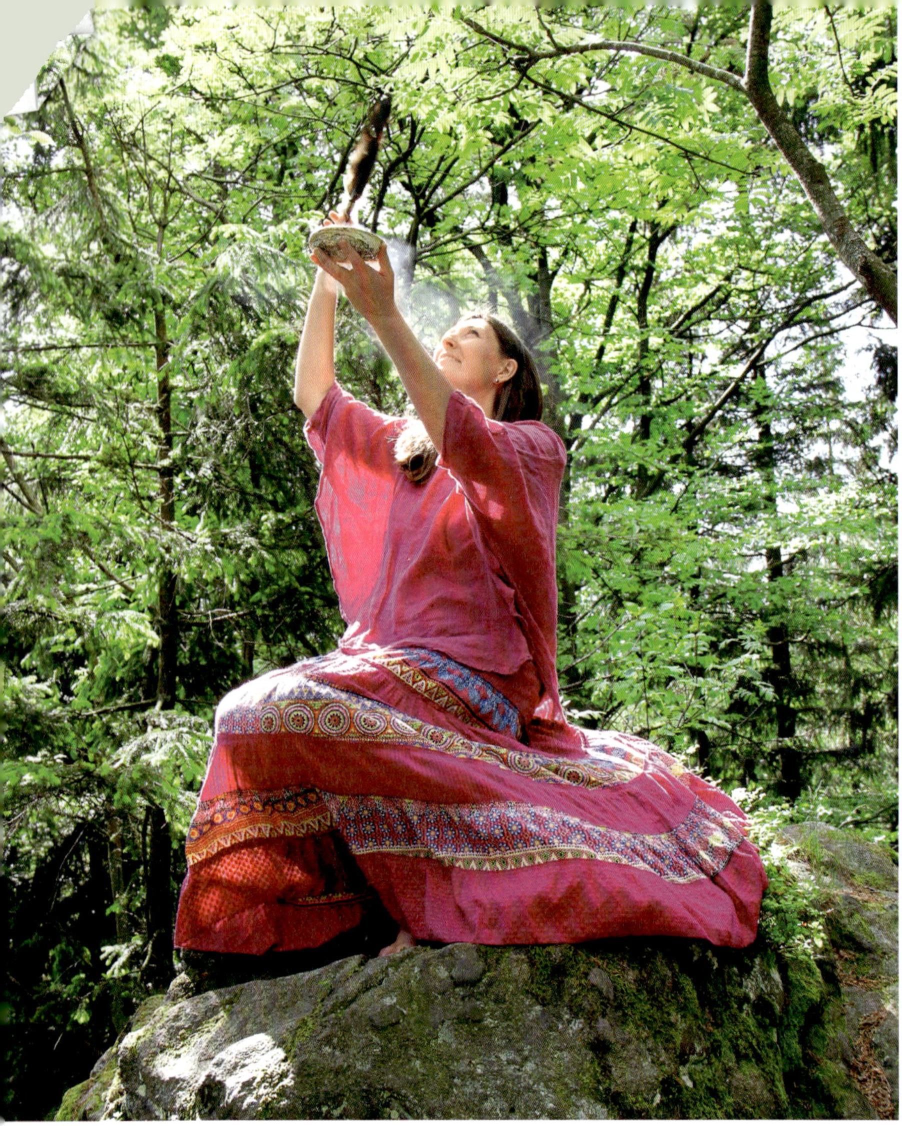

▲ Der Schamane nimmt über besondere Rituale – wie das Räuchern – Kontakt mit der Anderswelt auf.

net den Schamanen ebenso aus wie seine Fähigkeit, mit Geistwesen zu kommunizieren und diese willentlich zu beeinflussen. Diese besonderen Fähigkeiten heben ihn von der Gesellschaft ab und sind mit seiner wichtigen Aufgabe verbunden, auf die Gemeinschaft zu achten und sich für das Gemeinwohl von Menschen, Tieren und dem Land, auf dem alle wohnen, einzusetzen.

Warum aber sollte ein Mensch diese veränderten Bewusstseinszustände einnehmen und mit den Geistern verhandeln? Dahinter liegt ein übergeordnetes Weltbild, das in vielen schamanischen Kulturen sehr ähnlich ist. Der Schamane ist sich der Existenz eines größeren Ganzen bewusst und weiß, dass er eingebettet ist in eine Kosmologie, innerhalb derer er – zu jeder Zeit – mit allem in Verbindung steht. Er ehrt die Kräfte der Schöpfung, des Himmels und der Erde und damit des Lebens und der Fruchtbarkeit. Er kennt das große Geheimnis, welches hinter allem Leben steht. Er achtet die Geistwesen der Tiere und der Pflanzen und kann mit ihnen in Kontakt treten, bevor geerntet oder gejagt wird. Er ruft die Ahnengeister, Schutzgeister oder Hilfsgeister, wenn Probleme in seiner Gemeinschaft auftreten. Zu besonderen Zeitpunkten im Jahr, wenn Sonne, Mond und Sterne richtig stehen, leitet er Rituale und Zeremonien, die sowohl der Gemeinschaft als auch der Natur dienen. In Notzeiten ist er in der Lage, mit den Geistwesen zu verhandeln, so dass er Situationen positiv verändern kann. Die Beeinflussung des Wetters wird beispielsweise bis heute in einigen Kulturen praktiziert.

Obwohl der Ursprung des Wortes »Schamanismus« in Sibirien liegt, weisen zahlreiche Höhlenmalereien und Fundstücke aus Asien, Afrika und Europa darauf hin, dass sich das schamanische Glaubenssystem und die damit verbundenen Praktiken weltweit zeitgleich entwickelten.

Das schamanische Weltbild

Alles Leben ist beseelt

Einer der wichtigsten Grundsätze im schamanischen Weltbild ist, dass alles Leben beseelt ist. Jeder Mensch, jedes Tier, jede Pflanze, jeder Stein, aber auch jeder Ort und jeder Gegenstand sind beseelte Wesenheiten. Die Natur an sich ist beseelt, was bedeutet, dass in jeglicher Form von Materie auch eine Form der geistigen Dimension existiert. Sichtbare und nicht sichtbare Wirklichkeiten vereinen sich damit und bilden das Zusammenspiel von Körper und Geist bzw. Körper und Seele. Schamanisch Tätige können auf der nicht sichtbaren Seelenebene mit Tiergeistern, Pflanzengeistern, Baumwesen, Steinwesen und Berggeistern in Kontakt treten, diese wahrnehmen und mit ihnen auch kommunizieren. Die Seele kann die Materie verlassen und auf Reisen gehen, sich in Teilen abspalten oder gar verloren gehen. Hier kann der Schamane aktiv werden: Abspaltungen der Seele oder Seelenverluste, welche oft Ursache für Krankheiten sind, kann der Schamane wieder zurückholen. Nach dem Tod verlässt die Seele den Körper. Aus diesem Wissen heraus entstanden die Ahnenkulte, welche bis heute lebendig sind.

Es gibt geistige Wesen

Neben dieser Seelenebene, die immer mit Tieren, Pflanzen, Menschen, Steinen oder Landschaften verbunden ist, gibt es auch noch eine völlig andere Form der nicht sichtbaren Wirklichkeit. Es ist die Dimension der Geistwesen, die keinen materiellen Körper haben. In dieser Dimension gibt es Götter, Engelwesen, Geistführer, Krafttiere, Totemtiere, Dämonen, Krankheitsgeister und noch viele mehr. Diese Geistwesen leben in der Anderswelt, die parallel zur realen Welt existiert, aber nicht von jedem wahrgenommen werden kann. Dies ist dem Schamanen vorbehalten, dessen Aufgabe vor allem darin besteht, als Vermittler zwischen diesen Welten zu fungieren und die Geistwesen, wenn notwendig, auch bewusst zu beeinflussen und zu lenken.

Die drei schamanischen Welten

In der schamanischen Kosmologie gibt es eine obere, eine mittlere und eine untere Welt. Die untere Welt wird auch als »Ritualplatz der Seele« bezeichnen. In ihr leben Krafttiere, Ahnen und viele andere Geistwesen. In die untere Welt reist man vor allem, um Informationen zu Heilungswegen und zu den Problemen des Alltags zu erhalten. Hier wird erfahrbar, warum eine Krankheit entstanden ist und wie der Weg zur Gesundung aussehen kann. In die untere Welt gelangt man durch eine Erdöffnung, die nach unten führt. Diese untere Welt wird meist sehr erdähnlich empfunden und man bewegt sich in ihr durch verschiedenartige Landschaften.

Die mittlere Welt ist unsere reale Welt. Hier leben Menschen, Tiere, Pflanzen und Steine. Der Schamane kommuniziert in dieser Welt vor allem mit Pflanzenwesen, Naturwesen und Elementarwesen. Er wird zum ständigen Vermittler zwischen sichtbarer und unsichtbarer Welt des Diesseits. Diese Ebene wird vor allem für den Pflanzenschamanen eine sehr wichtige Ebene, denn es ist der Bereich, wo er in Kontakt mit den Pflanzenwesenheiten tritt, um von ihnen zu lernen und Neues zu erfahren. Viele der späteren Reisen führen in diese mittlere Welt.

In der oberen Welt trifft der schamanisch Tätige vor allem Geistführer, Lehrer und himmlische Wesenheiten an. Die Antworten, die dort erhalten werden, haben weniger mit dem Alltag zu tun, als vielmehr mit spirituellen und geistigen Themen.

▼ Baumwesen und Pflanzengeister – sie sind auf der nicht sichtbaren Ebene spürbar.

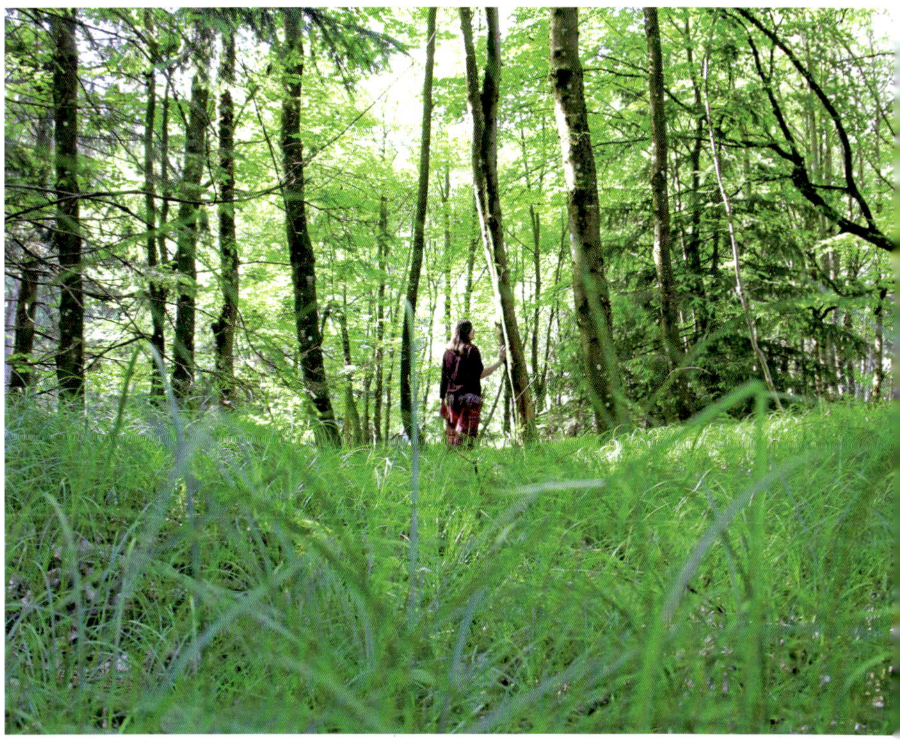

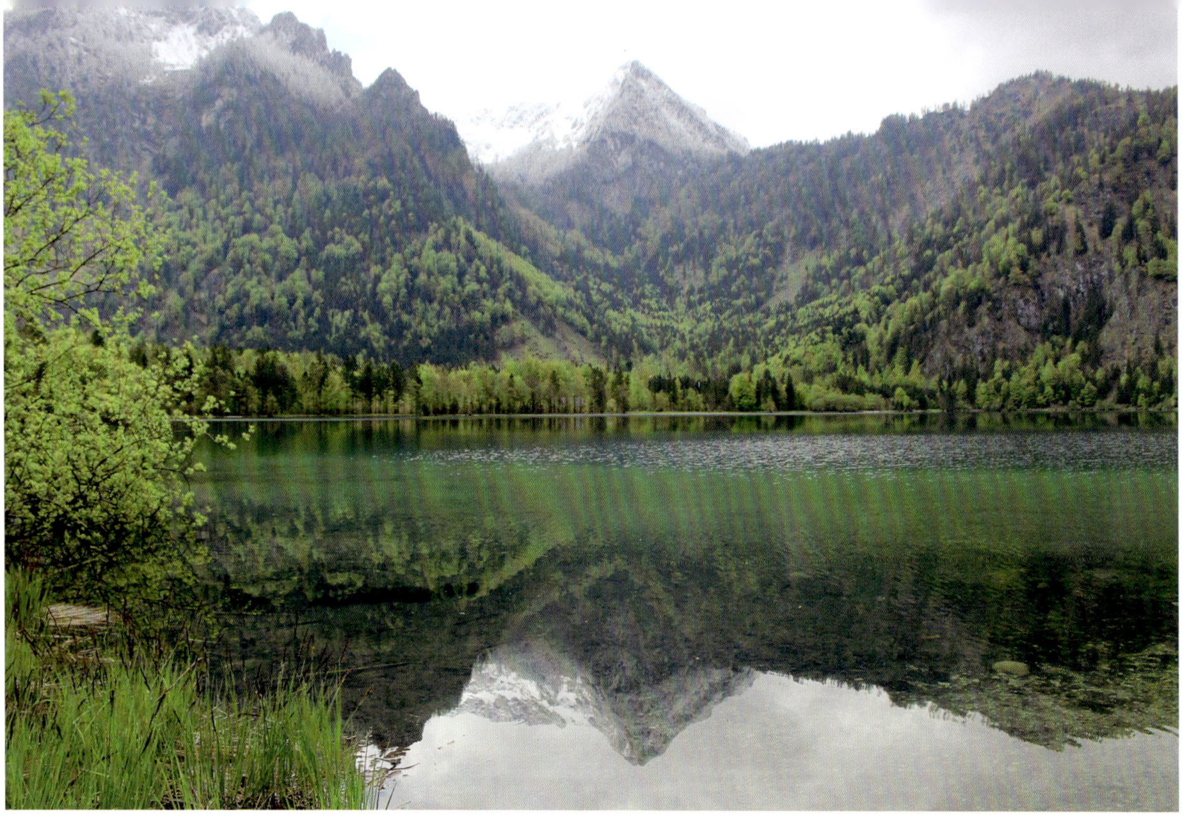

➤ *Obere, mittlere und untere Welt sind über die Weltenachse miteinander verbunden.*

▼ *Der Weltenbaum – am Stamm entlang durch die Welten reisen.*

Die obere Welt wird bereist, wenn die großen Zusammenhänge des Lebens erkannt werden sollen. Der Weg in diese Welt führt tatsächlich nach oben. Der Reisende gelangt durch die Begleitung seines Krafttieres, eines geflügelten Wesens oder durch eine Aufstiegshilfe nach oben. Diese Welt zeigt sich meist ätherisch und mutet beinahe himmlisch an. Im Zusammenhang mit Pflanzenschamanismus wird sie vor allem dann bereist, wenn man in Kontakt mit Pflanzendevas tritt. Diese uralte schamanische Unterteilung spiegelt sich heute immer noch im Bild von Himmel, Erde und Hölle wider.

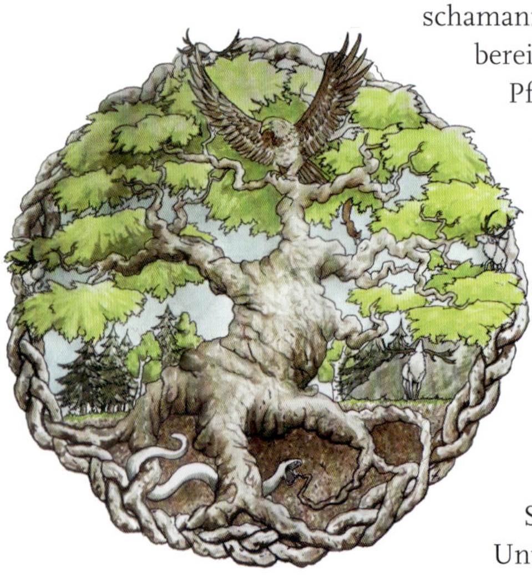

Die Dreiheit im Weltenbaum

Das Dreiweltensystem finden wir im Weltenbaum wieder, der von vielen unterschiedlichen Kulturen dargestellt wird. Seine Wurzeln symbolisieren die Unterwelt, sein Stamm die diesseitige Welt und seine Krone die obere Welt. Verbunden werden diese drei Welten durch die Weltenachse, die für den Schamanen ein wichtiges Orientierungssystem darstellt, innerhalb dessen er sich zwischen den Welten bewegen kann.

Durch die Wurzeln des Baumes reist er in die Unterwelt, am Stamm des Baumes gelangt er in die nicht reale Welt des Diesseits und über die Baumkrone klettert er die Himmelsleiter nach oben und betritt die obere Welt. Immer befindet er sich dabei in einer tiefen Trance oder Ekstase, die ihm ermöglicht, zwischen den Dimensionen wahrzunehmen, mit den Geistern zu kommunizieren und Informationen aus den anderen Ebenen in die reale Welt zu holen.

Heilung von Krankheiten

Für den Schamanen entsteht Krankheit dann, wenn das natürliche Gleichgewicht von Körper, Geist und Seele gestört ist oder eine Disharmonie zwischen Mensch, Natur und Kosmos herrscht. Solche Ungleichgewichte müssen daher wieder ins Gleichgewicht gebracht werden.

Schamanische Heilung geschieht daher nie auf rein körperlicher Ebene. Sie setzt vor allem auf der spirituellen, feinstofflichen oder auf der Seelenebene an. Jede körperliche Manifestation einer Krankheit zeigt nach Wissen der Schamanen eine bereits lange zuvor begonnene Störung und ist im Energiefeld des Menschen bereits erkennbar, bevor sich körperliche Symptome entwickeln.

Verändertes Bewusstsein

Im Mittelpunkt jeglicher schamanischer Arbeit steht der veränderte Bewusstseinszustand. Dieser ist mittlerweile gut erforscht und wird allgemein als »Trance« bezeichnet, welche durch verschiedene Induktionen erlangt werden kann. Der Begriff »Ekstase« hebt sich von der Trance ab, da sie ein noch viel intensiveres Erleben ermöglicht und meist nur von einem tatsächlichen Schamanen erlebt werden kann, während die Trance jeder Mensch erlernen kann.

Trance – eine veränderte Wahrnehmung

Als »Trance« wird ein Bewusstseinszustand bezeichnet, der sich vom normalen Wachbewusstsein deutlich unterscheidet. Er ist zeitlich begrenzt, ermöglicht ein intensives mentales Erleben und wird durch verschiedene Formen der Induktion ausgelöst. In der Trance ändert sich die Gehirnfrequenz und es treten vor allem schlafähnliche Theta-Wellen auf. Blutdruck und Puls steigen, während der Körper in eine tiefe Entspannung fällt. Innerhalb der Trance ist ein stark verändertes bildhaftes Wahrnehmen möglich. Meist geht das Ich-Gefühl verloren und man fühlt sich in eine größere Wirklichkeit eingebettet. Im Grunde kann jeder Mensch in so einen Trancezustand eintreten. Durch Trommeln, Rasseln, Tanzen, Singen oder das Einnehmen von rituellen Körperhaltungen kann dieser erreicht werden. Wir bedienen uns hier schamanischer Methoden, deren Wirksamkeit wissenschaftlich bewiesen ist und die von jedem Menschen erlernt werden können.

Eine Trance ist mit dem Traumerleben in der Nacht vergleichbar, wo wir zum Beispiel fliegen können, wo Zeit und Raum aufgehoben werden, Größenverhältnisse sich verändern, wir Tieren und anderen Wesen begegnen und besondere Landschaften bereisen. Farben und Formen werden dabei anders wahrgenommen als im Wachbewusstsein. Im Traum ist alles möglich – wie in der Trance – wobei der Vorteil der Trance darin besteht, dass das normale Bewusstsein nicht vollständig ausgeschaltet wird und man jederzeit die Kontrolle über sich behält und gegebenenfalls sofort aus dem Zustand austreten kann.

Ekstase – tiefer als Trance

Das Wort »Ekstase« leitet sich vom griechischen »ekstasis« ab, was so viel wie »außer sich geraten« oder »entzückt« oder gar »verrückt« bedeutet. Unter Ekstase verstehen wir einen Zustand, der sich von der Trance abhebt. Schamanen, die in Ekstase

▼ Farben und Formen werden in der Trance in ganz neuer Qualität wahrgenommen.

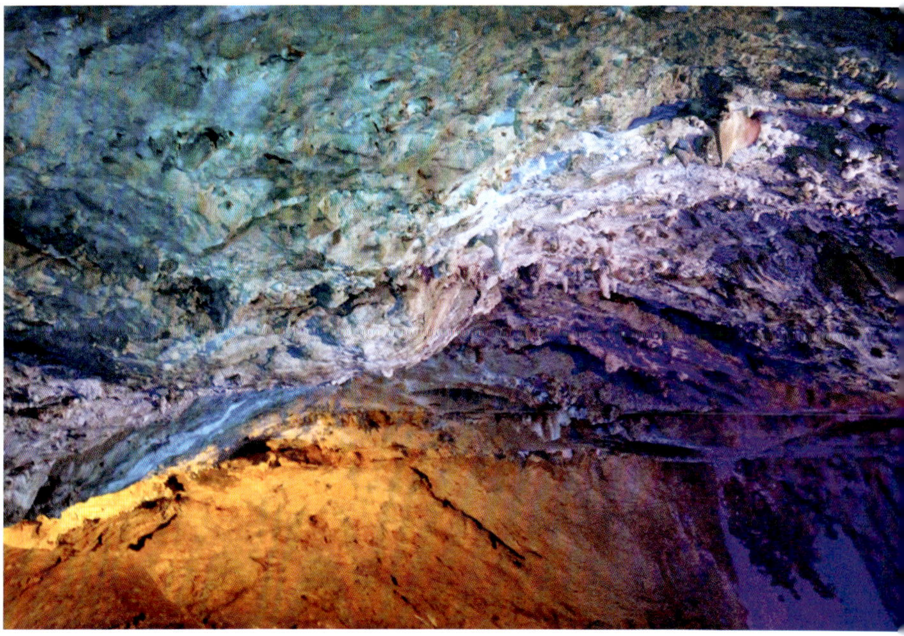

Trance hervorrufen

Es gibt verschiedene Möglichkeiten, den Zustand der Trance zu erreichen. Auch der Schlaf, das Träumen oder Nahtoderlebnisse gelten als Trancerfahrungen. Die Einnahme von psychoaktiven Substanzen, Reizentzug oder -überflutung, Fasten und Hypnose können auch in die Trance führen.

Trommel oder Rassel Wird eine Trommel oder eine Rassel gleichbleibend, monoton und mit etwa 210 Schlägen pro Minute geschlagen, induziert dies den gewünschten Trancezustand. Die Gehirnfrequenzen verändern sich durch den gleichbleibenden Rhythmus und schalten um, auf Alpha- oder Theta-Wellen. Diese Gehirnwellen verursachen das besondere Erleben und Wahrnehmen innerhalb der Trance. Die klassische schamanische Reise wird daher vom Schlag einer Trommel oder einer Rassel begleitet und dauert etwa 20 Minuten. Nach der Reise stellt sich das erweiterte Bewusstsein sehr rasch wieder auf das normale Wachbewusstsein ein.

Tanz Bewegung und Tanz wirken ebenfalls traceinduzierend. Bekannt sind hier die Tänze der Derwische, die sich um ihre eigene Achse drehen und dabei in eine tiefe Trance fallen, die Schütteltänze der Seidr oder verschiedene afrikanische und brasilianische Tänze. Grundsätzlich wird die Trance induziert, wenn der Tänzer eine gleichbleibende, monotone Bewegung ausführt, zusätzlich die Augen schließt oder diese ganz leicht geöffnet hält. Eine Musik, die den vorher erwähnten monotonen Rhythmus von 210 Schlägen pro Minute aufweist, erleichtert das Eintreten in den Trancezustand. In manchen Traditionen wird von den Trancetänzern ein bestimmter Kopfschmuck getragen, der wie ein Vorhang über die Augen hängt. Vor allem mongolische Schamanen nutzen solchen Schmuck, der die Wahrnehmung zwischen den Welten zusätzlich verstärkt. Tranceinduzierende Bewegungen sind Drehen, Schütteln, Wiegen oder Stampfen.

Rituelle Körperhaltungen Felicitas Goodman, deren Bücher ich uneingeschränkt empfehlen möchte, hat die Trance im Zusammenhang mit rituellen Körperhaltungen wissenschaftlich erforscht. Sie fand heraus, dass das Einnehmen einer bestimmten körperlichen Position, welche sie von Höhlenmalereien und rituellen Fundstücken ableitete, sehr schnell in eine Trance führt. Verschiedene Haltungen verstärken dabei bestimmte Themen. Es gibt beispielsweise die Bärenhaltung, die auf eine nordamerikanische Holzfigur zurückzuführen ist. Während Rassel oder Trommel den Rhythmus vorgeben, wird genau diese Position eingenommen. Diese Trance führt zu körperlichen Heilerlebnissen, während andere Haltungen andere Wirkungen herbeiführen. Zur Arbeit der rituellen Körperhaltungen gibt es sehr gute Literatur und auch eine sehr gute lizenzierte Ausbildung.

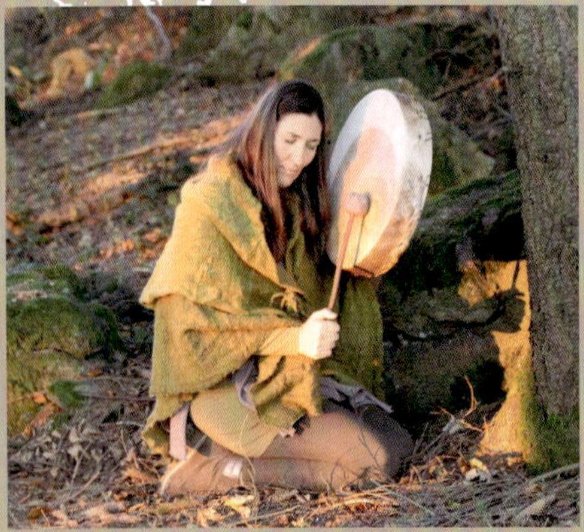

Mit jedem Trommelschlag tiefer in die Trance.

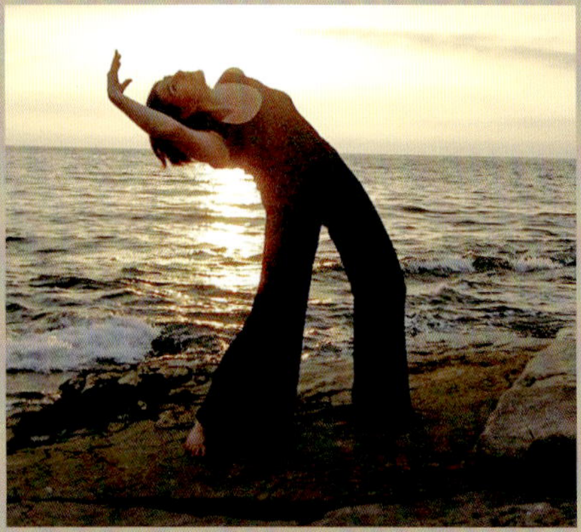

Im Tanz losgelöst vom Hier und Jetzt.

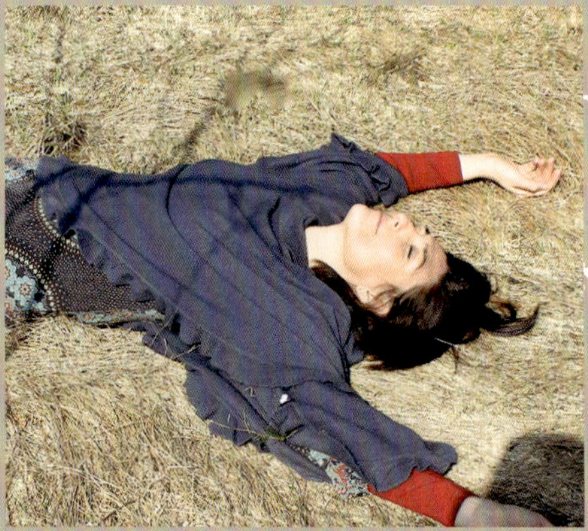

Eine besondere Körperhaltung unterstützt.

geraten, erreichen einen noch viel intensiveren Zustand, in dem sich das »Ich-Bewusstsein« vollständig auflöst und die Kontrolle über den Körper und über das Denken weitgehend verlorengeht. Der Schamane befindet sich im wahrsten Sinne des Wortes »außer sich«. Seine Seele verlässt in diesem Zustand den Körper und tritt in eine andere Dimension der Wirklichkeit ein. Er ist dadurch mit einer höheren geistigen Macht verbunden und kann sich eins fühlen mit einer Kraft, die wir hier göttlichen Ursprung nennen wollen.

Mircea Eliade hat ein Buch über »Schamanismus und Ekstasetechnik« geschrieben, welches ich sehr empfehlen kann, wenn man sich mit der Thematik näher beschäftigen möchte. Die Ekstase, ekstatische Trance oder heilige Trance, ist nicht alleine auf den Schamanismus begrenzt. Wir kennen sie aus vielen anderen Kulturen und Religionen. Immer beschreibt sie den Zustand, in dem man sich mit dem Göttlichen eins fühlt.

Meditation – Erleben des rein Geistigen

Da ich die Meditation in meine pflanzenschamanischen Arbeit integriere, möchte ich sie hier kurz von der Trance abgrenzen. Obwohl viele Schamanen vor ihren Reisen und Ritualen in Meditation gehen, ist diese nicht mit einer tatsächlichen Trance zu vergleichen und auch keine schamanische Methode. Prof. Dr. Giselher Guttmann erforschte die körperlichen Reaktionen innerhalb der Trance und der Meditation und fand heraus, dass es während einer Meditation nicht zu den charakteristisch veränderten Gehirnströmen kommt, wie sie während einer Trance auftreten.

Das besondere Erleben innerhalb einer Meditation führt er auf eine veränderte Informationsverarbeitung innerhalb des Gehirns zurück. Dennoch nimmt der Meditierende viele Botschaften und Bilder wahr und wer sich in Meditation übt, weiß, dass er sich auch hier in einer Realität befindet, welche sich außerhalb der normalen Wahrnehmung abspielt.

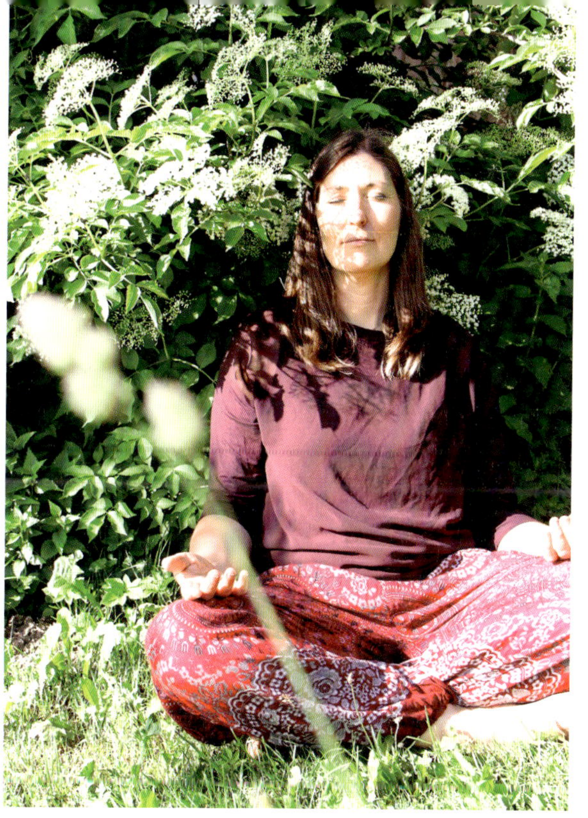

◄ In der Meditation erwachen viele Bilder und Botschaften – ganz frei vom realen Außen.

Methoden erlernen

Im Folgenden stelle ich Ihnen einige klassische schamanische Methoden vor, die auch für die pflanzenschamanische Arbeit von großer Bedeutung sind. Vor allem die schamanische Reise wird Sie begleiten, wenn es darum geht, die schamanische Heilarbeit zu verstehen. Seelenrückholungen, Extraktionen und die Medizinwanderung sind ebenfalls bedeutsam – auf sie gehe ich allerdings nur kurz ein und verweise auf weiterführende Literatur und die sehr guten Ausbildungsmöglichkeiten im Anhang.

Ich selbst durfte bei der wunderbaren und weisen Sonja Emilia Rainbow Woman lernen und in einigen Seminaren der »Foundation of Shamanic Studies« mein Wissen vertiefen. Bald konnte ich meine eigenen Wege gehen und mit meinen Geistführern die eigene Lehre antreten.

Auf eine schamanische Reise gehen

Sie wird manchmal auch als Flug der Seele bezeichnet. Sie hilft, die Schleier zwischen realer und

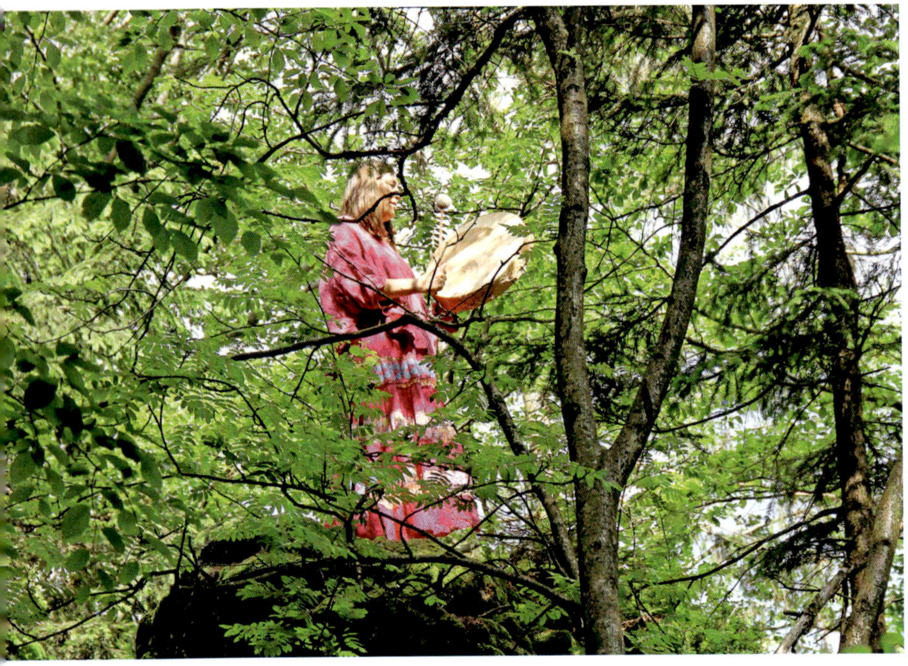

▲ *Ist der eigene Kraftplatz gefunden, kann die Reise beginnen …*

nicht realer Wirklichkeit zu lüften und ermöglicht, Erfahrungen und Informationen für den persönlichen Lebensweg, für die Gesundheit und für eine spirituelle Ganzheit zu erlangen. Dafür wird nach einer gezielten Fragestellung eine der drei Welten bereist, um dort die gewünschte Antwort zu erhalten. Der Schlag der Trommel oder der Rhythmus einer Rassel unterstützen die Reise und bewirken die Veränderung des Bewusstseins. Jede schamanische Reise beginnt, indem man gedanklich einen schamanischen Kraft- oder Reiseplatz einnimmt. Dies ist entweder ein Platz in der Natur, den man tatsächlich kennt, oder auch ein Platz, den man in seinen Visionen selbst kreiert. Manche schamanisch Praktizierende reisen auch vom Weltenbaum ausgehend nach unten in dessen Wurzeln und über seinen Stamm hinauf in die obere Welt.

Eine Reise in die untere Welt wird dabei immer durch eine Öffnung angetreten, die in die Erde hineinführt. Dies kann ein Astloch sein, ein Mauseloch, ein Eingang in eine Höhle o.Ä. Der Reisende betritt nach den ersten Trommelschlägen gedanklich diese Öffnung und beeinflusst den Beginn seiner Reise, indem er sich vorstellt, wie ein Tunnel ihn nach unten führt. Bald schon sollte der Moment kommen, wo die Reise eine eigene Dynamik annimmt und jegliche Beeinflussung losgelassen wird. Meist fühlt es sich so an, als ob man fliegend, fallend, gehend oder laufend nach unten gelangt. Manchmal zeigen sich dabei an der Tunnelwand Linien, Zacken oder andere geometrische Figuren. Am Ende dieses Tunnels gibt es häufig eine Öffnung, durch die man in die untere Welt gelangt. Neben verschiedensten Landschaften nimmt man vor allem Tiere oder Menschen wahr. Auch Krafttiere werden angetroffen, genauso wie Ahnenseelen oder Phantasiewesen.

Die Reise in die obere Welt führt tatsächlich nach oben. Wieder wird sie vom Kraftplatz aus angetreten. Nachdem das Reiseziel innerlich konkret ausgesprochen wurde, beginnt die Trommel zu schlagen und der Reisende stellt sich vor, wie er nach oben gelangt. Diesmal braucht es keine Öffnung, sondern eine Aufstiegshilfe. Geflügelte Helferwesen, eigene Krafttiere, aber auch gedanklich erschaffene »Fahrzeuge« können hier genauso unterstützend sein wie die Vorstellung, über eine Leiter oder den Stamm eines Baumes nach oben zu klettern. Zu Beginn darf kurze Zeit bewusst mitge-

➤ *Nicht nur geflügelte Krafttiere begleiten auf der Reise in die obere Welt.*

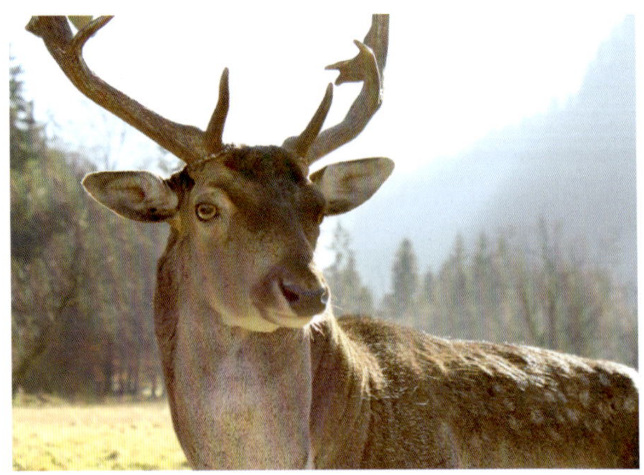

holfen werden, dann aber nimmt die Reise wieder eine eigene Dynamik an und man wird regelrecht nach oben gezogen. Meist durchwandert man kurz vor dem Ziel eine etwas undurchlässige Schicht, die das Gefühl geben kann, nicht mehr weiter zu kommen. Erfahrungsgemäß kann dies eine dicke Wolke sein oder ein Schwarm von Vögeln. Sobald diese Schicht dennoch durchwandert ist, gelangt man in der oberen Welt an. Diese fühlt sich meist sehr schwebend, hell und ätherisch an und man trifft in ihr vor allem auf geistige Führer, Lehrer, Engelwesen oder andere Lichtwesen.

Die Reise in die mittlere Welt beginnt entweder am bekannten Reiseplatz oder wird von dem Platz angetreten, an dem man sich in der Realität gerade befindet. Sie führt zu Geistwesen, welche als nicht sichtbare Wirklichkeit unter uns leben. Hier kann der Geist eines verlorenen Gegenstandes ebenso kontaktiert werden wie Geistwesen von Bäumen, Pflanzen, Steinen, Naturwesen, Häusern oder anderen Menschen. Bei dieser Reise wird eine energetische Verbindung hergestellt, welche sich wie eine Brücke aufbaut und die den Austausch und die Kommunikation ermöglicht. Da die Reise innerhalb der mittleren Welt besonders wichtig ist, um mit Pflanzengeistern in Kontakt zu treten, wird diese im Kapitel »Wie ich mit Pflanzen umgehe« ganz konkret beschrieben.

Die Seele zurückholen

Bei einer schamanischen Seelenrückholung wird von der Vorstellung ausgegangen, dass sich Teile oder Aspekte der Seele unter bestimmten Bedingungen abspalten können. Meist geschieht dies bei schockartigen Erlebnissen, wie Unfällen, Missbrauch, extrem starken seelischen oder körperlichen Schmerzen, oder in Situationen, die sonst nur sehr schwer zu ertragen wären. Ein Teil der Seele spaltet sich lieber ab, damit die Seele dies nicht erleben muss. Diese Abspaltungen führen dazu, dass man sich nicht mehr vollständig fühlt und können sowohl zu körperlichen als auch zu seelischen Beschwerden führen. Der schamanisch Praktizierende begibt sich innerhalb einer Seelenrückholung auf Reisen in die anderen Bewusstseinsebenen und sucht dort die verloren gegangenen Anteile. Ziel ist es, diese zurückzubringen, sodass sie wieder in die Seele integriert werden und den Menschen vollständig machen.

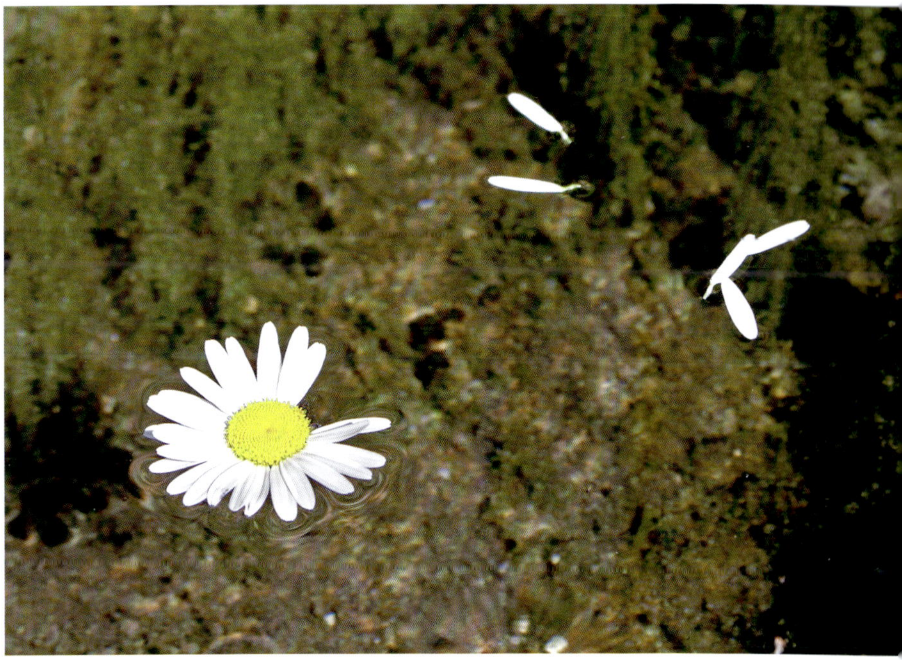

▲ *Verlorene Seelenanteile finden mithilfe schamanischer Techniken zurück – die Seele wird wieder eins.*

Fremdkörper herausziehen

Das Wort »extrahieren« kommt aus dem Lateinischen und bedeutet so viel wie »herausziehen«. Es beschreibt eine häufig angewendete schamanische Methode, die vor allem dazu dient, energetische Fremdkörper aus dem Energiesystem eines Menschen herauszulösen. Der schamanisch Praktizierende hat gelernt, dieses Energiesystem wahrzunehmen und erfährt in seinen Bewusstseinsreisen mehr über Ursachen und Aussehen der belastenden Fremdkörper und Fremdenergien. Mithilfe seiner schamanischen Werkzeuge und seiner Helferwesen löst er diese aus dem Energiekörper heraus.

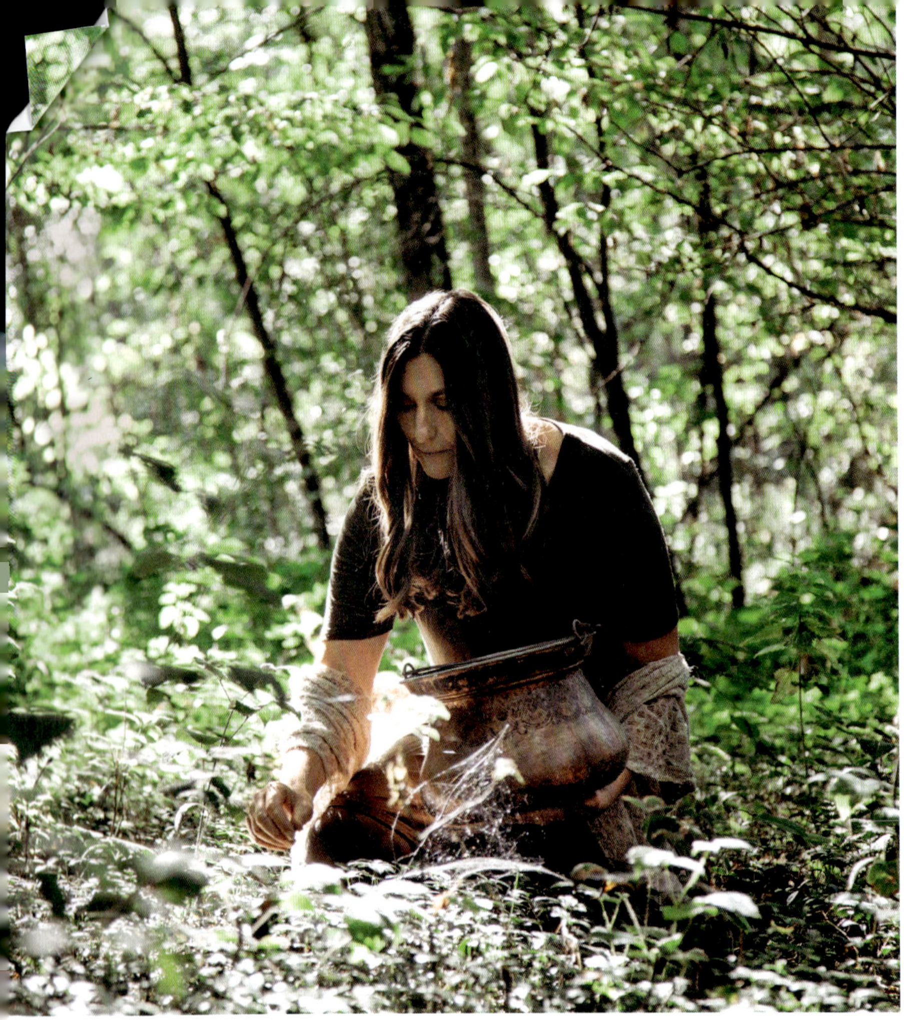

▲ *In der Natur Heilung finden.*

Diese Methode wird weltweit in ähnlicher und dennoch unterschiedlicher Form angewendet und wir werden ähnliche Methoden aus unserer Volksheilkunde kennenlernen, welche sogar im Zusammenhang mit heimischen Pflanzen stehen und auf pflanzenschamanische Art Verwendung finden.

Wandern ohne Körper

Diese kurze, maximal eintägige Wanderung ist die Vorstufe einer Visionssuche. Der Wandernde begibt sich mit einer Frage hinaus in die Natur. Er bittet seine Helferwesen und alle Naturwesen, Tier-, Pflanzen- und Baumwesen, ihm Antworten auf seine Fragen zu liefern. Eine klare Ausrichtung und die konkrete Formulierung der Frage sind bereits Teil der Lösung. Alles, was beim Gehen in der Natur wahrgenommen wird, dient als wichtiger Hinweis. Im besten Fall weiß der Wandernde nach diesem Tag, wie er sein Problem lösen kann. Die Medizinwanderung wird in abgewandelter Form in der pflanzenschamanischen Arbeit Bedeutung finden und daher später noch genauer beschrieben.

Auf der Suche nach Sinn

Die Visionssuche wird im Englischen »vision quest« genannt, was so viel wie »suchende Wanderschaft« oder »Wanderschaft ins Ungewisse« bedeutet. Sie ist ein rituell gestalteter Rückzug in die Natur, welcher angetreten wird, um wesentliche Fragen des eigenen Lebens, wie den persönlichen Lebenssinn zu klären. Dabei begibt sich der Suchende tagelang, ohne Nahrung und ohne Kontakt zu anderen Menschen, in die freie Natur. Meist erlebt er dabei tiefe Trancen und Visionen, die das eigene Leben betreffen. Der Kontakt zu seinen Geistführern wird verstärkt und so kommt der Suchende meist völlig verwandelt wieder zurück.

Nach dieser Suche ist ihm wesentlich klarer, wie er leben soll und welchen Beitrag er für die Gemeinschaft leisten kann. Den Ursprung der Visionssuchen findet man bei den nordamerikanischen Indianern, die ihre Jugendlichen beim Übertritt ins Erwachsenenalter tagelang in die freie Natur schicken. Nach diesem Übergangsritus werden sie als Erwachsene in die Gemeinschaft aufgenommen. Man spricht dabei auch von »Initiation«.

Heilgesänge üben

Weltweit entwickelten sich – wahrscheinlich bereits seit der frühen Steinzeit – in allen schamanisch praktizierenden Kulturen Heilgesänge und Medizinlieder, welche eingesetzt werden, um mit den Geistern in Kontakt zu treten, um in Trance zu gelangen und um die Tore der Heilarbeit bis zu den tiefsten Seelenschichten hin zu öffnen. Mit diesen Liedern, Tönen, Rhythmen, gesungenen Mantren, Zaubersprüchen und Heilformeln wird die Heilarbeit unterstützt. Der Gesang holt die Energie aus der Geistwelt und bringt die Töne in die Materie.

Dadurch kann Heilung geschehen. Neben vielen traditionellen Medizinliedern hat jeder Schamane auch seine eigenen Heillieder und Heilgesänge, die er meist in Ritualen, bei Visionssuchen oder zu speziellen Zeiten empfangen darf.

Sonja Emilia Rainbow Woman schreibt in ihrem Buch »Medicina Schamanca«, dass diese magischen Gesänge die höchste Heilkunst der traditionellen, schamanischen Arbeit darstellen. Ihrem Buch liegt eine CD mit zahlreichen Medizinliedern bei. Ich erinnere mich noch genau, als ich während der Ausbildung in den frühen Morgenstunden hinaus in den Wald geschickt wurde, zu trommeln begann, mich mit den Geistern verband und mein erstes eigenes Lied empfangen durfte. Es war ein magischer Moment, und dieses Lied singe ich bis heute. All meine Rituale öffne ich mit einem eigenen Lied, welches sich, so wie einige andere, später dazugesellt haben. In der Arbeit mit den Pflanzengeistern ist es selbstverständlich zu singen, zu summen oder zu tönen, denn dies verstärkt den Kontakt und verwebt darüber hinaus die heilenden Energien miteinander.

Kann jeder Schamane sein?

Es besteht ein großer Unterschied zwischen schamanisch Praktizierenden und echten Schamanen. Schamanische Methoden kann im Grunde jeder erlernen. Dies macht ihn zu einem »schamanisch Praktizierenden«, der sowohl Seelenrückholungen als auch andere schamanische Methoden anwenden kann. Doch dies alleine macht einen Menschen nicht zum Schamanen. Wahre Schamanen werden entweder von der Geistwelt erwählt, in eine Schamanenfamilie hineingeboren oder durch eine schwere Krankheit oder ein anderes extremes Erlebnis, wie z. B. einen Blitzschlag, initiiert.

Ich kann mich sehr gut an ein Gespräch mit der koreanischen Schamanin Hiah Park erinnern, indem sie uns erzählte, dass in ihrer Kultur niemand so gerne Schamane wird, da diese Tätigkeit häufig mit großen Einbußen verbunden ist und oftmals auf einen sehr schwierigen Lebensweg hinweist. Sie selbst musste eine schwere Krankheit durchwandern, um als Schamanin initiiert zu werden. So gibt es einen deutlichen Unterschied zwischen Schamanen und schamanisch Praktizierenden, die diesen Weg oft selbst wählen.

Ich stelle Ihnen schamanische Möglichkeiten und Methoden vor, wie Sie Pflanzengeistwesen wahrnehmen oder wie Sie Ihre Pflanzen in Zukunft basierend auf schamanischem Gedankengut ernten und verarbeiten können. Sie erfahren etwas über Rituale, die mithilfe von Pflanzen begleitet und geleitet werden und erfahren Wissenswertes zu der Anwendung von Pflanzen für Schutz und Reinigung oder bei Geburt und Sterben. Es wird Ihnen möglich sein, Pflanzenschamanismus in Ihren Alltag einzubauen, ohne gleich zum Pflanzenschamanen »berufen« zu sein. Meinem Verständnis nach sind das nur ganz wenige Menschen, und das hat auch seinen guten Grund.

▾ Schamanische Praktiken kann jeder erlernen – echter Schamane sein ist mit mehr verbunden.

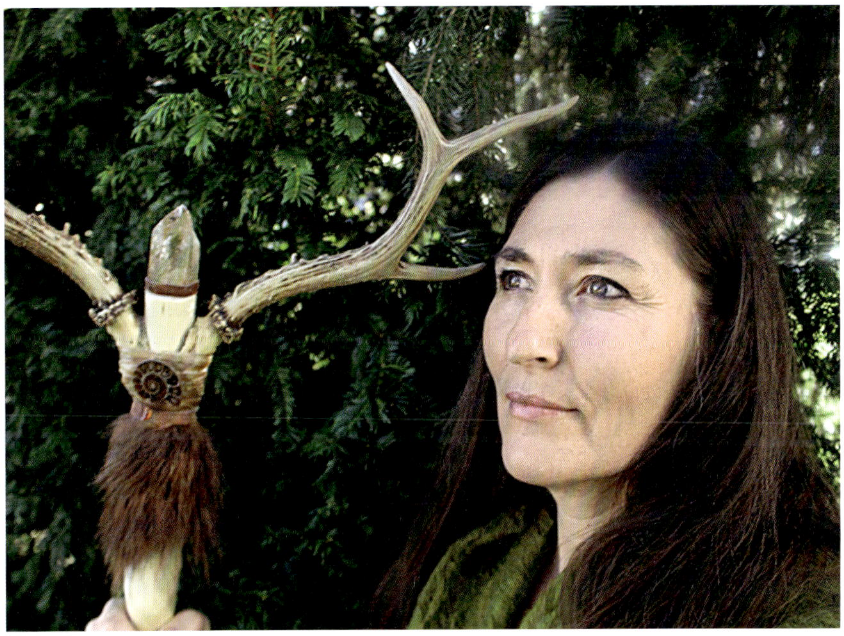

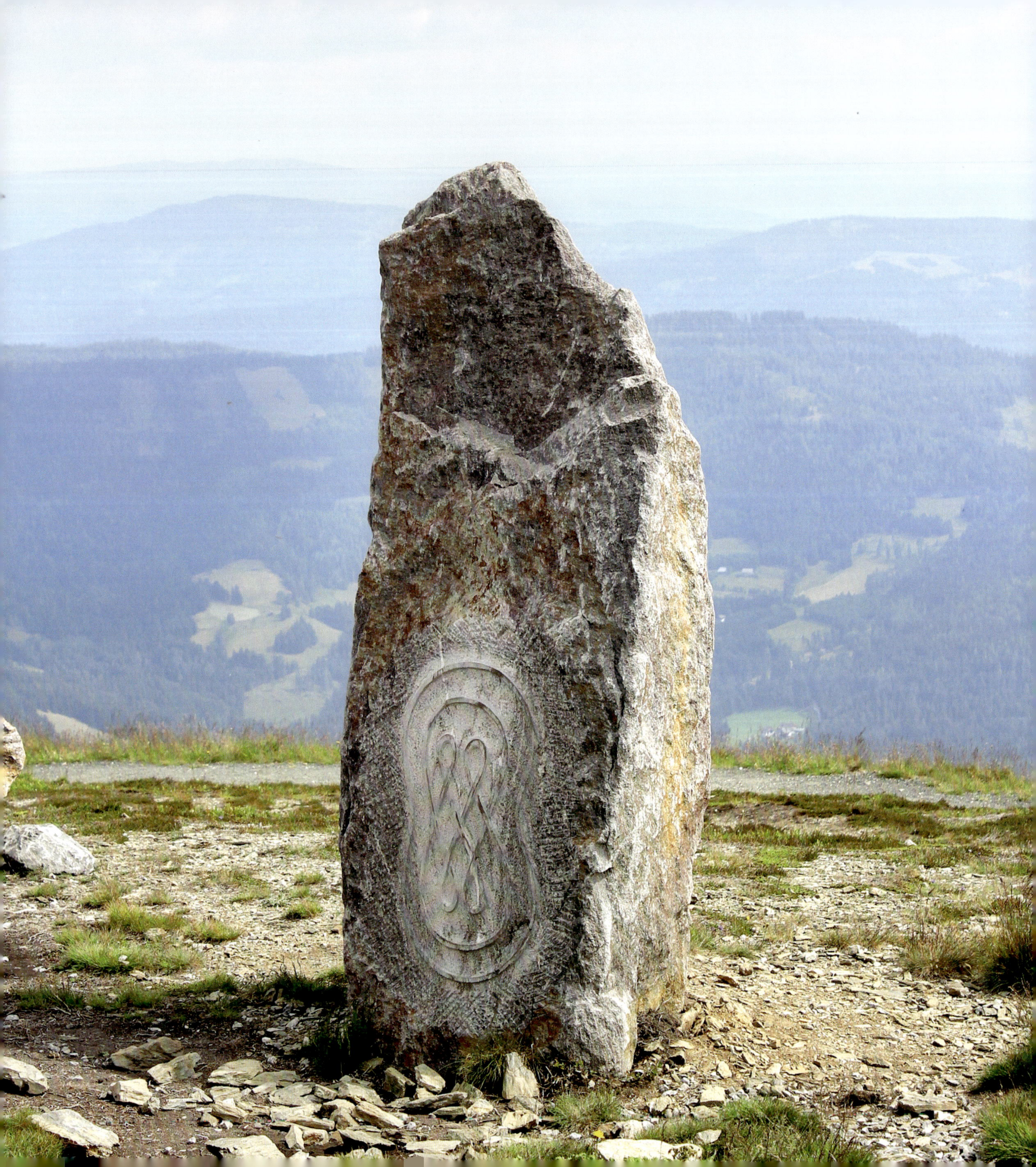

Unsere WURZELN

Häufig höre ich: »Wir in Europa haben keine schamanischen Wurzeln. Schamanismus, das gibt es nur in anderen Kulturen und auf anderen Kontinenten.« Das stimmt aber nicht. Tatsächlich lassen sich bis in die Altsteinzeit zurück Hinweise finden, die belegen, dass es auch bei uns sehr wohl schamanisches Gedankengut gegeben haben muss. Höhlen- und Gräberfunde wurden von verschiedensten Archäologen diesbezüglich erforscht, mit eindeutigem Bezug zum Schamanismus und glaubwürdig gedeutet. Unter dem Begriff »prähistorischer Schamanimus« werden diese hochinteressanten Theorien gesammelt und laden zu einer sehr spannenden Reise ein.

Wer die Geschichte zurückverfolgt, kann sie aus dem schamanischen Blickwinkel heraus ganz neu betrachten. Sie führt zu uralten Felsmalereinen, aussagekräftigen Grabbeigaben, monumentalen Steinbauten, frühen Trommeln und Rasseln, aber auch zu Mythen und Geschichten, die zum Teil bis heute lebendig und sogar in unserer Volksheilkunde erhalten geblieben sind. Damit wird deutlich, dass der Schamanismus in Europa zutiefst verwurzelt ist. Seine Ursprünge liegen bereits in der Altsteinzeit! Die ältesten Funde, die Rückschlüsse über ein schamanisches Glaubenssystem zulassen, sind etwa 40.000 Jahre alt. In ihren großartigen wissenschaftlichen Arbeiten, die im Buch »Trance und Magie in der Höhlenkunst der Steinzeit« zusammengefasst werden, erläutern der Archäologe David Lewis Williams und der Historiker Jean Clottes sehr schlüssig, wie viele dieser Funde eindeutig mit schamanischem Gedankengut in Zusammenhang gebracht werden können. Sie deuten vor allem Felsmalereien, Instrumente, Frauenfiguren, Jagdwerkzeuge und Grabbeigaben. Da vergleichbare Funde nicht nur in Europa, sondern weltweit gemacht wurden, ist naheliegend, dass es eine sehr ähnliche Entwicklung im Glaubenssystem der Menschheit weltweit gegeben hat. Die schamanischen Wurzeln in Europa sind vor allem durch Höhlenfunde in Südfrankreich, Spanien, Belgien, England und Deutschland belegt.

Zahlreiche Darstellungen von Mischwesen, die sich aus einem menschlichen Körper und einem tierischen Kopf zusammensetzen, weisen darauf hin, dass der Steinzeitschamane die Macht der Gestaltwandlung besaß. Diese stellt eine der Grundmethoden im Schamanismus dar und wird auch heute noch in Form von Krafttier- oder Maskentänzen zelebriert. Zu den bedeutenden Funden zählt der »Löwenmensch« aus dem Hoh-

◄ Steinsetzungen gehören zum beeindruckendsten schamanischen Erbe.

lensteiner Fels im Lonetal oder der »bisonköpfige Zauberer« von Trois-Frère (Drei-Brüder-Höhle in Südfrankreich). Beide Figuren sind zwischen 35.000 und 40.000 Jahre alt und werden als steinzeitliche Schamanen gedeutet, die im Ritual ihre Gestalt veränderten. Älteste Instrumentenfunde sind mit knapp 45.000 Jahren datiert und damit genau so alt wie der Homo Sapiens selbst. In den Höhlen der Schwäbischen Alb fand man Flöten aus Mammutelfenbein und Gänseknochen. Schwirrhölzer und Trommelschlägel zählen ebenfalls zu den ganz frühen Funden (aus der Brillenhöhle in Deutschland) und belegen, dass Musik und Rhythmus nicht nur zur höheren Entwicklung des Menschen dazugehörten, sondern sogar an ihrem Anfang standen. Die steinzeitlichen Instrumente dienten einerseits dazu, Tiere anzulocken und sich untereinander zu verständigen, andererseits sind sie ein frühes Indiz dafür, dass sich die Menschen über Musik und Rhythmus in Trance brachten, mit dem Ziel, Geister herbeizurufen. Heute können wir belegen, dass Klang und monotone Rhythmen tranceinduzierend wirken. Deshalb stellt die Arbeit mit Instrumenten nach wie vor einen unverzichtbaren Teil der schamanischen Praxis dar.

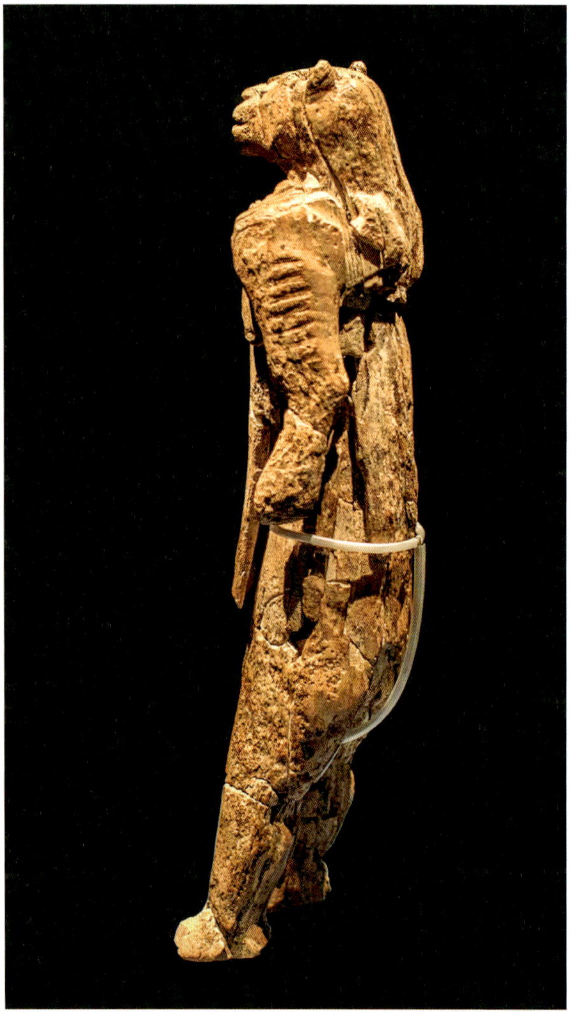

➤ *Der »Löwenmensch« fasziniert durch seine eindeutigen und unverkennbaren Züge als Mischwesen.*

Unzählige Handabdrücke, die in Höhlen weltweit gefunden wurden, gehören zu weiteren schamanisch bedeutsamen Funden aus dieser Zeit. Für diese Abdrücke wurde roter Ocker verwendet. Man findet sie in den Tiefen derjenigen Höhlen, die sehr wahrscheinlich nur für rituelle Zwecke genutzt wurden. Drei Viertel aller Abdrücke stammen von Frauen. Man geht davon aus, dass diese Frauen versucht haben, mit Geistwesen Kontakt aufzunehmen, die sie hinter den Höhlenwänden vermutet hatten. Über die Berührung der Felswände wollten sie Kontakt zu den dahinterliegenden Welten herstellen. Bis heute zählt es zu den Hauptaufgaben der Schamanen, Kontakt mit Geistwesen aufzunehmen. Deshalb stellen gerade diese Abdrücke ein besonders interessantes Indiz für schamanische Wurzeln in der Steinzeit dar.

Ebenfalls hochinteressant sind die Funde von Frauenfiguren, von denen es weltweit etwa 60 Stück gibt. Welche Rückschlüsse lassen sie zu? Eine frühe Verehrung der Weiblichkeit und der Fruchtbarkeit liegt nahe. Die fülligen Frauen mit ausladendem Becken, großen Brüsten und ohne Gesicht wurden aus Mammutelfenbein oder anderen Materialien hergestellt. Im »Hohlen Fels«, einer Höhle auf der Schwäbischen Alb, fand man die älteste Figur der Welt. Sie ist etwa 40.000 Jahre alt, nur wenige Zentimeter groß und man geht davon aus,

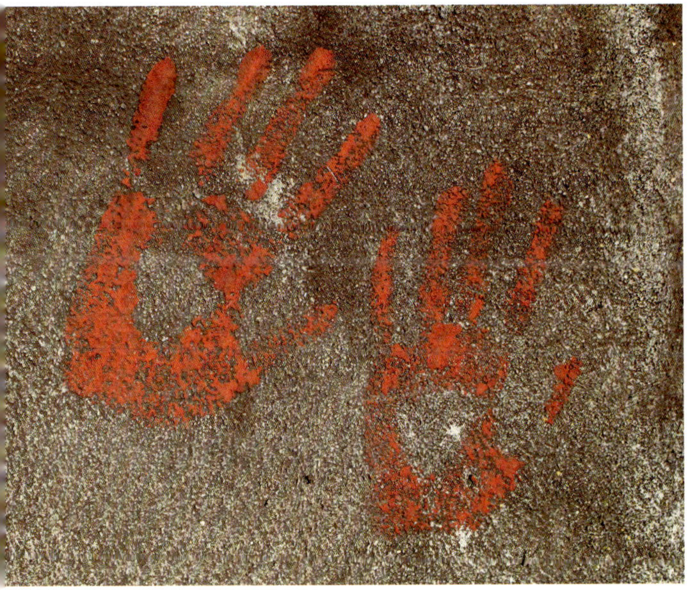

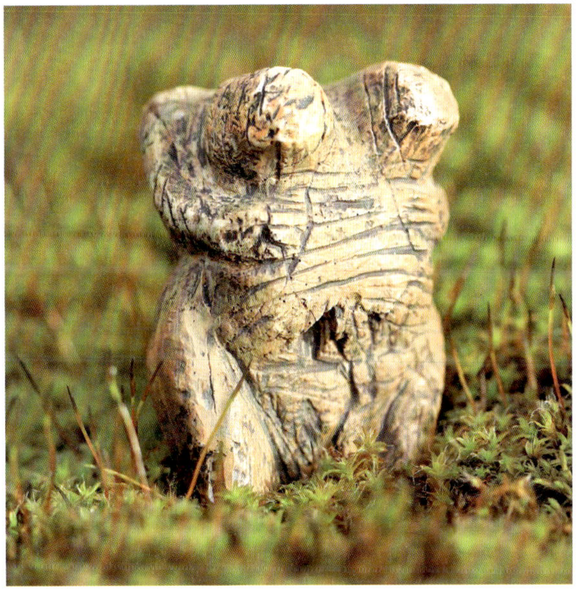

◄ *Zahlreiche Höhlenfunde erwecken die schamanische Welt unserer Vorfahren wieder zum Leben.*

dass sie aufgrund ihrer Größe vor allem in der Hand gehalten wurde. Es ist wahrscheinlich, dass sie die Erde als Vegetationsgöttin oder als Fruchtbarkeitsgöttin darstellt. Damit würde sie auf einen sehr ursprünglichen Mutterkult hinweisen, in dem die Erde als Göttin verehrte wurde. Immer mehr Autoren belegen, dass die menschliche Frühgeschichte sehr stark weiblich orientiert war. Auch in den folgenden Epochen findet man immer wieder die große Verehrung der Weiblichkeit, die durch unzählige Funde von Frauenfiguren belegt ist.

Ab der Jungsteinzeit veränderte sich das Leben der Menschen deutlich. Sie wurden nach und nach sesshaft und begannen neben der Jagd auch Ackerbau zu betreiben und das Land zu bewirtschaften. Dies erforderte eine genaue Beobachtung der Jahreszeiten und des Wettergeschehens. Nur so konnte der richtige Zeitpunkt für Aussaat und Ernte erkannt werden. Das Überleben der Menschen war zu dieser Zeit von einem erfolgreichen Erntejahr abhängig. So veränderte sich die gesamte Denk- und Handlungsstruktur der damaligen Menschen. Erste Fruchtbarkeitskulte entstanden und bildeten den Ursprung der heute bekannten »Jahreszeitenfeste«. Die Errichtung von sogenannten »Kreisgrabenanlagen« fällt in diese Zeit. Ältere Anlagen, die etwa 5000 vor Christus gebaut wurden, weisen eine deutliche Ausrichtung nach den Sonnenwenden und Tagundnachtgleichen auf. Jüngere Anlagen, wie das »Ringheiligtum von Pömmelte«, das etwa 3000 vor Christus errichtet wurde, sind nach den dazwischenliegenden Festtagen ausgerichtet, die man später als die keltischen Feste »Beltane«, »Lughnasadh«, »Samhain« und »Imbolc« bezeichnen hat. Es ist sehr wahrscheinlich, dass diese Rituale und Kulte damals vom obersten Priester oder einem Schamanen durchgeführt wurden. Wir werden später noch hören, dass Rituale zu den Jahreszeitenfesten einen wichtigen Bezug zum Schamanimus und vor allem auch zum Pflanzenschamanismus darstellen. Deren Ursprung liegt mit großer Sicherheit in der Zeit des ersten Ackerbaus und damit knapp 8000 Jahre zurück.

Große Bedeutung haben auch die Steinmonumente, die im Zeitraum von 4000–2000 vor Christus erbaut wurden. »Stonehenge« ist dabei wohl

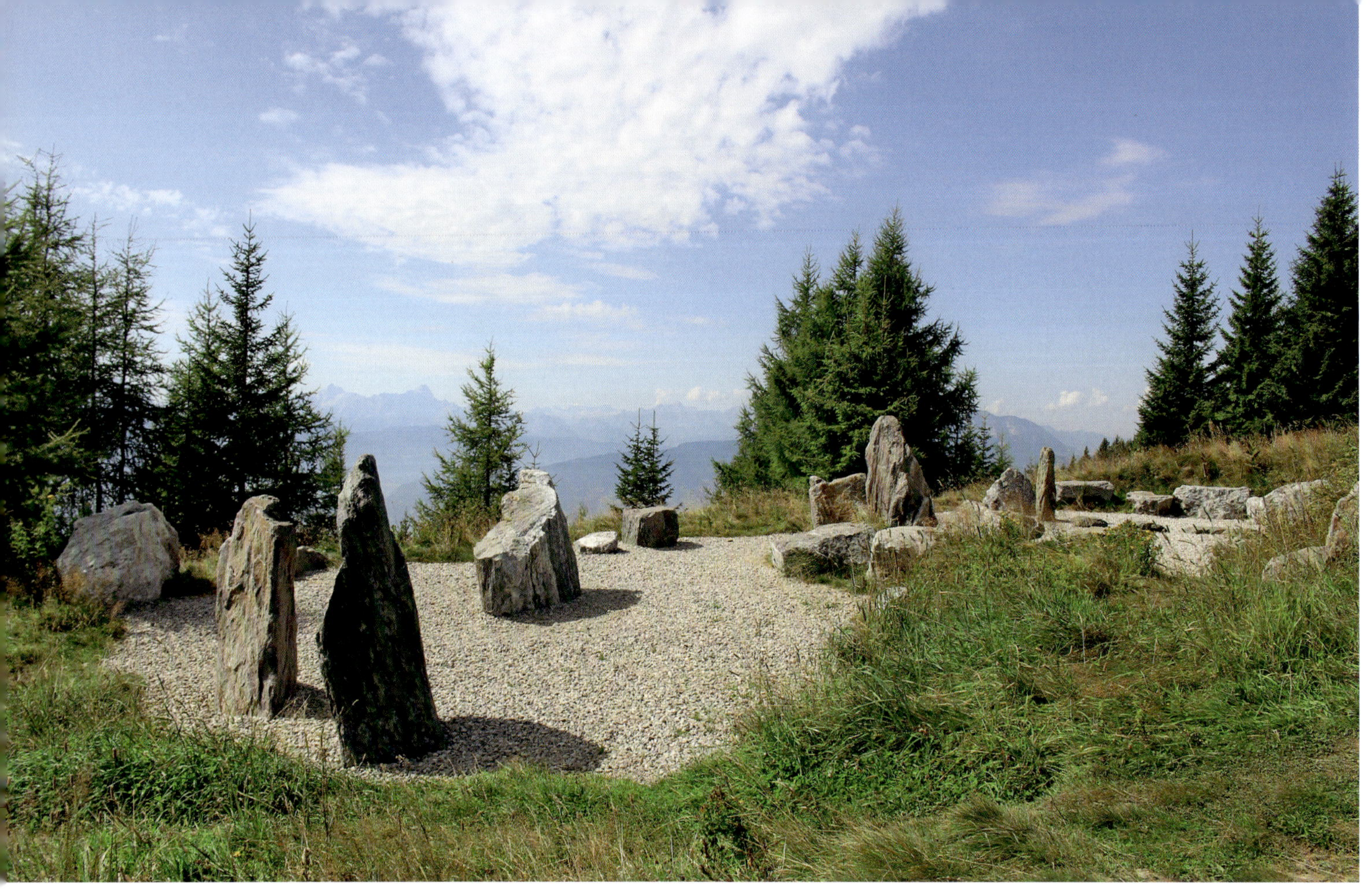

▲ *Steinkreise sind noch heute an vielen Orten Europas zu bestaunen.*

das wichtigste Relikt dieser Megalithkultur, die sich durch Großsteinbauten definiert. In dieser Zeit wurden vor allem Hügelgräber und Steinkreise errichtet und für Begräbnisriten und Jahreszeitenrituale genutzt. Es ist sehr wahrscheinlich, dass diese Entwicklung nicht nur von einer einzigen Kultur ausging, sondern sich zeitgleich in ganz Europa ausbreitete. Der Glaube an ein Weiterleben nach dem Tod und die Verehrung der Ahnen waren dabei ebenso wichtig wie die immer stärkere Verehrung der besonderen Rituale im Jahreszyklus.

Wir wissen, dass Stonehenge so gebaut wurde, dass der erste Sonnenstrahl zur Wintersonnenwenden das gesamte Monument erleuchtet. Diese Jahreszeitenfesten sind deshalb eine sehr schamanische Handlung, weil die Menschen dabei sehr stark eingebunden waren in den Zyklus der Natur und wohl auch eine Anbindung an deren beseelte Kräfte, aber auch an etwas größeres Ganzes, erlebten. Heute wissen wir, dass zu diesen Festen die Tore zu den anderen Welten weit offen stehen und ein Erleben der Zwischenwelten möglich ist. Früher wie heute wurde und wird dieses Erleben durch die Führung eines Schamanen oder Priesters verstärkt.

Während der Kupfer- und Bronzezeit veränderten sich nicht nur die Methoden der Metallverarbeitung, sondern vor allem auch das spirituelle Bewusstsein der Menschen. Der Himmel und das kosmische Geschehen erlangten noch größere Bedeutung, was im wichtigsten Fund dieser Zeit, der »Himmelsscheibe von Nebra«, symbolisch dargestellt ist. Sie gilt als erste Darstellung des Kosmos und wurde aus einer Legierung aus österreichischem Kupfer und Gold aus Cornwall hergestellt. Auf ihr sind Sterne und Mondphasen abgebildet. Sie diente in einer ersten Herstellungsphase als astronomisch orientierte Erinnerungshilfe für das bäuerliche Jahr und half Aussaat und Ernte zu regeln. In einer zweiten Phase wurde sie um zwei Horizontbögen erweitert, welche die Sonnenwenden markierten, die den Lauf der Sonne darstellten. In einer dritten Phase wurde noch ein Sonnenschiff ergänzt, das möglicherweise auf die Seelenwanderung hinweist. Die Himmelsscheibe war ein kultisches Symbol, das von damaligen Priestern und Schamanen benutzt wurde. Wiederum zeigt sich der Zusammenhang zwischen den schamanischen Themen der Rituale im Jahreskreis und dem Ackerbau. In diesem Fall kommt aber noch der Glaube an eine höhere Macht und an eine stärkere Anbindung an den Himmel hinzu. Der schamanische Kosmos weitete sich aus. Neben der diesseitigen Welt und der Unterwelt gab es mit dem Himmelszelt auch noch ein Oben, das immer mehr an Bedeutung gewann.

Die Anfänge der schamanisch bedeutenden Keltenzeit liegen in der Hallstattkultur (800–450 vor Christus) und der späteren Latènezeit (450 vor Christus bis Christi Geburt). Schamanisch besonders interessant sind unzählige Funde von Keramikrasseln, die rituell genutzt wurden. Abbildungen von tanzenden Frauen, schepperndem Bronzeschmuck, Rasselstäben und Klapperbechern sind weitere Hinweise auf Tranceerlebnisse, die damals wohl bewusst mit Tanz und Rassel induziert worden sind. Da viele der Rasseln die Gestalt eines Vogels besaßen, deutet man diese auch als schamanische Instrumente, da der Vogel seit jeher die Verbindung zu den Anderswelten herstellen konnte. Heute wissen wir, wie wichtig sowohl die Rassel als auch der Tanz für schamanische Rituale sind. Beide initiieren den gewünschten Trancezustand, verändern das Bewusstsein und waren eindeutig bereits vor 3000 Jahren in Europa bekannt.

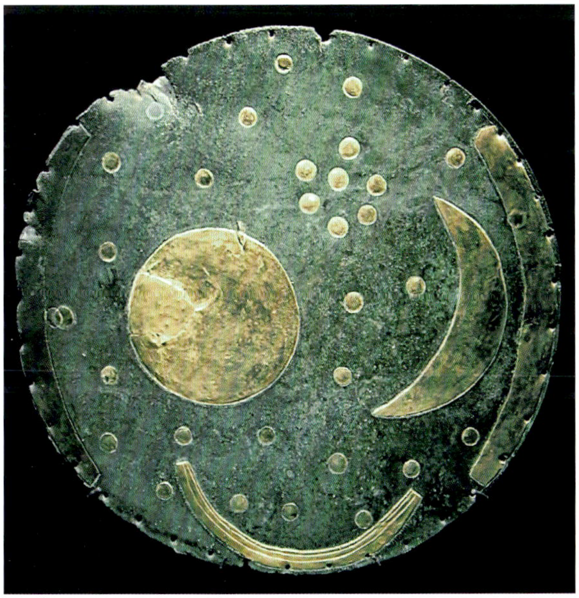

◄ *Die »Himmelsscheibe von Nebra« zeigt, wie einst der Kosmos schamanisch gesehen wurde.*

Die magische Zeit der Kelten

Während der späten Hallstattzeit, etwa ab 600 vor Christus, entwickelte sich die bis heute bedeutungsvolle Kultur der Kelten. Von Frankreich über Deutschland bis hin zu den Karpaten entstanden zeitgleich ähnliche Lebens- und Denkweisen, die sehr großen Einfluss auf unsere europäischen, schamanischen Wurzeln ausübten. Diese Entwicklung ging vom europäischen Festland aus und ist hier beheimatet. Am längsten erhalten und bis heute in Geschichten und Mythen präsent ist das Keltentum aber in Irland, England, Schottland und der Bretagne. Wer waren die sagenumwobenen Kelten und was genau wissen wir von ihnen?

Gesichert ist, dass sie niemals ein geschlossenes Volk waren, sondern eine Anhäufung vieler kleiner Gruppen, die keinen gemeinsamen Anführer besaßen. Sie selbst nannten sich wahrscheinlich gar nicht Kelten, sondern wurden später von den Griechen und Römern so bezeichnet, die die Geschichte dieses geheimnisvollen Volkes aufschrieben. Es gibt nur einen einzigen Hinweis, aus den Schriften von Julius Cäsar, der belegt, dass sich die Bewohner von Gallien als »Calteae« bezeichneten, was später zum Wort »Kelten« wurde. Ihre Geschichte zu dokumentieren ist schwer, denn sie haben keinerlei schriftliche Dokumente verfasst. Alles, was wir heute über sie wissen, entstammt den Schriften Caesars – dem römischen Statthalter – und Poseidonios' – einem griechischen Geschichtsschreiber – sowie archäologischen Funden und christianisierten Erzählungen.

Ihre Ausbreitung begann mit dem Zusammenbruch der mykenischen Kultur und des Seehandels, der dazu zwang, wichtige Rohstoffe selbst zu erzeugen und über das Festland zu verbreiten. Erste Handelsstraßen entlang der Flüsse entstanden, und die gesamte kulturelle Entwicklung zentralisierte sich auf dem europäischen Kontinent. Parallel stieg die Bevölkerungsdichte stark an, was zu kriegerischen Eroberungen einzelner Stämme führte. Aus diesen Kämpfen kennen wir die Kelten als »die Starken, Mächtigen und Kriegerischen«, manchmal auch als »die Barbaren«.

Dies alles ist aber für unser Interesse an unseren schamanischen Wurzeln weniger bedeutend als die Entwicklung ihres gesamten Glaubenssystems. Viele Geschichten ranken sich um ihre »Druiden«, »Barden« und »Priesterinnen«, die die keltische Religion verkörperten. Wir alle spüren noch ihre Verehrung der Natur, ihre tiefe Verbindung zu den Feen, Gnomen und Zwergen. Ihr Wissen über die heiligen Bäume, Quellen, Steine und Berge und ihre Anbindung an die Anderswelt berühren uns ebenfalls bis heute. Ein Großteil ihres Wissens ist bis heute in unserer Volksheilkunde, unseren Märchen und unserem Brauchtum erhalten geblieben. Immer mehr Menschen interessieren sich für diese Zeit und damit für unsere kulturellen Wurzeln. Immer mehr Menschen tragen beinahe so etwas wie eine Sehnsucht in sich, die Magie und Mystik rund um die Kelten wiederzuentdecken.

Wir wissen, dass die Kelten heilige Orte und die heiligen Zeiten der Jahreskreisfeste verehrten, an einen vielfältigen Götterhimmel glaubten und Druiden und Priesterinnen ausbildeten, die große Bedeutung besaßen, da sie die spirituellen Kräfte der Gemeinschaft leiteten und wichtige Ratgeber für unterschiedlichste Lebensbereiche waren. Ihre Kessel- und Matronenkulte, die ich noch näher beschreiben werde, weisen auf eine starke Verehrung des Weiblichen hin, welche wir in allen naturverbundenen Kulturen finden. Überliefert sind auch verschiedene Opferrituale und eine Verehrung der Ahnen. All das sind urschamanische Zugänge zur Welt. Es lohnt sich, sie näher zu betrachten:

Die Jahreszeitenfeste feiern

Beginnen wir bei den für sie typischen Jahreszeitenfesten, die sich am Sonnen- und am Mondkalender orientierten. Zu bedeutenden Zeiten im Jahreslauf, wie den Sonnenwenden und Tagundnachtgleichen, aber auch zu den dazwischenliegenden Mondfesten, wurden an besonderen Orten in der Natur Zeremonien abgehalten: Heilige Haine, Quellen, Grotten, Höhlen und Steine waren ihre bevorzugten Ritualplätze. Der Zyklus von Säen, Werden, Ernten und Vergehen, der in den noch größeren Zyklus der Jahreszeiten eingebettet war, bestimmte die Themen der Feste.

Fruchtbarkeitsfördernde Kräfte wie das Wetter und die unterstützende Energie der Naturwesen, Ahnen und Vegetationsgottheiten wurden angerufen und verehrt. Anwesend waren vor allem die Wesenheiten der Natur – die Feen, Elfen, Zwerge und Gnome – und damit das kleine Volk, auch die Andersweltlichen waren bei den Festen immer mit dabei. Magische und bewusstseinserweiternde Getränke, Musik und Tanz öffneten den Feiernden die Tore zu den nicht sichtbaren Welten und ermöglichten eine Anbindung an eine höhere göttliche Macht. Diese tiefe Verbindung zur Natur, ihren Zyklen und allen Kräften, die mitwirkten, offenbarten größere Gesetzmäßigkeiten zwischen Himmel und Erde, aus denen sich die gesamte Mythologie der Kelten entwickelte. Im Folgenden werden wir mehr über sie erfahren.

Der Kessel – magisches Gefäß

Der »keltische Kesselkult« kann als Indiz für die Verehrung der Weiblichkeit angesehen werden. Der Kessel galt seit jeher als magisches Zaubergefäß, als symbolische Verkörperung des ewigen Werdens und Vergehens und als Symbol für die schöpfende Kraft der Gebärmutter. Er war das Gefäß, dem alles Leben entstammte und zu dem alles Leben wieder zurückkehrte. Damit wurde er seit jeher der Weiblichkeit zugeordnet. Manchmal wird er sogar als »heiliger Gral« bezeichnet.

Der bekannteste und aufschlussreichste Kesselfund hierzu ist der »Kessel von Gundestrup«. Auf seinen dreizehn silbernen Platten finden sich bedeutende keltische Symbole. Seine langjährige Nutzung weist darauf hin, dass er als Kultobjekt diente. Neben Darstellungen einer Göttin und Kriegs-, Opfer- und Initiationsriten ist es vor allem das Bild des Gehörnten, welches große Bedeutung erlangte. Die Figur wird als »Cernunnos« gedeutet (als keltische Gottheit) oder als keltischer Schamane. Sowohl sein Kopfschmuck als auch seine Körperhaltung weisen darauf hin, dass er sich in Trance befindet. Begleitet wird er vom Hirsch und vielen weiteren Tieren. Er verkörpert damit die männliche Kraft der Natur, der Tiere und der Fruchtbarkeit. Er ist das Urbild des männlichen Begleiters der Göttin. Und so schließt sich der Kreis der keltischen Mythologie, die sowohl das männliche als auch das weibliche Prinzip in der Natur verkörpert sieht und beides als Gottheit verehrte. Die Geschlechter werden also »gleichberechigt« behandelt.

Als bedeutungsvolle männliche Kelten kennen wir die »Druiden«. Sie waren die Eichenkundigen und bildeten die geistige, spirituelle Elite der Kelten. Sie wurden zwanzig Jahre lang gelehrt und waren nach ihrer Ausbildung Priester, Lehrer, Heiler, Gelehrte und Zauberkundige in einer Person. Sie führten die Rituale und Opferhandlungen durch, waren auch in Kriegsangelegenheiten wichtige Berater, fungierten sogar als Richter und waren in ihrem Tun letztlich Schamanen.

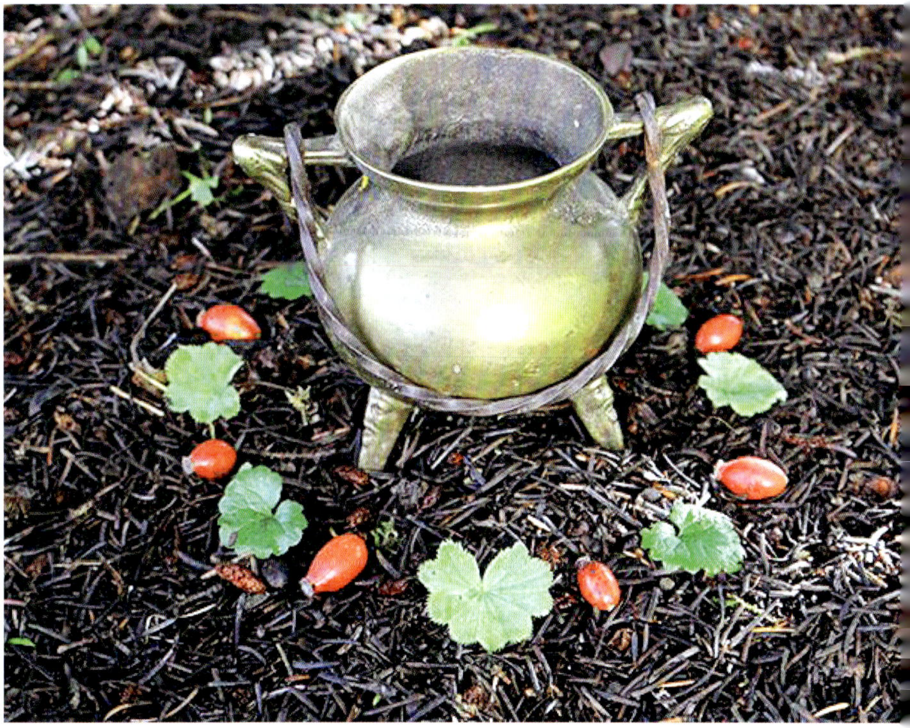

▲ *Der Kessel als Symbol für Fruchtbarkeit diente oft als Grabbeigabe.*

Ihren Ursprung fand die keltische Kultur in der Eroberung des nördlichen Voralpenraums und Galliens durch die Römer, vor allem aber durch die römische Christianisierung, die sehr große Umwälzungen im Glaubenssystem verursachte. Die Verehrung einer Muttergottheit und damit auch von Mutter Natur ging vollständig verloren. Das Weibliche an sich wurde aus der neuen Kirche verbannt. Während sich früher die Menschen zu den Festen draußen in den Wäldern trafen, wurde ihnen dies jetzt, meist unter Todesandrohung, verboten. Die alten Götter wurden durch Heilige und die alten Feste durch neue kirchliche Feste ersetzt. Der Glaube an die Große Göttin wurde ebenso eliminiert wie alle Druiden und viele der wissenden und heilenden Frauen und Männer. Alle Feierlichkeiten wurden in die Kirchen verlegt, welche meist an den hochverehrten, alten keltischen Kultplätzen gebaut wurden.

Menschen, die immer noch hinausgingen und die wilden Kräfte der Natur anbeteten und die alten, heidnischen und manchmal ekstatischen Feste feierten, wurden schwer bestraft, viele sogar umgebracht. Es wurde zunehmend gefährlich den alten Glauben zu leben. Deshalb musste das Wissen geheim gehalten werden. Es überlebte in den Tiefen der Wälder und an vielen heiligen Plätzen und Orten. Es ging niemals ganz verloren, sondern wurde mündlich von Generation zu Generation weitergegeben.

Mehr denn je sehnen sich viele Menschen heute nach genau diesem Wissen und diesen Wurzeln zurück. Diese Form des Glaubens und der Naturspiritualität ist in unserer Landschaft, in unseren Wäldern und Bergen, an unseren Seen und Flüssen gespeichert. Es hat immer noch mit uns zu tun. Die Kelten waren – neben den Germanen – die letzte Kultur, in der die Menschen noch eins waren mit der beseelten Natur, mit Mutter Erde und mit allen Kräften dahinter. Aus ihrer starken Natur- und Erdverbindung heraus lebten und handelten sie zutiefst schamanisch.

Die Große Göttin in ihrer Dreiheit

»Alles ist Eins« und »alles ist beseelt« lauteten ihre wichtigsten Glaubenssätze. Sie erlebten die gesamte Natur als beseelt und erkannten in jeder Pflanze, jedem Baum, jedem Tier und jedem Stein, aber auch in jedem Fluss oder Berg ein beseeltes Wesen. So wurde aus dem Korn der »Korngott«, aus dem Wind eine »Windgottheit« und aus der Donau die »Göttin Danu«. Ein reichhaltiger Götterhimmel entstand, denn alles was für die Kelten von Bedeutung war, bekam einen Namen und eine vermenschlichte Gestalt. In diese bunte, beseelte und belebte Welt fühlten sie sich zutiefst eingebettet. Sie waren mit allem verbunden und Teil der Natur. Wahrscheinlich waren sie die letzte europäische Kultur, in der Menschen dies bewusst so erlebten, und wir dürfen uns durch sie daran erinnern, dass gerade in dieser Verbindung zur Natur und dem Wissen darüber, dass alles Leben beseelt ist, einer der wichtigsten schamanischen Grundsätze liegt.

Alle Kulturen, die sich mit der Natur verbunden fühlten, waren Mutterkulturen, in denen das Weibliche und damit die Mutter Erde selbst einen hohen Stellenwert besaß. Die Kelten verehrten nachweislich eine Trinität der Muttergottheit. Ihr Matronenkult belegt dies, etwa 800 Darstellungen dieser Dreigestalt gibt es. Die drei Frauen unterschiedlichen Alters tragen dabei meist Körbe mit Früchten, Korn und Pflanzen bei sich. Sie verkörperten die Urkraft der Fruchtbarkeit, der Jahreszeiten und der weiblichen Gottheiten. Immer wieder finden wir diese Dreigestalt der Weiblichkeit, die letztendlich die drei Aspekte der Göttin darstellt. Diese verkörpert sich im Frühling als weiße, jugendliche Göttin, die das neue Leben bringt, im Sommer als fruchtbare rote Frau, die das Leben gebiert und im Winter als schwarze alte Weise, die das Leben wieder nimmt. Dies ist der ewige Kreislauf von Werden, Sein und Vergehen. Die Verehrung dreier Göttinnen reicht weit zurück bis in die Zeit der Urreligion der »Großen Göttin«, auch »Muttergöttin« oder »Allmutter« genannt. Sie war die Lebensspenderin, die Schicksalsweberin und auch die, die das Leben wieder nahm. So sahen es die Menschen seit Jahrtausenden auf der Erde in allem, was lebendig war.

Die Große Göttin wurde in den urzeitlichen Frauenfiguren dargestellt. Entsprechend der unterschiedlichen Jahreszeitenqualitäten kam es zur Aufspaltung ihrer Dreigestalt: in die Junge, die Erwachsene und die alte Weise. Sie sind bekannt als »Schicksalsweberinnen« und »Nornen«. Im Alpenraum nennt man sie »die drei Bethen«, sie sind zutiefst im Volksglauben verankert. Durch die Christianisierung wurden sie zu den »heiligen drei Madeln«. Selbst die drei wichtigsten Frauen des Christentums – Anna, Maria und Maria Magdalena – spiegeln diese Dreigestalt wider und erinnern an den ursprünglichen Kult der Großen Göttin, der bis heute sehr große Bedeutung besitzt und in dem ich ganz persönlich eine ganz starke Rückverbindung zu unseren spirituellen, schamanischen Wurzeln sehe. In der keltischen Kultur war der Glaube an die drei Matronen auf eine ganz besondere Weise stark vertreten.

Hexen, Zauberfrauen und Priesterinnen

Aus der geschichtlichen Betrachtung heimischer schamanischer Wurzeln heraus ist das Bild der schamanisch Wirkenden in den vergangenen Jahrhunderten hier in Europa klarer. Sicherlich wurden sie nicht als »Schamanen« bezeichnet, ihre Fähigkeiten und schamanischen Tätigkeiten sprachen aber für sich. Sie waren Zauberinnen und Zauberer, Hexen und Hexer, Seherinnen und Seher, Heilerinnen und Heiler. Sie kommunizierten mit Geistwesen, verehrten verschiedene Gottheiten, reisten in die Anderswelten, verwandelten sich in Tiere, ehrten ihre Ahnen und Mutter Natur und setzen sich zum Wohle anderer ein. Ihre außerordentlichen Fähigkeiten und Gaben unterschieden sie von allen anderen Menschen.

Sie leiteten Rituale, führten Zeremonien durch und waren in ein besonderes Weltbild eingebettet, welches mit dem Weltbild aller Schamanen dieser Welt, zu allen Zeiten, gleichgesetzt werden kann. Ihr Erbe ist immer noch lebendig und fest in unserer Volksheilkunde und in unserem Brauchtum verankert. Mit einem kurzen Überblick über die Tätigkeiten der Frauen, die um die Jahrtausendwende bei uns als »Schamaninnen« lebten und agierten, werden Sie einen Eindruck und ein Gefühl für unsere schamanischen Vorfahren bekommen.

Tatsächlich waren meist Frauen schamanisch aktiv – ich selbst bin den weiblichen, schamanischen Tätigkeiten sehr stark verbunden – es gab aber auch viele männliche Zauberer, Hexer und Heiler. Wichtig ist zu verstehen, dass alle HeilerInnen, PriesterInnen und ZauberInnen, egal, welches Geschlecht sie besaßen, ihre Tätigkeiten mithilfe schamanischer Methoden durchführten, weshalb ihr Tun auch zu den wichtigsten Wurzeln des heimischen Schamanismus zählen.

Die Priesterin

Die Priesterin verkörperte das Schamanische ganz besonders stark, denn ihre Hauptaufgabe bestand darin, Botschaften aus den anderen Welten zu erhalten und diese an ihre Gemeinschaft weiterzugeben. Sie leitete Zeremonien und Rituale und war dafür verantwortlich, dass es allen Menschen in ihrem Verantwortungsbereich, aber auch der Natur und den umgebenden Wesenheiten, gut ging. Sie konnte ihren Bewusstseinszustand verändern, um in Trance mit Ahnen, Geistführern, Pflanzen- und

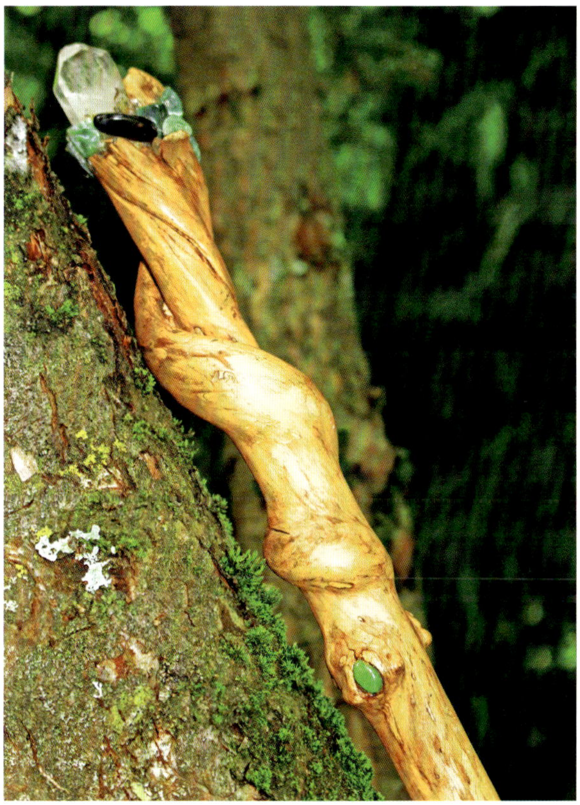

◄ *Auf ihrem Stab ritt die Priesterin in die Anderswelten.*

Tierseelen, Elementen und Himmelsrichtungen, aber auch mit Gottheiten und Mutter Erde selbst zu kommunizieren.

»Gydja«, das germanische Wort für Priesterin, bedeutet so viel wie »Angerufener« oder in der weiblichen Form »Angerufene«. Sie war damit diejenige, die Geistwesen »anrief«, um die übermittelten Botschaften für die Sicherheit, Gesundheit und das Allgemeinwohl ihrer Gemeinschaft einzusetzen. Meist konnte sie auch »sehen« und somit die Zukunft voraussagen. Zu ihren weiteren Aufgaben zählte die Begleitung der Seelen während der Geburt oder des Sterbens, die Darbietung von Opfergaben, aber auch die Erhaltung der Traditionen. Sie war eine bedeutende Anführerin, Ratgeberin und Weise. Ihr wichtigstes Instrument war der Stab. Auf diesem ritt sie in die Anderswelten und bildete damit das Urbild der späteren Hexe. Die außerkörperliche Reise war seit jeher die Haupttätigkeit des Schamanen. Sie war vor allem aus der frühen Zeit der Kelten und Germanen bekannt, während es ab dem ersten Jahrtausend nach Christus keinerlei Belege mehr für sie gibt.

Die Seherin

Fließend und kaum abgrenzbar ist der Übergang von der Priesterin zur Seherin, die es zu allen Zeiten und in allen Kulturen gab. Ihre übersinnliche Gabe der Hellsichtigkeit, eine oftmals sehr lange Lehrzeit oder die Weitergabe der Tradition innerhalb der Familie befähigte sie dazu, in die Zukunft zu blicken und das Schicksal vorauszusehen. Man-

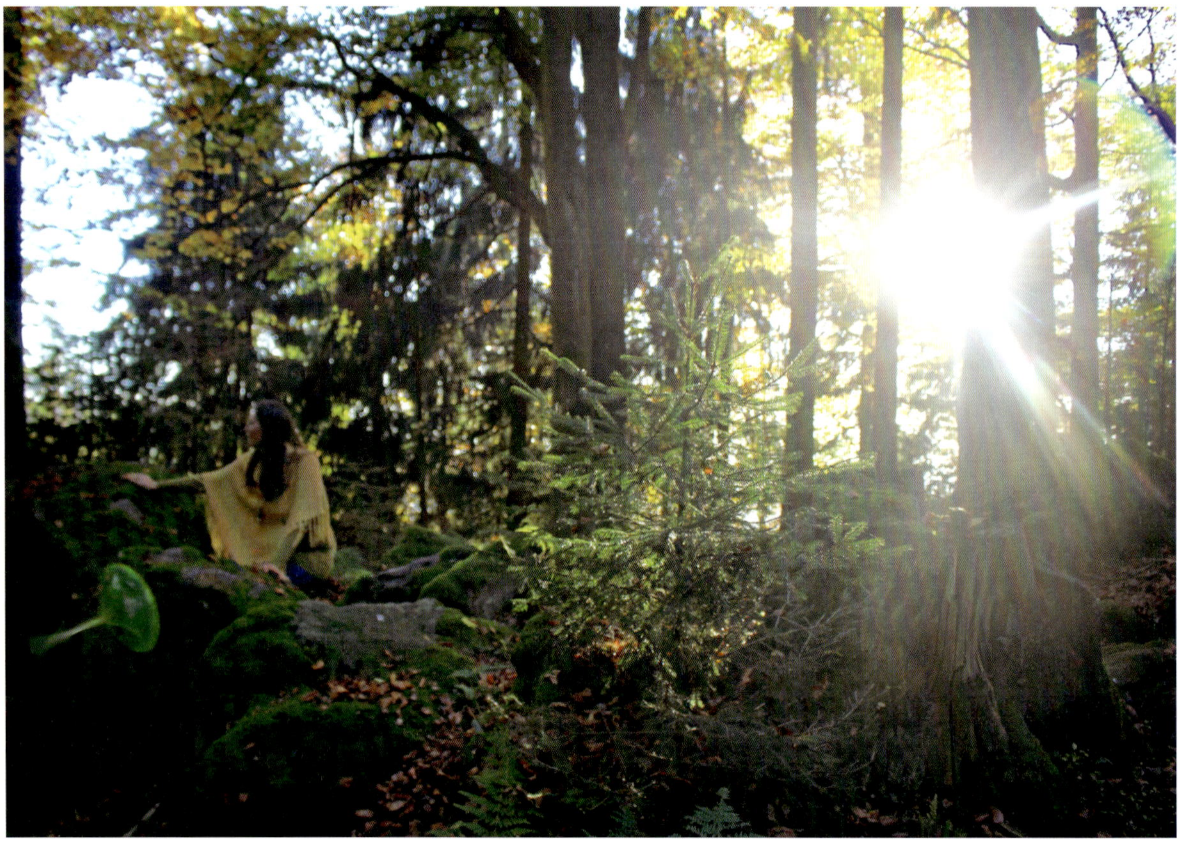

➤ Manch eine »Seherin« lebte mit ihrer Gabe der Hellsichtigkeit allein und abgeschieden.

che Seherinnen lebten einsam und abgeschieden und hatten kaum Kontakt zu anderen Menschen, andere wiederum zogen über das Land und wurden herbeigerufen, wenn jemand ihre Dienste benötigte. Sie halfen, wenn ein Kind geboren wurde, wenn Liebesangelegenheiten geregelt werden mussten, wenn Hungersnöte oder Wetterkatastrophen drohten oder in Kriegszeiten Unterstützung nötig war. Für ihre Vorhersagen mussten sie ihr Bewusstsein derartig verändern, dass sie dabei den Körper verließen, oder in eine so tiefe Trance fielen, dass sie körperlich regungslos erschienen, während ihr Geist sich weit weg bewegte. Im Germanischen wurden sie als »Völvas« bezeichnet, was so viel wie »Stabtragende« bedeutet.

Tatsächlich war wiederum der Stab ihr wichtigstes Instrument, was durch mehrere Grabfunde gut dokumentiert ist. Neben dem Stab trugen sie auch Felltaschen mit Samen von Hanf und Bilsenkraut bei sich, die als psychoaktiv wirksame Pflanzen ihre Reisen wohl unterstützten. Wir finden bei der Betrachtung dieser Völvas nicht nur weitere Indizien für schamanische Wurzeln unserer Kultur, sondern vor allem die ursprünglichen Bilder der späteren Hexe, die statt auf einem Stab auf ihrem Besen in die andere Welt fliegt. Unbedingt erwähnen möchte ich an dieser Stelle, dass der Name »Heid« anscheinend sehr häufig mit Priesterinnen oder Seherinnen in Zusammenhang stand. Harry Eilenstein, der sich seit Jahrzehnten intensiv mit Magie beschäftigt, geht davon aus, dass Heid der Name einer bedeutenden Sonnenpriesterin war. Da mein Rufname »Heidi« ist und ich mich sowohl der Priesterin als auch der Seherin sehr nahe fühle, hat mir gerade diese Information sehr gut gefallen.

Die Zauberin

Die Abgrenzung zur Zauberin ist ebenfalls fließend und schwierig zu definieren. Sie ist im Gegensatz zu den ersten beiden noch mehr der Magie kundig und kann mithilfe ihrer Kräfte Einfluss auf das Geschehen nehmen. Sie kann bewusst Veränderungen herbeirufen und beispielsweise das Wetter beeinflussen, Angelegenheiten der Liebe ihren Wünschen entsprechend regeln oder auch körperliche Heilung bewirken. Sie hat große Macht und das notwendige Wissen und Können, Dinge ihrem Willen nach geschehen zu lassen, zu manipulieren. Sie ist die, die ihre Kräfte einerseits zum Wohle aller, andererseits aber auch für negative Beeinflussung nutzen kann. Sie braut Zaubergetränke und rührt Zaubersalben. Sie ist meist pflanzenkundig und stark mit den Kräften der Natur verbunden. Sie kann die Elemente beeinflussen und Feuer, Wasser Erde und Luft verändern. Dadurch konnte sie auch Wetterzauber betreiben. Sie sang Zauberlieder und war der Gestaltwandlung mächtig. Sie reitet auf den Winden, fliegt zu den Drachen und kann im Jenseits agieren. Sie ist wohl die, die dem Bild der Hexe, so wie wir es heute kennen, am ähnlichsten ist. Tatsächlich war sie eine der großen und mächtigen Schamaninnen unserer Kultur.

Die Heilerin

Körperliche Heilung hat in früherer Zeit sehr viel mit dem Verständnis von Krankheit zu tun gehabt. Da man nicht wusste, dass Keime Krankheiten hervorrufen und dass es so etwas wie Ansteckung gibt, glaubte man daran, dass Krankheiten durch Flüche, Verwünschungen, Dämonen oder »Würmer«, wie man allgemein Krankheitsgeister nannte, verursacht werden. So geschah Heilung, indem man Flüche abwendete und Krankheitsdämonen aus dem Körper herausholte. Beides sind wiederum höchst schamanische Tätigkeiten.

Unter der Bezeichnung »Lachsnerin« und »Lachsner«, waren in unserer Kultur Heiler bekannt. Sie spürten, ähnlich wie der Schamane, den Krankheitsherd oder die Krankheitsursache auf. Sie suchten Würmer und Dämonen in den Körpern der Erkrankten und markierten die erkrankte Stelle entweder mit Blut oder mit Ocker. »Lachsen« bedeutet dabei so viel wie »mit roter Farbe markieren«. Die Kranken wurden besprochen, mit Zauberliedern besungen und mit Heilsalben behandelt. Hier finden wir einen ganz klassischen schamanischen Heilansatz, der in weiterer Folge noch genauer beschrieben wird.

Die Pflanzenkundige

Pflanzenheilerinnen hat es zu allen Zeiten und sicherlich auch in allen Kulturen gegeben, denn Pflanzen sind die ältesten Heilmittel der Welt. Es waren meist Frauen, die der Pflanzenheilkunde mächtig waren und das passende Heilkraut zu jeder Krankheit kannten. Sie wussten über deren Anwendung Bescheid, machten Wickel und Dampfbäder, kochten Tees und alkoholische Gebräue, rührten Salben und mörserten Kräuterpulver. Sie waren vertraut mit verschiedenen Themen rund um die Frauenheilkunde – z.B. mit der Geburt –, mit Verwundungen oder Krankheit, aber auch mit dem Sterben. Sie hatten für jede Situation das passende Kraut dabei und begleiteten als wissende Heilerinnen.

Oft heilten sie nicht nur mit dem Kraut, sondern auch mit ihrem gesprochenen oder gesungenen Wort. Unzählige Sprüche und Formeln kannten sie auswendig und murmelten sie, wenn ein Erkrankter zu ihnen kam. Diese heilsame Verbindung von »Wort und Wurz«, wie Wolf-Dieter Storl sie nennt, finden wir in beinahe allen schamanischen Kulturen. Der Ursprung liegt darin, dass sowohl die Heilpflanze als auch der Krankheitsdämon als Wesenheit angesehen wird, die direkt angesprochen werden muss, damit sie ihre Wirksamkeit entfaltet. Pflanzen wurden lange Zeit als beseelte Wesen betrachtet und damit wahrscheinlich völlig anders angewendet als wir es heute tun. Meine eigene Großmutter war beispielsweise eine Kräuterkundige und diente in einem weit entlegenen Dorf im österreichischen Mühlviertel. In ganz Österreich gibt es auch heute noch viele dieser alten Frauen, die still und heimlich ihr Wissen leben und auf ihre Art und Weise sehr schamanisch arbeiten und leben.

Die Hagazusse oder Hexe

Die böse Hexe, wie wir sie aus dem Märchen Hänsel und Gretel kennen, ist uns allen bekannt, auch das Bild der fliegenden Hexe und das Schicksal der Hexen im Zuge der Hexenverbrennungen. Der Begriff »Hexe« besteht erst seit dem 15. Jahrhundert. Er wurde sehr negativ geprägt, auch wenn wir bis heute kein klares Bild der Hexe haben. Das liegt wohl daran, dass man ihr seit jeher viele sehr unterschiedliche Tätigkeiten zugeschrieben und damit vieles in einen Topf geworfen hat. Beinahe alles könnte zu ihren Aufgaben gehört haben. Sie war die alte Weise, die Pflanzenkundige, die Zauberin, die Heilerin und die, die Nächtens auf ihrem Besen in die Anderswelten flog. Der nicht gesicherte Wortstamm lautet »Hagazusse«, was so viel wie »Zaunreiterin« oder Heckensitzerin bedeutet. Die Hecke oder der Haag galt als Abgrenzung zwischen bewohntem und unbewohntem Gebiet. Innerhalb des Haags waren die Menschen in Sicherheit, während außerhalb des Haags die wilden Tiere, aber auch die Geistwesen, zuhause waren. Symbolisch grenzte die Hecke daher die reale von der nicht realen Welt ab. Die alte, weise Frau, die in ihr saß, konnte beide Welten bereisen. Stets stand sie mit einem Bein »drüben« bei den Geistern, Ahnen, Tier- und Pflanzenseelen. Sie war auf beiden Seiten zuhause und diente als Übermittlerin der Botschaften von der jenseitigen in die diesseitige Welt. Natürlich war sie auch pflanzenkundig und kannte die großen lebenszyklischen Geheimnisse. Mithilfe halluzinogener Pflanzen, die sie zur magischen »Flugsalbe« verarbeitete, begab sie sich Nächtens auf ihre Reisen. Wie alle anderen schamanisch Wirkenden verließ sie dabei ihren Körper und trat ihren Seelenflug an.

Im Bild der fliegenden Hexe erkennen wir den Besen als altes Relikt des Zauberstabes, der schon tausend Jahre zuvor von Priesterinnen und Seherinnen genutzt wurde. Hexen waren wohl diejenigen Frauen, die nach der Christianisierung das alte Wissen lebendig hielten. Sie lebten ab diesem Zeit-

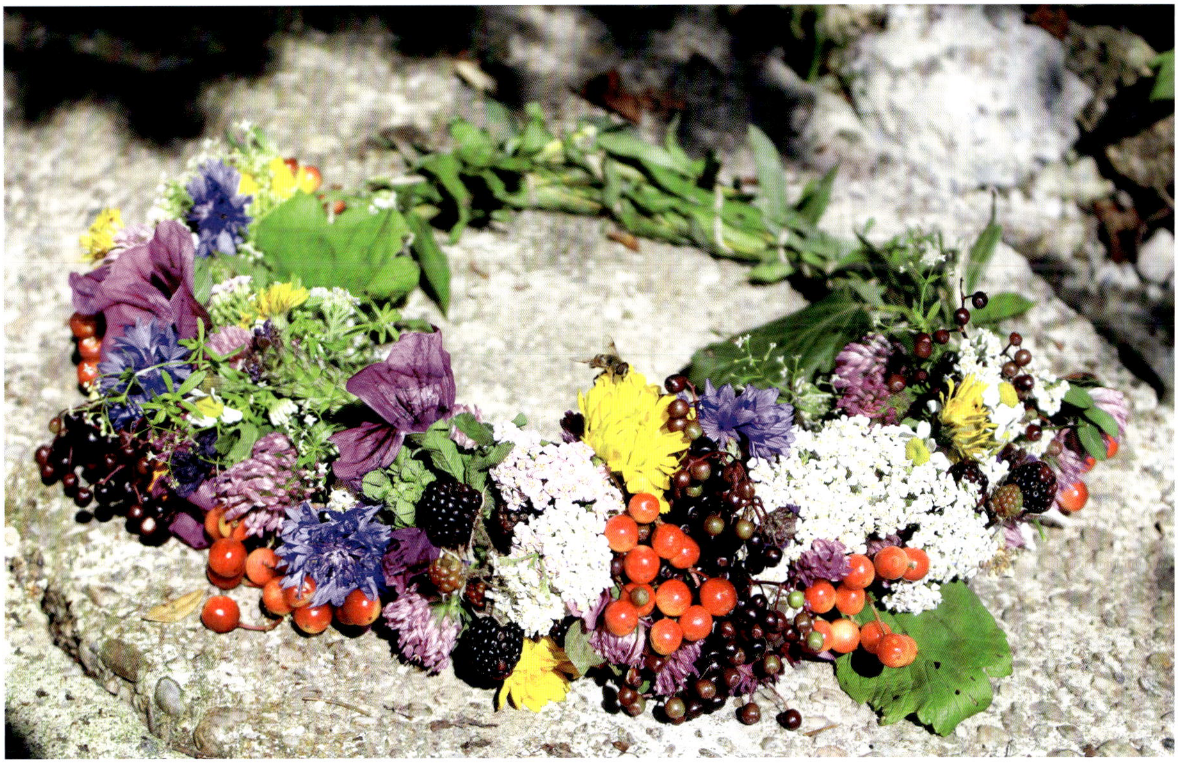

◄ *Mit den Kräuterbuschen wurde geheilt, gesegnet und beschützt.*

punkt aber in immer größerer Gefahr, da die Welt immer stärker vom männlichen Geschlecht und der Kirche geprägt und dominiert wurde. Sowohl die uralte Braukunst als auch die Pflanzenheilkunde wurde von den Mönchen übernommen und die wissenden Frauen brutal ausgerottet. Es wird Zeit, dass wir alles Negative rund um das Bild der Hexe erlösen und sie als bedeutende heimische Schamanin sehen!

Alte Heilmethoden unserer Volksheilkunde

In der Volksheilkunde des Alpenraumes werden bis heute Methoden angewendet, deren Ursprung in schamanischen Heilmethoden liegt. Sie gehen auf das ursprüngliche Verständnis von Krankheit und Heilung zurück, das magisches Denken, den Glauben an Geister, Dämonen, Flüche und Verwünschungen und die Hoffnung, dass eine höhere Kraft dies alles aufheben kann und somit unterschiedliche Zugänge zu Heilung möglich sind. Wender, Gesundbeter, Wetterkundige, Kräuterweiber, Wurzelgräber, Seherinnen und Knochenrichter – so wie Heilerinnen und Heiler genannt wurden – gab es überall. Sie alle trugen dazu bei, dass es den Menschen gut ging. Ihre Behandlungsmethoden folgten dem Ablauf einer schamanischen Heilung, so wie wir sie heute noch aus fremden Kulturen kennen:

Zuerst forschen die Heiler nach der Krankheitsursache und machen die verursachenden Geistwesen sichtbar. Mit diesen sprechen und verhandeln sie dann. Sie beschwören und besingen sie und beten sie an, den Körper des Kranken zu verlassen.

Mithilfe von Räucherungen, Abstreifungen, Binden, Knoten und Wenden lösen die Heiler die Geistwesen dann vom Erkrankten. Manche dieser Vorgehensweisen werde ich im Zuge der folgenden Pflanzenbeschreibungen vorstellen, sodass Sie eine Ahnung davon bekommen können, wie damals gearbeitet wurde. Nach diesem Lösen werden die Krankheitswesen entsorgt. Die »energetische« Wunde, die durch die Krankheit und durch die Heilarbeit entstanden ist, wird am Ende mit Kräutersalben, Elixieren oder Zaubersprüchen versiegelt. Dem mittlerweile Gesunden werden Heilkräuter oder schützende Amulette mit nach Hause gegeben, um ihn vor einer Rückkehr der Krankheit, des Krankheitsdämons, zu bewahren. Im Folgenden stelle ich einige der bekannten, heimischen Heilmethoden vor, die vereinzelt immer noch angewendet werden. Denn es gibt sie noch: die Wender und Gesundbeter, Kräuterweiblein und Knochenrichter.

Mit dem gesprochenen Wort heilen

Eine der ältesten Heilmethoden unserer Kultur ist sicherlich das Heilen über das gesprochene Wort, dem seit jeher unglaublich große Macht zugesprochen wurde und das sowohl beim Abbeten als auch beim Besprechen, Berufen, Beschwören, Beten oder Wenden im Mittelpunkt steht. Wie man diese Form des Heilens bezeichnet und wie genau sie durchgeführt wird, hängt stark von der Region und der christlichen Überformung ab. Jedenfalls mussten die verwendeten Worte und Sprüche laut ausgesprochen, zumindest gemurmelt, werden. Nur dann konnten sie ihre Wirkkraft entfalten.

Wenden In Österreich gibt es bis heute Wenderinnen und Wender. Ihre Aufgabe ist es, eine Krankheit abzuwenden und eine Hinwendung zur Gesundheit zu bewirken. Mithilfe ihrer Methoden kehren sie den Krankheitsverlauf um oder bringen ihn zumindest zum Stillstand. Dafür muss zuvor die Krankheitsursache herausgefunden werden, was häufig mit einem Pendel, einer Wünschelrute, manchmal aber auch ohne jegliches Hilfsmittel, geschieht. Sie wenden mithilfe von alten Heil- und Zaubersprüchen, Gebeten, Formeln, Liedern oder auch unter Zuhilfenahme von Pflanzen oder anderer Hilfsmittel. Das Wissen über diese Heilarbeit wird von Generation zu Generation mündlich weitergegeben. Nicht jeder kann Wender werden. Der Kundige selbst bestimmt seinen Nachfolger und weist diesen in seine Heilarbeit ein. Wie genau gewendet wird, bleibt dabei geheim.

Wird der Spruch oder das Gebet an den Falschen oder die Falsche weitergegeben, dann kann der Wender seine Fähigkeiten verlieren. Es darf auch kein Geld dafür verlangt werden. Das Wenden hat auf jeden Fall sehr großen schamanischen Bezug, denn der Wender spürt die Krankheitsursache auf feinstofflicher Ebene auf und kehrt diese dann mithilfe der außergewöhnlichen Fähigkeiten des Wenders um. Da die Kraft der Pflanzen dabei einen zentralen Platz einnimmt, werden wir diese Methode bei den praktischen Anwendungen in den kommenden Kapiteln wiederfinden.

Gesundbeten Bei dieser Form des Heilens, die in der Schweiz noch sehr präsent ist, steht das Gebet im Mittelpunkt. Im Unterschied zum Wenden ist sie weniger magisch aufgeladen, dafür sehr stark in den christlichen Kontext eingebunden. Es gibt verschiedene Gebete und Segensformeln, die bei unterschiedlichen Krankheiten angewendet werden. Der Gesundbeter handelt aus Barmherzigkeit und Frömmigkeit und stellt sich mitfühlend in den Dienst der Erkrankten. Für seine Tätigkeit verlangt er kein Geld und er arbeitet ohne Hilfsmittel. Er berührt die Erkrankten auch nicht. Viele Gesundbeter, auch Abbeter genannt, sind bis heute in der Schweiz aktiv und dort sogar in Krankenhäusern anerkannt.

Besprechen Beim Besprechen wird die erkrankte Körperstelle entweder direkt berührt oder der Heilende hält seine Hand darüber. Er spricht einen

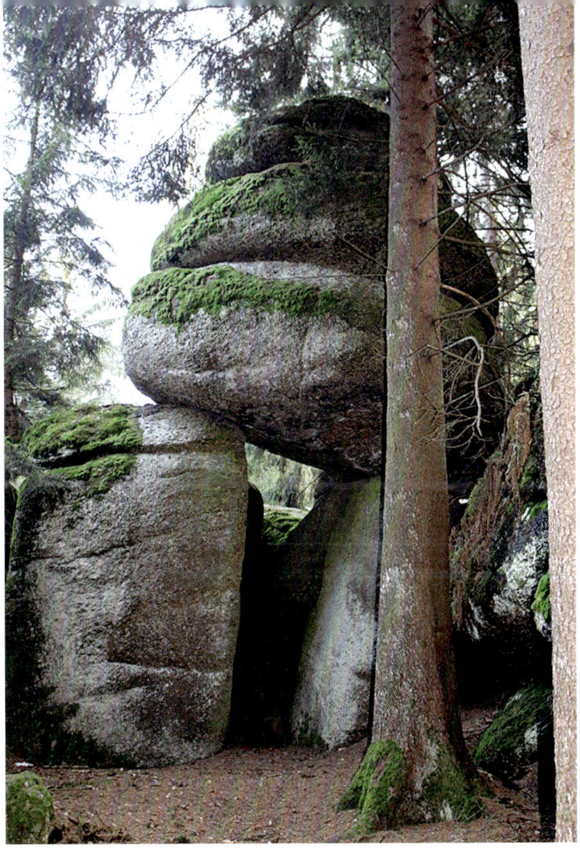

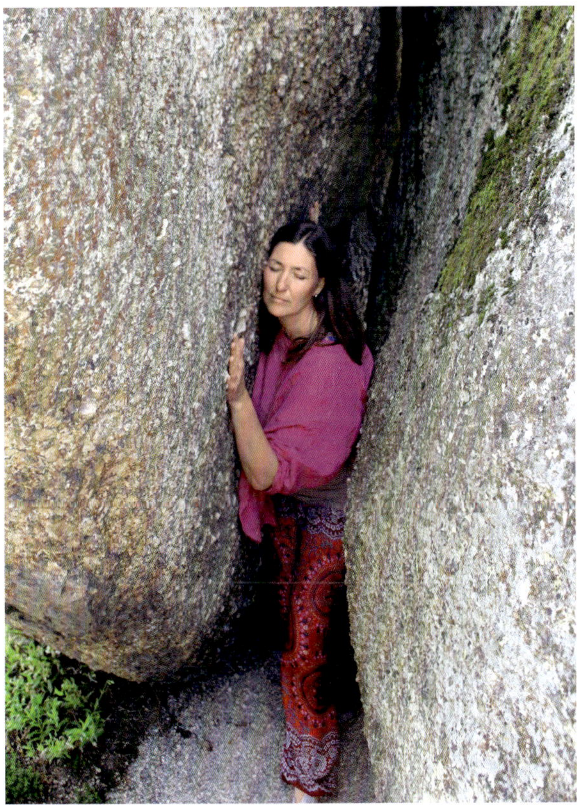

Heilspruch und wiederholt ihn dreimal. Wenn etwas vergehen soll, wird bei abnehmendem Mond besprochen, wenn etwas aufgebaut werden soll, bei zunehmendem Mond. Die Behandlung wird dreimal wiederholt, sodass insgesamt neunmal besprochen wird. Ein uralter Spruch, den fast alle Menschen kennen und den wir vor allem bei Kindern anwenden, erinnert an diese Methode: »Heile, heile Segen, drei Tage Regen, drei Tage Sonnenschein, es wird schon wieder heile sein«. Hier finden wir den Grundgedanken des Besprechens wieder und bekommen ein Gespür dafür, dass Heilen zum Teil ein natürlicher Instinkt ist. Das Auflegen der Hände und Pusten, wenn sich das Kind wehgetan hat, gehört zum Heilrepertoire fast aller Eltern. Der Zusammenhang mit dem Mond ist für diese Art der Behandlung typisch und zeigt, dass Heilung früher auch viel mit den Zyklen der Natur zu tun hatte.

Beschwören Beschwören ist eine magische Handlung. Der Heilende spürt die Krankheitsursache, die Wesenheit oder den Krankheitsdämon, auf. Mithilfe herbeigerufener Hilfsgeistern bedroht er diese dann, verjagt oder »beschwört« sie. Der Heilende übt dabei eine große Macht und Kraft aus und steht in direkter Verhandlung mit den dahinterstehenden Geistwesen. Diese stark schamanische Handlung wird nur noch vereinzelt angewendet.

Durchkriechen und Abstreifen

Diese uralte Methode wurde ursprünglich wahrscheinlich aus dem Tierreich abgeschaut. Sie wurde eingesetzt, um Krankheiten zu heilen. Beobachtet wurden Bären, Wildschweine, Hirsche, aber auch viele andere Tiere, die sich an Bäumen und großen Steinen rieben, um Parasiten, Wunden oder Geschwüre abzustreifen. Der Mensch übernahm diese Technik und begann, Krankheiten zu Bäumen und Steinen zu bringen und diese dort abzustreifen, abzugeben oder abzulegen. Das Abstreifen ist immer noch eine alte Heilmethode im Alpenraum. In Oberösterreich gibt es bekannte

◄ Dreimal durch den engen Spalt kriechen erlöst vom Leiden.

Durchkriechsteine, die von Wissenden noch genutzt werden. Dreimal durch den Spalt durchzukriechen bedeutet, dass eine Krankheit oder ein Leiden damit gelöst wird. Der »Buckelwehlucka-Stein« (Kreuzwehlücke) in St. Thomas am Blasenstein wird beispielsweise von Osten her durchschritten. Das soll helfen, Kreuzleiden zu heilen. Ich selbst liebe den Durchkriechstein in Rechberg im Mühlviertel, wo ich schon viele Rituale leiten durfte, aber auch immer wieder alleine hinfahre, wenn es in meinem Leben etwas loszulassen, abzustreifen gibt. Dann gönne ich mir die Zeit, nutze die Kraft dieser uralten Steine und tauche ein in die Mystik dieser alten Heilmethode. Wenn sie bewusst und achtsam durchgeführt wird, kann sie sehr wirksam sein.

In Verbindung mit der Pflanzenwelt kennen wir dieses Prinzip von der reinigenden Kraft der Birke, die seit jeher zu Besen oder Bündeln gebunden wurde. Mit ihnen segneten, lösten oder reinigten die Heiler und »streiften« die Leiden der Betroffenen ab. Brombeerranken, die ein Tor bilden, das durchkrochen werden kann, wurden ebenfalls gerne herangezogen, da sich in ihren Dornen die Krankheitsdämonen verfingen und hängen blieben. Besonders häufig nutzte man auch die Kraft der Bäume. Bei schweren und aussichtslosen Krankheiten und Symptomen der Kraftlosigkeit suchte man vor allem doppelstämmige Eichen auf. Der enge Spalt wurde an drei aufeinanderfolgenden Tagen einmal oder dreimal durchkrochen. Dabei übernahm der Baum das Leiden und der Kranke wurde davon befreit. Den Fichten brachte man gerne Rheuma, Gicht und andere körperliche Beschwerden: »Liebe Frau Fichte, ich bring dir meine Gichte« lautet ein alter Spruch, mit dem unsere Ahnen den Baumgeist um Hilfe baten. Auch dem Holunder sprach man die Kraft zu, Krankheiten abneh-

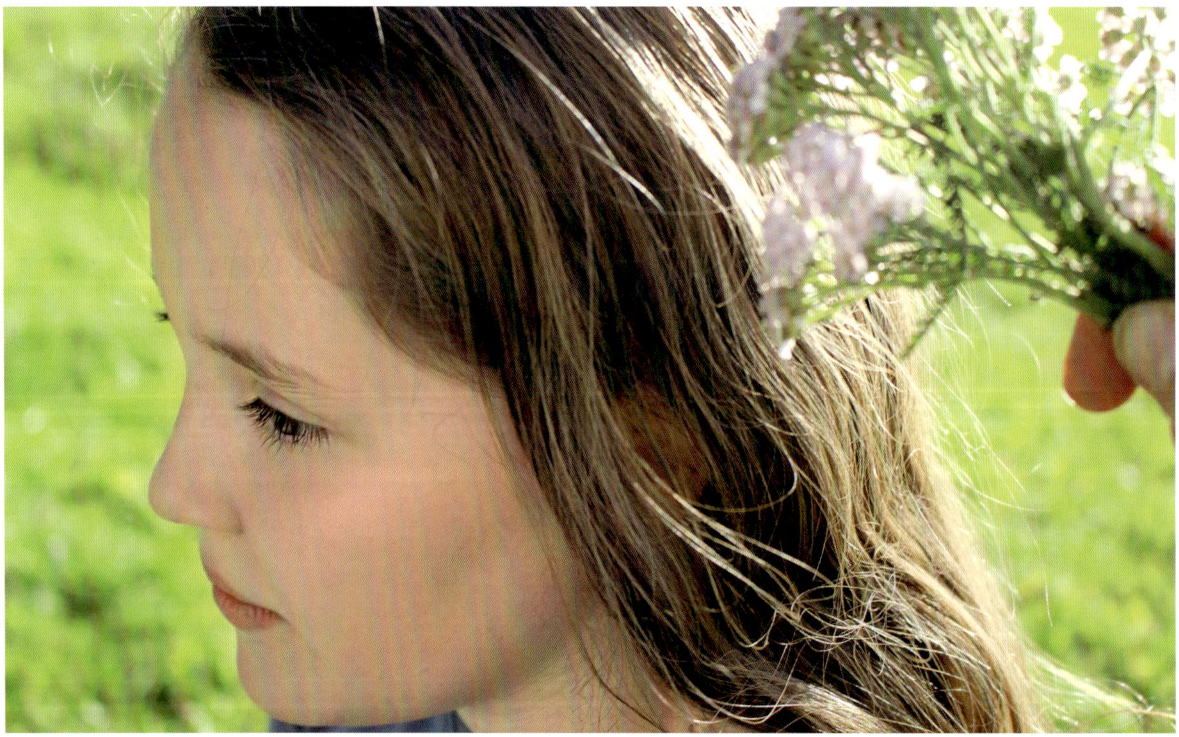

➤ *Mit Bündeln oder Besen konnte eine Erkrankung abgestreift werden.*

men zu können, und so banden die weisen Frauen ihre eigenen Leiden, aber auch die Leiden derjenigen, die sie um Hilfe baten, an seine Äste. Ich finde es ganz wunderbar, diese alten Heilmethoden aufs Neue in unser Leben zu holen. Die Kraft der Bäume, Steine und Pflanzen ist oft sehr groß, und es ist deutlich zu spüren, wie sehr sie uns helfen und unterstützen, Krankheiten und Beschwerden hinter uns zu lassen. In der pflanzenschamanischen Arbeit werden diese alten Methoden auf neue Art und Weise angewendet.

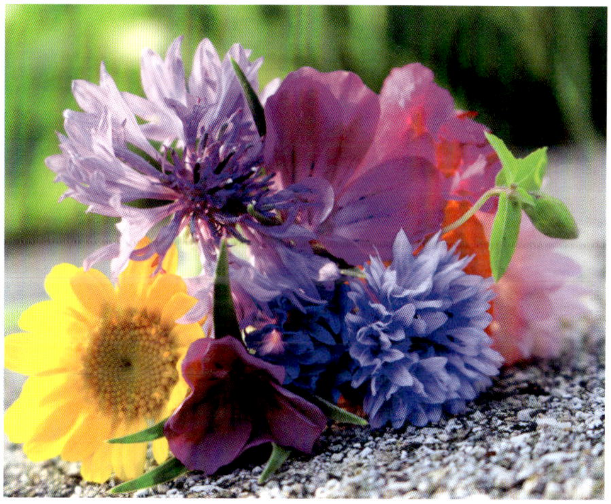

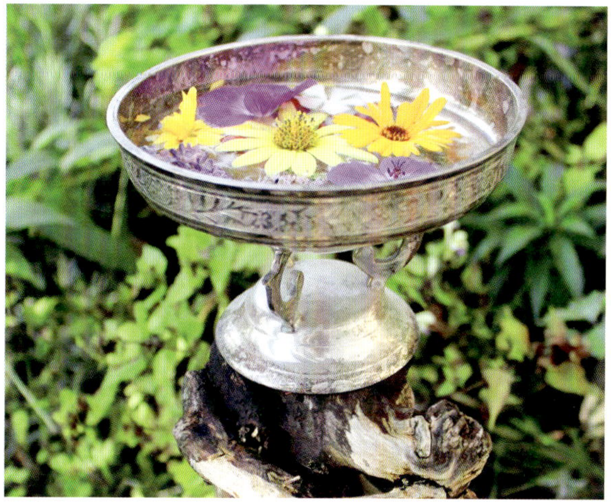

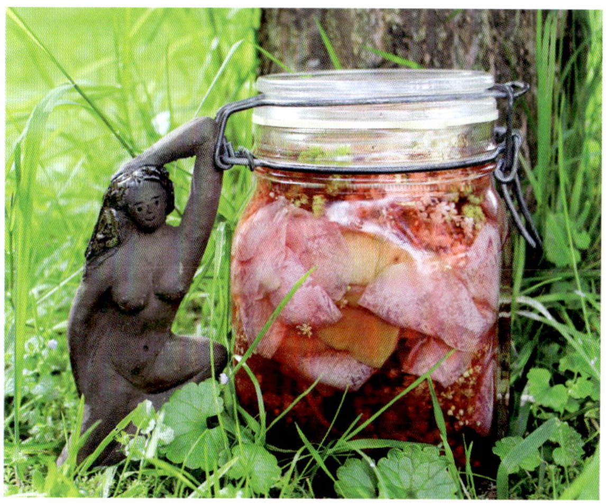

◄ Pflanzliche Heilmittel ansetzen und rituell verarbeiten – dabei wird gemurmelt, gesungen und es werden auch magische Worte gesprochen.

Knoten, Binden und Lösen

Seit jeher sind dies magische und vor allem sehr weibliche Handlungen, die in der Volksheilkunde einen hohen Stellenwert besaßen. Auch heute noch ist das Anbinden einer Krankheit an einen Baum bekannt oder das Abbinden von Warzen. Krankheitsdämonen werden dabei auf ein Band, einen Knoten oder ein Naturmaterial übertragen und damit aus dem Körper entfernt und gebannt. Beispielsweise legte man ein Band über eine Warze, machte danach einen Knoten hinein und vergrub es beim Hausholunder oder legte es mit etwas Salz unter einen Stein. Sobald sich der Faden auf natürliche Weise aufgelöst hatte, sollten auch die Warzen vollständig verschwunden sein. Viele andere Krankheiten wurden ebenfalls auf Fäden, Stoffe und andere Materialien übertragen und damit »gebunden«. Ein Stoffband, das um den Kopf gelegt wurde, konnte Kopfschmerzen und andere Kopferkrankungen, abnehmen. Holunderblätter wurden aufgelegt und nahmen jegliches Unheil auf sich, bevor sie danach entsorgt wurden.

Es gibt unzählige weitere Überlieferungen, wie Krankheiten und Schmerzen gebunden, verknotet und damit gelöst wurden. In dieser Behandlungsmethode erkennen wir eine uralte, schamanische Heilmethode. Auch heute noch gibt es Schamanen, die Krankheiten aus dem Körper saugen und dann auf einen Gegenstand übertragen. Mit heimischen Pflanzen, können diese uralten Rituale wiederbelebt werden. Ich selbst durfte mit derartigen Handlungen und Behandlungen schon großartige Heilerfolge erzielen.

Elixiere, Zauber- und Heilsalben

Die Anwendung verschiedener Salben, Elixiere und Zaubermittel, die aus Pflanzen hergestellt werden, hat sich bis heute bewährt. Am Land gibt es immer noch Kräuterweiblein, die nach alten Rezepten ihre Pech- und Beinwellsalben rühren, Arnika- und Zirbenschnäpse ansetzen oder geheime Zaubermittel herstellen. Ihr Wissen wurde oft von Generation zu Generation weitergegeben. Gerade noch rechtzeitig, bevor die letzten dieser Frauen sterben werden, beginnen sich heute viele junge Menschen damit zu beschäftigen, dieses Wissen in Kräuterkursen zu erlernen. Was ihnen dabei vielleicht nicht immer gesagt wird ist, dass das Rühren der Salben und Ansetzen der Elixiere eine magische Handlung darstellt. Die alten Frauen sangen dabei ihre Zauberlieder, verwendeten nur bestimmte Löffel, beteten oder murmelten ihre heiligen Worte und waren auch mit verschiedenen Kräften verbunden, die sie bei ihrer Arbeit unterstützten, auch wenn diese

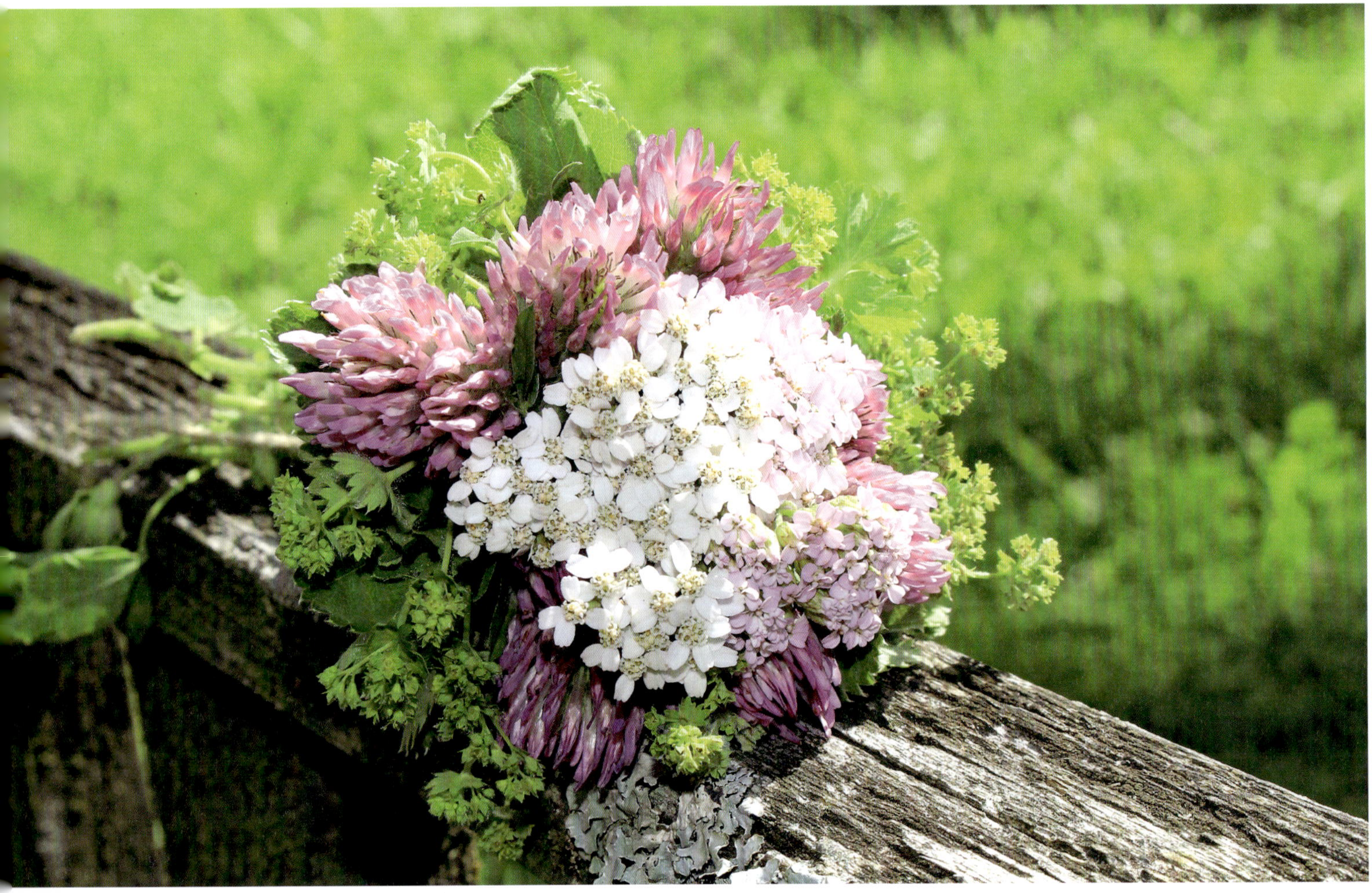

▼ *Kräuterbuschen: für Schutz, Reinigung und Umkehr.*

vielleicht nicht mehr von den Krafttieren, Pflanzengeistern oder schamanischen Geistführer stammten, sondern von Mutter Maria.

Sie glaubten auch an eine höhere Macht, die sie bei ihrem Tun unterstützte und leitete. Auch das Wissen darum, dass die Salbe alleine nicht wirken kann, sondern zuvor die Krankheitsursache beseitigt werden muss, war wohl noch tief in ihnen verankert. So haben sie einmal mehr auf ihre Art und Weise die uralten schamanischen Zugänge genutzt.

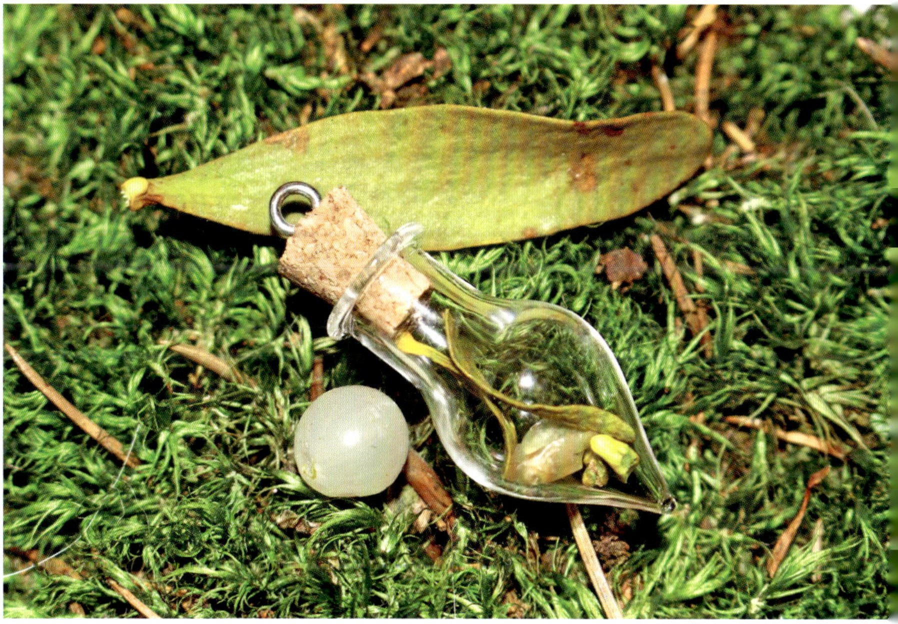

▲ *Im Glas des Amuletts wird die Kraft der Pflanzen konzentriert.*

Amulette und Kräuterbuschen

Amuletten wurde seit jeher sehr große Macht und Magie zugesprochen. Sie beschützten und heilten den Träger, wehrten negative Energie ab oder zogen positive an. Hergestellt wurden sie aus Knochen, Hölzern, Steinen und auch aus Pflanzen. Sie hatten meist besondere Formen und Ausprägungen, die eine besondere Bedeutung besaßen.

Sie wurden entweder als Kette um den Hals getragen, in die Kleidung eingenäht oder an wichtigen Stellen im Haus angebracht. Man stellte sie in magischen Handlungen her und magische Wirkung sollten sie auch entfalten. Sie wurden getragen, um Liebeszauber zu bewirken, aber auch um den bösen Blick von Neidern und Menschen mit bösen Absichten abzuwehren. Kräuteramulette entfalteten ihre heilende, schützende, anziehende oder abwehrende Wirkung über einen längeren Zeitraum. Ihnen sprach man besondere Kraft zu, und so zählten Wurzelamulette zu den wichtigsten magischen Anwendungen unserer Vorfahren.

Kräuterbuschen wurden auf ähnliche Weise vielfältig eingesetzt. In ihnen vereinten sich die Kräfte vieler verschiedener Pflanzen. Sie fanden Platz in Brauchtum und Ritualen, vor allem aber im Alltag unserer Ahnen. Meist sollten sie Schutz bieten und negative Energien abwenden. Der bekannte Wetterbuschen, der Gewitter oder der Kräuterbuschen, der das Vieh vor Verhexung schützte, wurde oft verwendet. Der Himmelfahrtsbuschen, in dem die kräftigsten Heilkräuter gebunden wurden, bewahrte die Familie vor winterlichen Erkrankungen. Es gab allerdings auch Buschen, die Glück und Segen schenkten oder Kraft und Stärke vermittelten. In unserem Zusammenhang sind vor allem Kräuterbuschen von Bedeutung, die dabei helfen, Krankheiten zu heilen. Das Herstellen von Amuletten und das Binden von Kräuterbuschen holt das schamanische Wissen in die Gegenwart. So kann dieses alte Wissen erhalten und gerade in unserer heutigen Zeit, in der sich immer mehr Menschen dafür interessieren, wieder zum Leben erweckt werden.

Unsere schamanischen Wurzeln reichen bis in die Steinzeit zurück und haben gleichzeitig nie aufgehört, in uns zu wirken. Wenn Sie mehr Sie erfahren möchten, finden Sie im Anhang weiterführende Literaturempfehlungen (S. 190 ff.): Auch die Verbindung zu den Geistwesen, der Flug der Seele in die Anderswelten, der Kontakt zu den Seelenebenen allen Lebens und uralte magische Praktiken, die Heilung bewirken, können wiederbelebt werden. Hierzu möchte ich mit meinem Buch einen kleinen Beitrag leisten.

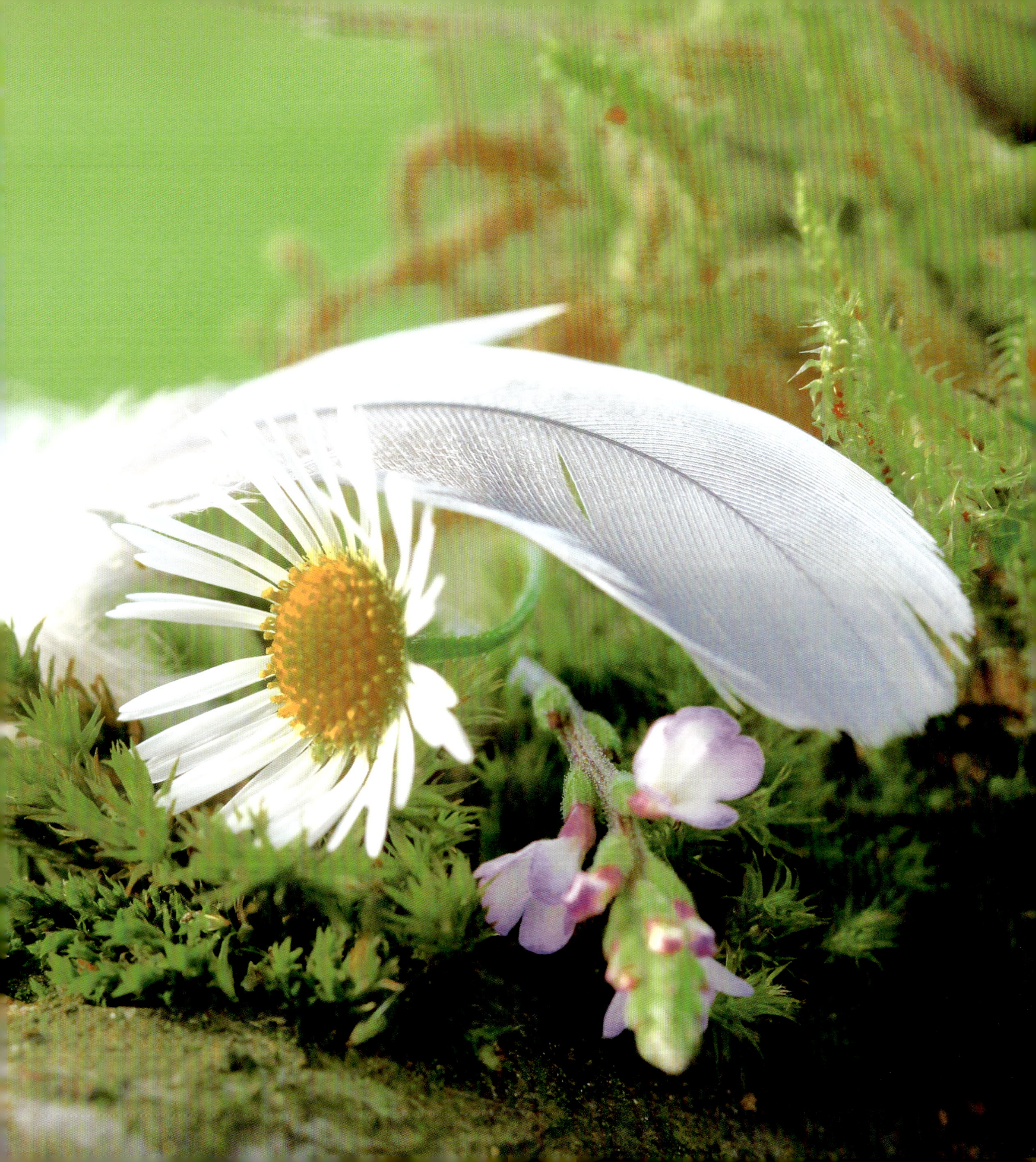

Pflanzen-
SCHAMANISMUS

In den ersten Kapiteln haben Sie wichtige Grundlagen zum Schamanismus erfahren und im Rückblick auf die schamanischen Wurzeln unserer Kultur viel über die Entstehung gelesen. Nun möchte ich zum Herzstück des Buches kommen, zur Verknüpfung zweier großer und bedeutender Themen: Schamanismus und Heilpflanzenkunde. In welchem Zusammenhang stehen sie?

Den Begriff »Pflanzenschamanismus« werde ich zuerst genauer definieren, um dann zu beschreiben, was Sie sich darunter konkret vorstellen können. Ich gebe Ihnen auch einen Einblick, welche Themen er für mich persönlich beinhaltet. Dafür nehmen wir den Blickwinkel ein, aus dem der Schamane Pflanzen betrachtet und wie er deren Heilkräfte mithilfe schamanischer Methoden kombiniert. Sie werden ein zeitgemäßes, schamanisches Weltbild kennenlernen. All diese Zugänge ermöglichen Ihnen, die eigenen Wurzeln wiederzufinden und eine Rückverbindung zur Natur und den großen Mysterien des Lebens zu erlangen. Deshalb empfinde ich dieses Thema als unglaublich bedeutend und wichtig.

Zu den wichtigsten Grundlagen der pflanzenschamanischen Arbeit zählt das Wissen, dass jedes Lebewesen – und damit auch jede Pflanze – ein beseeltes Wesen ist und neben der materiellen Ebene auch eine geistige Dimension besitzt. Diese wird als »Pflanzenseele« bezeichnet und ist für die Arbeit des Schamanen unverzichtbar. Die Integration der nicht materiellen und nicht sichtbaren Ebene ist nach seinem Weltbild und Glauben für den Heilerfolg von eben so großer Bedeutung wie die Wirkweise der Inhaltsstoffe einer Heilpflanze. Arbeiten wir heute pflanzenschamanisch geht es vor allem darum, die Pflanzenseele wieder wahrnehmen zu lernen und mit ihr in Kontakt zu treten. Verschiedenste Methoden ermöglichen die notwendige Veränderung des Bewusstseins für diese Art der Kommunikation. Der Klang von Trommel, Rassel und Medizinflöte, oder eine tiefe Stille, führen dabei in die gewünschte Trance. Da dieser schamanische Zugang zur Pflanzenwelt das Herzstück dieses Buches ist, widme ich ihm ein ausführliches Kapitel. Ich möchte damit meinen Leserinnen und Lesern ermöglichen diese Techniken selbst zu lernen, zu üben und auch zu erfahren.

Die pflanzenschamanische Arbeit führt zurück zu alten, überlieferten Heilmethoden und Heilritualen. Diese sind in unserer Volksheilkunde nie ganz verloren gegangen, und dennoch haben sie mit dem verstärkt auftretenden, rationalen Denken

◄ Die Natur ist beseelt und zutiefst durchdrungen von einer für das Auge nicht sichtbaren Ebene.

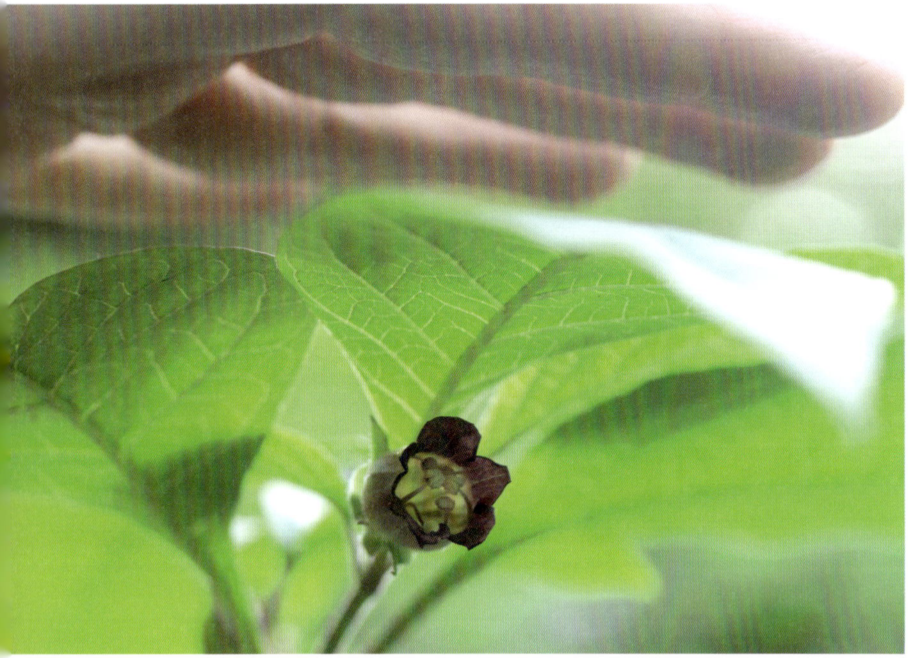

▲ *Die Pflanze fühlen bedeutet, von der sichtbaren auf die nicht sichtbare Pflanzenebene gelangen.*

der Menschen an Bedeutung verloren. In einer Zeit, wo alles wissenschaftlich bewiesen und mit dem Kopf erfasst werden muss, glauben nicht mehr viele an Magie, Mystik und an eine Wirkebene zwischen den Welten. Heilmethoden wie Wenden, Durchkriechen, Abstreifen und Abbeten sind in unserer Kultur dennoch fest verankert und oftmals sehr stark mit der Kraft und der Anwendung heimischer Pflanzen verbunden. Ich erinnere an die Fichte, welche die Gichte nehmen soll, den Holunder, dem man seine Krankheiten übergibt und an die Birke, die zu reinigenden Besen gebunden wurde. Zu vielen heimischen Pflanzen können alte Geschichten und Mythen gefunden werden, die letztendlich schamanische Elemente beinhalten. Nähert man sich diesen uralten Überlieferungen wieder an, beginnt eine spannende Reise, auf der wir uraltes Wissen in unsere heutige Zeit zurückholen können.

Ein wichtiger schamanischer Grundsatz lautet: Alles Leben steht miteinander in Verbindung. Dieser Grundsatz lehrt uns, die besondere Verbindung zwischen Mensch und Pflanze wieder wahrzunehmen und auch zu nutzen. Schamanen wissen, dass alle Tiere, Pflanzen, Berge, Wälder, Steine und Gewässer untereinander in Beziehung stehen. Leider ist gerade dieser Aspekt in unserer westlichen Denkweise längst verloren gegangen. Dies führte dazu, dass viele Menschen sich völlig getrennt von der Natur wahrnehmen und sich so verhalten, als ob es keinerlei Auswirkungen hätte, wie sie mit ihr umgehen. Die ursprüngliche Achtsamkeit und Wertschätzung ihr gegenüber ist leider kaum mehr vorhanden. So kam es auch dazu, dass unsere Natur sehr einseitig ausgebeutet wurde und das notwendige Gleichgewicht zwischen Nehmen und Geben gekippt ist. Meinem Empfinden nach ist es allerhöchste Zeit erneut zu erkennen, dass unser Verhalten sehr wohl großen Einfluss besitzt. Wir sollten wieder lernen, uns als Teil der Natur wahrzunehmen. Genau dann können wir eine positive Entwicklung der Erde sicherstellen.

Jede pflanzenschamanische Begegnung ermöglicht uns eine Wahrnehmung dieses Verbundenseins und schafft gerade dadurch eine starke Rückverbindung zur Natur. Zudem lernt man dabei, dass es niemals ein Nehmen ohne ein Geben gibt und dass Achtsamkeit und Wertschätzung zu den wichtigsten Aspekten zählen, die für die Aufrechterhaltung eines natürlichen Gleichgewichtes notwendig sind.

Der Pflanzenschamane ist zutiefst mit der Pflanzenwelt verbunden. Er wird eins mit ihr und ist gleichzeitig Teil von ihr. Deshalb zeige ich Ihnen in diesem Buch, wie Sie diese Verbindung wieder wahrnehmen und bewusst aufbauen können.

Für den Schamanen reicht die Verbindung von Mensch und Natur noch viel weiter, denn er fühlt sich nicht nur als Teil von ihr, sondern auch als Teil von etwas noch größerem, Ganzem. Seinem Weltbild nach gibt es eine übergeordnete göttliche Quelle, die er als »großes Geheimnis« bezeichnet. Alles Leben entspringt dieser Quelle, bleibt stets mit ihr verbunden und trägt einen Funken von ihr, als göttlichen Kern, in sich. Dieser Funke kann in jeder Form des Lebens wahrgenommen werden. Daher ist es auch möglich, ihn in jedem Stein, in jedem Berg, in jedem Bach, in jedem Tier und natürlich auch in jeder Pflanze zu finden und zu erkennen. Wir bezeichnen diese Funken als »Seele« oder »Seelenebene« allen Lebens. In Pflanzen schwingt diese Ebene besonders rein und unverfälscht, und ihre Blüten verkörpern regelrecht die Kraft des göttlichen Universums. Sobald wir bewusst mit ihnen in Kontakt treten, treten wir deshalb auch in Kontakt mit der göttlichen Quelle, mit dem großen Geheimnis oder dem übergeordneten Kosmos. Damit führt pflanzenschamanische Arbeit auch immer zu einer Rückverbindung zu etwas Größerem, Ganzem. Sie ermöglicht tiefe spirituelle Erfahrungen, welche uns spüren lassen, dass es »mehr« hinter allem Leben gibt.

Einen weiteren sehr bedeutenden Zugang zum Thema Pflanzenschamanismus sehe ich im Feiern der Jahreskreisfeste und dem Wiederentdecken alter Naturrituale. Da wir niemals getrennt von der Natur sind, sind wir auch niemals getrennt von den unterschiedlichen Jahreszeitqualitäten und den Zyklen von Werden, Sein und Vergehen, die im Jahreskreis fest verankert sind. Schamanen aller Kulturen verbanden sich in Ritualen mit diesen unterschiedlichen Qualitäten der Jahreszeiten, die sich jeweils in der Vegetation spiegeln und sehr großen Einfluss auf uns Menschen ausüben. Besondere Termine, wie die Sonnenwenden und Tagundnachtgleichen, aber auch die dazwischenliegenden Mondfeste, galten als Höhepunkte der

▼ Der Pflanzenschamane ist zutiefst mit der Pflanzenwelt verbunden – er ist Teil und gleichzeitig eins mit ihr.

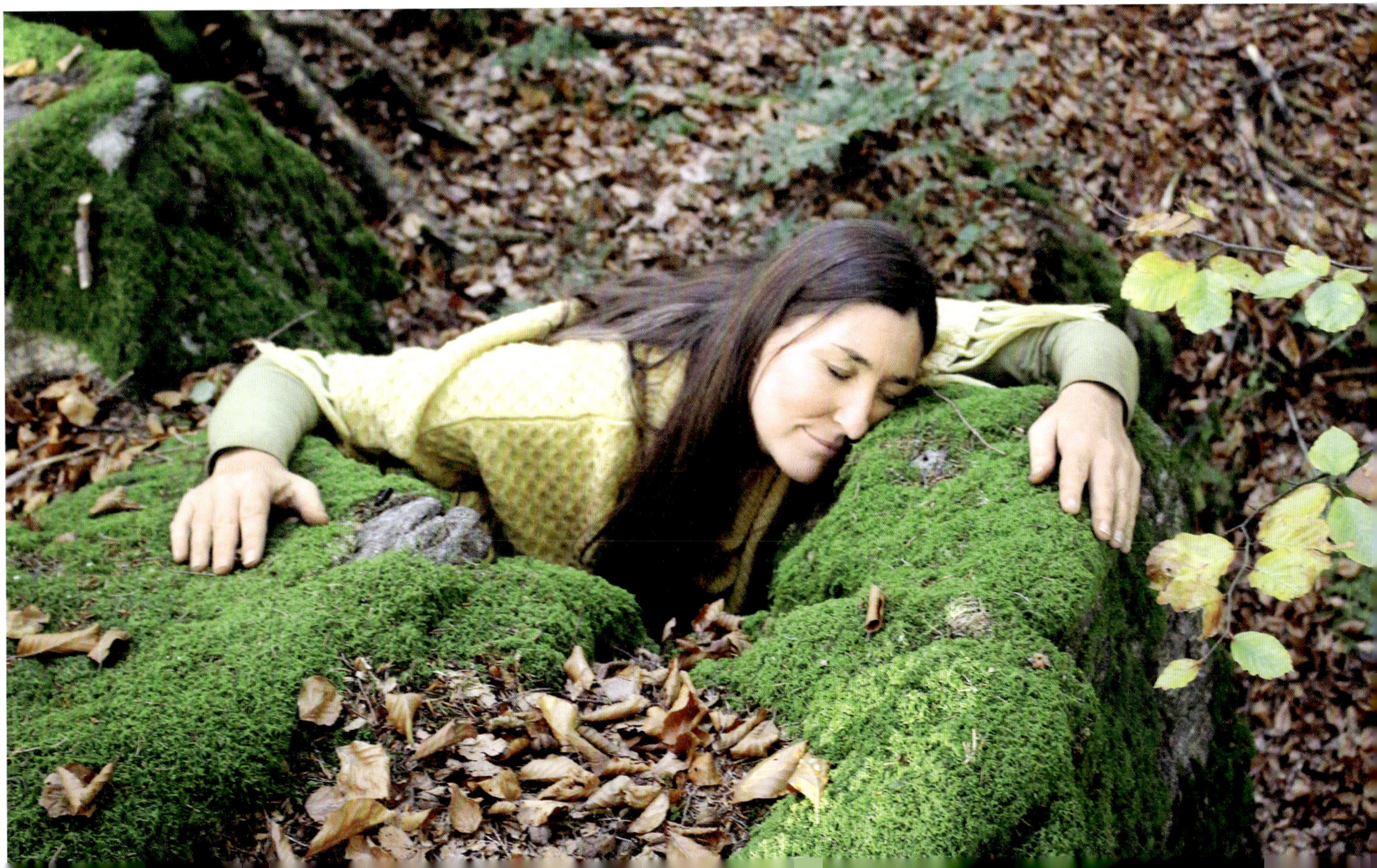

jeweiligen Jahreszeitenenergien und wurden in großen Festen gefeiert. Zu diesen Festen öffnen sich die Tore zur Anderswelt und man kann die Anwesenheit der Ahnen, der Naturwesen, der Gottheiten und aller anderen nicht sichtbaren Geistwesen deutlich spüren. Die Gemeinschaft kommt zusammen und es wird gefeiert, getanzt, geräuchert und gesungen. Im Frühling wird um gute Fruchtbarkeit gebeten und das neue Leben begrüßt, zu Beltane (dem Sommerbeginn) wird die Kraft der Fortpflanzung ekstatisch zelebriert, während im Spätsommer ein großes Dankeschön für eine gute Ernte folgt. Im Herbst verabschiedet man sich wieder von allem Lebendigen, kommt in Kontakt mit den Ahnen und der Wintergöttin. Die Natur kehrt zurück in den großen Bauch der Mutter Erde, um zu regenerieren, damit im Frühling ein neuer Zyklus beginnen kann.

Pflanzen waren bei allen Ritualen ein wichtiger Bestandteil. Sie verstärkten die jeweils herrschenden Energien, beschützten, verbanden mit den Gottheiten und Geistern und führten in den gewünschten Trancezustand, der ein spirituelles Erleben ermöglicht. Sie waren die verkörperte Jahreszeitenenergie und begleiteten die Feiernden mit ihrer jeweiligen Kraft und innewohnenden Energie. Pflanzenschamanimus bedeutet für mich persönlich daher ganz stark, diese alten Rituale wieder zu feiern und das zugehörige Pflanzenbrauchtum erneut lebendig werden zu lassen. Das Feiern dieser Feste ermöglicht eine tiefe Rückverbindung zu unseren Wurzeln, zu unserer Kultur und zu einem Eingebettetsein, in einen großen, heiligen Kreislauf des Lebens.

Zu den weiteren Aufgaben des Schamanen gehörte es, die Übergänge des Lebens zu begleiten. Als Wanderer zwischen den Welten konnte er Seelen über die Schwelle führen, wenn diese geboren wurden oder wenn diese die Erde wieder verließen. Lebenszyklische Veränderungen, wie Erwachsenwerden und Heiraten, als Ritual zu gestalten, zählte ebenfalls zu seinem Aufgabenbereich, genauso wie die Beeinflussung des Wetters, die als Wettermagie bezeichnet wird, das Hellsehen und das Beschützen und Heilen der Menschen. Alle diese Aufgaben konnte er mit der Kraft der Pflanzen und Pflanzengeistern verstärken. Diese Themen haben auch heute noch Bedeutung, weil sie Teil unseres Alltags sind. Wir können und sollten daher erneut Rituale finden, die vor Unwettern oder Fremdenergien schützen, Seelen ins Leben begleiten, einen Sterbenden verabschieden und Visionen oder Heilungen ermöglichen. Ich werde diese Themen im letzten Kapitel des Buches aufgreifen und Ihnen Möglichkeiten vorstellen, wie Sie Rituale selbst umsetzen können.

Die wichtigste Gabe des Schamanen ist seine Fähigkeit, durch verschiedene Methoden in Trance oder Ekstase zu geraten und damit den schamanischen Flug anzutreten, bei dem er aus seinem Körper austritt und die anderen Wirklichkeiten bereist. Dort erhält er von Geistwesen Informationen, die er ins Hier und Jetzt bringt und zum höheren Wohle aller einsetzt. Diese große und bedeutungsvolle Gabe hebt ihn von allen anderen Menschen ab. Für diese Aufgabe wird er ausschließlich von den Spirits – wie seine Geistführer heißen – berufen oder von lebenden Schamanen oder weisen Alten auserwählt. Nicht jeder kann daher Schamane sein und niemand kann wirklich selbst entscheiden, Schamane zu werden. Schamanische Methoden allerdings sind für jeden erlernbar.

Abschließend möchte ich erwähnen, dass es selbstverständlich bei uns seit jeher Pflanzen gab, die aufgrund ihrer psychoaktiven Wirksamkeit einen Schamanen in Trance führten. Vom Fliegenpilz bis zum Bilsenkraut wurden dazu wohl viele heimische Gift- und Hexenpflanzen genutzt. Gerade an diesem Punkt möchte ich mich allerdings ganz klar positionieren und erwähnen, dass das Einnehmen psychoaktiv wirksamer Pflanzen seit jeher einzig dem Schamanen vorbehalten war und genau so sollte dies auch heute bleiben. Möglicherweise enttäusche ich hiermit einige Leser, die

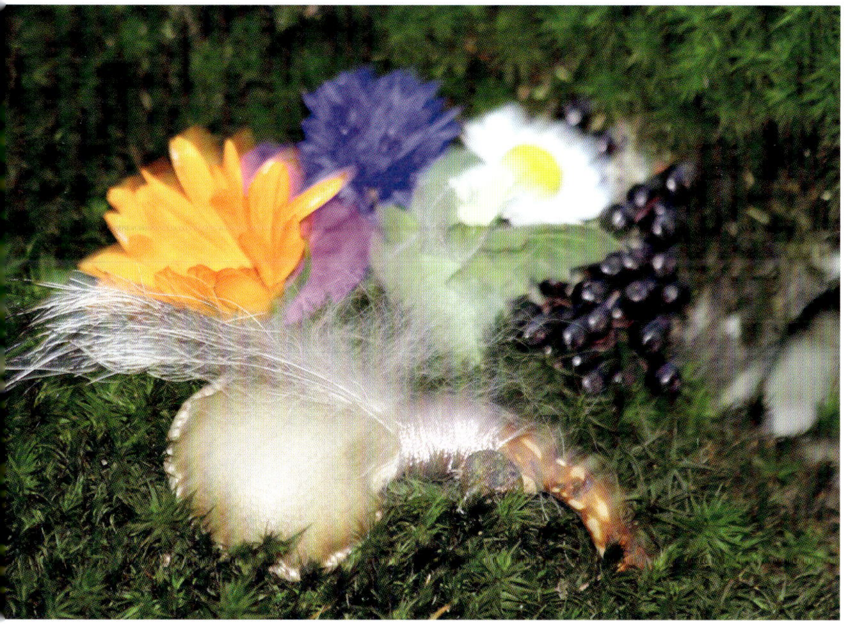

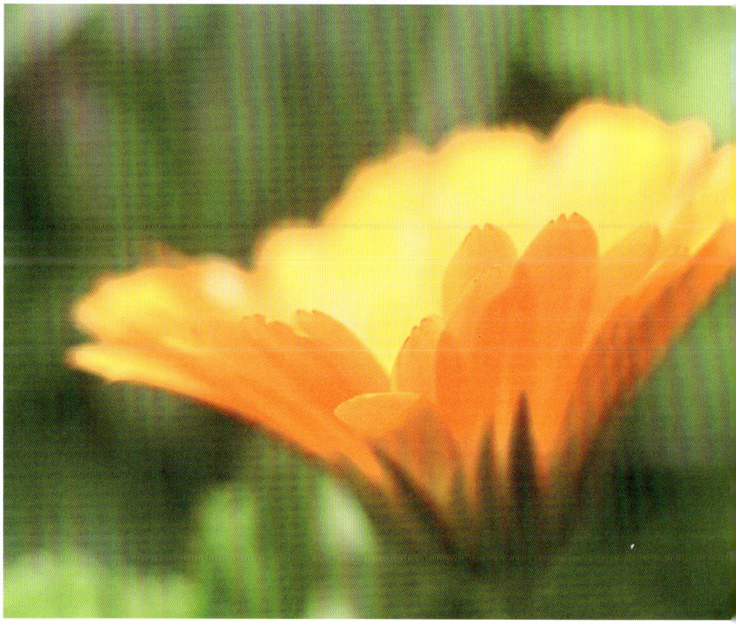

vielleicht gerade in diesem Buch etwas anderes erwartet hätten. Doch ich bleibe meinem Standpunkt treu. Jeder kann schamanische Methoden erlernen und anwenden. Wir alle können die Welt der Pflanzen aus einem schamanischen Blickwinkel heraus betrachten, nutzen und erleben. Doch zum Schamanen, der mit psychoaktiven Pflanzen »hantieren« darf, sind nur sehr wenige berufen. Daher liegt der Schwerpunkt dieses Buches auf schamanischen Zugängen zu der Welt unserer Heilpflanzen, aber nicht auf der Anwendung von Schamanen- oder Giftpflanzen.

Pflanzen ganzheitlich betrachten

Damit Sie den pflanzenschamanischen Zugang verstehen können, betrachten wir die Pflanzen im ersten Schritt sowohl biologisch als auch ganzheitlich. Pflanzen sind Lebewesen, die sich in der Erde verwurzeln und von dieser gehalten und getragen, aber auch genährt und versorgt werden. Das Licht des Himmels benötigen sie, um wachsen und gedeihen zu können. Aus den Nährstoffen und dem Wasser, das sie der Erde entnehmen, erzeugen sie mithilfe des Sonnenlichtes und der Kohlendioxide aus dem Himmel und der Luft Kohlenhydrate und Sauerstoff. Beide sind für alles weitere Leben notwendig, und so bilden Pflanzen die wichtigsten Grundlagen dafür, dass Leben überhaupt entstehen, sich entwickeln und bestehen bleiben kann. Sowohl auf grobstofflicher als auch auf feinstofflicher Ebene verbinden sie mit ihrer Lebensweise die Kräfte des Himmels und der Erde. In ihnen werden diese Eins und können nach außen hin wirksam werden. Sie tragen damit eine kosmische Schwingung in sich, die für uns fühlbar werden kann, und auf der anderen Seite werden sie immer die Lebewesen sein, die uns am stärksten mit Mutter Erde verbinden, da sie selbst beständig mit ihr verbunden sind. Mit meinen Worten drücke ich es so aus:

»Der göttliche Atem fließt durch sie, verbindet sich in ihnen mit der Materie der Erde und lässt die Kräfte von Himmel und Erde in ihnen ver-

▲ *Die Pflanzenseele schamanisch wahrzunehmen kann geübt und erlernt werden.*

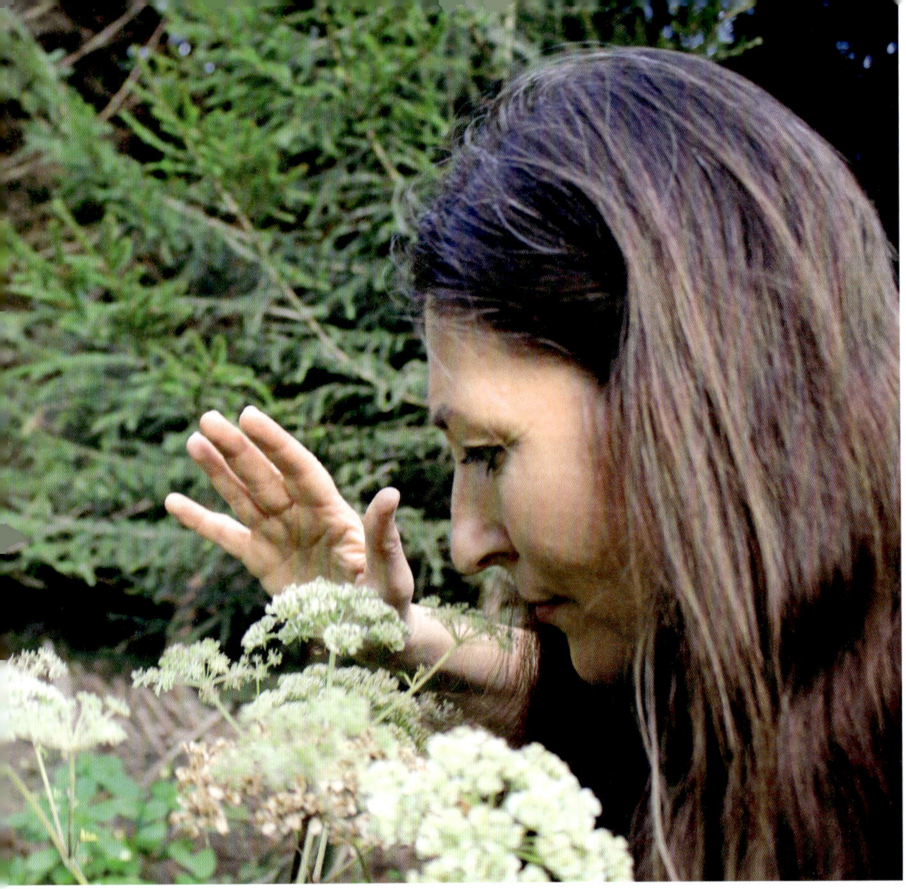

▲ *Mit allen Sinnen wahrnehmen: Welcher Geruch steigt uns in die Nase?*

schmelzen. Dies wird nach außen hin spürbar, indem sie die dadurch entstandene göttliche Urschwingung abgeben und ausatmen, aber auch, indem sie auf materieller Ebene die Grundlage allen weiteren Lebens hervorbringen. Sobald wir sie ansehen, uns mit ihnen verbinden, ihren Sauerstoff einatmen oder sie essen, sind wir zutiefst mit den Urschwingungen allen Lebens vereint.

Betrachten wir die Entstehungsgeschichte der Pflanzen, führt uns diese etwa vier Milliarden Jahre zurück, als in der Urerde, in den Tiefen der Ozeane, erstes Leben entstand. Damals begannen einfachste Cyanobakterien Fotosynthese zu betreiben und produzierten damit ersten Sauerstoff. Dieser bildete die notwendige Voraussetzung dafür, dass sich weiteres Leben auf der Erde entwickeln konnte. Erst zwei Milliarden Jahre später entstanden Eukaryonten und Algen. Aus Einzellern wurden Mehrzeller, und aus primitivem Leben entwickelten sich Moose, Farne und Schachtelhalme, die das Wasser verließen und unseren Planeten in ein grünes Gewand hüllten. Pflanzliches Leben war geboren und damit die Grundlage für jedes weitere Leben. Glaubt man den Wissenschaftlern, dann ist unser menschliches Erbgut immer noch mit der ersten lebendigen Zelle der Erde verbunden, und glaubt man ihnen darüber hinaus, dann ist jegliche Höherentwickelung immer eine Parallelentwicklung, die sich gegenseitig bedingt. So konnte sich der Mensch nur aus einer beständigen Wechselwirkung mit der Pflanze heraus entwickeln und ist auch genetisch gesehen immer noch mit ihr verwandt. Dadurch wird bewusst, dass seit Urzeiten auch eine ganz tiefe Verbindung zwischen Pflanzen und Menschen besteht. Jegliche Höherentwicklung auf der Erde ist bedingt durch dieses Wechselspiel, was den schamanischen Grundsatz, dass alles Leben miteinander in Verbindung steht, letztlich auch wissenschaftlich bestätigt. Lassen Sie uns auf das ausgeklügelte Lebens- und Kommunikations-

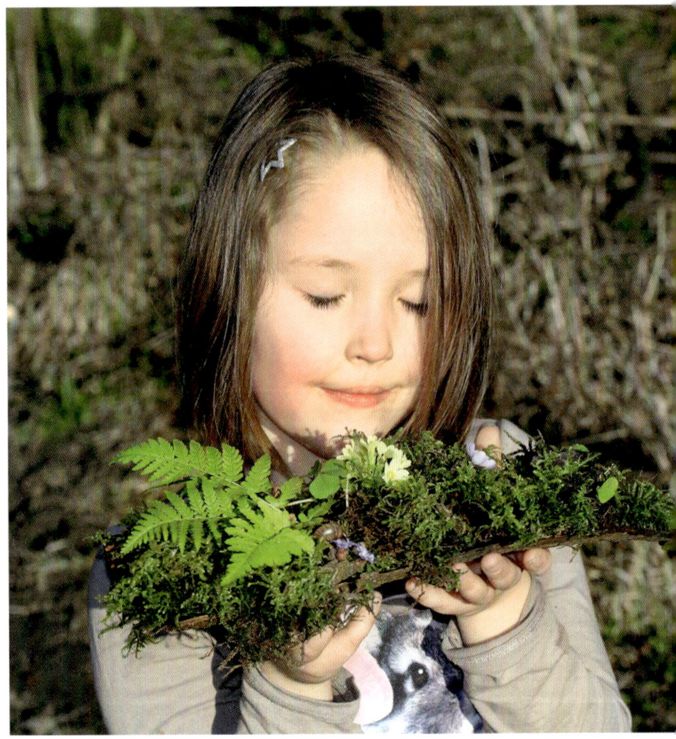

➤ *Welche inneren Bilder formen sich?*

system der Pflanzen einen Blick werfen: Im Vergleich zu Menschen undTieren sind Pflanzen chemisch hoch entwickelte Lebewesen und zeigen eine sehr komplexe Anpassung an ihre Umwelt. Ihre Düfte und bunten Farben ziehen Insekten an und sie produzieren Stoffe, die Schutz vor Fraßfeinden bieten und Krankheitskeime abwehren. Neueste Forschungen belegen, dass Pflanzen untereinander kommunizieren und sich gegenseitig warnen, wenn Gefahr droht.

Erst in den letzten Jahren wird dieses geheime Leben stärker erforscht. Völlig neue Erkenntnisse liegen darüber vor, dass Pflanzen wesentlich intelligentere Wesen sind, als bisher angenommen und dass sie durch ihre besondere Lebensweise tatsächlich auf uns Menschen Einfluss ausüben. Sie senden gasförmige Stoffe aus, die vom menschlichen Körper aufgenommen werden. Dort führen sie zu Veränderungen, auf die wir später noch zu sprechen kommen werden. Das schamanische Wissen alter Zeiten wird wissenschaftlich immer weiter bestätigt: Die Natur wirkt tatsächlich auf uns ein und steht in direkter Verbindung zu uns Menschen.

Die Pflanze ist ein beseeltes Wesen

Pflanzenschamanen gehen davon aus, dass jede Pflanze ein beseeltes Wesen ist. Wenn das stimmt, stellt sich die berechtigte Frage, wie diese Seelenebene wahrgenommen oder gar bewiesen werden kann. Wie genau sieht die Seele einer Pflanze aus? Kann ich die Pflanzenseele sehen oder fühlen? Wie wirkt sie auf uns Menschen und wie können wir mit ihrer Hilfe Heilung bewirken? Bevor ich versuche, diese schwierigen Fragen zu beantworten, noch ein wichtiger Gedanke hierzu: Das Erkennen, Wahrnehmen und Einbeziehen der Pflanzenseele macht den großen Unterschied zwischen einem Pflanzenschamanen und einem Heilpflanzenkundler aus. Wer eine Pflanze als beseelt erachtet, behandelt sie als Wesenheit. Er geht mit ihr automatisch wertschätzend und achtsam um, spricht sie direkt an und bittet sie um Hilfe. Nicht nur ihre Inhaltsstoffe wirken aus dieser Sichtweise heraus heilend, sondern vor allem ihre feinstoffliche, seelische Ebene. Interessant ist in diesem Zusammenhang, dass früher in der heimischen Volksheilkunde sehr viele Sprüche und Heilformeln genutzt wurden, aus deren Formulierungen deutlich wurde, dass auch unsere Ahnen Pflanzen als lebendige Wesenheiten betrachteten.

Sie gingen beispielsweise zum Holunder und sagten: »Guten Tag, Herr Flieder, ich bring dir mein Fieber.« Manchmal bedrohten sie einen Pflanzengeist aber auch, weil sie dadurch dessen Hilfe erzwingen wollten. Sie behandelten die Pflanze als lebendige Wesenheit. Irgendwann ging dieses Wissen um die Pflanzenseele leider verloren. Daher empfinde ich es als unglaublich wichtig, es wiederzubeleben. Pflanzen haben ihre Seelenebene selbstverständlich nie verloren. Nur wir Menschen haben verlernt, diese wahrzunehmen und zu nutzen.

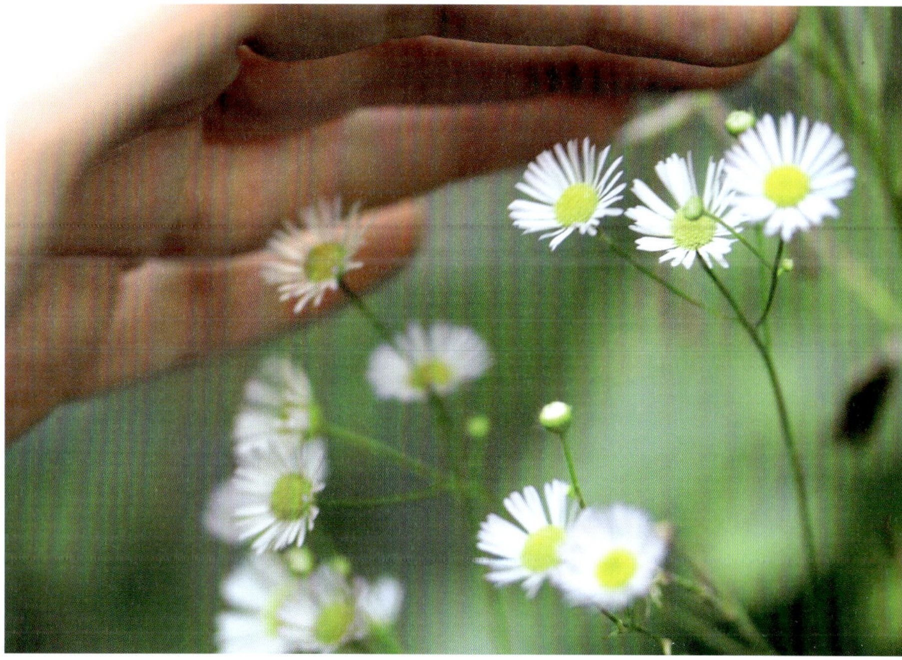

▲ *Die göttliche Urschwingung ist nach außen hin spürbar.*

Die Seele ist ganz allgemein die nicht sichtbare Komponente allen Lebens, die mit dem göttlichen Ursprung in Verbindung steht, unsterblich ist und sich in einer materiellen Gestalt hier auf Erden verkörpern kann. Seele und Körper werden im Erdenleben eins, wobei der Körper der Seele einen Raum gibt und diese darin »wohnt«. Ihre Anbindung an die göttliche Quelle verliert die Seele dabei nie. Stirbt der materielle Körper, wandert sie zurück zu ihrem Ursprung. Der Begriff »Pflanzenseele« wird heute nur noch selten verwendet. Meinem Empfinden nach umhüllt die Seelenebene den Körper der Pflanze nur ganz sanft, beinahe so, als ob sie diesen streicheln oder liebevoll berühren würde. Seele und Körper werden nicht so stark eins, wie dies bei Menschen und Tieren der Fall ist.

Wolf-Dieter Storl trifft hier in einem Interview mit Clemens Arvay eine wunderschöne begriffliche Unterscheidung, die mich sehr berührt. Für ihn sind Menschen und Tiere »be«seelt, während Pflanzen »um«seelt sind. Genauso fühlt es sich auch für mich an. Die Pflanzenseele, der »Pflanzengeist«, trägt dabei alle Informationen der jeweiligen Pflanze in sich. Trete ich mit ihr in Kontakt, kann ich alles über die jeweilige Pflanze erfahren und erspüren. Alles, was sie in sich trägt, wird auf der Seelenebene lebendig, frei und zugänglich. Mein persönliches Erleben aus vielen Begegnungen mit Pflanzenseelen fasse ich in folgende Worte, um sie nachfühlbar zu beschreiben: Im schamanischen Bewusstseinszustand ist es für mich selbstverständlich, eine Pflanze als lebendige Wesenheit wahrzunehmen. Auf dieser Ebene kann ich mit ihr sprechen, sie hören und fühlen – und natürlich auch sehen. Hier wirkt sie lebendig und bunt, manchmal wie eine menschliche Gestalt, auch oft wie ein helles, farbiges Licht oder wie eine Elfe oder Fee.

▼ *Perspektivwechsel: Der Blick hinter das Augenscheinliche, hinein in die Seele.*

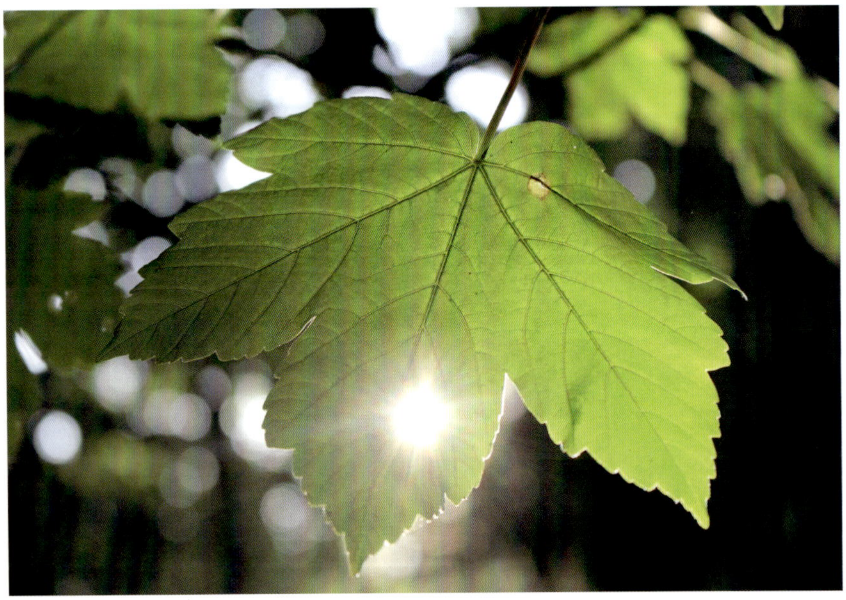

Es fühlt sich an, als ob diese Seele die Pflanze umtanzt oder liebevoll küsst. Niemals wird sie ganz eins mit ihr, sondern immer bleibt sie ätherisch und schwebend. In diesem Bewusstseinszustand spüre ich, wie sie mir alle ihre Energien, ihr Wissen, ihre Heilwirkungen und Schwingungen zur Verfügung stellt. Hier wird sie zu einem lebendigen Geistwesen, und hier befinden wir uns in einem sehr innigen Kontakt, in einem tief gehenden Gespräch oder manchmal sogar in einem Heilritual. Die Seele der Pflanze wirkt dabei lebendig und echt. Sie ist weder ein erdachtes Wesen, noch eine esoterische Einbildung, sondern sie ist genauso da wie der materielle Körper der Pflanze. Es wäre mir heute unmöglich mit Pflanzen zu arbeiten ohne diese Seelenebene miteinzubeziehen.

Für die meisten Menschen ist die Pflanzenseele selbstverständlich unsichtbar. Von klein auf werden sie geschult nur an das zu glauben, was sichtbar und greifbar ist und möglichst auch wissenschaftlich nachweisbar. Vergessen sind die kindlichen Erfahrungen, wo sie mit Naturwesen kommunizierten und mit Pflanzen redeten, als ob diese Freunde wären. Vergessen ist aller Zauber, welchen sie verspürten, wenn sie im Wald unterwegs waren und im feinen Gras die Feen tanzen sahen und in jeder Höhle einen Zwerg vermuteten. Nur manchmal spüren sie auch noch als Erwachsene so etwas wie eine magische, beseelte Natur. Und obwohl es diese nach unserem realen Denken nicht geben darf, erwacht in immer mehr Menschen eine große Sehnsucht danach, die Seelenebene hinter allem Lebendigen endlich wieder wahrzunehmen. Denn hinter ihr verbirgt sich die Mystik des Lebens, welche wir alle suchen.

Der Pflanzenseele übergeordnet gibt es auch noch die »Pflanzendeva«. Diese steht als übergeordnetes göttliches Schwingungsmuster über allen Pflanzen einer Art. Über allen Schlüsselblumen steht beispielsweise als großer und mächtiger Pflanzenengel die Schlüsselblumendeva. Sie ist übermächtig groß, sehr ätherisch und zutiefst mit der göttlichen Quelle verbunden. Aus dieser heraus wirkt sie bis auf die Erde herunter, wo sie für uns Menschen spürbar werden kann und wo sie vom Pflanzenschamanen bewusst kontaktiert werden kann. Ich nehme Pflanzendevas wie riesig große Lichtwesen wahr und verspüre ihnen gegenüber eine tiefe Ehrfurcht, weshalb ich erst nach vielen Jahren den Mut hatte, die Deva einer Pflanze anzurufen und mich mit ihr zu verbinden. Auch heute noch habe ich sehr großen Respekt vor dieser Macht und werde manchmal regelrecht demütig, wenn ich spüre, wie groß und einzigartig eine Pflanzendeva ist. Sie ermöglicht eine starke Anbindung an das göttliche Universum und kann in verschiedenen Ritualen wundervoll spürbar werden und sehr heilsam wirken.

Doch: Gibt es heute tatsächlich so etwas wie wissenschaftliche »Beweise« für die Existenz einer Pflanzenseele oder dafür, dass Pflanzen und Menschen miteinander kommunizieren können? In diesem Zusammenhang möchte ich Ihnen die Forschungsarbeiten von Cleve Backsters vorstellen, die zumindest einen Ansatz dafür liefern, und schon oftmals zitiert und erwähnt wurden. Cleve war in den 1950er-Jahren der führende Lügendetektorforscher in Amerika. Eines Tages spürte er den Impuls, die Elektroden seines Detektors an seine Zimmerpflanze anzuschließen. Er wollte prüfen, ob die Elektrode ihren Widerstand verändern würde, wenn er seine Pflanze gießt. Tatsächlich zeigte der Detektor eine Reaktion, als ob jemand positiv

▼ Die Pflanzendeva als Lichtwesen flößt Ehrfurcht und Respekt ein.

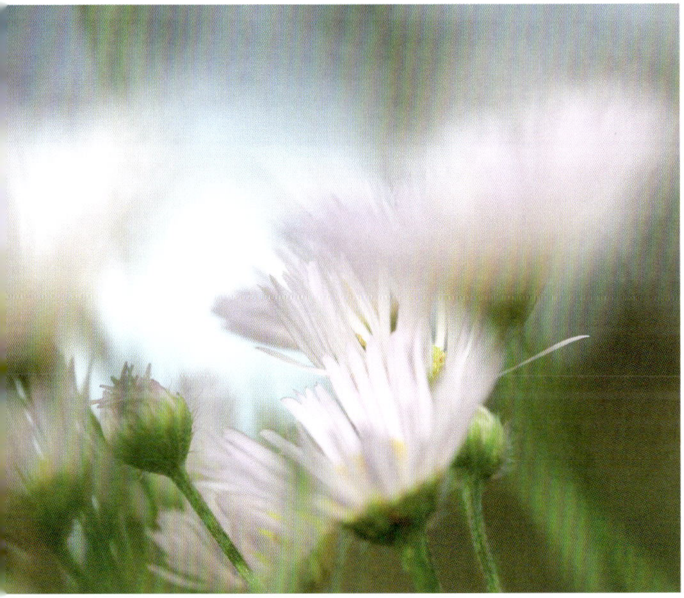

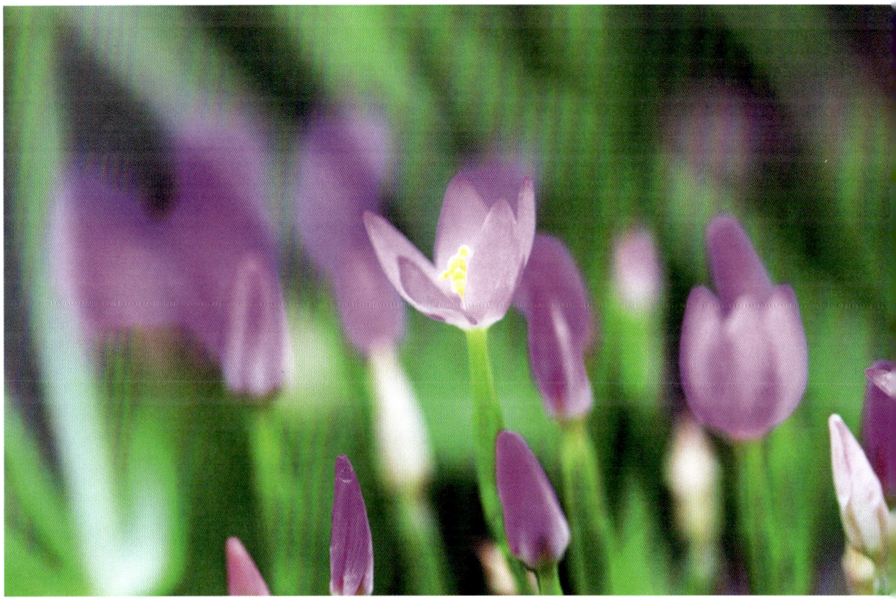

erregt wäre. Freute sich die Pflanze etwa darüber, dass sie gegossen wurde? Er forschte weiter. Da er wusste, dass die deutlichsten Ausschläge am Detektor dann stattfinden, wenn eine Person Angst hat, dachte er, dass er mit einer Bedrohung am ehesten beweisen könnte, dass die Pflanze tatsächlich auf seine Handlungen reagierte. In dem Moment, als er sich vornahm, ein Blatt der Pflanze mit einem Feuerzeug anzubrennen, reagierte diese so stark, dass ein heftiger Ausschlag am Gerät sichtbar wurde, und das, obwohl er nur daran dachte, sie anzubrennen und noch nichts dergleichen in die Tat umgesetzt hatte. Die Tatsache, dass seine Pflanze schon auf seinen bloßen Gedanken reagierte und offenbar mit ihm in einer direkten Verbindung stand, berührte ihn so sehr, dass er sein weiteres Leben voll und ganz der Erforschung der Gefühlswelt der Pflanzen widmete. Im spannenden Buch »Der Ruf der Rose« sind sein Leben und seine Forschungen beschrieben. Für mich finden sich darin einige wissenschaftliche Beweise, die belegen, dass es so etwas wie eine Seelenebene bei Pflanzen gibt und dass auch eine besondere Verbindung zwischen Mensch und Pflanze besteht.

▾ Die spirituelle Kraft des Kirschbaums schützt, tröstet, fängt auf.

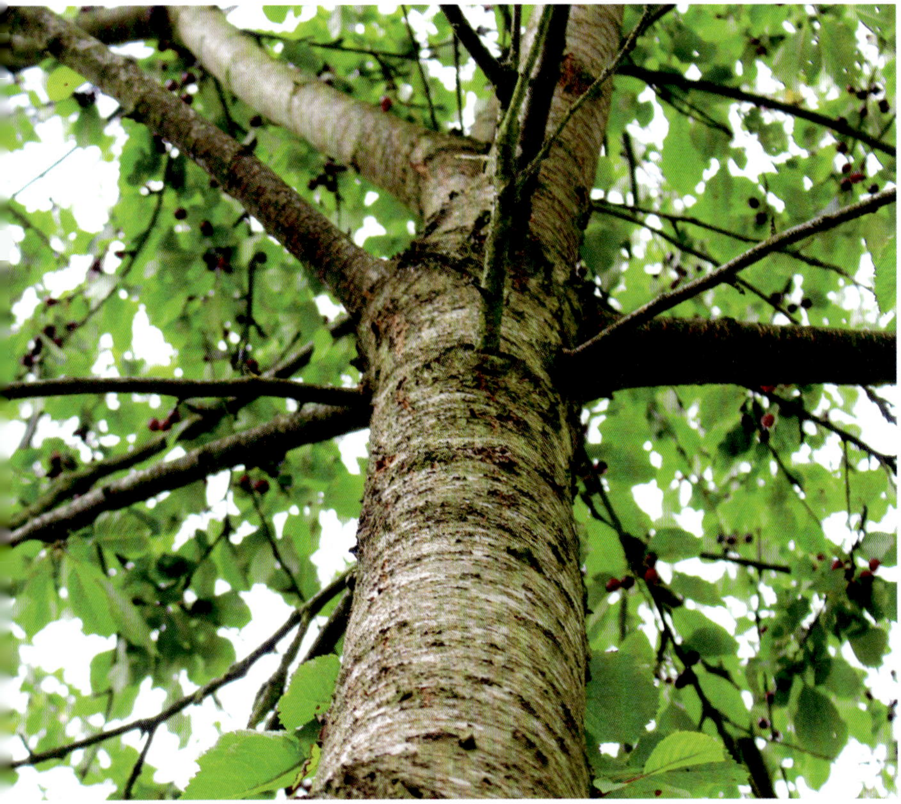

Auch Menschen mit dem grünen Daumen beweisen auf ihre Art, dass ihr Zugang zu Pflanzen durchaus auf einer nicht sichtbaren Seelen- und Kommunikationsebene stattfindet. Ihre Pflanzen gedeihen meist besonders gut und ihre Gärten bringen sowohl einen regen Ertrag als auch eine bewundernswerte Blütenfülle. Oftmals erzählen sie, dass sie mit ihren Pflanzen sprechen, ihnen Lieder vorsingen, für sie beten, oder sie einfach ganz besonders lieben. Sie betrachten sie als lebendige, beseelte Wesen und sind auch sicher, dass diese gerade deswegen derartig gut gedeihen, weil sie miteinander in einem innigen Kontakt stehen. Wachsen Pflanzen tatsächlich besser, wenn wir mit ihnen reden und sie liebevoll behandeln? Ich bin mir ganz sicher. Es gibt sie, diese besondere Verbindung zwischen Mensch und Pflanze. Sie ist zwar nicht sichtbar und wird wahrscheinlich auch nie bis ins Detail nachweisbar sein – zumindest im streng wissenschaftlichen Sinne – doch in der pflanzenschamanischen Arbeit kann sie jeder Menschen wiederherstellen. Dabei erhält man meist das große Geschenk, den Kontakt zu den Pflanzenwesen wieder zu spüren, wodurch aller Zweifel rasch verfliegt und die uralte Verbindung zur beseelten Natur erneut hergestellt ist. Hierin liegt die wahre Sehnsucht aller Suchenden, die sich für das alte Wissen und die alten Rituale öffnen. Sie wollen die beseelte Natur wieder spüren und endlich eins mit ihr werden.

Ich möchte Ihnen noch einen Einblick in meine Arbeit geben: Ich trommle in meinen Gruppen sehr gerne die Reise zum »Baum der eigenen Kindheit«. Sie ist eine Reise zu den Erfahrungen, die wir als Kinder mit einem Baumwesen gemacht haben. Oftmals spüren wir dabei – und es wird uns nachträglich bewusst – welch intensive Beziehung wir damals zu einem bestimmten Baum hatten. Mein Baum der Kindheit war ein großer Kirschbaum in unserem Garten. Als ich klein war, baumelte meine Schaukel, auf der ich stundelang saß, unter ihm. Als ich größer wurde, kletterte ich so oft wie möglich hinauf in seine Äste und blieb ebenfalls stundenlang dort oben sitzen. Selbst zur Matura lernte ich »im Kirschbaum«. Ich verbrachte tatsächlich sehr viel Zeit mit diesem Baum. Trotzdem war mir bis zu einer schamanischen Reise, die ich vor einigen Jahren machte, nicht bewusst, wie tief unsere Beziehung war. Auf dieser Reise erlebte ich meinen Baum, Jahre nach unserem Zusammensein, als Geistwesen, das zu mir sprach.

Er erzählte mir, dass er damals immer auf mich aufpasste, da ich so ein zartes, feinfühliges Wesen war. Er beschützte mich und erinnerte mich auch immer wieder an meine Verbindung zu den Feen und Naturwesen. Es war ihm wichtig, dass ich meine wahre Herkunft nicht vergesse. Er wollte, dass ich fröhlich bin, lache und viel träume. Er wünschte sich so sehr, dass ich mich frei und unbeschwert fühle. Manchmal hielt er mich auch einfach nur fest, wenn ich traurig war und er meinen Kummer spürte. Besonders wichtig war ihm, mich an den Zauber zu erinnern, der hinter der Natur liegt, damit ich niemals vergessen konnte, dass es neben allem Sichtbaren auch etwas Unsichtbares gibt.

So viele Jahre später erinnerte er mich an unser Zusammensein und die Bedeutung, die er für mich damals hatte. In dieser Reise spürte ich seine Anwesenheit sehr stark. Es war tatsächlich so, dass ich ihn wie eine Wesenheit wahrnehmen konnte, die zu mir sprach. Im Nachhinein erst las ich über die spirituelle Kraft des Kirschbaums. In dem Moment verstand ich, dass der Kirschbaum mich damals in all meinem Sein begleitete und unterstützte. Man nennt ihn auch Mondbaum, und er verkörpert die Kraft der Weiblichkeit sehr stark. Er steht in tiefer Verbindung mit den Feen und Elfen und steht für Reinheit, Freiheit und Unschuld. Im Mondlicht werden unter ihm die Zwischenwelten der Natur sichtbar und lebendig, denn er dient seit jeher als Verbindungsglied zwischen der sichtbaren und nicht sichtbaren Wirklichkeit. Viele der beschriebenen Qualitäten haben in meinem Leben eine sehr große Bedeutung, und in diesem Moment wusste ich, dass es keine Zufälle gibt und dass die Verbindung zwischen Pflanzenwelt und Menschen so viel mehr ist, als wir manchmal glauben. Sowohl nach dieser Reise, als auch nach den Erkenntnissen danach, weinte ich Tränen der Dankbarkeit über diese starke und tiefe Beziehung zu einer Pflanzen- bzw. Baumseele.

Mensch und Pflanze sind verbunden

Der schamanische Grundsatz, dass alles Leben miteinander verbunden ist und es auch eine besondere Verbindung zwischen Mensch und Pflanze gibt, wurde in den vergangenen Jahren immer intensiver wissenschaftlich erforscht. Mittlerweile kann belegt werden, dass Pflanzen auf einer sehr feinstofflichen Ebene auf den Menschen wirken. Dies hängt mit ihrem internen Kommunikationssystem zusammen, das mithilfe gasförmiger Stoffe funktioniert. Sie haben ein hochkomplexes System entwickelt, über das sie untereinander in Verbindung stehen, das aber auch nach außen hin besteht und sowohl auf Menschen als auch auf Tiere großen Einfluss ausübt.

Beispielsweise lässt sich nachweisen, dass ein Aufenthalt im Wald gesundheitsfördernd sein kann, da die ausgeschiedenen Stoffe der Bäume eine Regulation des Blutdruckes, eine Stabilisierung des Nervensystems und eine Anregung des gesamten Immunsystems verursachen. Die gasförmigen Terpene und Terpenoide, die in den Wäldern herumschwirren, sind zudem für die Krebsforschung hochinteressant geworden, da sie

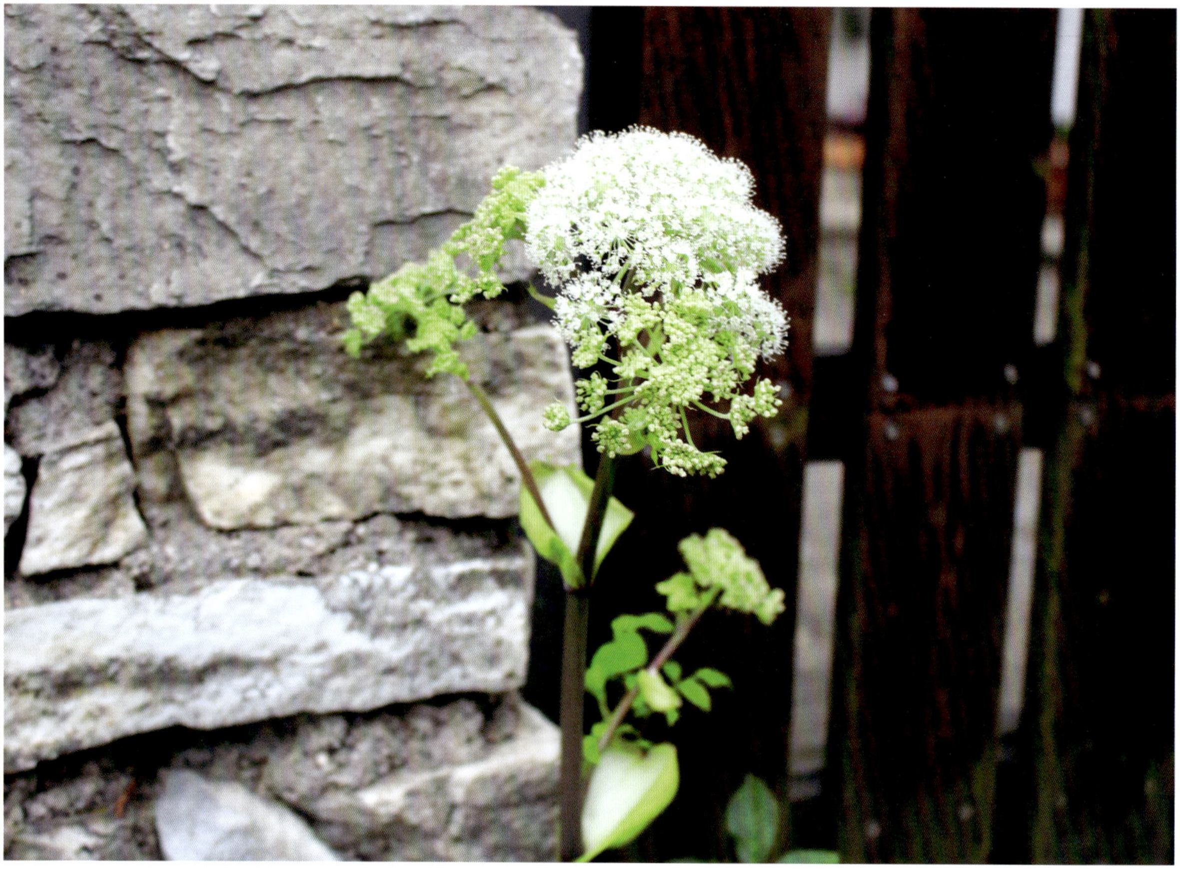

➤ *Planzenverbündete suchen die Nähe zu uns – wir müssen nur genau hinschauen.*

notwendige Killerzellen für die Tumorbekämpfung aktivieren. Wissenschaftler weltweit erforschen diese höchst spannenden Zusammenhänge immer intensiver und finden immer mehr Beweise für diese Wechselwirkung. Ich bin mir ganz sicher, dass wir gerade auf diesem Gebiet in den nächsten Jahren noch sehr vieles erfahren und hören werden. Möglicherweise wird das alte Wissen der Schamanen, dass alles Leben miteinander in Verbindung steht, damit sogar endgültig wissenschaftlich bewiesen.

Schamanen und Kräuterkundige aller Zeiten wussten zudem, dass sich Heilpflanzen und Pflanzenverbündete uns Menschen nähern, wenn wir diese brauchen. Oftmals siedeln sich im eigenen Garten genau die Pflanzen an, die einer der Bewohner gerade für seine körperliche oder seelische Gesundheit benötigt. Kräuterkundige werden auch immer dazu raten, genau diese Pflanzen für die eigene Heilung zu nutzen, da sie am wirksamsten sind. Pflanzenverbündete siedeln sich ebenfalls gerne in unserer Nähe an. Pflanzenverbündete sind Pflanzenseelen, die einem Menschen besonders nahestehen und ihn wie Schutzgeister oder Lehrmeister durchs Leben begleiten. Pflanzenschamanen wissen außerdem, dass Pflanzen, die uns in der Natur besonders auffallen und uns damit regelrecht ins Auge springen, etwas Bestimmtes mitteilen möchten. Sind dies Zufälle oder Einbildungen? Noch gibt es meines Wissens keine wissenschaftlichen Erkenntnisse, und dennoch erfahre ich in meinen Gruppen sehr oft, dass an diesen uralten Überlieferungen etwas Wahres dran sein muss. Viele Menschen bestätigen mir, dass sich bei ihnen tatsächlich die passende Heilpflanze zu ihren Beschwerden im eigenen Garten ansiedelte, als sie diese am dringendsten benötigten.

Am besten erzähle ich in diesem Zusammenhang aus meinem persönlichen Erfahrungsschatz: Das markanteste Erlebnis war sicherlich, als die wilde Karde in meinem Garten regelrecht massenhaft auftauchte. In dem Sommer war meine Tochter an Borreliose erkrankt. Plötzlich bemerkte ich, dass sich etwa fünfzig Pflanzen bei uns ansiedelten. Ich bin mir heute sicher, dass diese zur endgültigen Ausheilung der Krankheit meiner Tochter beigetragen haben. Es gab danach kein einziges Jahr mehr, in dem so viele Karden bei uns wuchsen. Immer wieder bestätigte es sich für mich, dass eine Pflanze, die besonders häufig in meinem Garten auftrat, zu diesem Zeitpunkt etwas mit mir zu tun hatte. Einmal war es der Baldrian, zu einer Zeit, in der ich stark überarbeitet war, einmal war es das Eisenkraut, das mit besonders bedeutenden schamanischen Botschaften zu mir kam und ein weiteres Mal war es ein riesengroßer Stechapfel, der mir wohl mitteilen wollte, dass ich mich verstärkt den heimischen Giftpflanzen zuwenden solle. Nie mehr wieder sah ich eine derartig mächtige Stechapfelpflanze. In einem weiteren Jahr siedelte sich eine sehr große Beifußpflanze an, direkt vor unserer Terrasse. Den ganzen Sommer setzte ich mich immer wieder zu ihr. In ihrem Schatten konzipierte ich meinen ersten pflanzenschamanischen Lehrgang, was nicht verwunderlich ist, wenn man bedenkt, dass der Beifuß unsere wichtigste heimische Schamanenpflanze ist.

Besonders berührt bin ich jedes Jahr durch die besondere Anwesenheit einer meiner Pflanzenverbündeten. Immer wieder kämpfen sich in unserer Hauseinfahrt zwei bis drei kleine Engelwurzpflanzen zwischen den Pflastersteinen hervor. Sie wirken so mutig und kräftig, und ich bin mir sicher, sie kommen nur deshalb an diese unwirtliche Stelle, um mir und meiner Familie Schutz zu bieten. Immer wenn ich heimkomme, begrüße ich sie und bedanke mich bei ihnen.

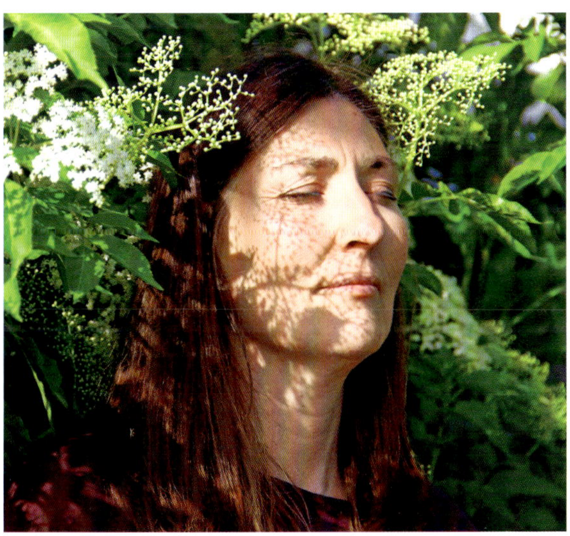

Unsere Pflanzenverbündete

Viele Kräuterkundige und Pflanzenschamanen erleben mit einigen wenigen Pflanzen eine ganz intensive Beziehung. Diese Pflanzen sind ihnen besonders nahe und zutiefst mit ihnen verbunden. Sie sind gleichermaßen Beschützer wie Lehrer und Heiler. Sie werden als »Pflanzenverbündete« bezeichnet und sind oftmals für die persönliche Entwicklung von großer Bedeutung. Manchmal kennt man sie bereits aus der Kindheit, manchmal zeigen sie sich aber erst im Laufe des Lebens. Sie können in Träumen zu uns kommen, siedeln sich an unmöglichen Stellen im Garten an oder werden in einer schamanischen Reise angetroffen. Ähnlich wie Krafttiere, Ahnen oder Geistführer begleiten sie durch das gesamte Leben und sind vor allem für die Heilarbeit wichtig.

◄ *In Kontakt kommen: bewusstes Berühren und Spüren.*

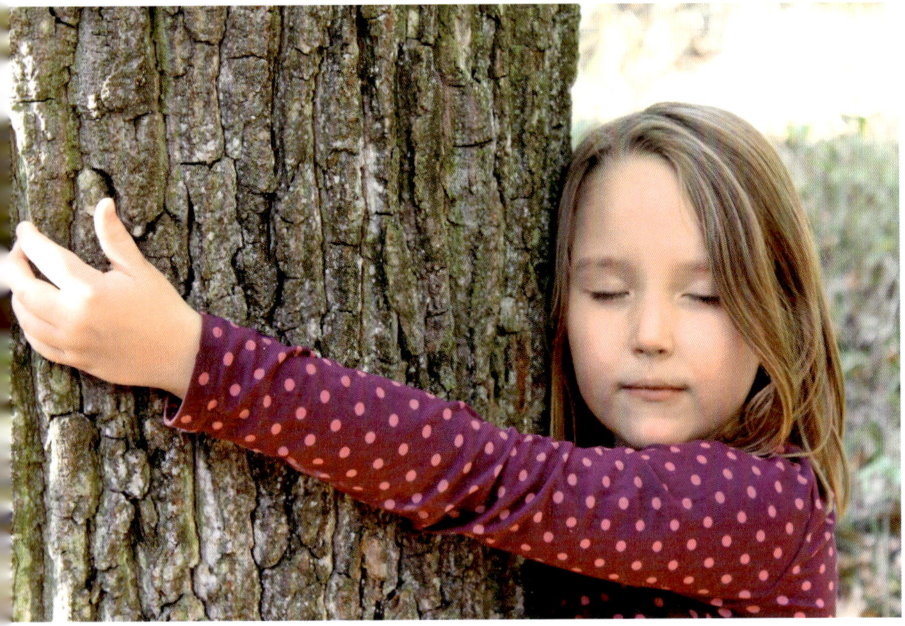

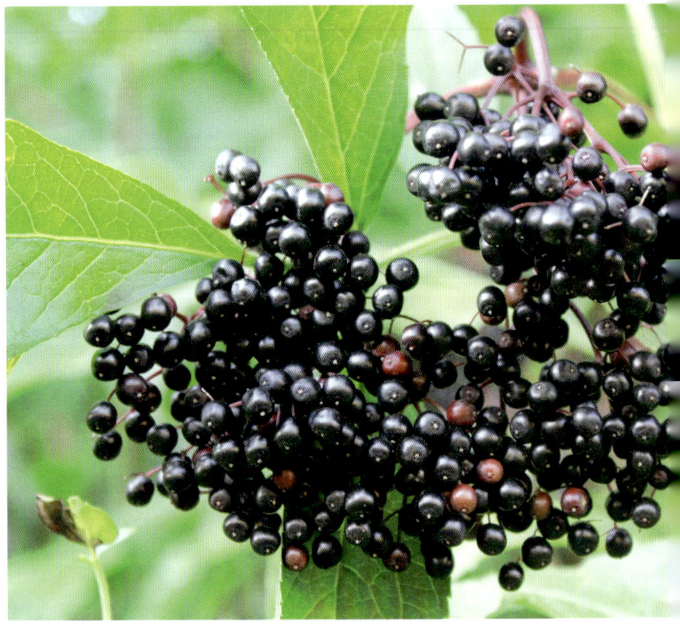

▲ *Einen Baum innig umarmen, seine Rinde ertasten und sich mit allen Sinnen öffnen.*

➤ *Der Holunder gilt als Sitz der Göttin Holle – der Erdgöttin – die das Wetter und die Jahreszeiten lenkt.*

Pflanzenschamanen haben oft mehrere Pflanzenverbündete, die sie für ihre Rituale und Heilungen benötigen. Bevor sie mit ihnen zu arbeiten beginnen, stehen sie meist jahrelang intensiv mit ihnen in Kontakt. Sie nehmen die Pflanzen über längere Zeiträume innerlich ein, räuchern mit ihnen, rauchen sie und gehen immer wieder zu ihnen hinaus in die Natur, um die Verbindung zu vertiefen und von ihnen zu lernen. Arbeiten wir heute pflanzenschamanisch, gehört es dazu, die eigenen Pflanzenverbündeten wieder aufzuspüren und kennenzulernen. Denn oftmals sind sie es, die Rezepte und Anwendungen übermitteln und uns ihre wahren Heilkräfte vermitteln. Vereinzelt gibt es auch heute noch Kräuterweiblein, die ebenfalls mit einigen wenigen Pflanzen arbeiten, die ihnen besonders wichtig sind oder denen sie sehr nahestehen. Selten benutzt ein Kräuterweib mehr als 12 verschiedene Heilpflanzen. Sicherlich könnte man diese Pflanzen als ihre Pflanzenverbündeten bezeichnen, die ihren Heilmitteln bewusst oder unbewusst besondere Kraft verleihen.

Zu meinen eigenen Pflanzenverbündeten zählen der Holunder, die Engelwurz, die Fichte, das Vergissmeinnicht und noch einige weitere. Das Vergissmeinnicht begleitet mich zum Beispiel seit meiner frühen Kindheit. Schon als Volksschulkind gab ich im Frühling mein gesamtes Taschengeld aus und kaufte in der benachbarten Gärtnerei junge Pflanzen, die ich überall im Garten einpflanzte. Ich liebte als Kind diese blauen Farbtupfer und verbrachte immer wieder viel Zeit bei ihnen und an meinen besonderen Plätzen, die ich mir im Garten geschaffen hatte.

In meinem Erwachsenenleben siedelte sich das Vergissmeinnicht immer dort an, wo ich gerade wohnte. In meinen beiden jetzigen Gärten wächst unglaublich viel Vergissmeinnicht und ich erfreue mich jedes Jahr an ihm. Eine uralte Weisheit besagt, dass es überall dort sehr häufig wächst, wo Mutter Erde eines ihrer Kinder besonders liebt und ganz stark mit ihm verbunden ist. Ich verspüre von klein auf so viel Liebe von Mutter Erde, und ich empfinde tatsächlich eine sehr starke Verbindung zu ihr. Deshalb berührte mich diese Botschaft sehr. Das kleine blaue Blümchen wollte mir vielleicht seit meiner Kindheit genau das vermitteln.

Einen sehr starken Bezug habe ich auch zum Holunder. Dieser ist der Sitz der Göttin Holle und damit die pflanzliche Verkörperung unserer Erdgöttin. Er geht überall rund um das Haus auf und hüllt mich damit regelrecht mit seiner beschützenden und weiblichen Kraft ein. Es fühlt sich so an, als ob die Göttin mit ihm beständig an meiner Seite und für mich da ist, mich begleitet und lehrt. Ähnlich ist es auch mit der Fichte, die ich wiederum seit meiner frühesten Kindheit sehr liebe. Sie ist die alte Weise, die Großmutter des Waldes, die immer tröstend und liebend an meiner Seite steht, mir alles abnehmen möchte, was meiner Seele zu schwer wird und mich mit einer unglaublichen Sanftheit in ihren schützenden Mantel hüllt. Zu ihr gehe ich sehr oft und von ihr lerne ich sehr viel über das Thema Weiblichkeit.

Ich schätze und liebe meine Pflanzenverbündeten und kann aus eigener Erfahrung berichten, dass es mir sehr häufig aus tiefstem Herzen heraus wichtig ist, Zeit mit ihnen zu verbringen, sie zu spüren, zu sehen, sie auch einzunehmen oder mit ihnen zu räuchern. Ich integriere sie so oft wie möglich in meinen Alltag, und wir wachsen von Jahr zu Jahr noch mehr zusammen. Pflanzenverbündete sind Freunde fürs Leben. Ein wesentlicher Teil der pflanzenschamanischen Arbeit besteht daher darin, die eigenen Pflanzenverbündeten wiederkennen zu lernen und vor allem mit ihnen zu arbeiten und mit ihnen zu heilen.

Meister- und Lehrerpflanzen kennenlernen

Pflanzen, die einen Menschen zur persönlichen Meisterschaft führen, nennt man auch »Meister-« oder »Lehrerpflanzen«. In der Zusammenarbeit mit ihnen geht es sehr stark um die eigene Entwicklung als Heiler, Schamane und Pflanzenkundiger. Die Lehrerpflanzen werden tatsächlich zu bedeutenden Lehrern, während Meisterpflanzen – oftmals durch schwierige Prüfungen – zur Entwicklung der Persönlichkeit führen.

In traditionellen Kulturen verbinden sich Schamanen manchmal jahrelang mit ihren Lehrerpflanzen. Sie halten dafür strenge Diät, nehmen sie auf unterschiedliche Art und Weise ein, arbeiten intensiv mit ihnen und verbringen oft Wochen oder gar Monate in deren Nähe. Nach diesem langwierigen Prozess sind sie mit dem Geist dieser Pflanze so stark verbunden, dass sie andere mit deren Hilfe heilen können. Zuvor allerdings fanden sie Heilung in sich selbst und mussten einen oftmals schwierigen Bewusstseinswandel vollziehen.

Obwohl es in unserer schnelllebigen Zeit kaum mehr möglich ist, einer Pflanze derartig intensiv zu begegnen, möchte ich Ihnen einen Tipp geben, wie Sie mit Lehrerpflanzen arbeiten können. Am besten holen Sie sich eine ausgewählte Pflanze ins

▼ Lehrerpflanzen entfalten ihre Wirkung, wenn man täglich Kontakt zu ihnen pflegt, ihnen ganz nah ist.

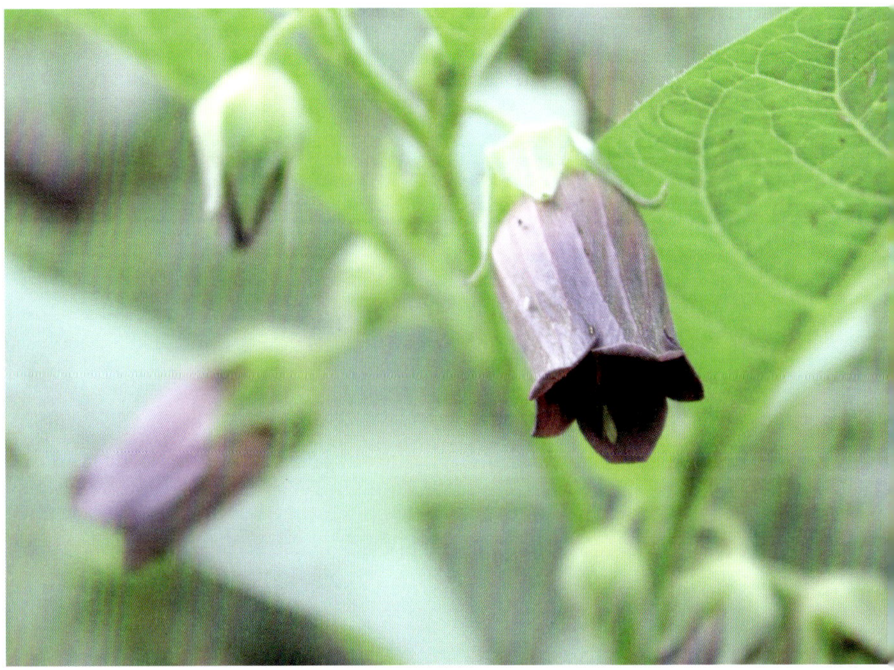

Haus oder in den eigenen Garten – und damit in die unmittelbare Umgebung. Damit schaffen Sie einen täglichen Kontakt und lernen sie auf unterschiedlichen Ebenen kennen. Sie sollten sie hegen und pflegen, so spüren Sie ihre Anwesenheit und damit ihre Energie immer deutlicher. Sie werden sehen: Manchmal wird die Pflanze Sie vor besondere Herausforderungen stellen, und sie wird zu Ihrer persönlichen Lehrerin werden.

Ich kann mich noch gut daran erinnern, als ich mir meine erste Alraune kaufte und diese in einem schönen Topf in der Küche hielt. Mit jedem Tag wurde unsere Verbindung inniger und bald schon begann ich, sie in der Früh zu grüßen, ihr kleine Gaben in den Topf zu legen, sie mit zu meinen Ritualen zu nehmen und immer wieder eine schamanische Reise zu ihr zu machen oder in ihrer Nähe zu meditieren. Niemals hätte ich die Kraft der Alraune so intensiv erfahren können, wenn ich ihr nicht auf diese Art begegnet wäre. Sie wurde zu einer meiner Meisterpflanzen. Da ich viel mit ihr schamanisch arbeitete, Reisen zu ihrem Geistwesen machte, mit ihr räucherte und sie auch in sehr niedriger Dosierung einnahm, lernte ich sehr viel von ihr. Wenngleich die gestellten Aufgaben nicht immer leicht für mich waren, führte sie mich dennoch in meine persönliche Meisterschaft.

Schamanenpflanzen kennenlernen

Als »Schamanenpflanzen« bezeichnet man Pflanzen, die bewusstseinserweiternd und psychoaktiv wirken. Die Erfahrungen mit ihnen sind intensive Erlebnisse, die auf tief gehender Ebene lehren oder heilen. Schamanen erreichen mit ihrer Hilfe Trancezustände, die ihnen ein Erleben in der Anderswelt ermöglichen. Dort befragen sie ihre Spirits, erleben spirituelle Höhenflüge, erkennen die großen Zusammenhänge zwischen Mensch und Kosmos, Leben und Sterben und Krankheit und Gesundheit. In Ritualen und Zeremonien erhalten sie wichtige Botschaften, die sie für das Wohl ihrer Gemeinschaft einsetzen. Die Verwendung dieser Pflanzen ist dabei dem eigentlichen Schamanen vorbehalten. Bekannt ist diesbezüglich vor allem der psychedelisch wirkende südamerikanische Pflanzensud »Ayahuasca«, mit dem auch heute viele Zeremonien durchgeführt werden.

Derartige Zeremonien werden meist heftig und schmerzhaft erlebt, und doch ziehen sie sehr viele Menschen an, die auf der Suche nach dem Sinn des Lebens, nach schamanischen Erfahrungen oder nach körperlicher oder seelischer Heilung sind. Leider hat sich in diesem Bereich so etwas wie ein eigener »Tourismus« entwickelt, der sehr viele Menschen in seinen Bann zieht und gleichzeitig von ihrer Heimat und den eigenen Schamanenpflanzen entfremdet. Diese Rituale finden meist in Südamerika statt und immer mit den heiligen Pflanzen der ansässigen Schamanen. Meiner Meinung nach geht dieser Ayahuasca-Tourismus deshalb in eine völlig falsche Richtung. Einerseits sind für uns Europäer die fremden Pflanzen auch wirk-

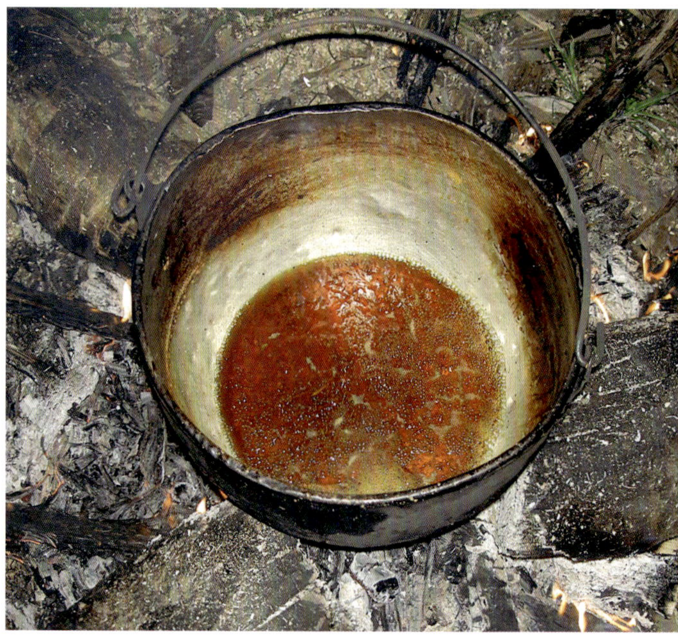

➤ *Der südamerikanische Pflanzensud »Ayahuasca« wirkt psychedelisch und ist mit großer Vorsicht zu »genießen«.*

lich fremd und andererseits nehmen dieses Angebot sehr viele Menschen in Anspruch, die mit der Pflanzenwelt nicht wirklich in gutem Kontakt stehen und meinem Empfinden nach völlig erfahrungslos in derartige Erlebnisse hineingehen. Nicht selten kommen sie deshalb mit kleineren und größeren Schäden wieder heraus. Noch einmal sei erwähnt, dass die Arbeit mit Lehrerpflanzen und psychoaktiv wirksamen Pflanzen kein Spiel ist und gut vorbereitet werden muss. Hier braucht es eine jahrelange Annäherung. Leider ist das Wissen über heimische Schamanenpflanzen bei uns fast vollständig verloren gegangen. Alte, überlieferte Rituale und Anwendungsformen sind kaum noch bekannt, und es fehlt sowohl an Erfahrungswissen als auch an dem notwendigen Respekt vor den großen und mächtigen Pflanzengeistern.

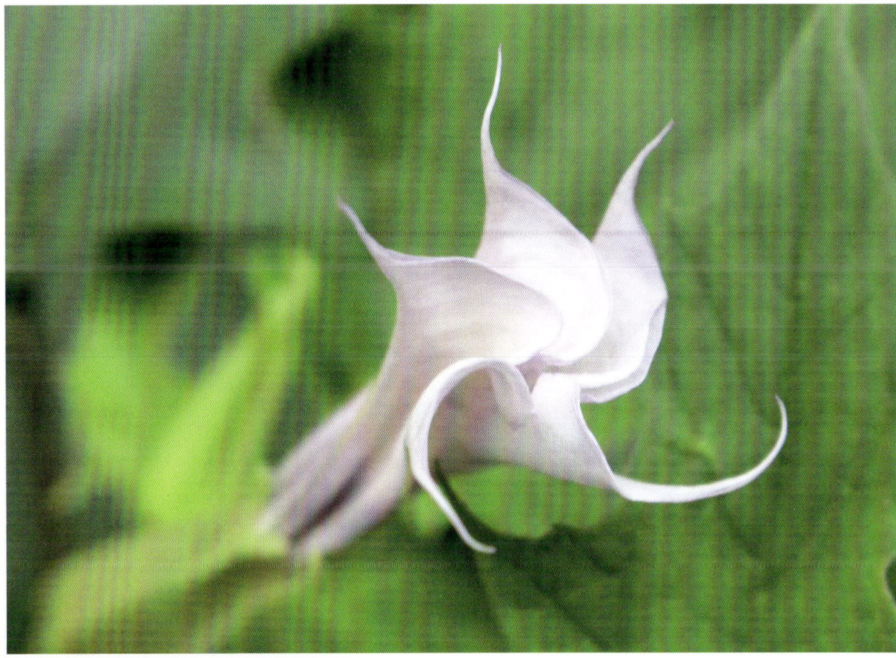

▲ *Der hochgiftige Stechapfel wurde früher eingenommen, um in die Trance oder Ekstase zu gelangen.*

Mit heimischen Gift- und Hexenpflanzen gut umgehen

Mit großer Sicherheit wurden auch in Europa Pflanzen in Ritualen, Zeremonien, aber auch zur Bewusstseinserweiterung, zur Heilung und zu magischen Zwecken genutzt. Leider ist von diesem Wissen nur wenig, bis gar nichts dokumentiert. Falls es schriftliche Aufzeichnungen gab, wurden sie wohl im Zuge der Inquisition vernichtet. Noch wahrscheinlicher ist allerdings, dass vieles davon gar nie aufgeschrieben wurde. Unsere heimischen Gift- und Hexenpflanzen wurden dennoch mit großer Sicherheit auch als bedeutende Schamanenpflanzen eingesetzt. Denn auch bei uns gab es zu allen Zeiten Menschen, die wie Schamanen aller Kulturen den Trancezustand einnahmen und diesem zum Zwecke der Heilung nutzen.

Ich werde Ihnen später noch vorstellen, wie diese Hexen und Seherinnen, Hagazussen und Zaunreiterinnen – so wie man heimische Schamaninnen wohl nannte – früher gearbeitet haben. Auch wenn wir kaum Dokumente dafür besitzen, so würde ich es als gesichert annehmen, dass unsere starken Giftpflanzen, wie der Fliegenpilz, die Alraune, das Bilsenkraut, die Tollkirsche und der Stechapfel eingesetzt wurden, um einen schamanischen Trance- oder Ekstasezustand zu erreichen. Vom ehemaligen Wissen über diese Zauberpflanzen ist daher in unserer Kultur wirklich sehr wenig überliefert und auch in der Volkskultur oder Volksheilkunden zum Großteil verlorengegangen. Vielleicht ist das auch gar nicht so schlecht, denn noch einmal möchte ich verdeutlichen, dass die Einnahme dieser Pflanzen sehr gefährlich, sogar tödlich sein kann.

Einen völlig ungefährlichen Zugang können Sie allerdings durch die schamanische Reise zum Geist einer dieser Pflanzen erhalten. Im Trancezustand bzw. durch die Veränderung des Bewusstseins können Sie die gesamte Energie und Kraft der Pflanzen wahrnehmen. Als sehr bedeutend empfinde ich, dass wir gerade vor diesen Pflanzengeistern wieder den Respekt entwickeln, den sie sich aufgrund ihrer Kraft und Macht auch verdient haben.

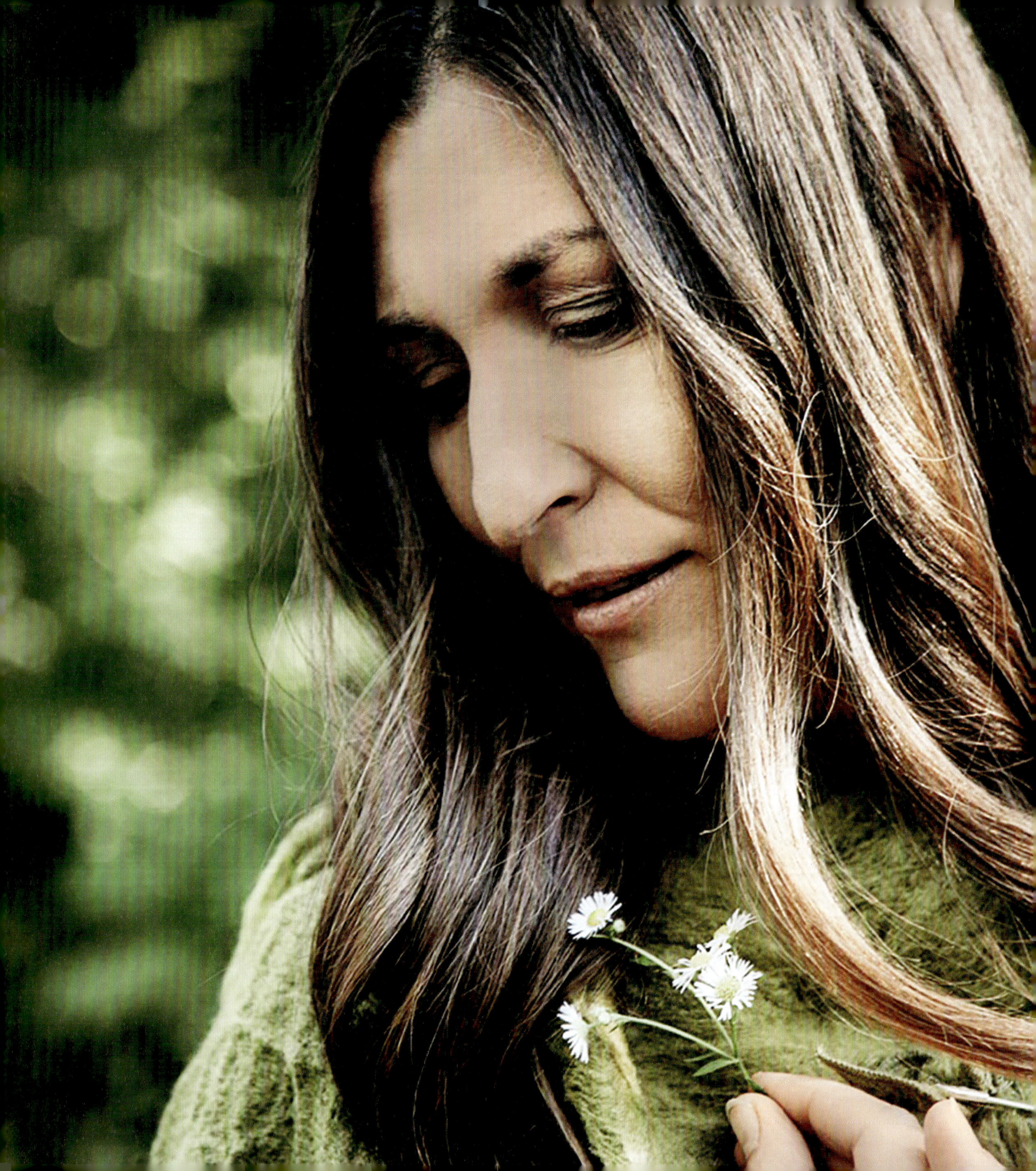

Wie ich mit PFLANZEN umgehe

In diesem Kapitel zeige ich Ihnen, wie Sie mithilfe schamanischer Methoden und Denkweisen einen neuen Zugang zur Pflanzenwelt gewinnen können. Seit vielen Jahren gehe ich selbst den Weg der Pflanzenschamanin und Kräuterfrau, die nicht nur Inhaltsstoffe und Wirkweisen der Pflanzen kennt, sondern vor allem auch ihre geistige, seelische und feinstoffliche Dimension. Zutiefst eingebunden in die Kräfte der Natur, begleitet von Wesenheiten, die mich seit vielen Jahren lehren und schulen, wurde es mir möglich, die Tore zu den Pflanzengeistwesen zu öffnen. Lange Jahre geschah dies nur in meiner eigenen Arbeit, nach und nach aber durfte ich auch in meinen Kursen und Ausbildungen diese Tore wieder öffnen. So ermöglichte ich es meinen Teilnehmern, dass sie Pflanzenwesen wahrnehmen, mit ihnen in Kommunikation treten und deren Heilkräfte in schamanischen Reisen und Ritualen selbst erleben konnten.

Es ist mir ein großes Anliegen, Ihnen mithilfe einfacher Übungen und Anleitungen Möglichkeiten aufzuzeigen, die eigene Heilpflanzenarbeit mit schamanischen Ansätzen in Verbindung zu bringen. Lassen Sie sich darauf ein, eine Pflanze mit allen Sinnen und darüber hinaus auch übersinnlich wahrzunehmen, ihren Botschaften zu lauschen und ihrem Wesen in einer schamanischen Reise zu begegnen. Beginnen Sie damit, ihre Pflanzen achtsam zu ernten, besonderes Erntewerkzeug dafür zu verwenden und auch deren Verarbeitung in ein Ritual einzubetten. Begeben Sie sich mit dieser Art der Arbeit auf ihren eigenen Medizinweg, der Sie letztendlich in eine tiefe Verbindung mit der Natur – und damit mit sich selbst bringen wird.

Meine Helfer in der pflanzenschamanischen Arbeit

Einige klassische schamanische Gegenstände unterstützen die Kontaktaufnahme zu den Pflanzenwesen oder verstärken den schamanischen Zugang zur Welt unserer Heilpflanzen. Trommel und Rassel zahlen dabei wohl zu den wichtigsten Helfern. Werden sie geschlagen, verursacht ihr gleichmäßiger Klang, der etwa 220 Schläge pro Minute betragen soll, eine Veränderung der Gehirnfrequenz, wodurch eine Trance induziert wird. Die dadurch ausgelöste Bewusstseinsveränderung lässt eine Wahrnehmung in der schamanischen Anderswelt zu. Zu meinen persönlichen Helfern im pflanzenschamanischen Alltag zählen auch eine Medizin-

◄ Ich liebe es, Pflanzen mit all meinen Sinnen zu erfassen und von ihnen zu lernen.

➤ *Trommel, Rassel und Flöte gehören zu den wichtigsten Helfern.*

flöte, mein Erntewerkzeug, das über die Jahre zu mir gefunden hat, ein kleiner heiliger Medizinbeutel sowie Räuchergefäße und verschiedene Federn. All diese Werkzeuge und Hilfsmittel unterstützen mich in meiner pflanzenschamanischen Arbeit und geben dieser noch mehr Kraft und Energie. Wir sind über die Jahre eins geworden und helfen zusammen, wenn es darum geht, die Pflanzengeister zu bitten, anzurufen, mit ihnen in Kontakt zu treten oder ihnen zu danken.

Es ist wie ein eigenes, kleines Ritual, wenn ich meinen Kräuterkorb packe und meine Unterstützer mitnehme – und da selbstverständlich auch Rassel, Trommel und Messer beseelte Wesenheiten sind, bilden wir eine eigene kleine Seelengemeinschaft, die mit der Welt der Pflanzen eine sehr starke Verbindung aufweisen. Wenn Sie sich entscheiden, den pflanzenschamanischen Weg zu beschreiten, würde ich dazu raten, sich auf die Suche nach den eigenen Begleitern und Werkzeugen zu begeben. Trommeln, Rasseln und Flöten können in Kursen selbst gebaut werden. Federn und Erntewerkzeuge finden Sie mit etwas Glück draußen in der Natur und auch die Räuchermuschel oder ein anderes passendes Räuchergefäß werden Sie finden, wenn Sie sich ernsthaft auf die Suche begeben.

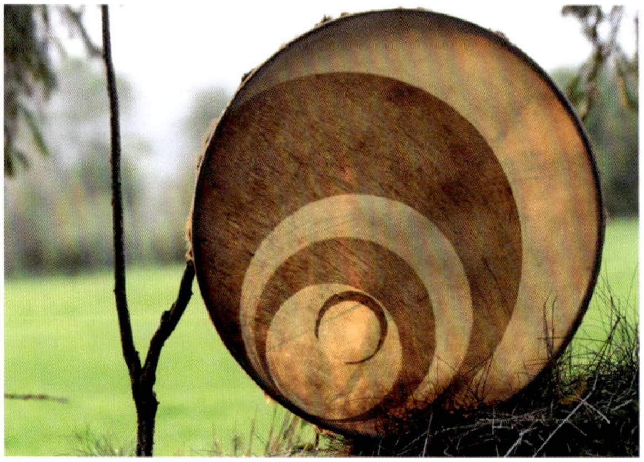

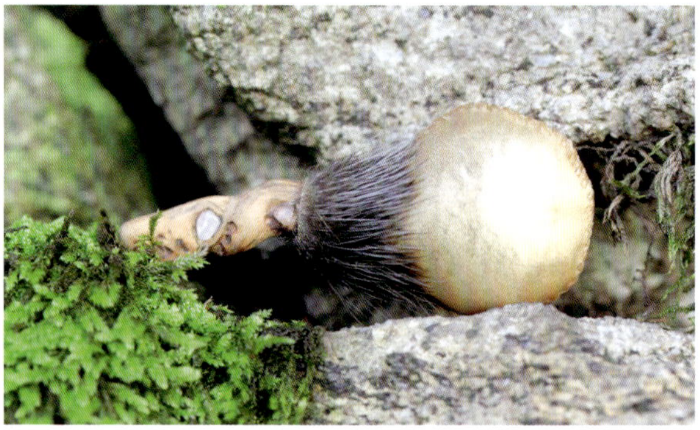

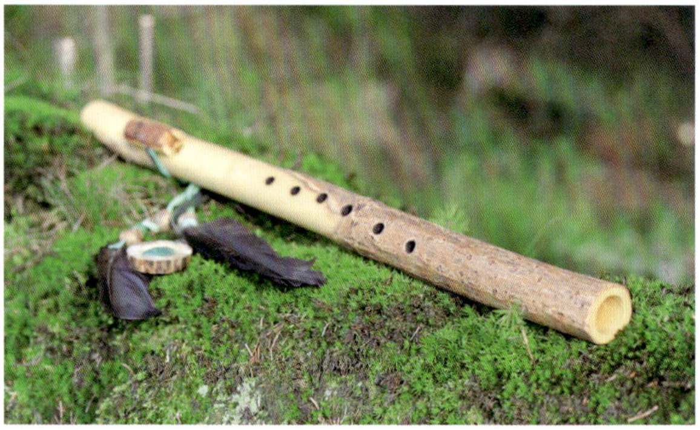

Mit der Schamanentrommel die Tore öffnen

Die Trommel ist sicherlich das wichtigste Instrument jedes Schamanen. Auf den Schwingen ihrer Schläge reist er in die Anderswelt, um dort Begegnungen mit den Geistwesen zu erleben. In der pflanzenschamanischen Arbeit bringt sie ihn in Kontakt mit den Pflanzenseelen, Pflanzengeistern und Pflanzendevas. Für schamanische Reisen zu Pflanzenwesen setze ich sie mit Bedacht ein und vermeide es draußen in der Natur meist, allzu laut mit ihr zu trommeln, da sie meiner Empfindung nach für die Pflanzenwesen einfach ein wenig zu heftig ist. Ich trommle aber sehr gerne im geschlossenen Raum, wenn ich den Geist einer Pflanze schamanisch bereise. Hierfür muss die Pflanze nicht einmal anwesend sein, sondern es reicht aus, die Verbindung zu ihr herzustellen und zum Schlag der Trommel ihre Botschaften wahrzunehmen. Während der Rituale ist die Trommel ebenfalls das wichtigste Instrument, um die Tore zur Anderswelt zu öffnen.

Die Rassel begleitet sanft

Die Rassel ist für mich das wichtigste schamanische Werkzeug, wenn ich draußen in der Natur unterwegs bin. Ich trage sie immer bei mir, wenn ich Pflanzen schamanisch begegnen möchte oder für meine Teilnehmer das Tor zu den Seelenebenen von Pflanzen öffne. Pflanzen- und Naturwesen lieben den spielerischen Klang der Rassel und es ist ganz leicht möglich, dadurch in Kontakt mit ihnen zu kommen. Je feiner und heller die Rassel dabei klingt, umso lieber ist es den Pflanzenwesen. Ich habe eine wunderbare kleine Rassel, die ich als Kette um meinen Hals hängen habe. Diese verwende ich für meine persönlichen Reisen, und sie wurde zum wichtigsten Begleiter in meinem Pflanzenalltag. Eine große, kräftige und rote Rassel verwende ich, wenn ich für Gruppen arbeite, die Energien verstärken möchte und während der Rituale. Ich rate allen meinen Lesern, sich eine eigene Pflanzenrassel zuzulegen, durch deren Klang sie ganz einfach in die Pflanzenseelen eintauchen können.

Der zarte Klang der Medizinflöte baut Brücken

Eine pentatonische (= fünf verschiedene Töne erzeugende) indianische Medizinflöte ist ein ganz wundervolles und sehr hilfreiches Instrument für die pflanzenschamanische Arbeit. Die Pentatonik ist das am ältesten nachgewiesene Tonsystem. Schon die Knochenflöten aus den knapp 40.000 Jahre alten Höhlenfunden waren pentatonisch gestimmt. Für uns bedeutet dies, dass diese Flöte intuitiv gespielt werden kann und wir uns nicht an eine vorgegebene Notenfolge halten müssen, damit die Melodie sich richtig anhört. Dieses intuitive Musizieren öffnet für tiefe und intensive Begegnungen mit Pflanzenwesen. Die sanften, zarten Melodien und Töne der Flöte bauen regelrecht eine Brücke zur Welt der beseelten Natur. Ich verwende sie sehr gerne, um Pflanzenmeditationen draußen in der Natur zu begleiten. In meinem persönlichen Pflanzenalltag spiele ich auf ihr meine Medizin- und Heillieder. Meiner Erfahrung nach öffnen die Klänge dieser Flöte die Türen zu den Seelenebenen der Pflanzen sehr leicht und auch sehr weit. Viele meiner Teilnehmer haben zu ihren Melodien ganz besonders intensive Erlebnisse und Begegnungen mit Pflanzenseelen. Ich denke, es liegt daran, dass sowohl die Naturwesen als auch die Pflanzenwesen diese Töne lieben.

Dankesgaben im Medizinbeutel

Natürlich besitze ich auch einen kleinen Medizinbeutel, welcher immer mit getrockneten Kräutern aber auch mit ein paar kleinen Steinen, Federn oder anderen Schätzen aus der Natur gefüllt ist. Diese Inhalte kommen dann zum Einsatz, wenn ich nach dem Ernten einer Pflanze eine Dankesgabe an Mutter Erde zurückgebe. Ich finde es unglaublich wichtig, Geben und Nehmen in Einklang zu bringen. Oftmals ist mein Beutel auch mit einigen Samen gefüllt, die ich dann mit dem Gedanken ausstreue, dass neue Pflanzen wachsen können. Manchmal dient mir der Medizinbeutel auch dazu, eine Pflanze darin aufzubewahren. Ich trage ihn

▼ Im Medizinbeutel nehme ich Pflanzen, Samen und andere kleine Dankesgaben mit in die Natur.

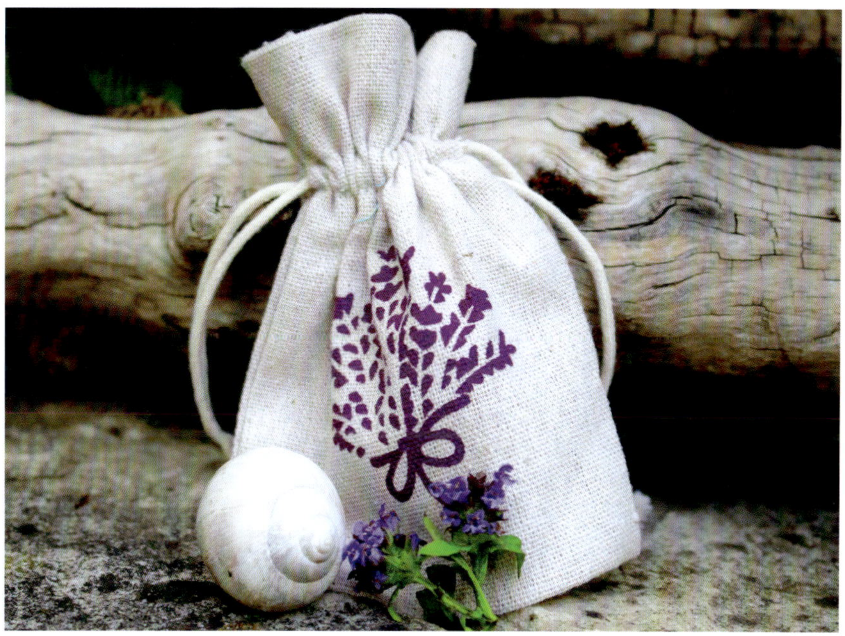

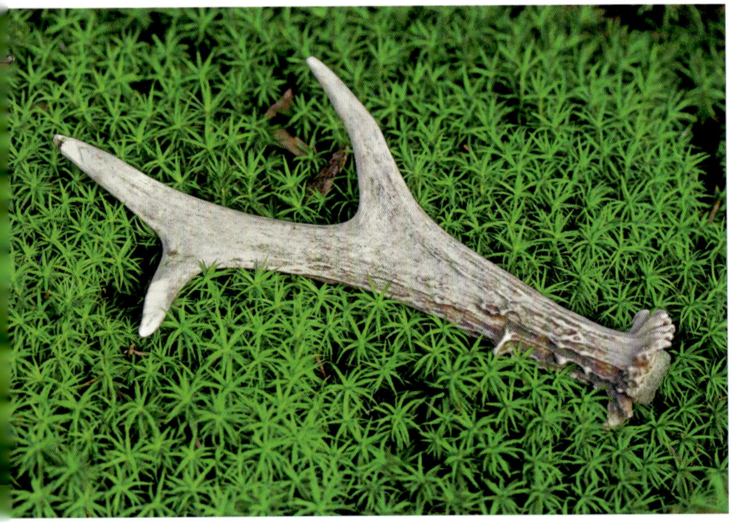

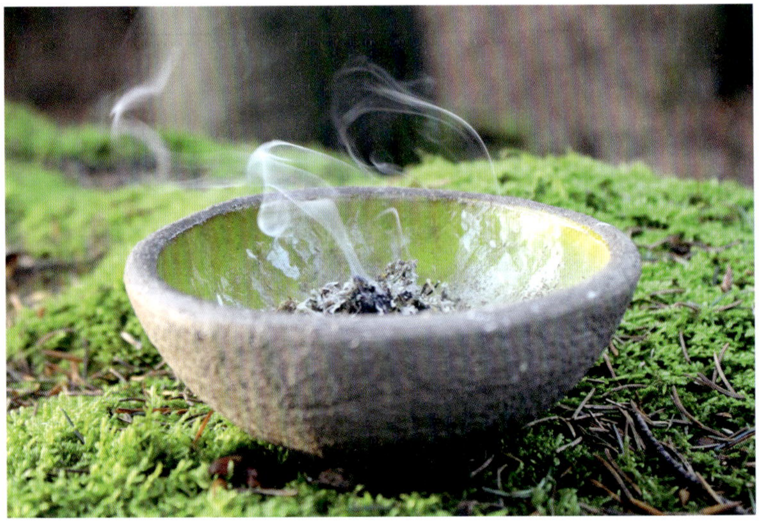

▲ *Ausgraben mit dem Rehkrickerl, Verräuchern der Ernte in der Räucherschale und Verteilen des aufsteigenden Rauches mit der Adlerfeder.*

manchmal für einige Tage oder Wochen bei mir am Körper. So kann ich mich ganz intensiv mit dieser Pflanze verbinden, und aus dem Medizinbeutel wird ein Pflanzenamulett.

Mit dem richtigen Erntewerkzeug arbeiten

Um Pflanzen zu ernten verwende ich meine ganz persönlichen und geweihten Erntewerkzeuge. Dazu zählen eine Kupfersichel, ein Rehkrickerl zum Graben von kleineren Wurzeln sowie ein großes Hirschgeweih, welches ich zum Graben von größeren Wurzeln verwende. Diese Werkzeuge sind über die Jahre zu mir gekommen und mir auch sehr ans Herz gewachsen. Sie tragen mittlerweile eine ganz eigene Energie in sich, da sie zuvor in einem Ritual geweiht und gesegnet wurden, womit ich sie auf ihre Tätigkeit vorbereitet habe. Ich rate dazu, sich diese Erntewerkzeuge zuzulegen und danach nur noch mit diesen zu ernten.

Räuchern mit der Räucherschale

Räuchern ist für mich persönlich eine der stärksten Methoden, sich für die Geistebene der Pflanzen zu öffnen und mit Pflanzenwesen zu kommunizieren. Im Rauch einer Pflanze wird deren Wesen frei, und man kann es dadurch riechen und sehen, aber auch sehr stark spüren. Räuchern öffnet die Tore zu der Welt der Pflanzenwesen. Deshalb nehme ich oftmals Räucherwerk mit hinaus in die Natur und vollziehe ein Räucherritual, bevor oder nachdem ich eine Pflanze ernte oder für die schamanische Arbeit verwende. Ich verwende entweder meinen Räucherkelch oder meine Räuchermuschel, die mich bereits seit vielen Jahren begleitet.

Die Feder als Symbol des Mittlers

Die Feder ist ebenfalls ein wichtiges schamanisches Instrument, welches für Rituale, energetische Reinigungen und Räucherungen eingesetzt wird. Sie erinnert daran, dass der Vogel in der schamanischen Denkweise der Mittler zu den Himmelswelten und zu der geistigen Welt darstellt und oftmals auch den Flug des Schamanen einleitet oder schützend begleitet. Während die Adlerfeder für viele traditionelle Schamanen die größte Bedeutung hat, weil sie sehr starke Reinigungskraft in sich trägt, empfinde ich persönlich selbst gefundene Federn als wertvoller und auch kräftiger. In ihnen sehe ich Geschenke der geistigen Welt, weshalb ich sie lieber nutze als eine gekaufte Feder. Drei Federn

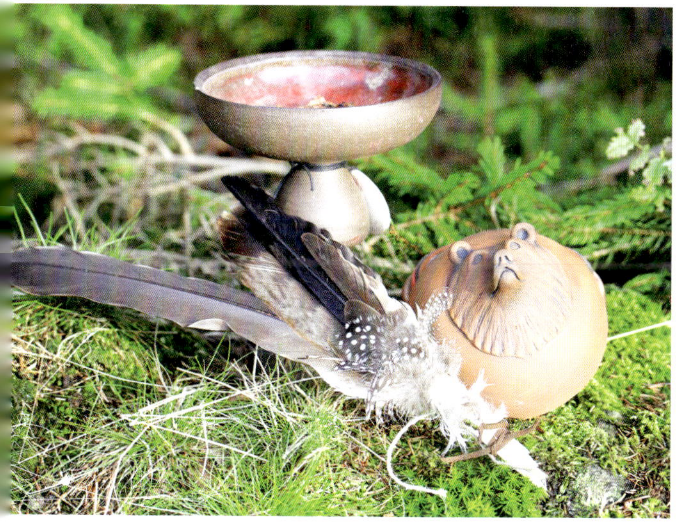

eines Bussards hüte ich seit Jahren wie einen Schatz und immer wieder kommen bei meinen Wanderungen neue Federn dazu. Federn nutze ich für das Verteilen des Rauches während Ritualen oder Heilbehandlungen. Verteile ich den Rauch eines reinigenden oder schützenden Krautes mithilfe der Feder in der gesamten Aura, bewirke ich damit eine sehr starke energetische Reinigung. Zudem öffnet die Arbeit mit der Feder allgemein sehr stark für die schamanische Kraft.

Sich für die pflanzenschamanische Arbeit vorbereiten

Bevor ich einer Pflanze schamanisch begegne, oder Teilnehmer dazu anleite, liegt es mir am Herzen, eine bestimmte innere Ausrichtung einzunehmen und meine Aura abzuräuchern. Meiner Erfahrung nach ist es wichtig für diese Arbeit, innerlich vollkommen ruhig und zentriert zu werden, sich zu reinigen und eine Verbindung sowohl mit den Kräften der Erde als auch des Himmels einzugehen. Daher beginne ich meine Arbeit stets mit der kurzen Übung, die ich »Den eigenen, heiligen Raum einnehmen« nenne. Diese Übung zentriert und beruhigt und dient damit als grundlegende Vorbereitung für die gesamte pflanzenschamanische Arbeit. Pflanzen mögen es nicht hektisch und laut, und sie treten nicht gerne mit uns in Kontakt, wenn wir selbst nicht in einer positiven, ruhigen und liebevollen Schwingung sind. Genau deshalb nehme ich, wenn ich alleine bin, aber auch, wenn ich mit Gruppen arbeite, diese innere Ausrichtung ein, aus der heraus es erst möglich wird, mit einem Pflanzengeist zu meditieren, zu kommunizieren oder ihm über die verschiedenen schamanischen Zugänge zu begegnen. Zudem räuchere ich mich selbst vor jedem Ritual, aber auch vor jeder schamanischen Arbeit ab. Beide Vorbereitungen möchte ich Ihnen gerne vorstellen und ans Herz legen, sie durchzuführen, bevor Sie pflanzenschamanisch zu arbeiten beginnen.

▾ In die positive, beruhigende Schwingung der Pflanze eintauchen.

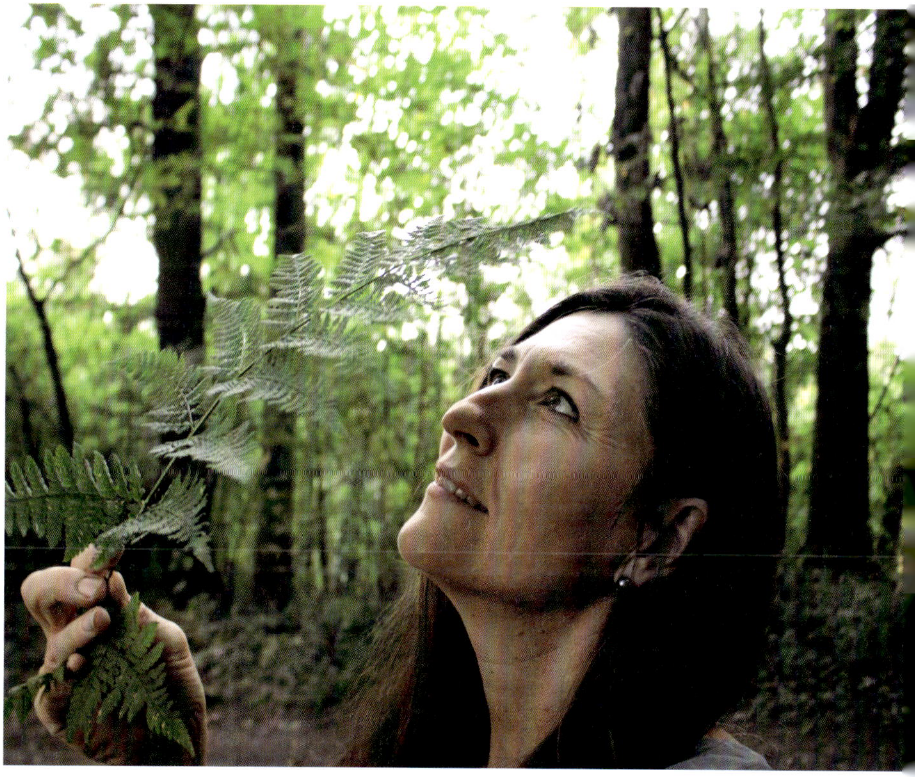

Meditation - meinen heiligen Raum einnehmen

Stellen Sie sich ganz bewusst auf die Erde und atmen Sie einige Male tief ein und aus. Richten Sie Ihre Aufmerksamkeit auf Ihre Fußsohlen und stellen Sie sich vor, wie davon ausgehend Wurzeln in die Erde hineinwachsen und Sie in Kontakt mit Mutter Erde treten. Sobald Sie ganz sicher und fest verwurzelt und geerdet sind, stellen Sie sich vor, wie die Energien der Erde durch Ihre Fußsohlen in Sie einfließen, den ganzen Körper nach oben steigen, bis sie sich im Herzen sammeln. Dann richten Sie Ihre Aufmerksamkeit nach oben zum Himmel und öffnen sich damit für die Energien von Vater Himmel, die ebenfalls beginnen, in sie einzufließen und sich über Ihren Kopf nach unten, bis zum Herzen hin, ausbreiten. Die Kräfte der Erde und des Himmels vereinen sich im Herzen und verschmelzen dort miteinander. Nehmen Sie sich Zeit, dies zu fühlen und nehmen Sie wahr, wie sich damit die Energie der bedingungslosen Liebe in Ihnen ausbreitet.

Diese lassen Sie dann durch Ihren ganzen Körper fließen und auch über Ihre Körpergrenzen hinaus, sodass sie die gesamte Aura ausfüllen. Begrenzen Sie in Ihren Gedanken Ihren feinstofflichen Raum nach außen hin und genießen Sie es, darin geborgen und geschützt zu sein.

Atmen Sie ruhig ein und aus und bleiben Sie in Ihrem heiligen Raum, bevor Sie beginnen pflanzenschamanisch zu arbeiten. Zu Beginn können Sie sich für diese Übung zwanzig Minuten oder eine halbe Stunde Zeit nehmen. Mit der Zeit werden Sie schneller in Ihren heiligen Raum finden.

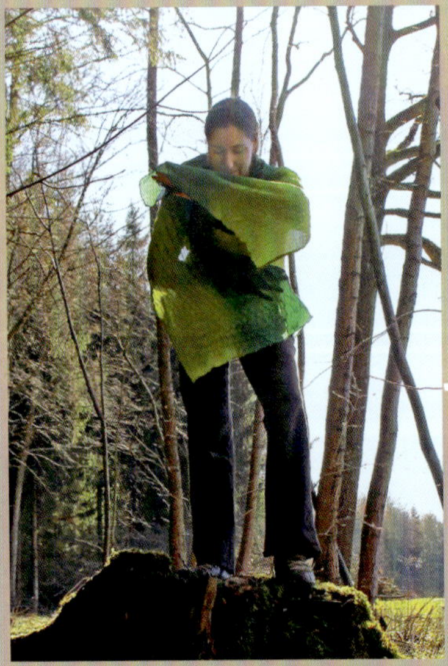

Ganz bei sich und Mutter Natur sein.

Räucherung - die Aura reinigen und vorbereiten

Eine weitere Vorbereitung ist das Abräuchern mit Beifußkraut. Sie können etwa eine Handvoll mit einer kleinen Menge Fichtenharz vermörsern. Dieses Räucherpulver brennt sehr gut ohne Kohle und kann daher in der Räucherschale direkt entzündet werden. Sobald sich ausreichend Rauch entwickelt, nehmen Sie Ihre Räucherfeder zur Hand und beginnen damit, den Rauch Ihrem Herzen zuzufächeln und tief einzuatmen. Bitten Sie darum, dass er Ihre Aura reinigt, ausreichend Schutz aufbaut und Sie mit der Welt der Pflanzengeister verbindet. Dann streifen Sie mit der Feder den Rauch nach außen hin ab. Vom Herzen ausgehend räuchern Sie hinauf bis zum Kopf, wobei der Rauch immer nach außen hin abgestreift wird. Danach räuchern Sie den gesamten Körper von oben nach unten hin ab.

Damit Sie alle Stellen Ihres Körpers und Ihrer Aura erreichen, drehen Sie sich gegen den Uhrzeigersinn und arbeiten weiterhin im Wechsel von oben nach unten. Nach ein bis drei Drehungen bleiben Sie stehen und beenden diese Räucherung, indem Sie wieder dem Herzen Rauch zufächeln, sich vorstellen, wie Ihre Aura nach außen hin abgegrenzt wird und darum bitten, dass Sie ab nun in eine tiefe Verbindung mit den Pflanzenseelen eintreten.

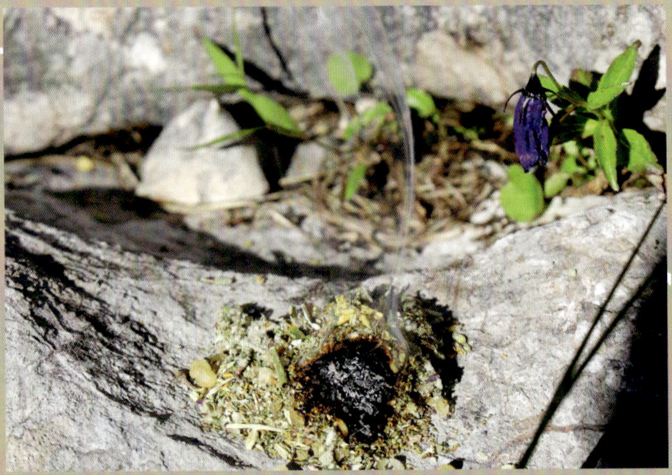

Das Räucherwerk mit Beifuß brennt auch ohne Kohle sehr gut.

Die Pflanze mit allen Sinnen wahrnehmen

Unsere Pflanzen mit allen Sinnen wahrzunehmen stellt für mich eine weitere, sehr bedeutsame Vorbereitung auf die pflanzenschamanische Arbeit dar. Die Dominanz von Hören und Sehen hat das Fühlen, Riechen und Schmecken oftmals in den Hintergrund gedrängt, wodurch viele Menschen verlernt haben, ganzheitlich wahrzunehmen. Häufig nimmt man sich dafür auch gar keine Zeit mehr. Unsere Welt ist so schnelllebig geworden, dass selbst die Pflanzenernte schnell gehen muss. Deshalb empfinde ich es als wertvoll und wichtig, Pflanzen wieder ganz bewusst zu sehen, zu riechen, zu fühlen und zu schmecken.

Man erfährt dabei eine völlig neue Wahrnehmung der Natur und gelangt, alleine durch die dafür aufgewendete Zeit, in einen tiefen Kontakt mit den Pflanzen. Zudem bildet die Wahrnehmung mit allen Sinnen die wichtigste Vorraussetzung dafür, dass auch unsere Übersinne geschult werden und wir in der späteren schamanischen Arbeit sowohl hellfühlig als auch hellsichtig und hellhörig wahrnehmen können.

In meinen Kursen spreche ich immer davon, dass es einen Weg von der geschulten Sinneswahrnehmung hin zur übersinnlichen Wahrnehmung gibt. Doch bevor diese schamanisch bedeutsamen Übersinne überhaupt ausgebildet werden können, ist es wichtig, unsere normale Sinneswahrnehmung wieder zu aktivieren. Bei Aufenthalten in der Natur wird diese ganz automatisch gefördert und auch gefordert. Sobald wird draußen sind, müssen wir auf vielen Ebenen aufmerksam werden, wodurch sich Sehen, Hören und Fühlen verschärfen. Selbst das Gehen auf unebenen Untergrund erfordert vielfältige körperliche Wahrnehmungen und auch der Geruchssinn wird automatisch aktiviert. Schließlich ist unser Körper immer noch darauf programmiert, jegliche Gefahren frühzeitig wahrzunehmen.

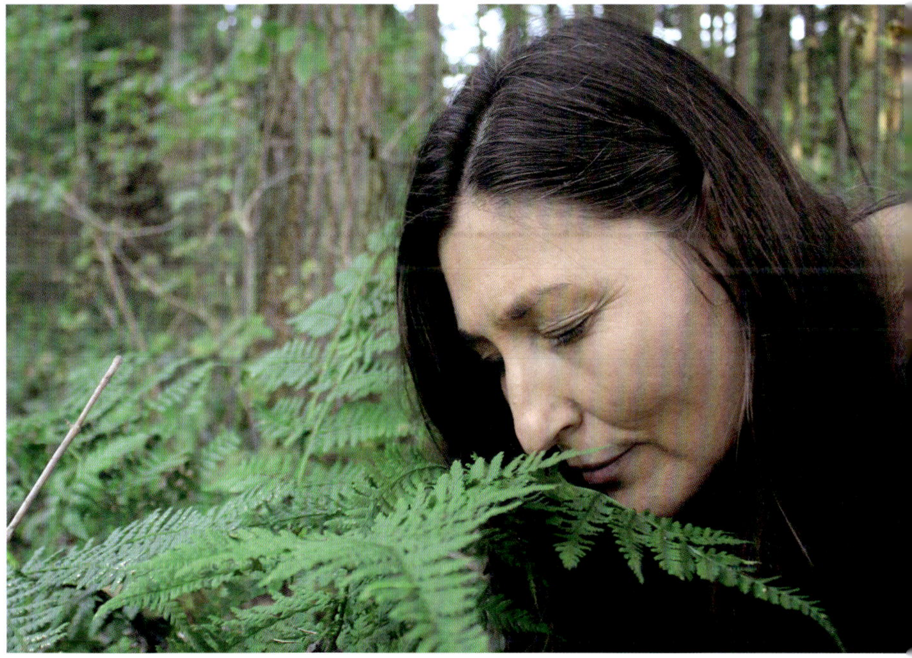

▲ *Die Sinne schulen und sensibilisieren, um in einen tiefen Kontakt mit dem Pflanzengeist zu kommen.*

Pflanzen mit allen Sinnen wahrzunehmen bedeutet, sie ganz bewusst zu sehen, zu riechen, zu schmecken und zu fühlen. Das Greifen nach ihnen führt dabei oftmals zu einem völlig neuen »Be-Greifen«. Ich selbst liebe es, sie mit all meinen Sinnen zu erfassen. Dabei rieche ich an ihnen, koste fast immer ein kleines Stück, wenn ich ganz sicher bin, dass sie nicht giftig sind und berühre sie ganz bewusst. Dadurch weiß ich beispielsweise, wie sich das weiche Blatt einer Königskerze vom stacheligen Blatt einer Karde oder dem leicht verwundbaren Blatt einer Mohnblüte unterscheidet. Gerne betrachte ich sie bis in ihr kleinstes Detail, wozu ich manchmal auf die Hilfe einer Lupe oder meiner geliebten Makrokamera zurückgreife. Aus dieser umfangreichen Wahrnehmung heraus öffnet sich häufig auch meine übersinnliche Wahrnehmung oder ich falle spontan in eine kurze Trance, die es mir ermöglicht, mit dem Pflanzengeist in Kontakt zu treten. Diese Ruhe und Stille bei der achtsamen Wahrnehmung reicht manchmal aus, um in einen

Eine Pflanze bewusst wahrnehmen

Suchen Sie sich eine Pflanze aus, die Sie mit allen Sinnen wahrnehmen möchten. Bleiben Sie etwa einen Meter vor dieser Pflanze stehen, um sie von dieser Entfernung aus zu betrachten. Versuchen Sie dabei, die Ganzheit der Pflanze wahrzunehmen. Wie ist ihre Statur? Ist sie groß und kräftig oder klein und zart? Wie ist ihre Farbe? Kann man ihren Geruch bereits wahrnehmen? Wie würden sie die Gesamtausstrahlung der Pflanze beschreiben? Nähern sie sich dann etwas mehr und setzen sich zu ihr. Betrachten Sie diese Pflanzen ganz genau. Versuchen Sie, jedes kleinste Detail zu erkennen, so dass sie diese Pflanze sogar blind beschreiben könnten. Nehmen Sie sich ausreichend Zeit dafür und verwenden Sie durchaus eine Lupe oder Ihre Kamera. Sie können die Pflanze auch zeichnen, was sicherlich das genaueste Beobachten erfordern würde. Berühren Sie die Pflanze danach. Im bewussten Anfassen wird oft erkennbar, wie unterschiedlich die Beschaffenheit sein kann und wie viel dies mit der Heilwirkung zu tun hat. Greifen Sie daher sanft ihre Blüten, Stängel und Blätter.
Beginnen Sie danach an ihr zu riechen. Atmen Sie mehrmals tief ein und versuchen Sie die Botschaft ihres Geruches zu erkennen. Tauchen Erinnerungen auf oder Gefühle? Kennen Sie den Geruch oder ist er Ihnen fremd? Nehmen Sie sich wiederum ausreichend Zeit dafür.
Wenn Sie sich sicher sind, dass es keine Giftpflanze ist, dann kosten Sie auch ein Stück und kauen es ganz langsam und bewusst. Pflanzen schmecken oft viel intensiver als unsere herkömmliche Nahrung, Sie können extrem bitter sein, extrem scharf oder auch extrem süß. Lernen Sie diese intensiven Geschmäcker wieder kennen. Am Ende bedanken Sie sich bei dieser Pflanze. Stehen sie auf, stellen Sie sich noch einmal an den Platz, an dem Sie zuvor die Pflanze in ihrer Ganzheit betrachtet haben und nehmen wahr, ob sich etwas in Ihrer Wahrnehmung verändert hat.

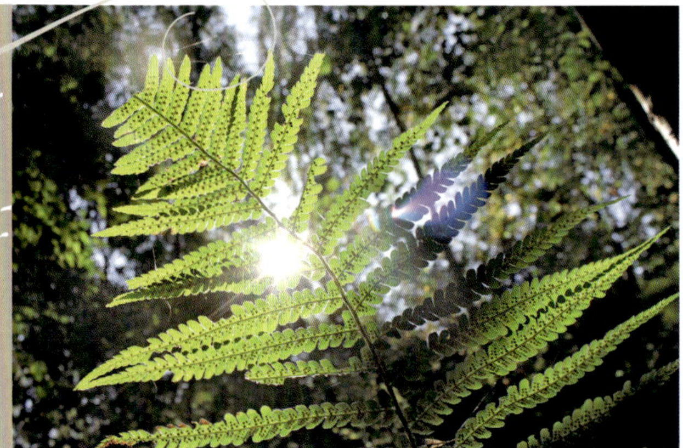

▲ *Den Feinheiten achtsam begegnen: Welche Form haben die Blätter? Wie fühlt sich ihre Oberfläche an? Wie riechen sie?*

veränderten Bewusstseinszustand einzutreten. Deswegen möchte ich es jedem meiner Leserinnen und Leser ans Herz legen, sich in Zukunft noch mehr Zeit für diese Form der Wahrnehmung zu nehmen, denn meiner Erfahrung nach liegt darin eine wesentliche Vorbereitung für den späteren schamanischen Zugang.

Die Pflanze übersinnlich wahrnehmen

Der Begriff »übersinnlich« umschreibt in diesem Zusammenhang Wahrnehmungen der nicht sichtbaren Ebene von Pflanzen. Indem wir den Raum der schamanischen Anderswelt betreten, erleben und erfahren wir vieles: Wir können die feinstoffliche Hülle der Pflanze hellsichtig sehen, die Energie der Pflanze hellfühlig fühlen und die Botschaften des Pflanzengeistes hellhörig hören. Hier beginnen die Kontaktaufnahme zu den Geistwesen der Pflanze und die pflanzenschamanische Arbeit, während das reale Denken gleichermaßen endet. Nichts von dieser Arbeit ist wissenschaftlich nachweisbar und es darf uns bewusst werden, dass Erklärungen dafür schwierig sind. Menschen, die nur an Sichtbares und Nachweisbares glauben, werden daher nur wenig mit dieser Ebene anfangen können.

Doch für Schamanen aller Kulturen war und ist es selbstverständlich, dass es diese nicht sichtbare Ebene gibt und dass es gerade diese Ebene ist, die einer Pflanze Heilkräfte verleiht. Es gab und gibt seit jeher mehr, als wir sehen und beweisen können und vielleicht wird es sogar nie möglich werden, Unsichtbares für das reale Auge sichtbar zu machen und Unerklärliches wissenschaftlich zu erklären. Für mich allerdings ist gerade das, was wir mit unserem Denken nicht mehr erfassen können, die Ebene der göttlichen Dimension hinter allem Leben. Dort, wo wir keine Erklärungen mehr finden, beginnt eine andere Kraft zu wirken und eine andere Wirklichkeit. Im Unsichtbaren erleben wir die Mystik und Magie allen Seins, und im Unerklärlichen kommen wir in Kontakt mit einer höheren Macht. Deshalb möchte ich diese Art der Arbeit niemals missen, denn sie macht mein Leben zu etwas Besonderem. Gerade hier spüre ich, dass ein Sinn hinter allem steckt und dass es viel mehr gibt, als wir uns vorstellen können und manchmal wahrhaben wollen. Ich lade alle Interessierten auf eine Reise zu den Übersinnen ein. Sie bringt so viel Zauber und Magie in unser Leben und ist für den pflanzenschamanischen Zugang unverzichtbar.

Bevor wir in die konkreten Übungen einsteigen, wie wir Pflanzen übersinnlich wahrnehmen können, möchte ich einen kurzen Überblick über die verschiedenen übersinnlichen Wahrnehmungskanäle geben.

Hellhörig empfangen, was das Ohr nicht wahrnimmt

Darunter versteht man das außersinnliche Wahrnehmen von Geräuschen, Wörtern und Botschaften, die mit dem normalen Hörsinn nicht wahrnehmbar sind. Gerade mit diesem »Stimmen-Hören« muss sehr vorsichtig umgegangen werden, ist doch die Abgrenzung zu krankhaften Wahrnehmungen manchmal nur schwer zu erkennen. Dennoch gelingt es manchen Menschen besonders leicht, die Botschaften der Pflanzenwesen zu hören, so, als ob diese tatsächlich mit ihnen reden würden.

Hellfühlig – heute als hochsensibel bekannt

Hellfühlige Menschen haben die Gabe, Schwingungen, Energien und Gefühle anderer Menschen, Orte, Dinge oder Lebewesen wahrzunehmen. Oftmals spüren sie deutlich mehr als alle anderen und sind dadurch sehr feinfühlig und sensibel. Der Begriff der Hochsensibilität wird heute gerne für diese Form der Wahrnehmung verwendet. Hellfühlige Menschen haben es nicht immer leicht, da sie die

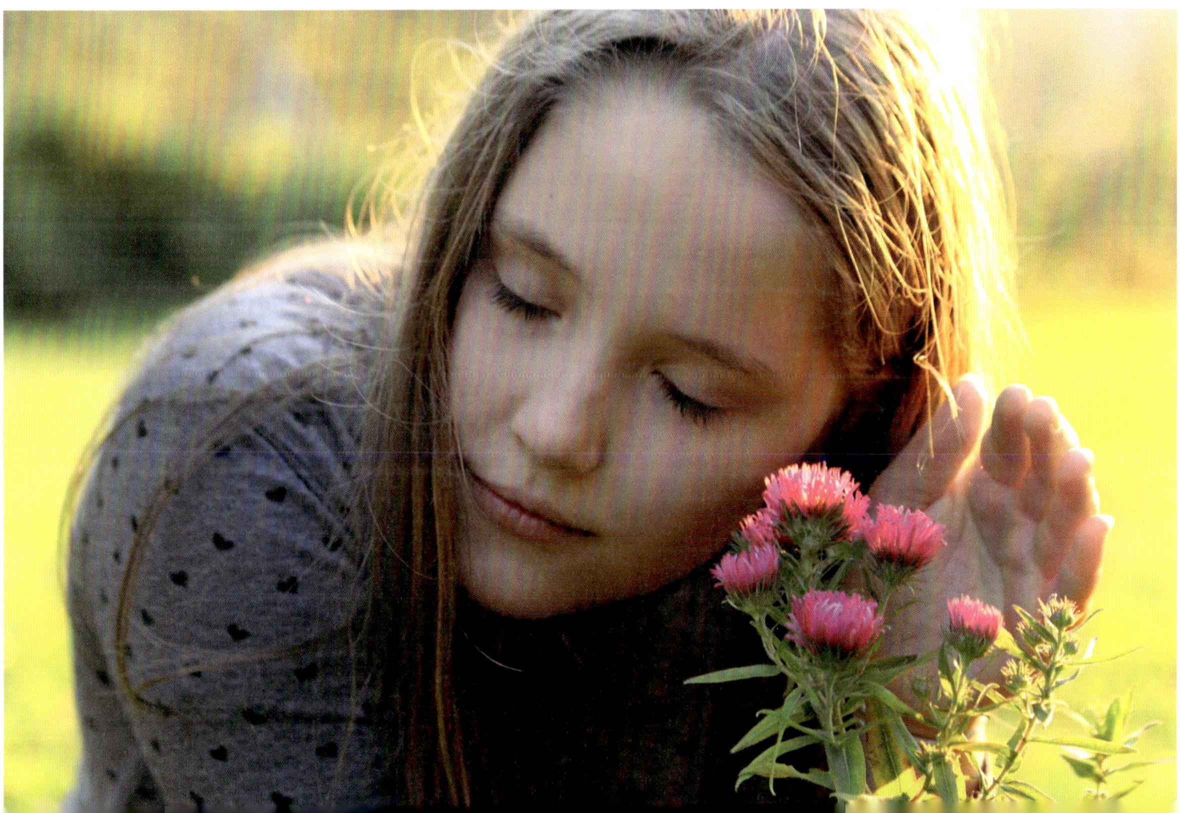

◄ *Die Botschaft der Pflanzen »hören«.*

Vom bewussten Sehen zur Hellsichtigkeit

Nehmen Sie sich ausreichend Zeit, um eine Pflanze ganz genau zu betrachten. Versuchen Sie jedes kleine, sichtbare Detail wahrzunehmen, und konzentrieren Sie sich auf ihre Farbe, Form, Größe, Blütenform und alles andere. Wenn Sie das Gefühl haben, alles gesehen zu haben, schließen Sie die Augen und lenken Ihre Aufmerksamkeit auf die Stelle zwischen den Augenbrauen, die wir auch als drittes Auge bezeichnen. Bitten Sie innerlich darum, dass es sich öffnet und Sie dadurch die feinstoffliche Energie dieser Pflanze wahrnehmen und mit Ihrem inneren »Auge« sehen können. Öffnen Sie ihre Augen dann nur ganz leicht, sodass Sie etwas diffus sehen. Blicken Sie an der Pflanze vorbei und versuchen Sie verschwommen zu sehen. So wird die feinstoffliche Hülle der Pflanze – die wir auch als ihre Aura bezeichnen können – sichtbar. Sie werden Farben sehen oder eine etwas hellere Abgrenzung nach außen hin.

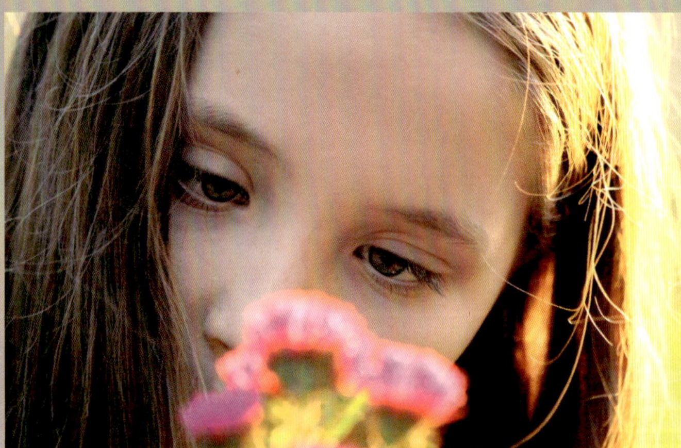

Mit dem inneren Auge sehen lernen.

Vom bewussten Fühlen zum Hellfühlen

Setzen Sie sich neben eine Pflanze und beginnen Sie diese sanft anzugreifen und zu berühren. Fühlen Sie, wie ihre Blätter, ihr Stängel und ihre Blüten beschaffen sind, und versuchen Sie wahrzunehmen, ob die Pflanze rau, weich, stachelig oder haarig ist. »Be-greifen« Sie diese Pflanze damit ganz bewusst. Schließen Sie dann Ihre Augen und entfernen Sie Ihre Handflächen ein Stück weit von ihr. Versuchen Sie zu spüren, wie weit die feinstoffliche Energie der Pflanze reicht und wie sich diese anfühlt. Vertrauen Sie Ihren Empfindungen, lassen Sie die Handflächen einmal weiter nach außen oder auch nach oben wandern und nehmen Sie sie so lange wahr, bis sie ein Gefühl für die feinstoffliche Ausdehnung und Energie dieser Pflanze bekommen. Es ist so, als ob Sie die Pflanzenseele sanft streicheln würden und mit jedem Mal Üben wird es Ihnen leichter gelingen, diese hellfühligen Wahrnehmungen tatsächlich zu spüren.

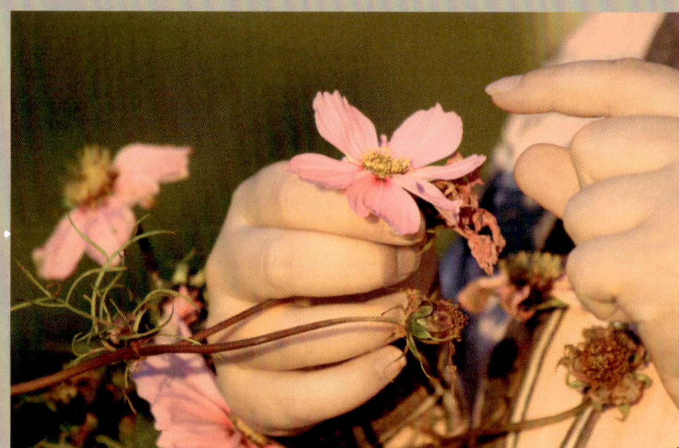

Sanft streicheln und nachfühlen.

vielen Eindrücke oftmals überfordern. Sie müssen erst lernen, mit dieser Gabe umzugehen und sich von zu vielen Wahrnehmungen abzugrenzen. In der pflanzenschamanischen Arbeit ermöglicht diese Art der Wahrnehmung das Fühlen der Pflanzengeistebene, aber auch des eigenen körperlichen Empfindens, wenn man in Kontakt mit einem Pflanzengeist tritt, der heilend auf Körper und Seele wirkt. Hier profitieren hellfühlige Menschen von ihrer besonderen Gabe.

Hellwissen kann erlernt werden

Dieser Übersinn ist nur selten ausgeprägt und auch nur schwer zu beschreiben. Hellwissend sind Menschen, die oftmals im Bruchteil einer Sekunde Antworten auf Fragen erhalten oder sehr klare und kurze Botschaften von den Geistebenen bekommen. Sie sehen keine Bilder, hören keine Geräusche, aber sie verspüren eine tiefe, innere Sicherheit, dass die erhaltenen Informationen richtig sind.

Hellwissend sind oftmals Schamanen oder Menschen, die für andere Rituale leiten bzw. die Verantwortung für größere Gruppen übernehmen. Das hat den einfachen Grund, dass diese Menschen immer etwas schneller sein müssen, um Botschaften rechtzeitig parat zu haben. Hellwissende Menschen haben es oft sehr schwer, ihrem Übersinn zu vertrauen, weil sie oft lange brauchen, ihren Wahrnehmungen zu vertrauen. Das übersinnliche Wahrnehmen ist für jeden Menschen in einem bestimmten Maß erlernbar. Es erfordert allerdings regelmäßige Übung und viel Geduld. Ich möchte hier meine Lieblingsübungen vorstellen, wie ich sie selbst und in meinen Gruppen durchführe.

Mit Pflanzen kommunizieren

Ein bedeutender Schritt in Richtung pflanzenschamanische Arbeit ist, die Kommunikation mit Pflanzen zu erlernen und zu üben. Um Botschaften von Pflanzenwesen zu erhalten müssen Sie mit ihnen zuvor in Kontakt treten. Doch kann man mit Pflanzen tatsächlich reden? Ich erinnere daran, wie der amerikanische Spezialist für Lügendetektoren nur daran dachte, wie er eine Pflanze bedrängen könnte und diese als Reaktion auf seine Gedanken Angst zeigte. Bestand zwischen den beiden wirklich eine Verbindung? Verstanden sie einander? Redeten sie vielleicht sogar miteinander? Kann es so etwas wie Kommunikation zwischen Pflanzen und Menschen wirklich geben? Viele Fragen ergeben sich hier für die meisten Menschen.

Für Pflanzenschamanen ist die Antwort auf diese Fragen sehr einfach. Sie wissen, dass jedes Leben beseelt ist und damit auch jede Pflanze eine Seelenebene aufweist. Diese Ebene wird als Pflanzengeist oder Pflanzenwesen bezeichnet, und mit ihr wird während der schamanischen Heilarbeit kommuniziert. Pflanzenschamanen haben niemals aus Büchern gelernt, sondern immer nur aus den eigenen Erfahrungen von und mit der Pflanze und ihrem Geistwesen. Selbstverständlich beginnen die Pflanzen dabei nicht im herkömmlichen Sinn mit uns zu reden, und natürlich geben sie auch keine akustischen Geräusche von sich, die mit unseren Ohren zu hören sind. Pflanzenkommunikation ist etwas sehr Leises, Sanftes und Intuitives. Sie geschieht auf der Gefühlsebene und über die übersinnlichen Wahrnehmungskanäle.

Unter Kommunikation mit einer Pflanze verstehe ich ein sehr tiefes »In-Kontakt-Kommen« mit ihr, sodass die Verbindung zu ihr so stark wird, dass ein Austausch möglich wird. Das Gespräch läuft innerlich ab. Man stellt Fragen und weiß plötzlich die Antworten. Man bittet um Hilfe und bekommt Lösungsmöglichkeiten.

Es kann auch sein, dass körperliche Empfindungen eintreten und dadurch die Wirkweise der Pflanze körperlich zu spüren ist. Manche Menschen erhalten sogar Botschaften, Rezepte und Anwendungsmöglichkeiten vom Geist der Pflanze. Pflanzenkommunikation kann man nicht über das rationale Denken verstehen, sondern man muss sich letztendlich auf sie einlassen, sie erleben und sich gleichermaßen daran erinnern, dass es diesen Zugang und diese Betrachtungsweise von Pflanzen in allen schamanischen Kulturen und zu allen Zeiten gab. Da uns diese Form der Pflanzenbegegnung heute nicht mehr gelehrt wird, sind wir darauf angewiesen, sie in Eigeninitiative wieder zu erlernen.

Vielleicht denken wir in diesem Zusammenhang auch an Kinder, die in einer Wiese sitzen und so selbstverständlich mit Pflanzen plaudern, als ob

Mit einem Pflanzengeist Kontakt aufnehmen

Wählen Sie draußen in der Natur eine Pflanze, mit der Sie in Kontakt treten wollen. Begrüßen Sie die Pflanze und fragen Sie innerlich, ob Sie jetzt mit ihr reden dürfen. Wenn Sie ein »Ja« spüren, setzen Sie sich hin, werden ruhig und zentrieren sich. Am besten beginnen Sie mit der Übung »Den eigenen heiligen Raum einnehmen«. Bauen Sie danach eine energetische Verbindung zwischen der Pflanze und Ihnen auf. Stellen Sie sich vor, wie dazu vom eigenen Herzen eine Energie ausstrahlt, die sich mit der Energie der Pflanze verbindet. Vielleicht entsteht eine Lichtbrücke oder eine Art Regenbogen zwischen Ihnen, oder Sie spüren, wie sich mehr und mehr ein intensiver Kontakt aufbaut. Verlassen Sie sich vollständig auf Ihr Gefühl und lassen Sie den Energiefluss immer stärker werden. Bald wird es sich so anfühlen, als ob Sie in einem tiefen Kontakt zueinander stehen, fast so, als ob Sie eins mit der Pflanze geworden wären. Jetzt können Sie mit ihr zu reden beginnen. Sprechen Sie Ihr Anliegen aus, stellen Sie Fragen und warten Sie auf Antworten. Führen Sie Ihr persönliches Gespräch mit dem Pflanzengeist. Am Ende lassen Sie sich noch etwas Zeit, da die Pflanze vielleicht auch ungefragte Botschaften vermitteln möchte. Wenn das Gespräch beendet ist, bedanken Sie sich und verabschieden sich. Ihre erste Pflanzenkommunikation ist hiermit beendet.

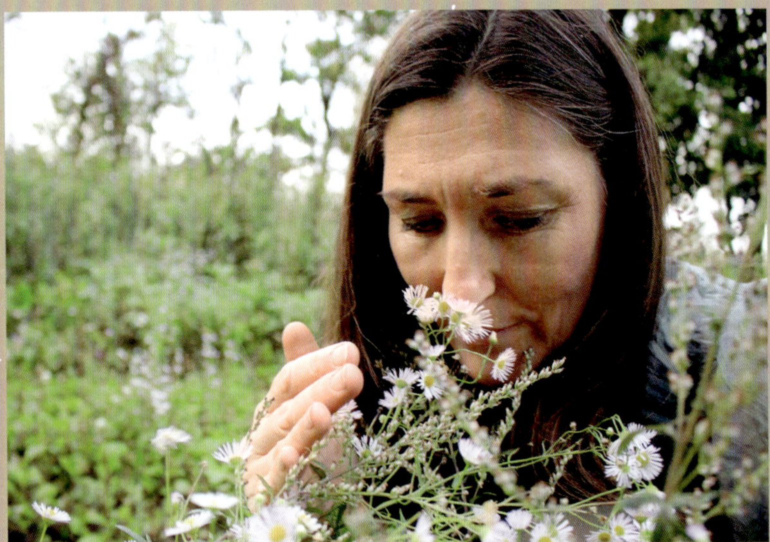

Im direkten Gespräch Botschaften empfangen.

diese lebendige Wesen wären. Ich selbst war so ein Kind. Den Erzählungen meiner Mutter nach saß ich stundenlang und regungslos bei den Gänseblümchen im Garten. Ich bewegte mich dabei kaum, und es war für meine Mama nicht unbedingt leicht, dieses seltsame Spektakel mitanzusehen. Man sorgte sich sogar, ich könnte vielleicht nicht ganz normal sein, und wenn die Erzählungen stimmen, wurde gar ein Psychologe für dieses Problem herangezogen. Ich bin mir allerdings sicher, dass ich schon damals mit Pflanzen- und Naturwesen kommunizierte. Vielleicht sah ich auch mehr als andere, denn kurz nachdem mein Verhalten nicht als richtig erachtet wurde, bekam ich eine Augenerkrankung und meine Augen mussten tagelang zugeklebt werden, so dass ich gar nichts mehr sehen konnte. Ein Teil meiner Hellsichtigkeit ging damals verloren und ich musste sie mir als Erwachsene mühsam zurückerobern.

Wenn ich heute mit Kindergruppen arbeite, bemerke ich immer wieder, dass viele Kinder schnell in die beseelte Welt der Pflanzen eintauchen und dabei ganz selbstverständlich mit Pflanzenwesen kommunizieren. Immer wieder bin ich richtig begeistert davon, was Kindermund nach einer pflanzenschamanischen Begegnung so alles von sich gibt. Ich bin mir daher auch ganz sicher, dass viele von ihnen wesentlich mehr wahrnehmen als wir Erwachsene, da sie noch in einer starken Verbindung zur beseelten Natur stehen. Sie können »dazwischen und dahinter« blicken und dort vieles sehen, wo das erwachsene Auge gar nichts mehr wahrnimmt. Meine Erfahrung mit Erwachsenen zeigt allerdings, dass auch sie nach kurzem Üben wieder ganz leicht mit den Seelenebenen in Kontakt treten können und es auch für sie rasch wieder selbstverständlich wird, mit Pflanzenwesen zu reden. Ich selbst zweifle natürlich keine Sekunde daran, dass man mit Pflanzen reden kann, weshalb ich im Folgenden beschreibe, wie diese Form der Kommunikation gelingt und wie Sie sie zu Hause üben können.

Mit Pflanzen in einer Räucherung kommunizieren

Räuchern ist eine wunderbare und sehr intensive Möglichkeit, um mit Pflanzenwesen in Kontakt zu treten und mit ihnen zu kommunizieren. Durch den Rauch wird die Selenebene eines Krautes lebendig und frei. Wiederum werden Sie rasch eine starke Verbindung wahrnehmen, die bei dieser Art der Kommunikation durch den Rauch sowohl sichtbar als auch fühlbar wird. Legen Sie dazu Ihr gewähltes, getrocknetes Kraut auf eine Räucherkohle oder ein Räuchersieb und nehmen Sie wahr, wie sich der Rauch zu entfalten beginnt. Mit ihm wird die gesamte feinstoffliche Kraft dieser Pflanze frei. Treten Sie in Verbindung mit diesem Rauch und damit auch mit der Wesenheit Ihrer Pflanze und beginnen Sie, ähnlich wie oben beschrieben, zu kommunizieren. Für viele Menschen entsteht gerade durch den Rauch eine sehr tiefe, innige und informative Verbindung.

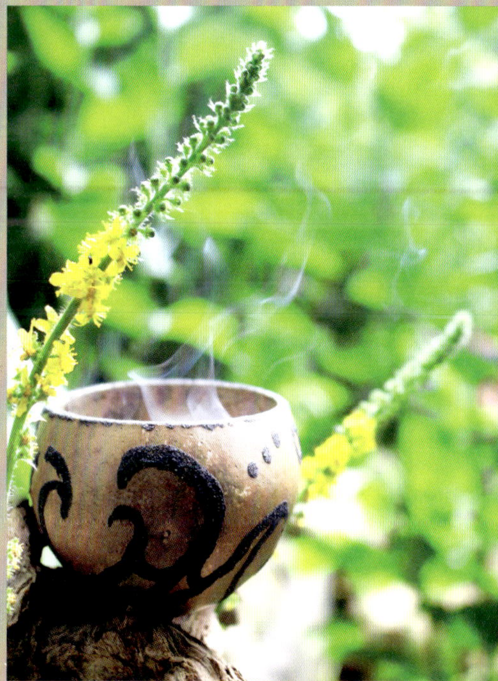

Den Rauch als Brücke zum Pflanzengeist nutzen.

Der Seelenebene einer Pflanze schamanisch begegnen

Die schamanische Reise zum Geist einer Pflanze ist selbstverständlich die wichtigste Methode der pflanzenschamanischen Arbeit. Sie verbindet Sie mit der Seelenebene einer Pflanze und ermöglicht Ihnen, vom Pflanzengeist direkt gelehrt, begleitet und geheilt zu werden. Sie wird immer vom Schlag der Trommel oder dem monotonen Rasseln einer Rassel begleitet, damit sich die Gehirnfrequenz derartig verändert, dass die gewünschte schamanische Trance induziert wird. Die dadurch ausgelöste Veränderung des Bewusstseins bewirkt ein Erleben innerhalb der Anderswelt.

Zu Beginn begibt sich der Reisende gedanklich an seinen Kraft- oder Reiseplatz und nimmt dort seinen eigenen, heiligen Raum ein. Meist bewegt er sich bei dieser Reise in der mittleren, schamanischen Welt, da dies die Ebene ist, auf der Pflanzengeister wirken. Manche Reisen führen auch in die untere Welt, wo Pflanzenverbündete anzutreffen sind. Wie Krafttiere bewohnen diese Pflanzenverbündeten die schamanische Unterwelt und stehen uns vor allem dann zur Verfügung, wenn diese bewusst in einer schamanischen Reise betreten wird. Bei Reisen in die obere Welt werden vor allem Pflanzendevas angetroffen. Diese sind ganz stark mit der göttlichen Urschwingung verbunden. Bevor die Reise beginnt, muss innere Klarheit darüber bestehen, wohin sie führen soll, denn jegliche schamanische Arbeit folgt der bewussten Ausrichtung. Einige Reisen stelle ich im Folgenden vor und ermutige Sie, Ihre eigenen Erfahrungen zu sammeln.

Die schamanische Pflanzengeistreise

Begeben Sie sich an einen ruhigen Platz, wo Sie mindestens zwanzig Minuten lang ungestört sind. Spielen Sie dazu entweder schamanische Trommelmusik ab oder trommeln bzw. rasseln Sie selbst. Für Anfänger ist es meist einfacher, Musik anzumachen oder für sich trommeln zu lassen. Stellen Sie sich vor, wie Sie sich an Ihrem schamanischen Kraftplatz befinden und atmen Sie tief ein und aus, sodass Sie ruhig werden und sich sowohl zentrieren als auch mit Himmel und Erde verbinden. Bitten Sie darum, dass Sie einer Pflanze Ihrer Wahl begegnen dürfen, um von ihr Informationen zu erhalten. Nennen Sie den Namen dieser Pflanze und sprechen Sie Ihren Pflanzengeist so an, als ob Sie mit einer lebendigen Wesenheit sprechen würden. Formulieren Sie in Ihren Gedanken Ihr konkretes Anliegen.

Sobald der gleichmäßige Klang von Trommel oder Rassel beginnt, lassen Sie Ihre Gedanken los und folgen Sie den Bildern Ihrer Reise, die Sie ab nun in Ihren persönlichen Kontakt zum Geistwesen der Pflanze führen wird. Dieses wird entweder auf Sie zukommen oder Sie werden bemerken, wie Sie sich innerhalb der mittleren Welt fortbewegen und auf den Pflanzengeist zugehen. Sie werden dabei vielleicht das Gefühl haben, dass die Pflanze mit Ihnen zu sprechen beginnt und Ihnen ihre Botschaften mitteilt. Sie werden vielleicht körperlich spüren, wie sie auf Sie wirkt. Eine derartige Reise dauert etwa 20 Minuten. Am Ende der Reise sprechen Sie einen innerlichen Dank an den Pflanzengeist aus, verabschieden sich und kommen wieder ganz ins Hier und Jetzt zurück.

Bei der schamanischen Pflanzengeistreise kann oftmals die eigentliche Heilkraft der Pflanze wahrgenommen werden. So kann beispielsweise die schmerzstillende Wirkung der Weide innerhalb dieser Reise tatsächlich die Schmerzen nehmen oder die hustenstillende Wirkung des Lungenkrautes den Husten lindern. Meist werden Sie auf dieser Reise vom Pflanzengeist deutliche Bilder bekommen, die Sie verstehen lassen, welche Unterstützung er Ihnen zukommen lässt. Auf jeden Fall kommen Sie dabei in einen sehr tiefen und intensiven Kontakt. Dieser ermöglicht Ihnen das Geistwesen der Pflanze sehr lebendig, belebt und beseelt wahrzunehmen und hat für Sie immer etwas Heilsames, Bereicherndes und Lehrreiches. Je öfter Sie derartig schamanisch reisen, umso leichter wird Ihnen eine solche Begegnung gelingen und umso intensiver werden die Erfahrungen sein, die Sie dabei erleben.

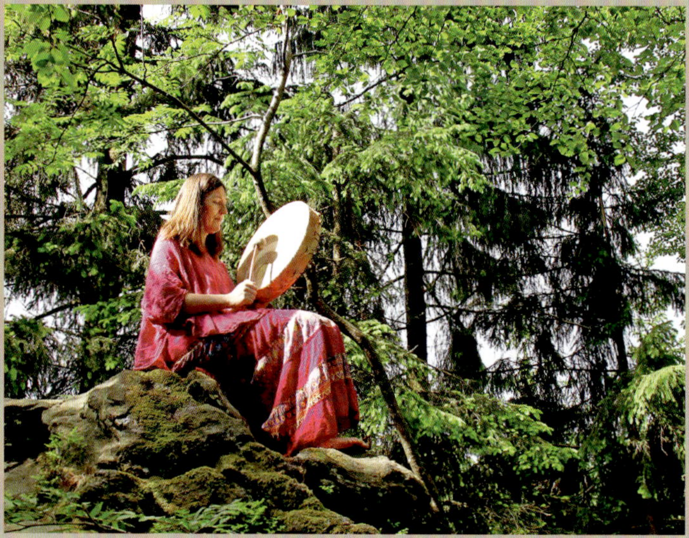

Die Trommelschläge begleiten die gesamte Reise.

Die schamanische Heilreise

Denken Sie zu Beginn der Reise intensiv an Ihre Anliegen und Ihre Beschwerden, gleichgültig, ob diese körperlicher oder seelischer Natur sind. Bitten Sie darum, Hilfe von einem Pflanzengeist erhalten zu dürfen. Beginnen Sie dann zu Trommeln oder spielen Sie Musik ab. Lassen Sie ihre Gedanken vollständig los und nehmen Sie sich ausreichend Zeit, um in der Anderswelt anzukommen. Sie werden bald einen Pflanzengeist wahrnehmen, der Ihnen seine heilenden Kräfte zur Verfügung stellt. Meist wird es sich dabei um eine Pflanze handeln, die Sie selbst in diesem Zusammenhang nicht gewählt hätten. Sie werden Botschaften erhalten, die für Ihre Heilung wichtig sind. Möglicherweise erhalten Sie Rezepte, Bilder oder andere Informationen, die jetzt gerade für Sie von Bedeutung sind. Oftmals sind diese Reisen auch mit sehr starken Heilerlebnissen verbunden. Lassen Sie sich darauf ein und erleben Sie scha-

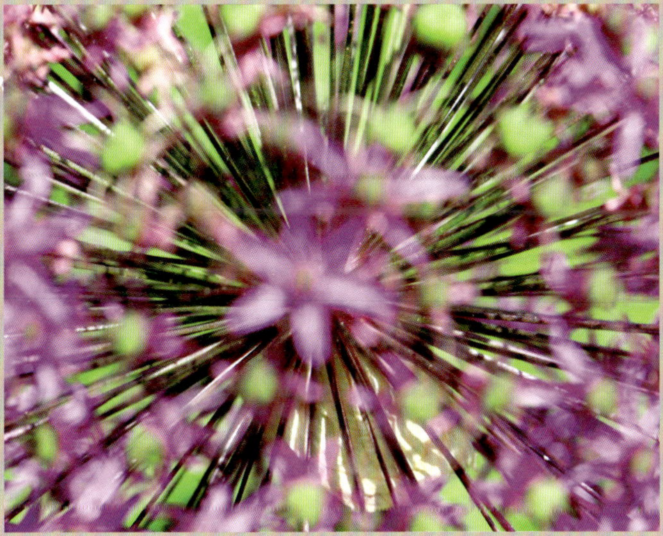

Heilbotschaften können Rezepte, Bilder oder wichtige Informationen sei.

manische Heilung auf der Ebene der Pflanzengeister. Am Ende gilt es wieder Danke zu sagen, sich zu verabschieden und ins Alltagsbewusstsein zurückzukehren.
Die beschriebene Form der schamanischen Heilreise führt nicht zu einer Pflanze Ihrer Wahl, sondern sie beginnt dort, wo Sie um Hilfe für eine bestimmte körperliche oder seelische Beschwerde bitten und als Lösung die schamanische Reise wählen. Sie führt zu einem Pflanzenwesen, das Sie unterstützen wird, das Sie aber nicht bewusst auswählen.

Meinem Pflanzenverbündeten begegnen

Bitten Sie darum, dass Sie in dieser Reise Ihrem Pflanzenverbündeten begegnen dürfen. Sie werden dabei in die untere Welt gelangen, sobald Trommel oder Rassel ertönen. Stellen Sie sich dabei vor, wie Sie durch eine Öffnung, die ein Mauseloch, ein Astloch, aber auch ein Höhleneingang sein kann, in die Erde hineingehen und dabei immer tiefer nach unten gelangen. Schon bald werden Sie bemerken, wie Sie die Schwelle in die untere Welt übertreten und sich Ihre Wahrnehmung dadurch verändert. Möglicherweise nehmen Sie Landschaften wahr, die ähnlich aussehen wie auf der Erde, und da Sie diese Reise in Kontakt mit einem Pflanzengeist bringen wird, werden Sie wohl an einem sehr grünen, lebendigen und beseelten Ort landen. Zu Beginn sehen Sie wahrscheinlich verschiedene Pflanzen- und Naturgeister. Einer von ihnen wird sich Ihnen jedoch besonders deutlich zeigen, und Sie werden sofort spüren, ob es sich dabei um Ihren Pflanzenverbündeten handelt oder nicht. Die Begegnung mit dem Pflanzenverbündeten wird meistens sehr emotional empfunden und berührt die Seele ganz tief. Es fühlt sich an wie ein Wiedersehen mit einem guten Freud, den Sie nach sehr langer Zeit zum ersten Mal wiedersehen. Bleiben Sie so lange mit ihm in Kontakt, wie es sich gut und richtig anfühlt und fragen Sie alles, was Ihnen am Herzen liegt. Am Ende bedanken Sie sich, verabschieden sich und gehen gedanklich den Weg wieder aus der Erde heraus, bis sie an Ihrem Kraftplatz ankommen. Bedanken Sie sich am Ende der Reise, und kommen Sie ins Alltagsbewusstsein zurück.
Nach dem ersten Kontakt mit Ihrem Pflanzenverbündeten können Sie diese Reise immer wieder antreten. Ihr Pflanzenverbündeter ist ein helfendes Geistwesen an Ihrer Seite und unterstützt Sie, sobald Sie mit ihm in Verbindung treten. Er wirkt selbst heilend, wird Sie aber auch viel über die Welt der Pflanzen und deren Heilwirkungen allgemein lehren. Er ist ab

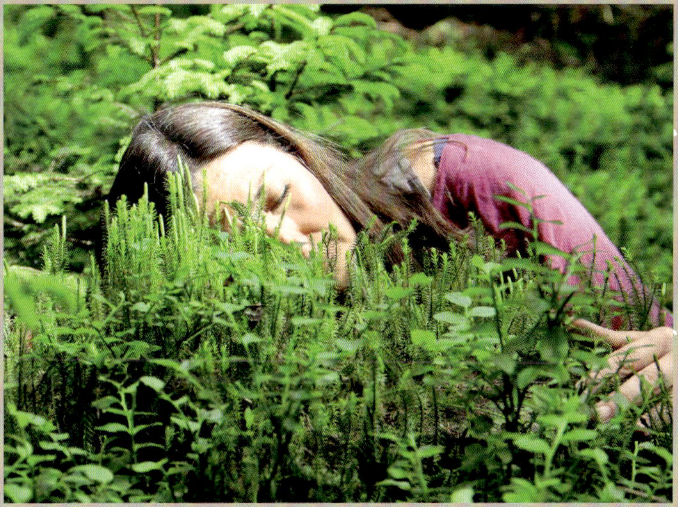

Pflanzen- und Naturgeister werden Ihnen zu Beginn oft begegnen.

nun Ihr Verbündeter in der Welt der Pflanzenseelen und damit ein bedeutender Lehrer und Begleiter für Sie. Ähnlich wie Krafttiere oder Geistführer begleiten uns auch Pflanzenverbündete durch unser Leben und stehen uns mit ihrer Energie und Heilkraft ganz nah zur Seite. Wenn wir ihnen begegnen, können wir von ihnen lernen und wichtige Impulse erfahren. Um diese besondere Reise anzutreten nehmen Sie Ihren schamanischen Kraftplatz ein.

Im Trancetanz einem Pflanzengeist begegnen

Sie benötigen dafür Trancemusik oder den Schlag der Trommel oder einer Rassel, der etwa 220 Schlägen pro Minute betragen soll. Bevor Sie zu tanzen beginnen nehmen Sie Ihren heiligen Raum ein und formulieren Ihr Rieseziel. Hier können Sie sich an den erwähnten Themen orientieren und entweder einer bestimmten Pflanze begegnen, aber auch Ihrem Pflanzenverbündeten oder einem unbestimmten Helfer aus der Geistwelt der Pflanzen, der sich Ihnen während des Tanzes zur Verfügung stellen wird. Richten Sie sich daher zu Beginn bewusst aus und formulieren Sie Ihr gewünschtes Thema. Sobald die Musik beginnt, begeben Sie sich in eine gleichförmige, monotone Bewegung. Dies kann ein sanftes Wiegen oder Drehen, aber auch ein intensiveres Schütteln sein. Ihre Augen lassen Sie möglichst geschlossen oder öffnen sie höchstens spaltbreit. Lassen Sie sich vollständig in Ihre Bewegung fallen.
Schon bald werden Sie bemerken, wie sich Ihr Bewusstsein verändert und Sie in einen Trancezustand gelangen, der wiederum bewirkt, dass sich Ihre bildhafte, körperliche, akustische oder gefühlsmäßige Wahrnehmung verändert. Sie werden rasch in einen sehr tiefen Kontakt mit einem Pflanzengeistwesen kommen. Das kann sich so anfühlen, als ob sie zusammen tanzen, sich untereinander austauschen oder sich gegenseitig intensiv spüren würden. Manchmal werden Sie vielleicht das Gefühl haben, dass Sie selbst zu dieser Pflanze werden oder eins mit ihrem Geist. Tanzen Sie so lange, bis all Ihre Fragen beantwortet sind oder sich genügend Botschaften gezeigt haben. Am Ende bedanken Sie sich, verabschieden sich und kehren ganz ins Hier und Jetzt zurück.

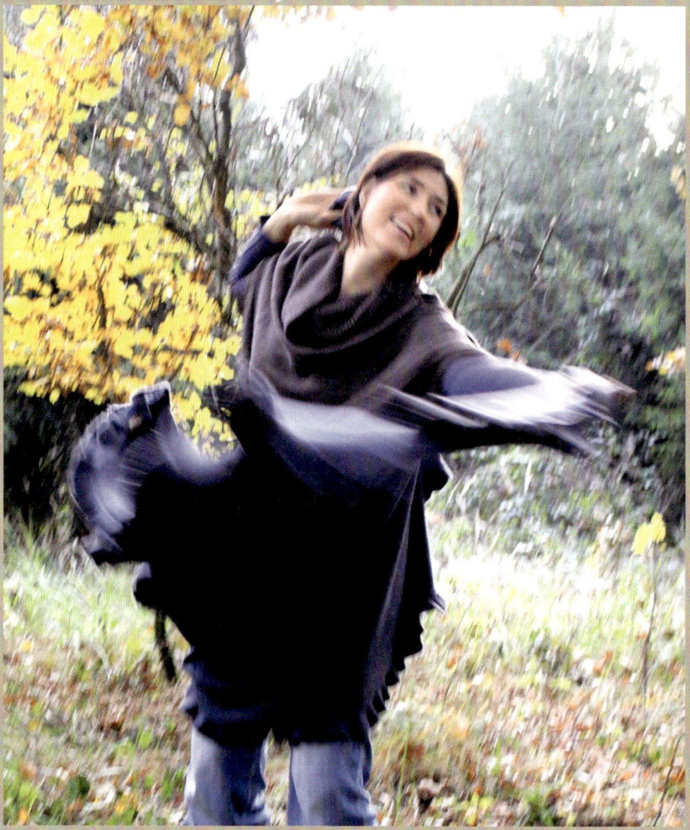

In die Trance hineintanzen – alleine oder auch in der Gruppe.

Die beschriebene Methode des Trancetanzes nutze ich besonders gerne in Gruppen oder während Ritualen. Natürlich kann dieser Tanz auch alleine zu Hause durchführt werden. Die Erfahrungen sind oft besonders intensiv und gehen zum Teil in Richtung Gestaltwandel. Sie sind meist nur Menschen möglich, die sehr viel schamanisches Potenzial in sich tragen. Während des Tanzes werden Sie auf jeden Fall vom Geist der Pflanze bedeutende Botschaften und Bilder erhalten. Sie werden auch merken, dass eine getanzte Trance meist völlig anders verläuft als eine schamanische Reise, und oftmals noch viel tiefere Erlebnisse ermöglicht. Da ich selbst am besten über Bewegung in eine Trance komme, war für mich von Beginn an der Trancetanz die allerbeste Methode, meine eigenen schamanischen Erfahrungen zu machen. Dies möchte ich

allen Menschen, denen es ähnlich geht wie mir, mit auf den Weg geben und sie ermutigen. Schamanische Reisen in Ruhe oder gar im Liegen waren für mich meist sehr schwierig und ich hatte nur wenige Erlebnisse dabei. Sobald ich aber zu tanzen begann, gingen die Tore zur Anderswelt ganz leicht und weit auf. Ich tanzte und ließ dabei alle meine Gedanken los. Mein Körper fiel in seine Bewegung und dadurch wurde wiederum ich mehr und mehr bewegt.
In diesem Tanz war ich verbunden mit Himmel und Erde, ganz tief in mir selbst zuhause und aus dieser Ausrichtung heraus auch weit offen für Erlebnisse in der Anderswelt. So tanzte ich viele eigene Heilungstänze, aber auch viele Tanztrancen mit Teilnehmern, die dadurch ihre eigenen Begegnungen mit Pflanzenwesenheiten erleben durften.
Grundsätzlich zeigt mir meine Erfahrung, dass die Erlebnisse während schamanischer Reisen intensiver sind, wenn sie innerhalb einer Gruppe erfahren werden und der Raum dafür bewusst geschaffen und geöffnet wird. So arbeite ich oftmals auch mit Ritualen, in die ich die Reisen für meine Teilnehmer einbette und gut vorbereite, damit ihnen ein starkes Erleben ermöglicht wird.
Doch auch zu Hause können Sie sich diesem Zugang ganz wunderbar nähern und immer wieder selbst üben zu den Trommel- oder Rasselklängen zu reisen und den Geistwesen der Pflanzen damit schamanisch zu begegnen.
Die Erfahrungen und Erlebnisse werden so individuell und unterschiedlich sein, wie wir Menschen es sind, deshalb ist es nur schwer möglich zu beschreiben, was Sie während dieser Reisen konkret erleben. Sie werden merken, dass die Pflanzenspirits mit Ihnen zu arbeiten beginnen. Finden Sie den Mut, sich auf diese Reisen einzulassen. Sie werden durch ganz neue Eindrücke belohnt werden.

Mit Pflanzen meditieren

Nicht für alle Menschen ist der schamanische Zugang mit Trommel oder Rassel geeignet, denn sie brauchen Ruhe und Stille, um in Kontakt mit einem Pflanzenwesen zu treten. Für sie ist die Pflanzenmeditation oft eine geeignete Methode. Meditieren bedeutet Gedanken und Geist völlig zu leeren, das Außen abzuschalten und innere Einkehr zu erlangen. Der Begriff Meditation leitet sich vom lateinischen »meditatio« ab, was so viel wie »nachdenken«, »sinnieren« oder »überlegen« bedeutet. In vielen Kulturen gehört sie zur spirituellen oder religiösen Praktik.

Meditation ermöglicht ebenfalls, in einen veränderten Bewusstseinzustand einzutreten, wobei dieser nicht vollständig mit einer schamanischen Trance zu vergleichen ist. Den meditativen Zustand erlangt man über Gedankenkontrolle, völlige Ruhe, verschiedene Atemtechniken, durch gesprochene Worte oder durch spezielle Meditationsmusik. Wenn ich draußen in der Natur Meditationen anleite, arbeite ich meist über das gesprochene Wort, über vollkommene Stille, aber auch gerne mit meiner Medizinflöte, die mit sanften und leisen Melodien, begleitet. Im Raum verwende ich passende Meditationsmusik, die meine Teilnehmer in einen Entspannungszustand versetzt.

Aus der tiefen Ruhe heraus, die dadurch induziert wird, kann man ebenfalls in einen wundervollen Kontakt mit Pflanzenwesen kommen. Die Erfahrung der letzten Jahre zeigt mir, dass die Arbeit über die Meditation gerade im Zusammenhang mit Pflanzenwesen beinahe genauso intensiv ist, wie die schamanischen Reisen. Möglicherweise liegt das daran, dass Pflanzenwesen diese Stille und Ruhe sehr gerne haben und sich in dieser Atmosphäre leicht öffnen können.

Besonders heilsame Erfahrungen durfte ich sammeln, wenn ich mit bestimmten Themen in diese Pflanzenheilmeditationen hineingegangen bin. Es bietet sich beispielsweise an, abends eine Medita-

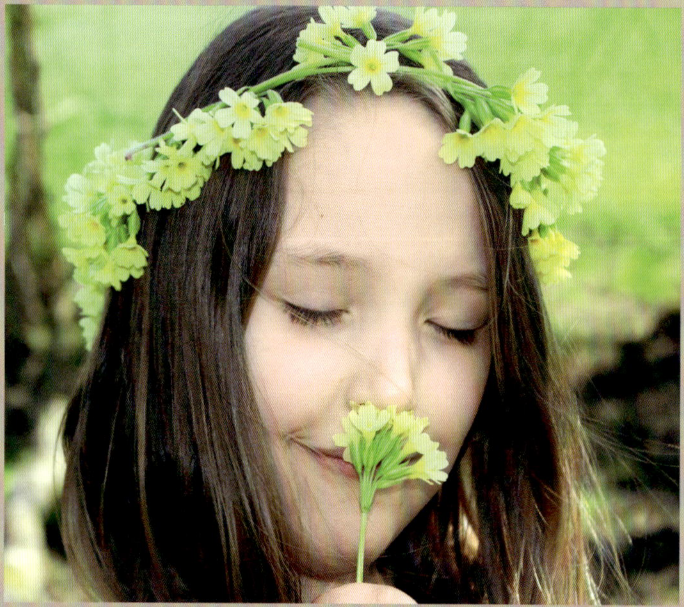

Umgeben, umhüllt und beschwingt von der Pflanzenenergie.

Pflanzenmeditation

Suchen Sie sich einen geschützten Platz, entweder draußen in der Natur ist oder bei Ihnen zu Hause. Sie sollten eine halbe Stunde völlig ungestört sein. Wählen Sie eine Pflanze, der Sie in dieser Meditation begegnen möchten. Sie können diese dafür tatsächlich ernten und an Ihrem Körper tragen, Sie können aber auch mit einem Bild oder nur mit Ihren Gedanken an diese Pflanze arbeiten. Atmen Sie tief ein und aus und werden Sie innerlich ganz ruhig. Je nach Ihren Vorlieben können Sie Meditationsmusik abspielen oder in der Stille bleiben. Stellen Sie sich vor, wie Sie in Verbindung mit dieser Pflanze treten. Dazu können Sie sich von der Kraft, Energie und Farbe der Pflanze gedanklich einhüllen lassen, oder sie begeben sich in ihrer Fantasie an einen Platz, wo diese Pflanze üppig wächst. Dort setzen Sie sich mitten in die gedachte Fülle oder legen sich hinein. Versuchen Sie innerlich wahrzunehmen, wie diese Pflanze aussieht, riecht, sich anfühlt und auf energetischer Ebene wirkt. Lassen Sie Ihren Visionen, Gedanken und Gefühlen freien Lauf und verbinden sich immer mehr mit der Geistebene dieser Pflanze. Genießen Sie diese Verbindung mindestens eine Viertelstunde lang und versuchen Sie intensiv wahrzunehmen. Sie werden wahrscheinlich die Grundschwingung und Energie der Pflanze sehr stark spüren. In derartigen Meditationen nehmen wir vor allem die Feinstofflichkeit von Pflanzen wahr, und ihre Heilkraft entfaltet sich stark auf seelischer und energetischer Ebene. Die Heilkraft ist vergleichbar mit der Wirkung von Blütenessenzen, die ebenfalls immer auf das Energiesystem des Menschen wirken. Am Ende bedanken Sie sich innerlich und kommen wieder ins Alltagsbewusstsein zurück.

Pflanzenmeditation zu einem bestimmten Beschwerdebild

Sehr gerne meditiere ich auch mit Pflanzen, wenn ich körperliche Beschwerden habe, aber keine Lust habe, mir einen Tee zu kochen oder eine Salbe aufzutragen: Plagt Sie beispielsweise ein Husten, dann legen Sie sich hin, kommen in die vollständi-

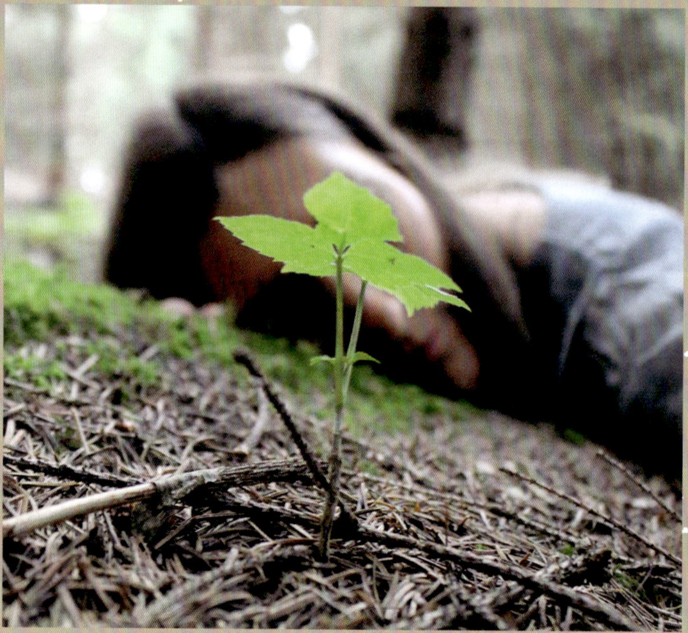

Traumwächter – laden Sie den Pflanzengeist ein, auch in Ihrem Schlaf zu wirken.

ge Ruhe und bitten dann die Geistwesen der bekannten Hustenpflanzen, Sie zu unterstützen und Ihnen Heilung zukommen zu lassen. Stellen Sie sich beispielsweise vor, wie Sie in einer Wiese liegen, die voller Thymian und Spitz-Wegerich ist. Lassen Sie sich von der Heilkraft dieser Pflanzen einhüllen und bitten Sie darum, dass sie Ihnen ihre Kräfte schenkt. Oft kann ich während so einer Meditation die Pflanzen regelrecht riechen und spüre dabei, wie der Husten Erleichterung findet. Diese Form der Meditation ist für Pflanzenkundige geeignet, die genau wissen, welche Pflanze bei welcher Beschwerde unterstützt. Dieses Wissen können Sie sich nach und nach auch aneignen. Probieren Sie es einfach aus und sammeln Sie Ihre eigenen Erfahrungen!

Einschlafen mit der Kraft einer Pflanze

Diese Übung schätze ich selbst sehr und wende sie seit vielen Jahren beinahe jeden Abend an: Verbinden Sie sich kurz vor dem Einschlafen mit einer Pflanze und ihrem Geistwesen. Bitten Sie innerlich darum, ihre Kraft und Energie fühlen zu dürfen und dass sie mit allem, was sie in sich trägt, auf Sie wirkt und Sie die ganze Nacht über begleitet. Ich lasse mich dabei vollständig von dieser Pflanze einhüllen, sehe ihre Farbe, rieche sie gedanklich und beginne sie zu spüren. Meist schlafe ich dabei ein und träume danach auch sehr oft von ihr. Für mich ist dies eine ganz besondere Verbindung mit einem Pflanzenwesen, die ich jedem Pflanzenfreund sehr ans Herz legen möchte, weil man dadurch in einen intensiven und innigen Kontakt kommen kann und oft sehr lehrreiche Erfahrungen im Traum macht. Im Schlaf sind wir besonders empfänglich für die Botschaften der Pflanzen und nehmen Sie auf einer ganz anderen Ebene war, als wenn wir wach sind.

tion mit schlaffördernden Pflanzen, wie der Melisse oder der Passionsblume zu machen, oder mit stimmungsaufhellenden Pflanzen zu meditieren, um Licht in die Seele zu bringen. Natürlich können Sie auch mit schmerzstillenden, entzündungshemmenden oder wundheilenden Pflanzen meditieren und auch jedes andere körperliche oder seelische Beschwerdebild mit einer Heilpflanzenmeditation unterstützen. Sie merken schon, für jede Krankheit ist ein Kraut gewachsen und so nutzt der pflanzenschamanisch Tätige immer mehr auch diese feinen und sehr heilsamen Zugänge, da er darüber Bescheid weiß, dass Pflanzen auf viele unterschiedliche Weisen ihre Heilkräfte entfalten können, die gerade auch in einer Meditation wirksam werden.

Pflanzen bewusst ernten

Pflanzenschamanische Arbeit endet selbstverständlich nicht bei der Kontaktaufnahme zu den Pflanzengeistwesen. Natürlich erntet und verarbeitet der Pflanzenschamane seine Heilpflanzen auch, denn er benötigt für seine Heilarbeit Räucherungen und Teekräuter, Salben, Elixiere, Tinkturen und Amulette. Für ihn ist es selbstverständlich, die dafür notwendigen Pflanzen wertschätzend und voller Achtsamkeit zu behandeln und für ein natürliches Gleichgewicht zwischen Nehmen und Geben zu sorgen. Das Geistwesen der Pflanze wird bei all seinen Arbeiten immer miteinbezogen und integriert. Die Werkzeuge, die er benutzt, sind ihm heilig und sind meistens gerade dieser Aufgabe geweiht. Da dieser Zugang in der westlichen Welt weitgehend verlorengegangen ist, ist es mir ein ganz besonderes Anliegen, an die schamanische Herangehensweise an die Pflanzenernte zu erinnern.

Rituale und Vorgaben rund um das Sammeln und Ernten von Pflanzen gab es wohl zu allen Zeiten und in allen Kulturen. In alten Kräuterbüchern finden wir magisch anmutende Praktiken, die einerseits bedeutende Erntezeitpunkte wie Voll-

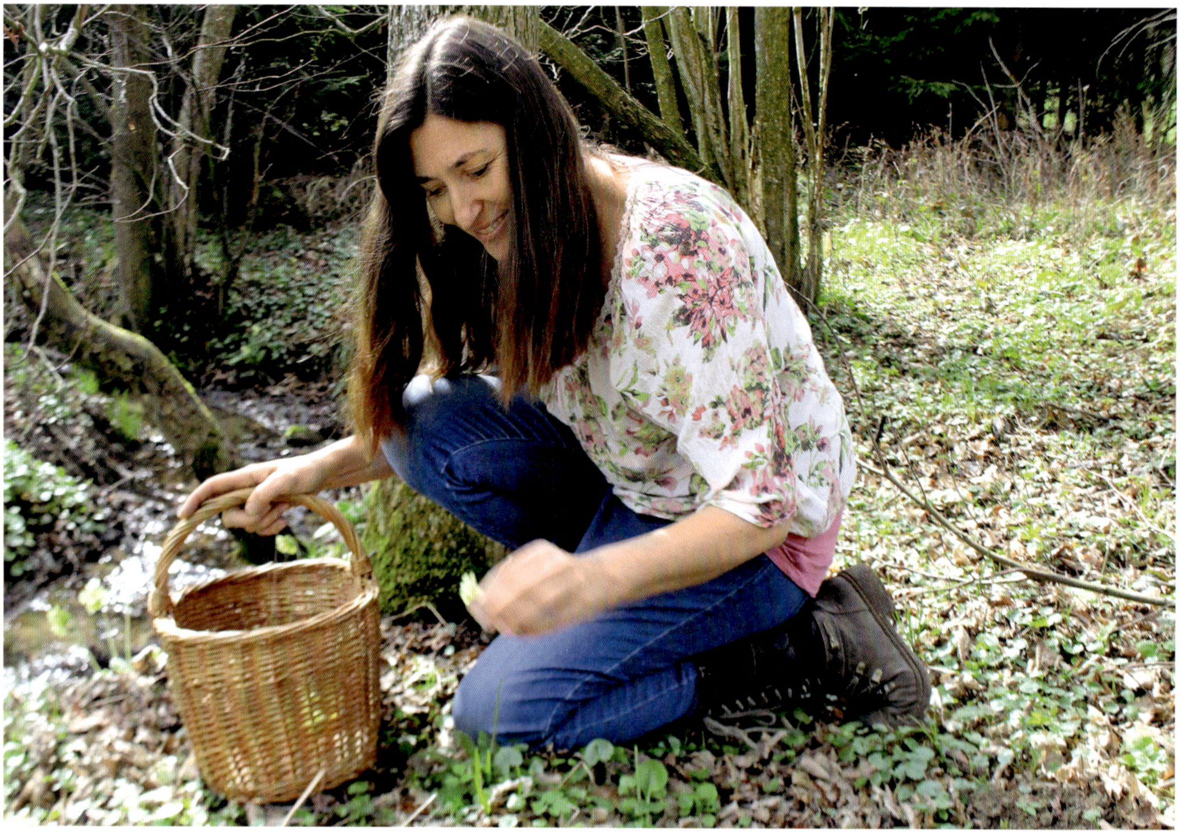

➤ *Pflanzen achtsam und wertschätzend zu ernten ist eine wichtige schamanische Handlung.*

monde, Dämmerungszeiten oder Sonnenwenden vorschreiben, auf der anderen Seite aber auch die passende Kleidung des Sammlers beschreiben oder eine Richtung vorgeben, wie dieser die Pflanze zuvor umschreiten muss, bevor er sie ernten darf. Oft finden wir auch alte Sprüche und Formeln, die aufgesagt werden müssen, bevor eine Pflanze entnommen werden darf, oder das Verlangen einer bestimmten Gabe, die zuvor dargereicht werden muss. Dies weist stark darauf hin, dass Kräuterkundige alter Zeiten einerseits mit den Zyklen der Natur in Verbindung standen und andererseits noch wussten, dass jede Pflanze ein beseeltes Wesen ist, also auch als solches behandelt werden sollte. Je kräftiger oder magischer eine Pflanze war, desto magischer war auch das Ernteritual. Viele von uns kennen die alten Mythen über das Ausgraben der Alraune. Selbst im Film »Harry Potter«, erhielt das Umtopfen dieser Zauberpflanze eine eigene Szene, wo bildhaft dargestellt wird, wie die Wurzel beim Ausgraben einen so lauten Ton von sich gibt, dass so manch ein Zauberlehrling dabei bewusstlos umfiel. Tatsächlich gibt es gerade für die Alraune zahlreiche überlieferte Ernterituale, die daran erinnern, dass es auch bei uns in Europa einmal eine Zeit gab, in der die Pflanzenernte rituell wesentlich mehr war, als »nur« eine Pflanze zu entnehmen.

Mein Ziel ist es nicht, diese alten Rituale zu beschreiben. Ich strebe eher danach – aus der Achtsamkeit und Wertschätzung heraus, die Pflanzenschamanen gegenüber Pflanzenwesen empfinden – neue Rituale vorzuschlagen. Auch möchte ich Sie dazu ermutigen, eigene Rituale zu finden und zu kreieren und dabei den eigenen Impulsen zu folgen. In meiner Arbeit mit Pflanzen stellte sich bereits vor Jahren heraus, dass es mir nicht möglich war, Pflanzen in großer Menge zu sammeln, besonders seltene Pflanzen an mich zu nehmen oder allzu viele Wurzeln zu graben. Die Pflanzenwesen fühlten sich oftmals so lebendig an, dass es mir wehtat, sie zu ernten. Schon damals begannen sie mit mir zu kommunizieren und mich zu meinen eigenen Ritualen zurückzuführen. Sie lehrten mich letztendlich, wie sie geerntet werden wollten, worauf ich achtgeben musste und wie ich ein natürliches Gleichgewicht zwischen Nehmen und Geben herstellen sollte.

So begann ich, die Pflanzenwesen bewusst zu kontaktieren, sie zu bitten und einzuladen, bevor ich sie pflückte oder ausgrub. Ich fand meine eigenen Dankesgaben, Worte und Lieder, die ich im Gegenzug zurückgab. Ich suchte bewusst nach den Pflanzen, die sich mir zur Verfügung stellten, nahm wahr, welche von ihnen auf keinen Fall geerntet werden wollten und schulte damit nach und nach meine persönliche Herangehensweise an die Ernte dieser Pflanzen.

Meinem Empfinden nach mag es keine einzige Pflanze, ohne Wertschätzung und Achtsamkeit geerntet und verarbeitet zu werden. Es gibt auch Pflanzen, die überhaupt nicht geerntet werden sollten – aus unterschiedlichen Gründen. Sie stehen dann entweder an einem Platz, der sie braucht, sind für die Vegetation rundherum von Bedeutung, stehen in tiefer Verbindung zur Pflanzendeva oder sind besondere Huterinnen von Energien. Manchmal sind sie auch einfach zu jung oder zu alt, um verwendet zu werden. Ein verantwortungsbewusster Pflanzenheilkundiger sollte es daher unbedingt spüren, wenn eine Pflanze nicht geerntet werden darf und sollte das auch respektieren. Um das überhaupt erkennen zu können, muss er erst einmal die Sprache der Pflanzen verstehen. Immer wieder ist es auch mir passiert, dass ich für einen Vortrag oder ein Seminar noch schnell Pflanzen ernten musste. Da blieb dann oft nicht ausreichend Zeit für ein achtsames Ernten. In solchen Momenten zeigten mir die Pflanzen meist sehr deutlich, dass mein Verhalten absolut nicht angebracht war. Entweder ließ sich die Pflanze dann einfach nicht ernten oder ich verletzte mich dabei. Meist wusste ich in diesen Momenten, dass ich zuerst durchatmen, mich ordentlich einstellen und zur notwendigen Achtsamkeit zurückfinden muss. In diesem Zusammenhang möchte ich eine Geschichte aus meinem persönlichen Pflanzenalltag erzählen: Ich verehre die Waldengelwurz. Viele Jahre wollte ich aus Respekt vor dieser mächtigen Pflanze keine ihrer Wurzeln graben. Dann aber wurde mein viertes Kind geboren und ich wollte unbedingt den Engelwurzbalsam herstellen. So ging ich in den Wald und nahm mir vor, eine Wurzel zu graben. Da es nicht viele gab, entschied ich mich für die erste, die ich sah. Obwohl ich sie achtsam behandelte und um ihre Hilfe bat, konnte oder wollte ich damals ihre Antwort nicht wahrnehmen. Das Graben wurde zu einer wahren Tortour. Die Wurzel

▼ Mit einer kleinen Dankesgabe zeigen Sie Respekt vor der geernteten Pflanze.

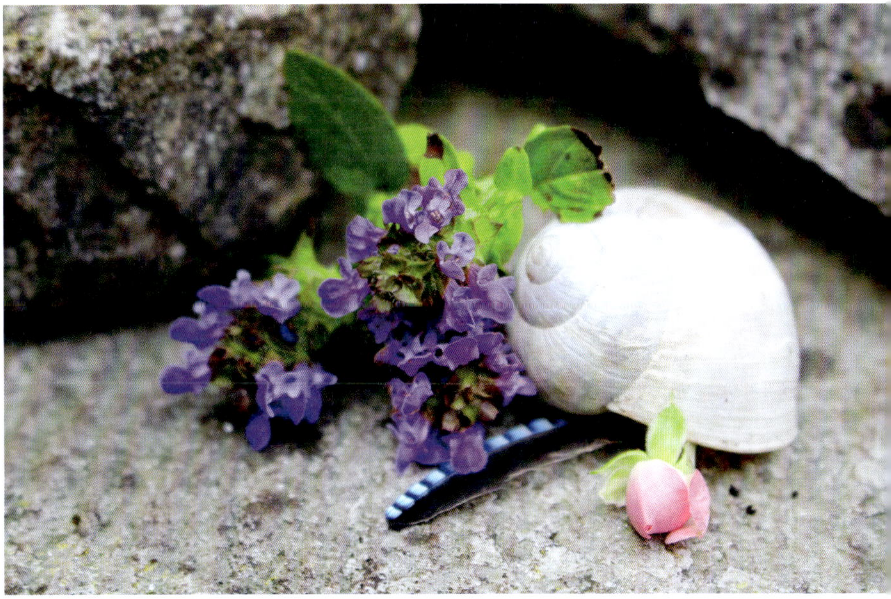

wollte einfach nicht herausgehen und ich schwitzte und keuchte und musste mich regelrecht plagen, bis ich sie endlich aus der Erde ziehen konnte. An der Erntestelle verlor ich dann auch noch meinen Hausschlüssel, sodass wirklich alles darauf hinwies, dass diese Wurzel einfach nicht von mir gegraben werden wollte.

Seither nehme ich mir immer besonders viel Zeit, um zu fühlen, welche Pflanze sich für mich tatsächlich zur Verfügung stellt. Auch in meinen Heilkräuterkursen gehört dies zu den allerersten Übungen und ich schule meine Teilnehmer regelrecht darin, dies konkret wahrzunehmen. Mittlerweile gelingt es mir auch sehr gut, dies vor Gruppen zu demonstrieren. Gerade für die Engelwurzernte wähle ich heute nur noch Plätze aus, an denen sehr viele Pflanzen wachsen. Bevor ich zeige, mit welcher Methode ich die Wurzel ernte, versuche ich zu erspüren, welche der Pflanzen sich zur Verfügung stellt. So gelingt es mir dann meist – zum Erstaunen meiner Teilnehmerinnen – eine Wurzel ohne jegliches Hilfsmittel aus der Erde zu ziehen, während einige andere Wurzeln rundherum ganz fest in der Erde verankert bleiben und ohne Schaufel niemals leicht zu graben wären. Genau dieses Hineinspüren dürfen oder müssen dann auch meine Teilnehmer lernen und üben, denn gerade dieses Spüren liegt mir in Zusammenhang mit der Pflanzenernte sehr am Herzen.

Meine eigenenErnterituale

Meine eigene Kräuterernte beginne immer damit, dass ich darum bitte, spüren zu dürfen, welche Pflanze sich für mein Anliegen zur Verfügung stellt. Natürlich versuche ich auch bei meinem Sammelspaziergang stark bei mir selbst zu sein und meinen heiligen Raum einzunehmen. Ich wandere tief versunken und tief verbunden mit den Kräften der Natur. Ich singe ein Lied für die Elemente, bitte meine Geistführer an meine Seite und öffne mich ganz weit dafür, die Pflanzenwesen spüren, sehen und hören zu dürfen.

Finde ich eine passende Pflanze, so nehme ich mir ausreichend Zeit. Ich begrüße sie, verbinde mich mit ihrer Geistebene und bitte darum, sie ernten zu dürfen. Oft erzähle ich ihr auch, warum ich sie benötige und erkläre ihr mein Anliegen. Erst, wenn ich wirklich sicher bin, dass diese Pflanze geerntet werden darf und will, nehme ich sie an mich. Meist pflücke ich sie mit meinen Fingern. Wenn dies nicht möglich ist, verwende ich eine kleine Kupfersichel. Zum Graben von Wurzeln nehme ich meine Reh- und Hirschgeweihe.

Besonders wichtig empfinde ich es, mich nach der Ernte zu bedanken und der Erde etwas zurückzugeben. Damit stelle ich ein Gleichgewicht zwischen Nehmen und Geben her, das gerade für den schamanischen Zugang zur Pflanzenwelt besonders bedeutend ist. In unserer westlichen Kultur haben wir längst vergessen, dass alles aus dem Gleichgewicht gerät, wenn das Nehmen überhandnimmt. Daher schenke ich sowohl der Pflanze als auch dem Pflanzengeist und Mutter Erde einen großen innerlichen Dank. Auch eine kleine Dankesgabe lasse ich dort, die sehr unterschiedlich ausfallen kann. Sie reicht vom gesprochenen Gebet, über ein gesungenes Lied, bis hin zu getrockneten Blüten, die ich an der Stelle ablege, wo ich geerntet habe. Manchmal räuchere ich oder gieße etwas Quellwasser über die Pflanze. Am liebsten verwende ich meine kleine Samenmischung, die ich beinahe immer bei mir trage. In einem kleinen Beutel bewahre ich Samen unterschiedlicher Pflanzen auf, die ich im Herbst einsammle. Diese streue ich bei meinen Ernten aus, denn dies ergibt für mich am meisten Sinn. Dort, wo ich Leben entnommen habe, gebe ich auch welches zurück.

Pflanzen verarbeiten

Das Verarbeiten von Heilpflanzen sollte in der pflanzenschamanischen Arbeit immer als Ritual gestaltet werden. Doch was bedeutet dies genau,

Die passende Heilpflanze finden

Bevor Sie eine Pflanze ernten, ist es wichtig, genau hinzufühlen, welche der Pflanzen sich dafür zur Verfügung stellt und auch geerntet werden will. Nehmen Sie sich Zeit, Ihr Anliegen zu formulieren und auszudrücken, welche Pflanze Sie benötigen. Bitten Sie innerlich darum, die richtige Heilpflanze wahrnehmen zu dürfen. Schließen Sie für einen kurzen Moment die Augen, nehmen Sie Ihren heiligen Raum ein, verbinden Sie sich mit dem Platz, an dem Sie sich befinden, den Kräften der Natur und ihren begleitenden Geistwesen. Wiederholen Sie die Bitte, erspüren zu dürfen, welche Heilpflanze von Ihnen geerntet werden will.

Dann öffnen Sie die Augen und gehen los. Sie werden sofort merken, dass viele der Pflanzen aus dieser Ausrichtung heraus nicht mehr interessant für Sie sein werden, während Sie andere regelrecht anziehen oder Ihnen plötzlich besonders auffallen. Zu diesen Pflanzen gehen Sie hin und spüren bei ihnen noch genauer nach. Fragen Sie innerlich, ob Sie ernten dürfen und erst, wenn Sie ein klares »Ja« wahrnehmen, beginnen Sie damit, Ihre Pflanzen an sich zu nehmen. Üben Sie so oft wie möglich. Schon bald werden Sie ganz schnell und ohne große Mühe ein gutes Gespür für Pflanzen bekommen haben und damit meist automatisch wissen, welche Sie ernten dürfen und welche nicht.

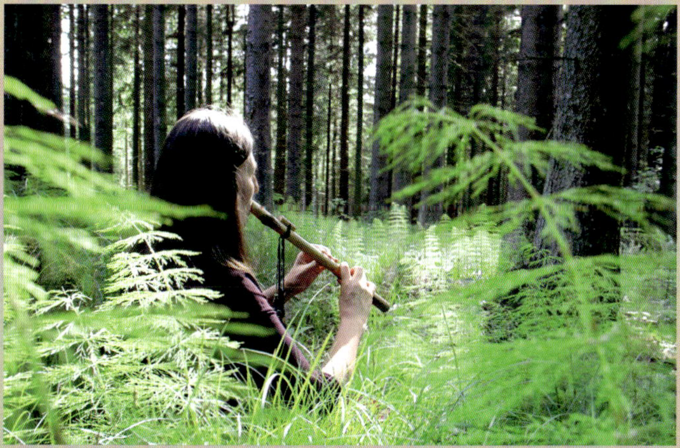

Flötenklänge können Ihre Suche unterstützen.

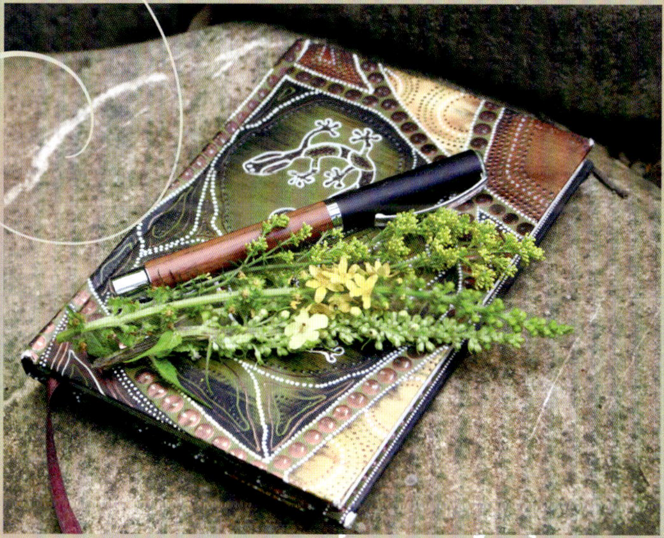

Halten Sie Ihre Botschaften gleich fest – so gerät nichts in Vergessenheit.

Ein eigenes Ernteritual schaffen

Nehmen Sie sich bewusst Zeit, um draußen in der Natur in einer stillen Meditation Ihr eigenes Ernteritual zu finden. Setzen Sie sich an einen Ihrer Kraftplätze, verbinden Sie sich mit Ihren begleitenden Geistwesen, den Elementen und mit Mutter Erde und Vater Himmel. Atmen Sie ruhig und stellen Sie sich innerlich die Frage, wie Ihr persönliches Ernteritual aussieht. Welches Werkzeug sollen Sie dafür verwenden? Wie sollen Sie mit der Pflanze umgehen? Was machen Sie am besten, bevor Sie Ihre Pflanze ernten? Und wie sieht Ihr Dank an Mutter Erde aus?

Begeben Sie sich mit diesen Fragen in einen tiefen Meditationszustand und lassen Sie Bilder und Antworten entstehen. Beobachten Sie sich in dieser Meditation, wie Sie einer Pflanze begegnen, auf welche Art Sie diese begrüßen und sie fragen, womit Sie ihre Wurzel ausgraben oder ihr Kraut an sich nehmen dürfen. Versuchen Sie zu spüren und zu erkennen, wie Ihr persönlicher Dank an Mutter Erde aussieht. Schreiben Sie am Ende die erhaltenen Botschaften in ein Buch. Sie können die Suche nach Ihrem persönlichen Ritual auch ohne Weiteres in eine schamanische Reise einbetten.

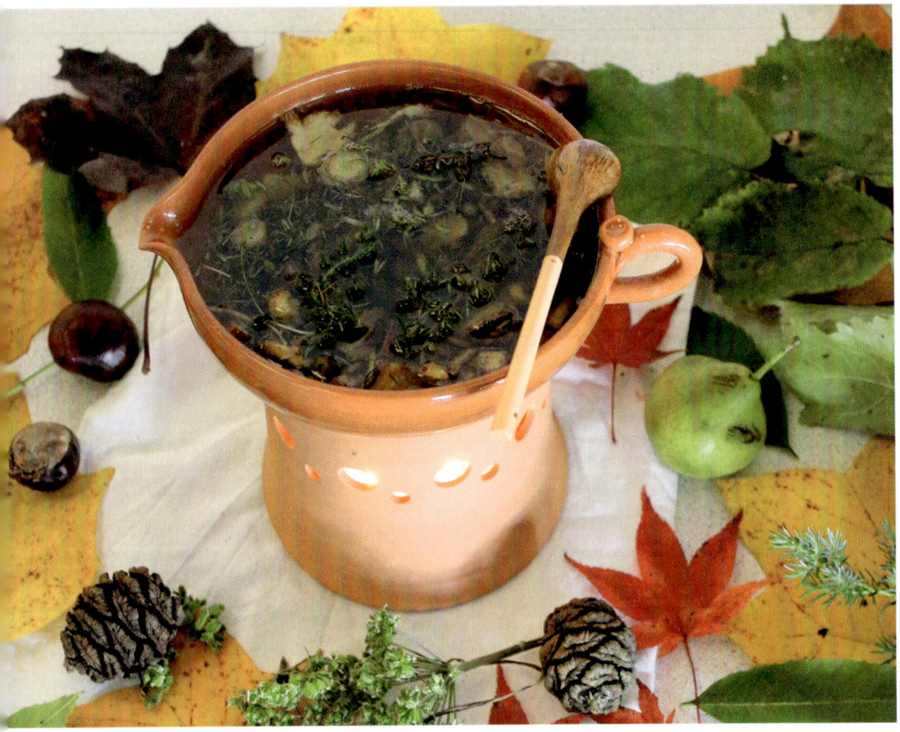

▲ *Suchen Sie sich für die Zubereitung Ihrer Salbe, Tinkturen und Räucherungen einen festen Platz, der zum Ritual immer dazugehört.*

wenn man die Herstellung von Tinkturen, Pflanzenölen, Verreibungen, Räucherungen und Heilsalben rituell gestaltet? Wie kann man selbst Rituale rund um die Herstellung von Heilmitteln durchführen? Für mich beginnt das Ritual der Herstellung immer damit, meine innere Ausrichtung einzunehmen und mich sowohl an die Kräfte von Himmel und Erde als auch an die Kräfte meiner begleitenden Geist- und Helferwesen anzubinden. Diese rufe ich ganz bewusst an und bitte sie um ihre Unterstützung und darum, die Heilkräfte zusätzlich zu verstärken.

Selbstverständlich werden – wie bei jedem Ritual – auch die Elemente Feuer, Wasser, Erde und Luft eingeladen, um unterstützend mitzuwirken. Am wichtigsten erscheint es mir, den Geist der Pflanze miteinzuladen und ihn von ganzem Herzen zu bitten, seine Heilwirkung für dieses Heilmittel zur Verfügung zu stellen. Solange ich mit der Herstellung beschäftigt bin, bleibe ich in einem ganz innigen Kontakt mit dem Geistwesen der Pflanze. Ich bin dabei zutiefst in mich versunken, singe, töne oder spreche Segen und Gebete. Oft falle ich dabei sogar in eine leichte Trance. Nicht selten verwende ich auch meine Trommel oder die Rassel, um noch einmal in einen tiefen Kontakt mit dem Pflanzenwesen zu kommen.

Dieses Ritual ist letztendlich ein Bündeln der Aufmerksamkeit und der Energien und ein sehr bewusstes Handeln, das niemals nebenbei durchgeführt werden sollte, sondern stets ganz bewusst geschehen muss. Auch der Platz der Herstellung und später der Aufbewahrung, wird extra dafür ausgewählt und gestaltet. Oft stehen meine Tinkturen und Öle für einige Tage auf dem hauseigenen Altar. Im Garten gibt es ebenfalls einen kleinen Kraftplatz, an dem die Heilmittel für bestimmte Zeit stehen, z. B. in Vollmondnächten. Manchmal schmücke ich den Platz, in dem ich aus Naturmaterialien ein Mandala lege oder die Himmelsrichtungen und Elemente mit passenden Symbolen versehe. Selbstverständlich verwende ich nur spezielle Messer, Mörser und Kochlöffel, die zuvor für diese Arbeit geweiht wurden.

Vielleicht möchten auch Sie Ihre Pflanzenheilmittel in Zukunft noch bewusster und achtsamer herstellen. Beginnen Sie damit, sich Materialien zuzulegen, die Sie gerade für diese Arbeit segnen und weihen. Beispielsweise einen Holzlöffel, mit dem Sie immer wieder Salben rühren, einen ganz bestimmten Salbentopf, in dem Sie jede Ihrer Salben köcheln, oder vielleicht ein magischer Stab, mit dem Sie beständig rühren. Gestalten Sie einen Platz, an dem sie ungestört arbeiten, Ihre Kraftobjekte integrieren oder einen kleinen Altar aufbauen können. Richten Sie bei jeder Form der Herstellung Ihrer Heilmittel Ihre Energien für diese Arbeit konkret aus. Heilarbeit ist auch immer Energiearbeit. In unserem Zusammenhang ist es bedeutend, die Energien stark zu bündeln, damit sie sich im Heilmittel sammeln können. Gerade hier gren-

Medizinwanderung

Beginnen Sie Ihren Tag der Medizinwanderung, indem Sie sich ganz auf Ihr Thema einstellen, für das sie eine Lösung erbitten. Formulieren Sie Ihr Anliegen und werden Sie sich vollkommen klar darüber, worum es für Sie in dieser Wanderung geht. Packen Sie einen Rucksack mit Trinkflasche und Sitzgelegenheit. Auf Nahrung sollten Sie an solchen Tagen verzichten, damit Körper und Seele völlig unbelastet an diesen Tag herangehen können. Wählen Sie eine passende Wegstrecke oder einen Ort, der Ihnen für dieses Vorhaben stimmig erscheint. Die Wegstrecke selbst muss nicht lange sein, aber sie sollte ermöglichen, dass Sie einen ganzen Tag ungestört in der Natur verbringen können.

Beginnen Sie Ihren Heilungstag damit, dass Sie sich einen Platz suchen, wo Sie sich hinsetzen oder hinlegen können. Werden Sie dort ruhig und nehmen Sie Ihren eigenen, heiligen Raum ein. Denken Sie ganz bewusst an Ihr heutiges Heilungsthema, welches entweder eine körperliche oder eine seelischen Beschwerde betrifft.

Bitten Sie darum, dass Sie Heilung erfahren dürfen. Bitten Sie um Hilfe aus dem Reich der Natur und vor allem von einer Pflanze. Dann lassen Sie vorerst Ihre Gedanken wieder los und beginnen damit, Ihren Weg zu gehen. Planen Sie nicht genau, wohin er Sie führt, sondern lassen Sie sich führen. Nehmen Sie die Natur mit allen Sinnen wahr, machen Sie Pausen, rasten Sie, spüren Sie und »lassen Sie sich gehen«. Es geht um Ihre Heilung und um Hilfestellung aus der Natur. Genau darauf stellen Sie sich ein, mit jedem Schritt mehr. Bitten Sie immer wieder um Hilfe aus dem Reich der Pflanzen. Bitten Sie auch darum, die Pflanzen zu erkennen, die Ihnen Hilfe bieten.

Irgendwann spüren Sie, wie eine Pflanze mit Ihnen in Kontakt tritt, Ihnen besonders auffällt oder Sie spüren, wie Sie von ihr beinah angezogen werden. Gehen Sie zu dieser Pflanze hin und Ihr Heilungsritual beginnt. Begrüßen Sie die Pflanze und nehmen Sie neben ihr Platz. Gerne können Sie eine kleine Dankesgabe ablegen, bevor Sie zu erzählen beginnen, was Ihr Anliegen bzw. Ihre Beschwerde ist. Treten Sie ein in eine Meditation, Pflanzenkommunikation oder

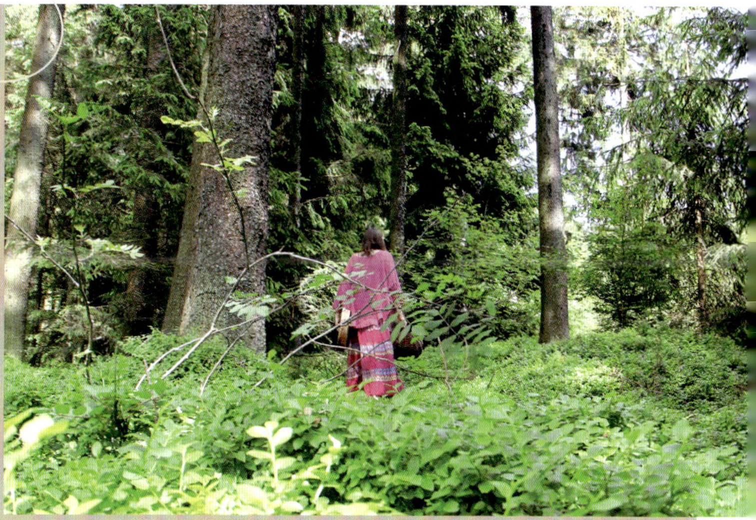

Nehmen Sie sich einen ganzen Tag nur für sich Zeit.

nehmen Sie eine schamanische Reise auf. Nehmen Sie die Informationen und Botschaften der Pflanze wahr. Oft hilft sie dabei, die Ursache Ihrer Krankheit oder Ihres Problems zu erkennen. Sie teilt Ihnen auch manchmal mit, welche Umstände dazu geführt haben. Manchmal werden Sie Rezepte oder Ideen erhalten, wie sie zu Heilungszwecken genutzt werden kann. Diese Botschaften sind sehr unterschiedlich und sehr vielfältig, meistens auch sehr persönlich. Lassen Sie sich darauf ein und vertrauen Sie darauf, dass es der Geist der Pflanze und der Spirit der Natur sind, die Sie hier begleiten und unterstützen. Nehmen Sie sich sehr viel Zeit für diese Begegnung und spüren Sie beständig in sich hinein.

Was verändert sich? Was dürfen Sie erkennen und verstehen? Wie wirkt die Pflanze auf Sie? Sie werden es spüren, wenn die Kommunikation und Heilung zum Ende kommt. Bedanken Sie sich dann bei der Pflanzenwesenheit, dem Platz und allen anwesenden Geistwesen. Nachdem Sie Ihre Dankesgabe überreicht haben, können Sie sich auf den Heimweg machen. Der kann Ihnen noch einmal aufzeigen, wie Ihr heiler Lebensweg ab nun aussieht. Nehmen Sie dafür alle Botschaften und Informationen der Natur wahr. Beenden Sie diesen Tag, indem Sie zu Ihrem Kraftplatz zurückkehren und dort alle Botschaften und Informationen des Tages ausklingen lassen und integrieren.

zen sich Pflanzenschamanen besonders stark von anderen Heilkräuterkundigen ab, die oft davon ausgehen, dass nur die Inhaltsstoffe einer Pflanze für die spätere Heilwirkung verantwortlich sind. Pflanzenschamanen dagegen integrieren die Heilkraft des Pflanzenwesens und damit das gesamte Spektrum der feinstofflichen Wirkweise einer Pflanze. Da diese Pflanzenseele eine lebendige Wesenheit ist, muss bei der Herstellung mit dem Geistwesen beständig kommuniziert werden. Das konkrete Tun ist ebenfalls eine magische Handlung. Darum ist es unglaublich bedeutsam, die Energien ganz bewusst zu lenken. Beim Rühren einer Salbe werden zusätzlich deren Heilkräfte hineingebetet oder gesungen. Während des Schüttelns einer Tinktur wird deren Energie verstärkt. Mit der Herstellung einer Räucherung kommt selbstverständlich auch noch die Kraft des Mörserns als zusätzliche Energie mit hinein. Herstellung und Verarbeitung von Heilmitteln sind in der pflanzenschamanischen Arbeit sehr bewusste Tätigkeiten, bei denen Sie die Verbindung zu den Pflanzenwesen verstärken und Energien und Aufmerksamkeit bündeln.

Medizinwanderung zu einer Heilpflanze

Die bewusste Begegnung mit Pflanzen, draußen in der Natur, ist für mich ein ganz wesentlicher Aspekt der pflanzenschamanischen Arbeit. Immer wieder gehe ich selbst auf Pflanzenmedizinwanderung, wenn ich in meinem Leben an einen Punkt komme, wo ich Hilfe für ein körperliches oder seelisches Problem benötige. Für mich ist es eine der schönsten und tiefsten Formen der Heilung. Vielleicht auch deshalb, weil ich so sehr mit der Natur und vor allem mit unseren heimischen Pflanzen in Verbindung stehe.

Unter einer Pflanzenmedizinwanderung verstehe ich eine ganztägige Auszeit in der Natur, die mich zu einer Pflanze führt, welche mich in meiner persönlichen Heilung unterstützt. Das Thema, das ich lösen möchte, bekommt dabei viel Raum und Zeit und ich kann mich vollständig darauf einlassen. Ein heilsamer Kontakt mit einem Pflanzenwesen steht im Mittelpunkt dieser Wanderung, obwohl der gesamte Tag eine tiefe Verbindung zur Natur ermöglicht und auch dadurch Heilung bewirken kann.

Natürlich werden wir bei so einer Wanderung auch von vielen andere Kräfte beeinflusst. Von den bereits beschriebenen Terpenen, die auf körperlicher Ebene heilsam wirken, bis hin zu Naturwesen und den Kräften von Bäumen, Plätzen und Orten, können viele unterschiedliche Energien Heilung bewirken und von uns wahrgenommen werden. Zudem führen diese Wanderungen in einen tiefen Kontakt mit uns selbst, sodass es oftmals ermöglicht wird, das Thema hinter der Krankheit oder der seelischen Beschwerde zu erkennen. Derartige Wanderungen werden damit meist zu sehr umfangreichen und tiefen Heilerfahrungen.

Meine persönliche Erfahrung

Zu meinen Aufgaben gehört es manchmal, mich für andere Menschen auf Medizinwanderung zu begeben, geeignete Pflanzenmedizin zu sammeln und herzustellen. Dies ist eine ganz wundervolle Tätigkeit. Die hergestellte Medizin wirkt sehr stark, da ich sie ganz individuell auf die betroffene Person abstimme. Ich beginne meinen Weg, indem ich ganz intensiv an die Person denke, die mir den Auftrag gab. Ich formuliere innerlich die Beschwerde, für die ich mich auf die Suche nach passenden Heilpflanzen begebe und bitte dann darum, dass sich die Pflanzenwesen mit mir in Verbindung setzen. Selbstverständlich kenne ich viele der heilenden Pflanzen, und dennoch sind es bei solchen Wanderungen immer ganz spezielle Pflanzen, die ihre Hilfe zur Verfügung stellen. Manchmal kombiniere ich sie ganz anders, als ich es alleine durch mein »Kopfwissen« machen würde. So folge ich bei meinen Medizinwanderungen meinen Seelenspu-

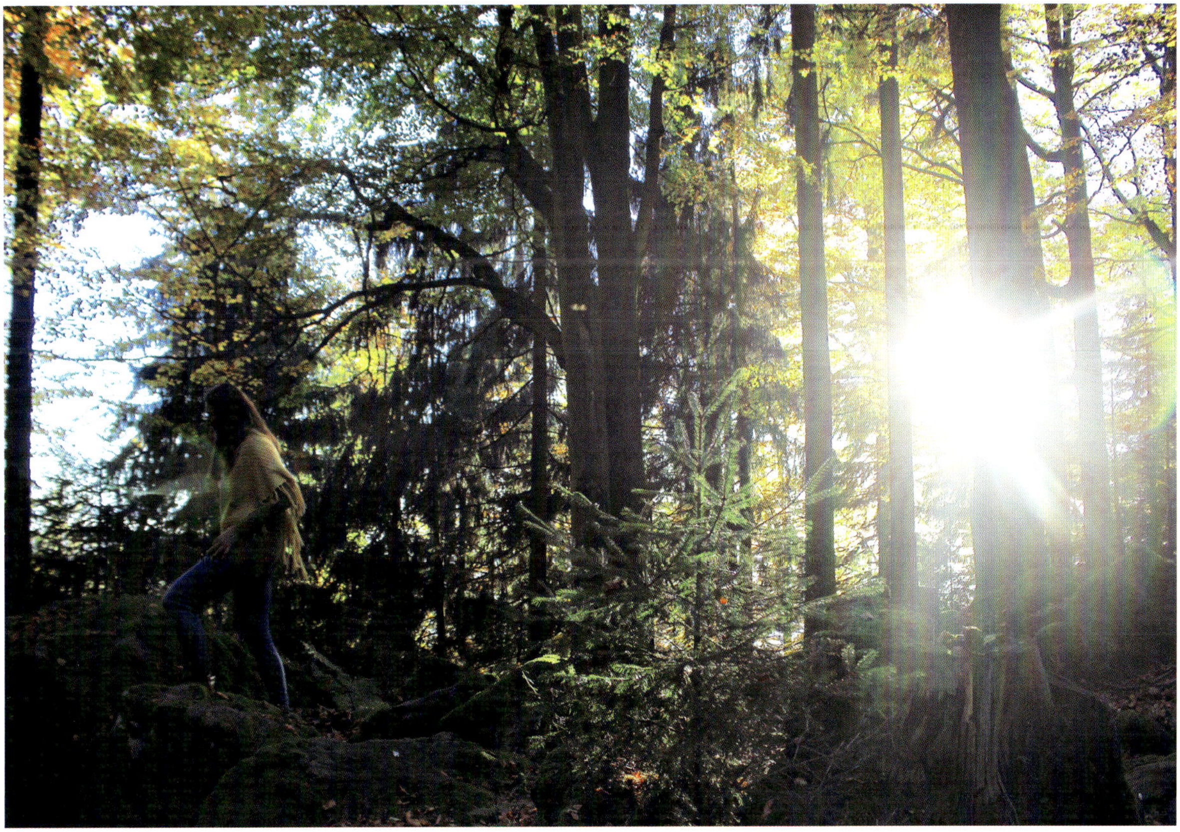

◄ *Bevor Sie die Medizinwanderung antreten, formulieren Sie Ihr Thema für sich. Dann kann die Suche beginnen.*

ren der Pflanzenschamanin, die ihrem tiefen, inneren Gefühl vertraut.

Eines Tages machte ich mich auf die Suche nach Herzpflanzen für eine Freundin, die plötzlich Herzbeschwerden bekommen hatte, für die der Arzt keine Ursache fand. Ihr Herz stolperte und schmerzte – kein Medikament half. Ich spazierte los und stellte mich ganz auf meine Freundin ein. Ich kam dabei an einem Weißdorn vorbei, der gerade die ersten grünen Blätter hervorgebracht hatte. Ich ging diesen Weg sehr oft, aber noch nie ist mir aufgefallen, dass mitten in diesem Weißdorn eine Mistel wohnt. Warum hatte ich diese Mistel noch nie bemerkt?

Sofort wusste ich, dass ich sowohl mit dem Weißdorn als auch mit der Mistel die passende Medizin gefunden hatte. Ich verband mich innerlich mit den Pflanzen, erzählte ihnen, wofür ich ihre Heilkräfte benötigen würde und bat dann darum, etwas von ihnen ernten und verwenden zu dürfen. Tatsächlich konnte ich dann ganz leicht einige Blätter und einen Teil der Mistel ernten.

Ich bedankte mich bei diesen großen Heilern und ging mit meinem Fund nach Hause, wo ich in tiefer Dankbarkeit und Verbundenheit mit den Pflanzengeistern eine Tinktur herstellte. Ich sprach dabei Worte für ein heiles Herz, sang meine Lieder, räucherte und stellte die Weißdorn-Mistel-Tinktur dann für vier Wochen auf meinen Altar. Danach übergab ich sie meiner Freundin, deren Beschwerden durch die Einnahme langsam spürbar nachließen.

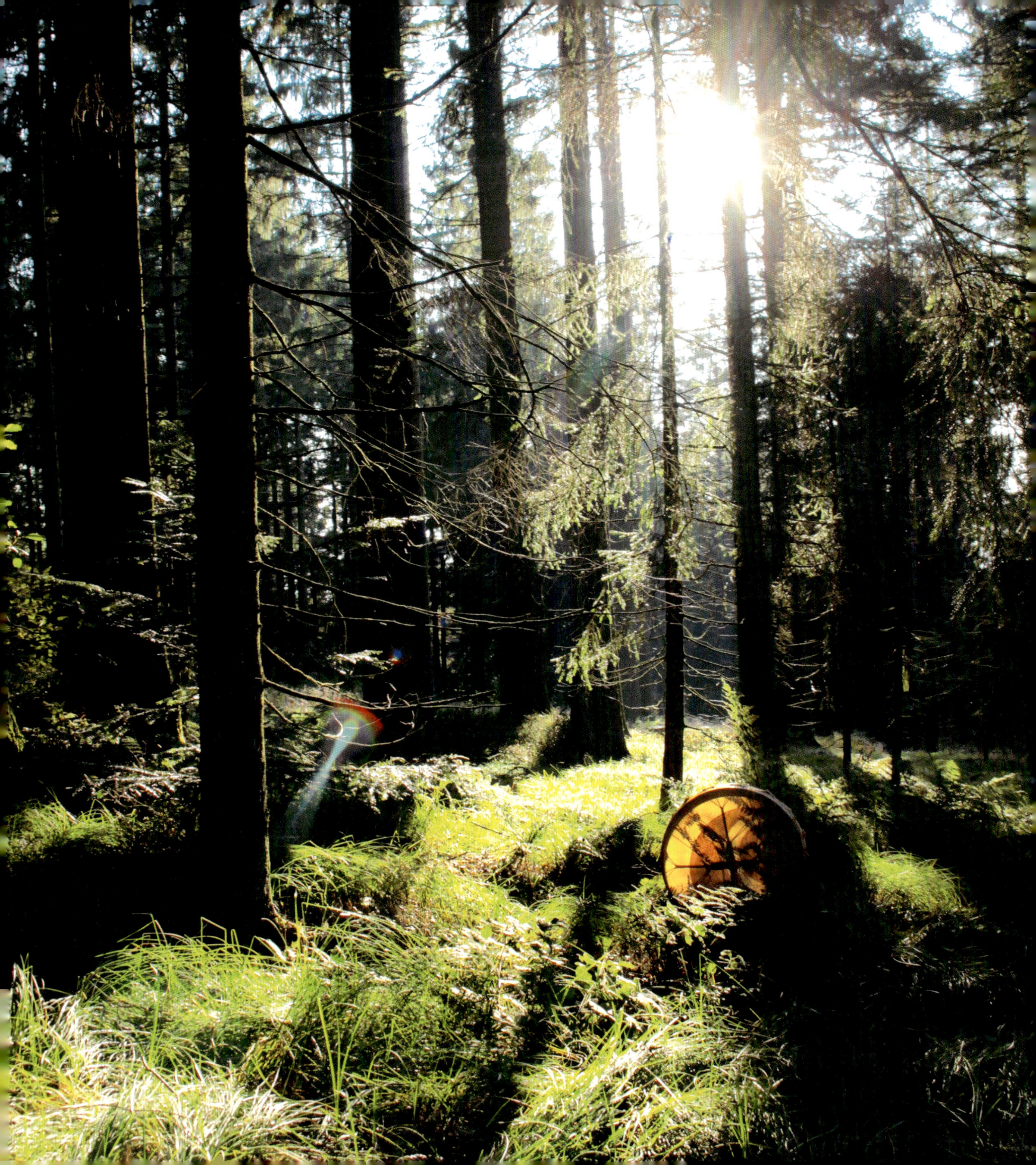

BEGEGNUNGEN
mit meinen Pflanzenverbündeten

Um Ihnen ein Gefühl und Verständnis dafür zu vermitteln, wie pflanzenschamanische Arbeit in der Praxis aussehen kann, stelle ich Ihnen in diesem Kapitel einige meiner Pflanzenverbündeten vor und beschreibe für Sie, wie ich mit ihnen arbeite. Ihre Pflanzengeistwesen sind mir sehr vertraut und ich habe eine tiefe und innige Verbindung zu ihnen. Es handelt sich dabei keineswegs um besondere Pflanzen oder um Gift- oder Hexenpflanzen. Es sind zum Großteil ganz gewöhnliche Pflanzen, die Sie auch in Ihrer direkten Umgebung finden. Ich möchte Ihnen von meinen eigenen Erfahrungen und Erlebnissen berichten und ungewohnte, vielleicht sogar völlig neue Ideen vorstellen.

Ich durfte in den vergangenen Jahren so viele positive und heilsame Momente in meiner Arbeit mit Pflanzenwesen erleben, dass ich diese nun gerne teile. Auf den ersten Blick erscheinen die Übungen und Rituale vielleicht schwer zu greifen, doch gerade darin liegt der schamanische Zugang zur Welt unserer Heilpflanzen. Wir betreten die nicht sichtbare und nicht greifbare Zwischenebene und erleben dadurch die Geist- und Seelenebene allen Lebens. Nicht die Inhaltsstoffe einer Pflanze entfalten dabei ihre Wirksamkeit, sondern vor allem ihre Feinstofflichkeit und ihr Seelenwesen. Jede einzelne Pflanze bringt damit eine eigene Botschaft und Energie mit, und ihr Pflanzenwesen zeichnet sich durch ihre persönliche und einzigartige Heilkraft aus. Durch die vorgestellten Zugänge öffnen sich daher völlig neue Sichtweisen und Möglichkeiten. Lassen Sie sich darauf ein! Beginnen Sie mit den Geistebenen unserer Heilpflanzen zu kommunizieren und auch zu heilen. Nehmen Sie sich dafür ausreichend Zeit und kommen Sie den Pflanzen wirklich nahe. Diese Arbeit sollte nicht schnell und oberflächlich »abgehandelt« werden, sondern Sie dazu auffordern, in die Tiefe zu gehen.

Ich werde Ihnen im Folgenden zeigen, wie Sie die Pflanzen in Ihren Alltag integrieren können. Wenn ich selbst mit einer Pflanze arbeite und Ihrem Geistwesen wirklich nahekommen möchte, begegne ich ihr meist über mehrere Wochen auf vielen unterschiedlichen Ebenen. Ich räuchere mit ihr, rauche sie auch manchmal, ich bade in ihr, ich nehme sie innerlich ein und ich salbe mich mit ihr. Damit spüre und erfahre ich ihre gesamte Kraft und Energie auf vielfältige Weise. Natürlich gehe ich auch hinaus in die Natur, um meinen Pflanzen zu begegnen. Ich nehme sie bewusst mit allen Sinnen wahr, reise schamanisch zu ihren Pflanzengeistwesen und meditiere an ihrer Seite. Durch

◄ Wann immer ich Rat, Hilfe und Heilung suche, verbinde ich mich mit meinen Pflanzenverbündeten.

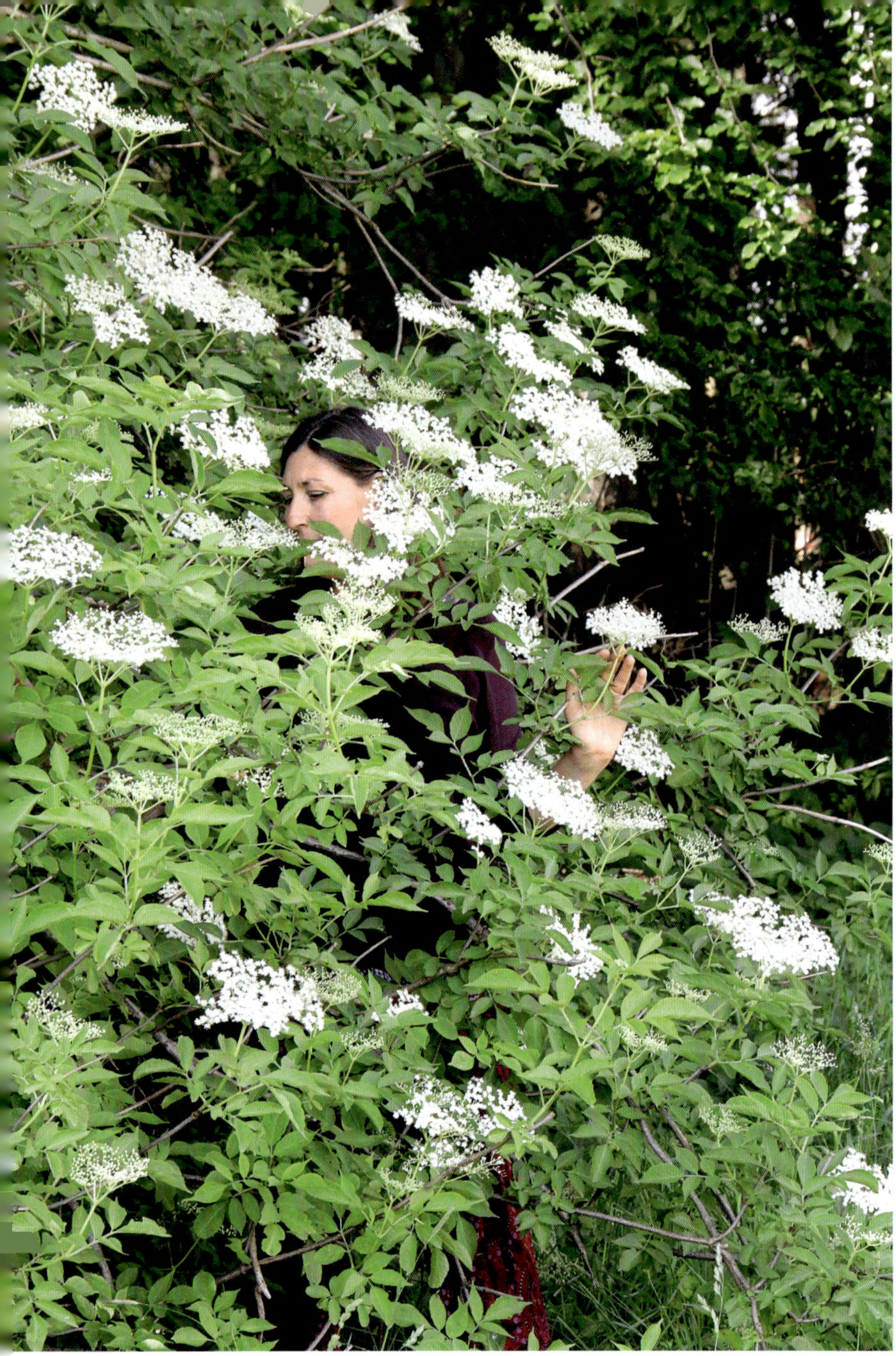

▲ *So wie ich meine ganz persönlichen Erfahrungen gemacht habe, so werden auch Ihre ganz individuell sein – probieren Sie es aus!*

diese Herangehensweisen habe ich einen sehr intensiven und innigen Kontakt zu den beschriebenen Pflanzen erlangt, aus dem viele meiner Ideen, Übungen und Rituale entstanden sind. Ich kann Ihnen versichern, dass auch Sie wunderbare Erfahrungen machen werden, wenn Sie von den Pflanzen selbst lernen, ihren Geistwesen begegnen und ihre Heilkraft auf feinstofflicher Ebene nutzen. Ich werde Ihnen im Folgenden zahlreiche Anleitungen und persönliche Erfahrungen beschreiben. Ich wünsche Ihnen jedoch, dass Sie auch Ihre eigenen Erfahrungen sammeln. Denn niemals kann aus einem Buch gelernt werden, was nur inmitten der Natur und im direkten Kontakt mit den Pflanzen erfahren werden kann. Nutzen Sie dieses Buch als Inspiration.

Anwendungen

Heilsalbe – Über die Haut aufnehmen

Um eine Heilsalbe herzustellen geben Sie frisches oder getrocknetes Pflanzenmaterial in ein gutes Trägeröl. Die Mischung wird dann entweder über mehrere Wochen lang kalt ausgezogen oder über mehrere Stunden oder sogar Tage erwärmt. Das Ziel ist, dass die Inhaltsstoffe der Pflanze dabei auf das Öl übergehen. Den fertigen Ölauszug erwärmen Sie am Ende und reichern ihn mit Bienenwachs im Verhältnis 10:1 an. Sobald sich das Wachs im warmen Öl aufgelöst hat, können Sie die Salbe abfüllen.

Mit Ausnahme der Sonnen- und Sommerpflanzen, die für einen starken Ölauszug auch die Kraft der Sonne benötigen und daher über mehrere Wochen auf das sonnige Fensterbrett gestellt werden, erzeuge ich alle meine Salben in einem getöpferten Salbenofen und damit in einem Warmauszug. Dieser Ofen ermöglicht eine gleichmäßige Erwärmung. Da die Wärmequelle aus Teelichtern besteht, kann ich meine Salben auch draußen in der Natur herstellen. Für mich ist mein Salbenofen ein eigenes Kraftobjekt meiner Arbeit geworden. Die fertigen Heilsalben trage ich dann über mehrere Wochen regelmäßig auf. Dadurch spüre ich ihre Wirkung und Kraft und bin beständig mit dem verwendeten Pflanzenwesen verbunden. Am liebsten trage ich sie am Herzen auf, am Handgelenk, im Nacken oder auf den Fußsohlen. Ihre Inhaltsstoffe,

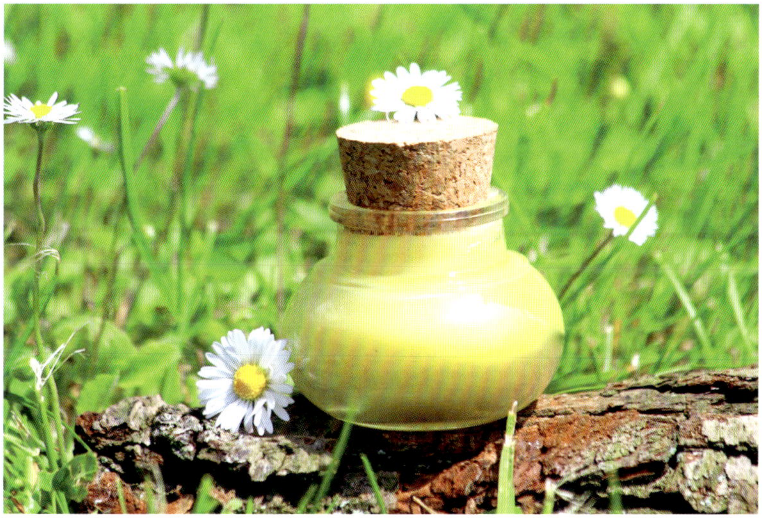

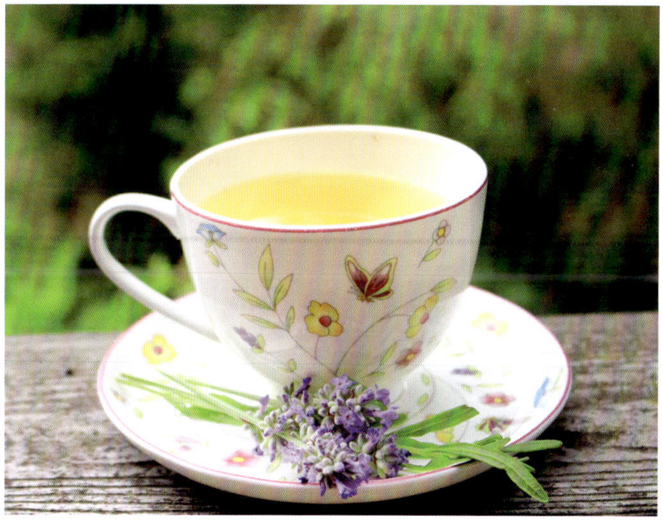

◄ *Die Heilsalben sind im Tiegel mehrere Monate haltbar.*

▲ *Tee ganz bewusst zu sich nehmen kann in die Tagesroutine eingebunden werden.*

aber auch ihre energetischen Wirkkräfte werden dabei über die Haut aufgenommen. Sie können bei dieser Anwendungsform bewusst ausprobieren und wahrnehmen, wie die Pflanze über eine Salbe auf Sie Einfluss nimmt.

Pflanzentee – von innen stärken

Das Trinken von Kräutertee ist in unserer Volksheilkunde zutiefst verankert. Wolf-Dieter Storl schreibt in seinen Büchern immer wieder, dass drei Tassen Tee – morgens, mittags und abends – zu den wichtigsten heimischen Heilanwendungen von Pflanzen zählten. Die magische Zahl Drei scheint dabei von großer Bedeutung zu sein. So viel wie man mit den drei Fingern Daumen, Zeigefinger und Mittelfinger an getrocknetem Kraut greifen kann, stellt die richtige Menge für eine Tasse dar.

Dreimal wurde der Tee oft aufgebrüht und dreimal täglich wurde er getrunken. Tatsächlich sollte die Zahl drei dabei bewirken, dass die Heilkraft des Krautes damit sowohl auf körperlicher als auch auf geistiger und ätherischer Ebene wirksam wird. Manche Segenssprüche werden auch mit der Zahl drei in Zusammenhang gebracht. »Heile, heile Segen, drei Tage Regen, drei Tage Sonnenschein und es wird schon heile sein«. Somit entdecken wir beim Teetrinken die starke Heilkraft der Zahl drei.

Auch der bedeutende Zusammenhang mit dem Wasser wird wiederentdeckt. Zum einen weiß man mittlerweile, dass der Mensch zu über 70 % aus Wasser besteht und zum anderen konnte man in den letzten Jahren beweisen, dass Wasser ein bedeutender Schwingungsträger ist und damit auch die energetische Wirkweise einer Pflanze transportieren kann. Im Tee vereint sich daher die Heilwirkung einer Pflanze mit ihrer feinstofflichen Schwingungsebene. Wird dieser Tee bewusst aufgebrüht und während der magischen Tageszeiten (Morgendämmerung, Mittagssonne, Abenddämmerung), welche Toröffnungen in die anderen Welten darstellen, getrunken, werden seine Kräfte auf mehreren Ebenen frei. Wollen Sie sich einer Ihrer Pflanzen tatsächlich intensiv nähern, dann trinken Sie täglich drei Tassen Tee von ihr. Verbinden Sie sich dabei mit ihrem Geistwesen und bitten Sie darum, den Pflanzengeist und die gesamte Heilkraft der Pflanze intensiv wahrnehmen zu dürfen. Gestalten Sie am besten Ihre ganz eigene Teezeremonie.

Wohltuende Bäder und Schwitzhütten

Die heilsamen Kräfte von Kräuterbädern und Anwendungen, die das Schwitzen hervorrufen, sind bis heute im Schamanismus bekannt und konnten sich in Form der Saunakultur auch in unserer heutigen Zeit etablieren. Sie wurden sicher bereits vor Jahrtausenden genutzt: In verschlossenen, meist sehr engen Räumen, Erdkammern oder kleinen Höhlen wurden heiße Steine platziert und mit Wasser und Kräuteraufgüssen übergossen. Dadurch stieg Dampf auf, der oft von zusätzlich aufgelegten Kräutern und Harzen noch einmal verstärkt wurde.

Die Menschen begannen zu schwitzen, atmeten gleichzeitig die heilsamen Düfte ein und zelebrierten dabei ihre heilenden Rituale. Dampfbäder, Schwitzstuben und Schwitzglocken waren bis ins Mittelalter hinein bekannt und sehr beliebt. Das »Baden« hatte im Leben unserer Ahnen ebenfalls sehr große Bedeutung und erlangte zur Zeit der Badehäuser hohes Ansehen. Die ersten Bäder wurden sehr wahrscheinlich auch mit heißen Steinen erwärmt und erst später in warme Stuben hinein verlegt.

Badereien wurden das gesamte zweite Jahrtausend nach Christi Geburt gerne genutzt und gehörten zu den gesellschaftlichen Ereignissen der damaligen Zeit. Gebadet wurde zum Frühlingsbeginn, wo erneuernde Bäder zelebriert wurden, aber auch zum Maienfest, wo mithilfe von aphrodisierenden und halluzinogen wirksamen Pflanzen das sexuelle, ekstatische Erleben forciert wurde. Auch das Johannisbad zur Sommersonnenwende war lange Zeit bekannt, während Bäder im Herbst und im Winter eher unbeliebt waren. Zu gefährlich waren diese wohl in der kalten Jahreszeit, weil im Winter die Gefahr der Erkältung einfach zu groß war. Besonders beliebt waren Bäder in Berufskräutern, die jegliche Art von »Berufungen«, so wie man Verwünschungen oder Flüche früher nannte, abwenden konnten. Man kannte zudem heilende Bäder, Reinigungsbäder oder stärkende Bäder. Kurzum: Das Baden war bedeutender Teil unserer Volksheilkunde.

Ich selbst liebe Bäder, Saunen und Schwitzhütten und konnte dabei oft die Wirksamkeit einer Pflanze besonders deutlich wahrnehmen. Die gesamte Kraft der Pflanze wird dabei über die Haut und die Atemwege aufgenommen. Die Poren der Haut öffnen sich, man wird innerlich ruhig und kann in diesem tiefen Entspannungszustand in einen intensiven Kontakt mit der Pflanzenwesenheit kommen. Kochen Sie für Ihr Kräuterbad zwei bis drei Handvoll getrocknetes oder frisches Kraut auf. Lassen Sie den Aufguss etwa eine Viertelstunde lang ziehen und geben Sie diesen ins Badewasser.

Das Bad sollte zumindest eine halbe Stunde lang dauern. Bitten Sie dabei um einen Kontakt zur Pflanzenwesenheit oder um ihre Wirksamkeit bzw. um Heilung, wenn Sie eine Beschwerde oder ein Bedürfnis haben. Wenn Sie eine eigene Sauna haben, können Sie natürlich auch mit Kräutertees aufgießen und dadurch in den Genuss des Dampfes kommen. In der Schwitzhütte ist es bis heute üblich, getrocknete oder frische Pflanzen auf die heißen Steine zu legen, sodass deren Pflanzengeistwesen frei werden können. In den speziellen Pflanzenschwitzhütten der damaligen Zeit erkenne ich heilende Rituale der Zukunft.

Räucherung – eine uralte Tradition

Oft wird behauptet, dass Räuchern die älteste schamanische Praktik sei. Es ist wahrscheinlich, dass tatsächlich seit Anbeginn der Menschheit geräuchert wurde. Die Steinzeitmenschen waren mit den Pflanzen und ihren Wesenheiten noch zutiefst verbunden und spürten und nutzten deren Kraft und Wirksamkeiten intuitiv. Sie wussten, welche Pflanze wofür half und begannen wahrscheinlich sehr früh damit, diese Pflanzen ins Feuer zu werfen oder auf heiße Kohlen und Steine zu legen. Über die Jahrhunderte wurde zu unterschiedlichen Anlässen geräuchert. Mit dem Rauch der Pflanzen verbesserte man die Raumluft, reinigte und des-

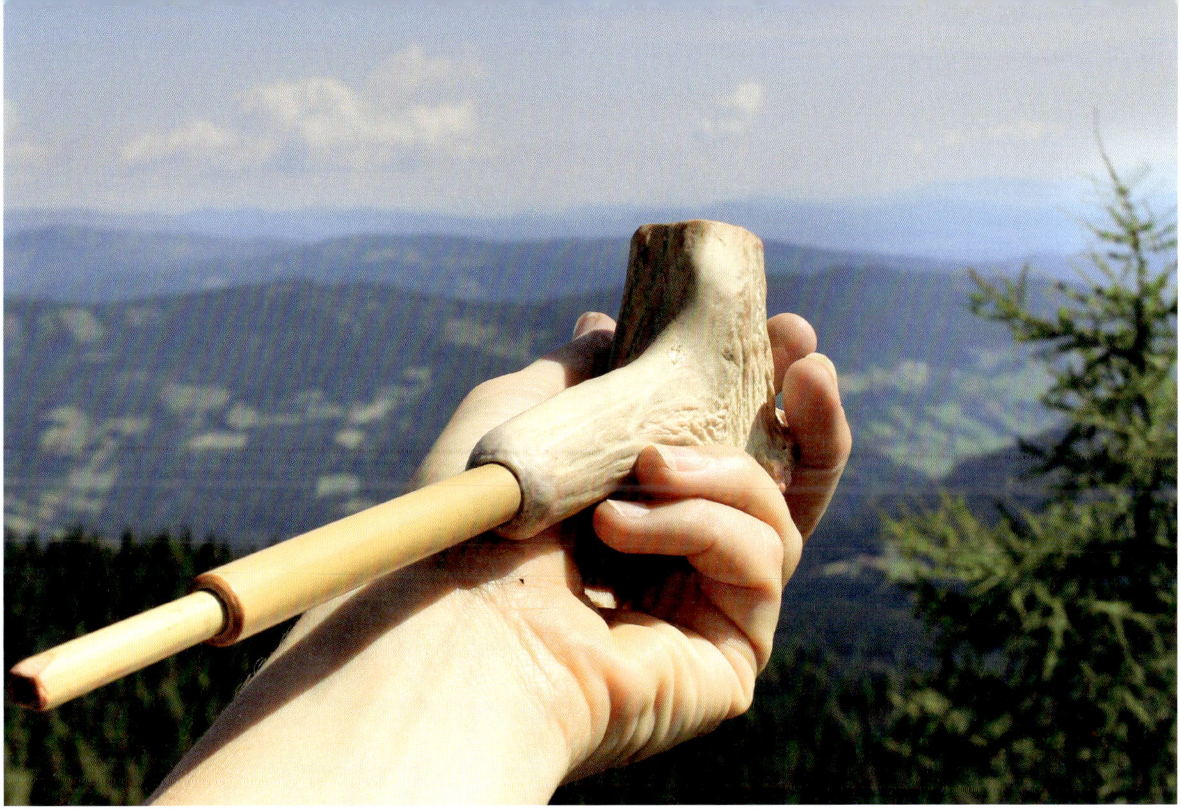

◄ *Die Friedenspfeife – auch für Nichtraucher geeignet und ein besonderes Ritual.*

infizierte Kleidungsstücke, wendete Krankheiten abund baute Schutz auf. Geistwesen wurden abgehalten, Gottheiten angerufen.

Während der Rituale wurden die Tore zu den anderen Welten geöffnet. Es ist nicht verwunderlich, dass Räuchern bis heute zutiefst in unserer Volksheilkunde verankert ist. Zu den Rauhnächten sind die alten Räucherbrauchtümer nie vollständig ausgestorben. Das Interesse am Räuchern ist gegenwärtig enorm, und ich glaube auch zu wissen warum: Man entdeckt dadurch die energetische Wirksamkeit der Pflanze wieder. Werden sie verräuchert, wird ihr Geistwesen frei und spürbar, oft durch den Rauch auch sichtbar gemacht. Danach sehnen sich immer mehr Menschen. Es gibt für mich kaum eine bessere Möglichkeit als die der Räucherung, um mit einer Pflanze und ihrer Wesenheit in einen tiefen und innigen Kontakt zu kommen.

Rauchen – heilige Pfeifenzeremonien

Pflanzen wurden seit jeher auch geraucht. Bis heute ist bei den Indianern die Pfeifenzeremonie heilig. Auch in unserer heutigen Zeit gibt es Schamanen und Kräuterkundige, die diesen Zugang sehr bewusst wählen und in die Gegenwart zurückholen. Ich habe das große Glück, einen Pfeifenbauer und einen Schamanen zu kennen, die zusammen die heilige Hirschpfeifenzeremonie durchführen. Ich bin daher selbst seit einiger Zeit stolze Hirschpfeifenträgerin und nehme regelmäßig an den heiligen Zeremonien teil. Zudem rauche ich während meiner eigenen Rituale, aber auch immer wieder für mich alleine. Dabei komme ich dem Pflanzenwesen noch einmal wesentlich näher als durch das Räuchern. Sein Geist verkörpert sich dabei nicht nur im Rauch, sondern er nimmt meinen ganzen Körper und meinen gesamten feinstofflichen Raum ein. Er umhüllt mich und er erfüllt mich, wodurch wir eins miteinander werden.

Man könnte meinen, dass die Wirkweise der verwendeten Pflanzen beim Räuchern und Rauchen ähnlich ist, ich empfinde das Rauchen aber viel intensiver. Sie können erste eigene Versuche mit einer Holzpfeife unternehmen und dabei völlig unbedenkliche Pflanzen rauchen. Salbei, Minze oder auch Gundelrebe und Beifuß sind dafür wun-

➤ *Die zarten Blüten entfalten als Essenz eine sehr feine Wirkung.*

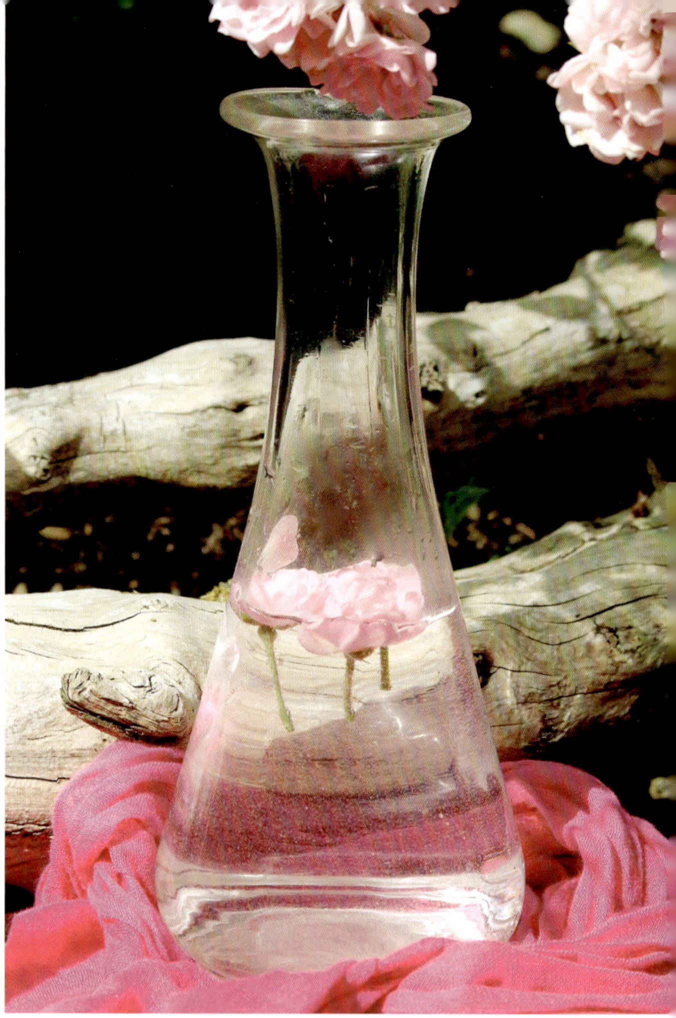

derbar geeignet. Wenn Sie sich für die heilige Zeremonie interessieren, sollten Sie sich eine geeignete Pfeife zulegen. Diese wird in einem Ritual geweiht, bevor Sie mit ihr zu Rauchen beginnen. Nur Mut, dieser Zugang kann für viele Menschen unglaublich wertvoll und wichtig sein. Selbst für absolute Nichtraucher wie mich stellt das Rauchen keine körperliche Belastung dar, sondern bleibt eine heilige Zeremonie. Da nur unbearbeitete Pflanzen verwendet werden und auch sehr selten geraucht wird, besteht keine gesundheitliche Gefährdung. Holen wir daher die Kraft der Pflanzenpfeife, der Friedenspfeife und der heiligen Pfeifenzeremonien zurück in die Gegenwart.

Von Blütenessenzen profitieren vor allem Feinfühlige
Blütenwässer und Blütenessenzen, so wie sie durch Dr. Bach bekannt wurden, wirken auf den ersten Blick nicht sonderlich schamanisch. Dennoch stellen sie für mich eine sehr bedeutende Möglichkeit dar, mit Pflanzengeistwesen in Kontakt zu treten. Sie sind reine Schwingungsessenzen und tragen die gesamte feinstoffliche Energie einer Pflanze in sich. Dr. Bach stellte seine Essenzen so her, dass er frühmorgens Blüten sammelte und diese in frisches Quellwasser legte. Dieses ließ er mehrere Stunden im Sonnenlicht stehen. Nicht eine Wolke durfte das Licht trüben. Danach entfernte er die Blüten und machte diese Essenz mit Alkohol haltbar. In meiner Arbeit beginnt die Herstellung schon in dem Moment, in dem ich das Wasser bei meiner Lieblingsquelle hole und dann in speziellen Flaschen aufbewahre.

Möchte ich eine Blütenessenz herstellen, gehe ich mit dem Wasser und einer Schüssel, die ich nur für diese Arbeit verwende, hinaus in die Natur. Ich bitte darum, dass sich das passende Pflanzenwesen zeigen möge. Sobald ich es gefunden habe, begrüße ich es, bitte es darum, dass ich es verwenden darf und versuche, die Blüte nur ins Wasser hineinzuhängen, um sie nicht abreißen zu müssen. Selbstverständlich entnehme ich nie allzu viele Blüten, denn es geht einzig darum, die Schwingung der Blüte auf das Wasser zu übertragen. Dies geschieht vor allem dadurch, dass ich in einen tiefen Kontakt mit der Pflanzenwesenheit trete und sie darum bitte, ihre gesamte Energie auf das Wasser zu übertragen. So kommt es meist, dass ich neben Schüssel und Pflanze sitze, ein wenig singe oder bete und damit den Vorgang der Übertragung unterstütze. Danach lasse ich die Essenz meistens alleine und schlafe auch ab und zu für einen kurzen Moment ein. Manchmal schreibe ich auch Pflanzenbotschaften auf.

Nach etwa drei Stunden entferne ich die Blüten so sanft wie möglich und bringe das Wasser nach Hause. Um es haltbar zu machen entnehme ich einen Teil (10 ml) davon und gebe neun Teile

(90 ml) Quellwasser-Alkohol-Gemisch dazu. Statt des Alkohols kann man auch Essig oder eine Zuckerlösung verwenden. Diese Blütenessenz nehme ich dann tropfenweise innerlich ein oder ich trage sie im Nacken, am Herzen oder auf den Handgelenken auf. Manchmal verarbeite ich sie auch zu einem Auraspray, das ich dann mehrmals täglich in meine Aura sprühe. In einer Blütenessenz wird die gesamte feinstoffliche Schwingungsebene und damit das Wesen einer Pflanze frei. Sie wirkt daher vor allem auf seelischer Ebene und vermag das seelische Thema hinter einer Beschwerde zu heilen. Gerade deshalb sehe ich in dieser Anwendungsform einen sehr schamanischen Zugang. Beginnen Sie damit, Ihre eigenen Essenzen herzustellen und diese auch bewusst einzunehmen. Meinen Erfahrungen nach wirken Blütenessenzen unglaublich gut. Vor allem Kinder und feinfühlige Menschen reagieren besonders stark auf sie.

Schlüsselblume – Primula veris

Mit dieser wunderbaren, magischen und mächtigen Heilpflanze möchte ich die Begegnungen mit meinen Pflanzenverbündeten beginnen. Dies hat einen bedeutenden Hintergrund, denn die Schlüsselblume ist eine wichtige Toröffnerin und soll daher auch an dieser Stelle zur Toröffnerin für die pflanzenschamanische Arbeit werden. Für mich ist sie beinahe eine Heilige unter den Pflanzen, denn sie trägt eine besonders lichtvolle Energie in sich und ist zudem stark angebunden an die Kräfte und Mächte von Mutter Erde und Vater Himmel, die sie für uns zugänglich machen kann. Jedes Jahr freue ich mich sehr darauf, wenn sie endlich wieder zu blühen beginnt, denn dann ist der Frühling unwiderruflich zurückgekehrt, und das neue Leben und vor allem die neue Lebendigkeit haben den leblosen Winter endgültig abgelöst.

Immer wieder reise ich dann an ihrer Seite zu den Naturwesen, aber auch hinein ins Erdenreich oder hinauf ins Himmelreich. Sie vermag es wahrlich, die Tore zu den anderen Welten zu öffnen und die Schleier zum Unsichtbaren zu lichten. Gleichzeitig beschenkt sie mit so viel Freude und Leichtigkeit, dass diese auf allen Ebenen spürbar werden. Meinem Empfinden nach verkörpert sie die gesamte Qualität der jugendlichen, unbeschwerten und fröhlichen Frühlingsgöttin, die nun die winterlichen Geister und Dämonen ablöst und damit auch von uns viel Dunkles, Schweres und Vergangenes lösen kann. Ich liebe vor allem ihre Kraft, unsere Herzen wieder aufzusperren. Mehr als einmal durfte ich erleben, wie es ist, wenn sie das eigene Herz »berührt« und damit öffnet. Sie ermöglicht damit, in einen tiefen Kontakt mit der eigenen Seele zu treten und unser innewohnendes Licht aufs Neue zu entdecken. Zudem ist sie eine Pflanze, die uns eine starke Rückverbindung zur Natur, ihren Wesenheiten und zu den großen dahinterliegenden Mysterien schafft.

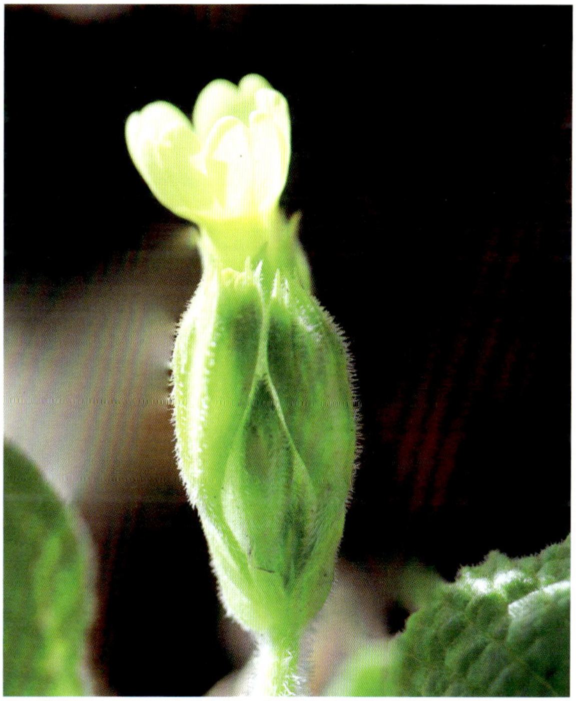

◄ Die Schlüsselblumenfee an Ihrem Bett hilft Ihnen zu entspannen und in den Schlaf zu finden.

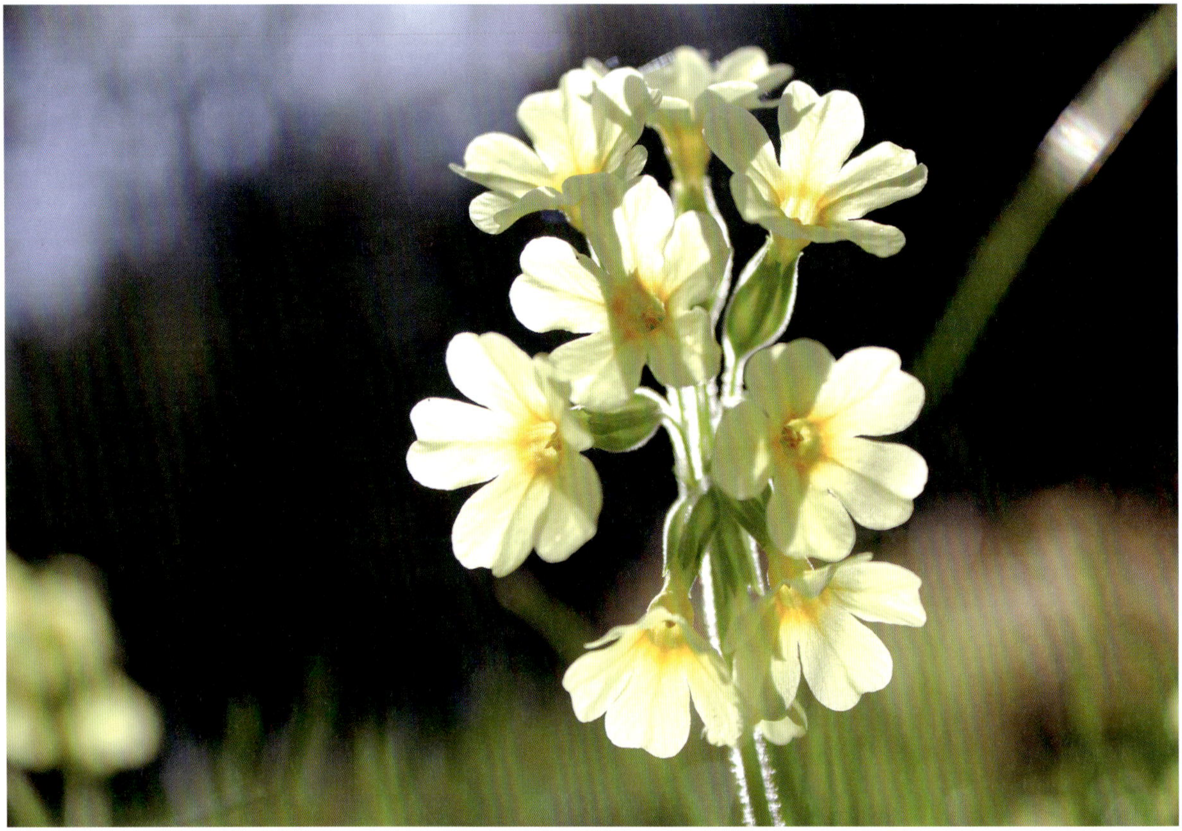

➤ *Wie ein Schlüssel ist ihre Blüte geformt.*

Die Form ihrer magischen Blüte erinnert an einen Schlüssel, weshalb man ihr in vielen alten Geschichten und Mythen nachsagt, dass sie die Macht in sich trägt, Tore und Türen zu öffnen. Natürlich stehen diese Tore immer für energetische Schwellen, die in der Anderswelt für das »normale« Auge nicht sichtbar und mit »normalen« Wahrnehmungskanälen nicht wahrnehmbar ist.

In Mythen wird erzählt, wie durch ihre Kraft Himmel oder Erde aufgesperrt werden. Im übertragenen Sinne öffnet sie damit die untere und die obere schamanische Welt. Doch sie öffnet nicht nur die Tore zu diesen beiden Reichen, sie trägt auch die Kraft in sich, Himmel und Erde miteinander zu verbinden und diese beiden Qualitäten zu vereinen, zu verschmelzen.

Wenn Himmel und Erde sich vereinen, entsteht aus ihrer Verschmelzung ein göttlicher Seelenfunken. Letztendlich sind wir Menschen aus dieser heiligen Verschmelzung heraus geboren, und wenn wir uns bewusst an diese erinnern, erinnern wir uns daran, dass wir selbst beseelte Wesen sind und das göttliche Licht in uns tragen. Deshalb zählt die Schlüsselblume zu den Pflanzen, die unser Herz öffnen kann und die Seelenebene zutiefst berührt. Sie erinnert uns an unser eigentliches Sein und vor allem daran, dass wir göttliche und beseelte Wesen sind. Sie ermöglicht damit, die große Mystik des Lebens zu spüren. Ihre größte Kraft entfaltet sie natürlich im Frühling, wenn das gesamte Leben aufs Neue erwacht. Wir Menschen sollten uns erneut berühren lassen von der Magie des Lebens und all der Seelenkräfte, die dahinterliegen und mitwirken.

Viele alte Geschichten erzählen davon, dass sie das Erdreich öffnen kann und damit verborgene Schätze ans Licht bringt. Immer wieder sind es alte Weiblein oder junge Feen, die einem vorbeiziehenden Wanderer einen Schlüssel überreichen, damit er tief in der Erde große Schätze auffinden kann. Diese Reichtümer darf er an sich nehmen, sollte dabei aber das Wesentliche niemals vergessen. Das Wesentliche ist die Schlüsselblume, die er auf keinen Fall zurücklassen sollte. Vergisst er sie, zerfällt aller Reichtum zu Staub.

Das verborgene innere Reich und der darin aufzufindende Reichtum stehen dabei symbolisch für unser inneres Seelenwesen und damit für unsere Herzensqualität. Diese sollten wir niemals vergessen und nie andere Reichtümer über sie stellen. Das Wesentliche liegt immer in uns selbst verborgen und wahren Reichtum finden wir nur dann, wenn wir den Sinn und damit die »Schätze« des eigenen Lebens gefunden haben und als wichtiger erachten als alles andere auf der Welt. Damit öffnet die Schlüsselblume ein magisches Tor zu uns selbst.

Unsere keltischen Vorfahren glaubten daran, dass sie überall dort zu blühen beginnt, wo die Frühjahrsgöttin über das Land gezogen ist und mit ihren zarten Füßen die Erde betreten hat. Zuvor hat sie mit ihrer Kraft den Himmel aufgesperrt und ist durch das Himmelstor zurück auf die Erde gestiegen. Interessant ist, dass sie gleichermaßen aus der Erde aufsteigt und zusammen mit den Naturwesen und allen Pflanzen, die erneut zu wachsen beginnen, aus dem Reich der Frau Holle zurück ins Leben auf der Erde kehrt. Sie galt demnach als Verkörperung der jungen Göttin und bringt deren Energien zurück auf die Erde: neue Lebendigkeit, eine große Unbeschwertheit, viel Leichtigkeit und noch mehr Lebensfreude. Sie beschenkt mit diesen Qualitäten und segnet das Land und die Menschen mit Glück und Gesundheit für das neue Jahr.

Der gelbe Himmelsschlüssel galt auch als bedeutendes Symbol für die Kraft und die Macht der Weiblichkeit. Die Göttin war es, die mit dem Schlüsselbund in der Hand die Geschicke der Menschen leitete, und die Schlüsselblume war immer eine ihrer wichtigsten Begleiterinnen.

Erst viel später wurde sie auch als Schlüssel des Petrus erwähnt, der mit ihrer Kraft die Himmelspforten für gute Seelen öffnete und für böse Seelen verschlossen hielt. Hier zeigt sich, dass urweibliche Symbole auch in männliche und christliche Hand geraten konnten und damit zum Teil missgedeutet und manchmal auch missbraucht wurden, denn die Schlüsselblume trug niemals die Kraft in sich, zwischen Gut und Böse zu unterscheiden.

Auf seelischer und feinstofflicher Ebene wirkt die Schlüsselblume stark herzöffnend. Sie macht den Brustraum weit und wärmt ihn. Damit wird die Kraft der Liebe spürbar und Fröhlichkeit und Leichtigkeit geweckt. Hildegard von Bingen riet dazu, einen Bund frische Schlüsselblumen am Herzen zu tragen, damit sich Traurigkeit und Melancholie lösen können. Dies stellt meines Erachtens eine sehr schamanische Handlung dar.

Die Kraft ihrer Blüten öffnet die oberen Chakren, stärkt aber auch die Verwurzelung mit der Erde. Sie wirkt damit auf »oben und unten« stark verbindend. Als Frühlingspflanze trägt sie die Energie in sich, Neubeginne zu unterstützten. Sie beschenkt mit Unbekümmertheit, Sorglosigkeit und großer Leichtigkeit, wenn wir in unserem Leben etwas Neues beginnen möchten. Ihre gelbe Blütenkraft verleiht Mut und Stärke, und erwärmt auf tiefster Seelenebene. Ihr Rauch macht fröhlich und beschwingt. Er erhellt Räume, Herzen und Seelen. Er wird zum Rauch der Schwelle, wenn es darum geht, im Leben eine Neuausrichtung zu wagen, aber natürlich auch, wenn es darum geht, die Schwellen in die Anderswelten zu übertreten.

Ich empfinde es als sehr interessant, dass sie seit jeher bei Schwindel und Kopfbeschwerden verwendet wurde, denn diese beiden Symptome gelten als Zeichen für den Übertritt in die Anderswelt. Selbst Seiltänzer bewahrte die Schlüsselblume vor Schwindelerscheinungen. Sie stehen symbolisch für den Übertritt in die Anderswelt. In meiner schamanischen Arbeit übertrete ich mit ihrer Kraft besonders gerne die Schwelle in die mittlere Welt, um dort den Pflanzengeistwesen zu begegnen.

Genauso gerne reise ich mit ihrer Hilfe hinein in das Erdenreich, um hier meine Pflanzenverbündeten, meine Ahnen, vor allem aber Mutter Erde, anzutreffen. Gleichermaßen liebe ich es, durch ihre Kraft das Tor des Himmels aufzuschließen und dort den Pflanzendevas und meinen Geistführern zu begegnen. Diese starke schamanische Pflanze kann daher zu Beginn der pflanzenschamanischen Arbeit zu einer wichtigen Unterstützerin werden und vielleicht sogar das Tor zum innewohnenden Pflanzenschamanen öffnen.

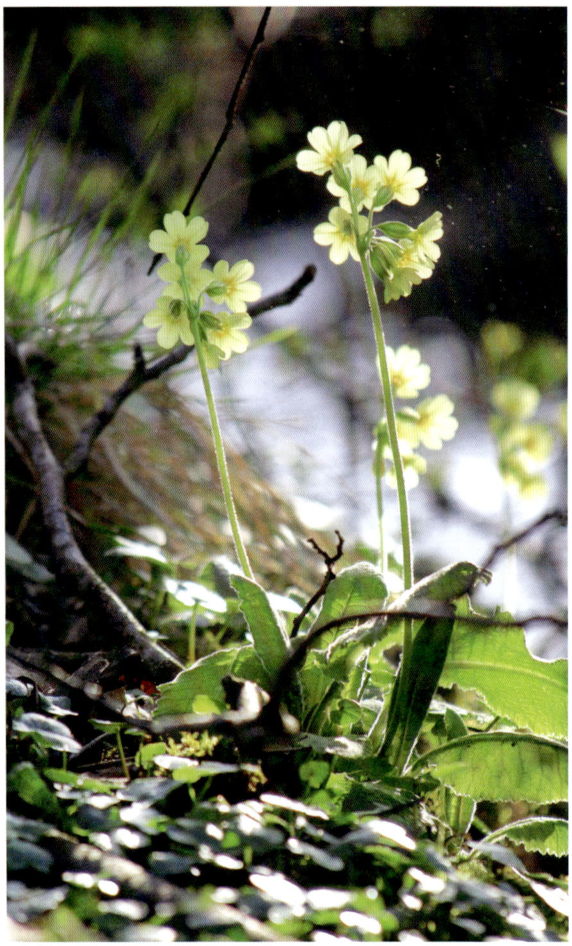

➤ *Sie öffnet Tür und Tor in die Anderswelten.*

Ihre körperliche Heilkraft ist besonders vielfältig. Man sagt ihr nach, dass sie eine wichtige Einschleuserpflanze ist und damit auch eine körperliche Toröffnerin wird. Alte Kräuterkundige waren sich sicher, dass man als erste Pflanze im Jahr eine Schlüsselblume essen sollte, da durch deren Einnahme alle weiteren Pflanzen des Jahres besser aufgenommen werden können. Wenn Sie Schlüsselblumen einnehmen, kann Ihr Körper beispielsweise Magnesium besser verarbeiten. Ihre Inhaltsstoffe wirken schleimlösend, entkrampfend, beruhigend und schlaffördernd, weshalb sie eine wichtige Hustenpflanze ist und zu einem ruhigen Schlaf verhelfen kann. Kopfschmerzen, Schwindel und unangenehme Druckgefühle im Kopf können durch ihre Einnahme ebenfalls behandelt werden.

Toröffnung zum Pflanzenschamanismus

Gehen Sie während der Frühlingstage so oft wie möglich hinaus zu blühenden Schlüsselblumen und treten Sie in ihrer Nähe immer wieder schamanische Reisen an. Diese werden Sie in die drei schamanischen Welten führen und Sie dort zu Ihren wichtigsten Begleitern für die pflanzenschamanische Arbeit führen. Kommen Sie dabei mit einer Schlüsselblume in Kontakt und bitten Sie darum, dass genau diese Pflanze Ihnen das Tor zur Kraft des Pflanzenschamanen öffnet. Stellen Sie sich bildlich vor, wie die Schlüsselblume das Erdreich öffnet und Sie dieses betreten. Sie treffen hier auf Ihre Pflanzenverbündeten, aber auch auf begleitende Ahninnen und Ahnen. Je öfter Sie diese Reise antreten, umso intensiver kommen Sie mit Ihren persönlichen Begleitern in Kontakt. Ihre wichtigste Begegnung in der unteren Welt wird allerdings die mit Mutter Erde selbst sein, die zu Ihrer wichtigsten Lehrerin wird.

Begeben Sie sich mithilfe der Schlüsselblumenkraft immer in die mittlere Welt. Hier können Sie vor allem mit den Pflanzengeistwesen der verschiedenen Pflanzen in Kontakt treten, sich mit ihnen austauschen und von ihnen lernen. Beginnen Sie auf jeden Fall damit, das Geistwesen der Schlüsselblume zu kontaktieren und befragen dieses, um persönliche Botschaften für Ihren Weg als Pflanzenschamane zu erhalten. Spüren und hören Sie, was sie Ihnen zu sagen haben. Erst später treten Sie in Kontakt zu anderen Pflanzengeistwesen.

Reisen Sie mithilfe der Schlüsselblume auch in die obere schamanische Welt. Stellen Sie sich dabei vor, wie der Himmelsschlüssel die Türe zum Himmel für Sie öffnet. Begegnen Sie dort der Schlüsselblumendeva oder rufen Sie diese aus tiefstem Herzen herbei, um sie für diese Aufgabe zu segnen. Selbstverständlich sind in dieser kurzen Beschreibung viele verschiedene Einzelreisen zusammengefasst, die Ihnen die unterschiedlichen schamanischen Qualitäten dieser Pflanzen noch einmal deutlich machen.

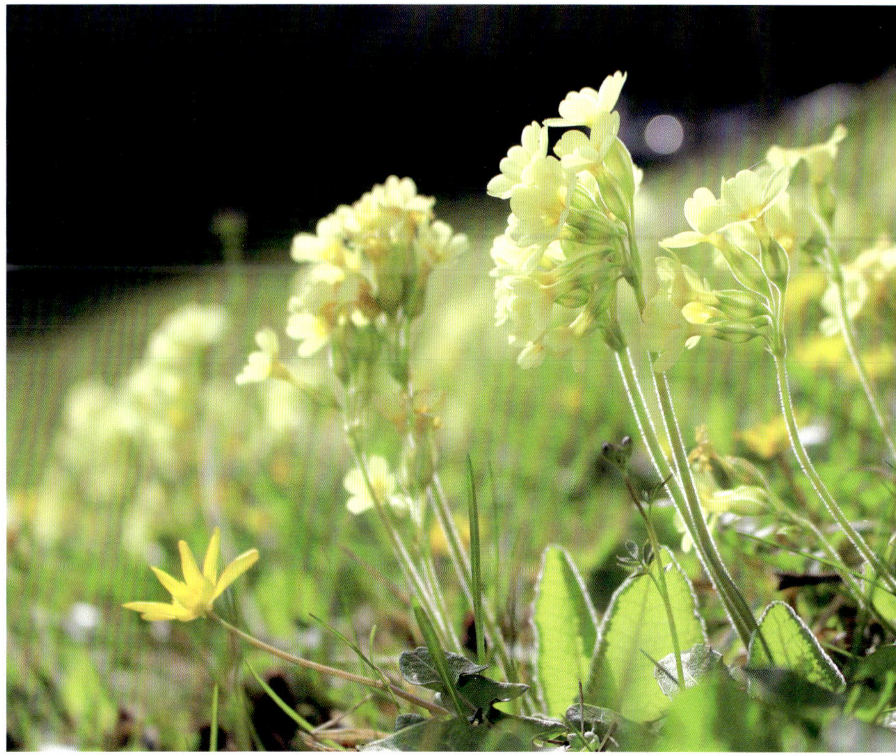

▲ *Inmitten einer Schlüsselblumenwiese können Sie Pflanzengeistern begegnen.*

Hinein ins Reich der Naturwesen

Besonders empfehlen möchte ich Reisen innerhalb der mittleren Welt, die vom Geistwesen der Schlüsselblume begleitet werden. Gerade hier wird die Seelenebene aller Pflanzen sichtbar und wahrnehmbar. Zudem treffen wir in dieser Ebene auch viele Naturwesen, die ebenfalls ganz wichtige Begleiter in der pflanzenschamanischen Arbeit darstellen. Begeben Sie sich dazu während eines Frühlingstages zu einer blühenden Schlüsselblumenwiese. Setzen Sie sich und nehmen Sie Ihren heiligen Raum ein. Bitten Sie darum, die Ebenen der beseelten Natur und der Naturwesen alle wahrnehmen zu dürfen. Schließen Sie Ihre Augen und erlangen Sie durch Rasseln, Trommeln oder Stille einen Trancezustand.

Öffnen Sie Ihre Augen nach einer gewissen Zeit einen Spaltbreit und blicken Sie um sich. Versuchen Sie die Seelenebenen der Pflanzen und der Naturwesen zu sehen, zu hören und zu fühlen. Werden Sie Teil dieser lebendigen Natur und fühlen Sie sich eins mit ihr. Wenn Sie dem Pflanzenwesen der Schlüsselblume dabei noch näher kommen möchten, treten Sie mit diesem in eine persönliche Kommunikation. Sie können die Kraft der Schlüsselblume danach das ganze Jahr immer wieder anrufen, wenn Sie die mittlere Welt betreten. Seien Sie sich gewiss, dass durch diese erste Kontaktaufnahme jede weitere Pflanzenkommunikation unterstützt wird. In der schamanischen Welt reicht es übrigens, die Pflanzengeister herbeizurufen. Die Pflanzen selbst müssen nicht neben Ihnen sein, da wir auf Geistebene agieren.

Den Herzraum öffnen

Mörsern Sie getrocknete Blüten und Blätter der Schlüsselblume mit etwas Fichtenharz zu einem

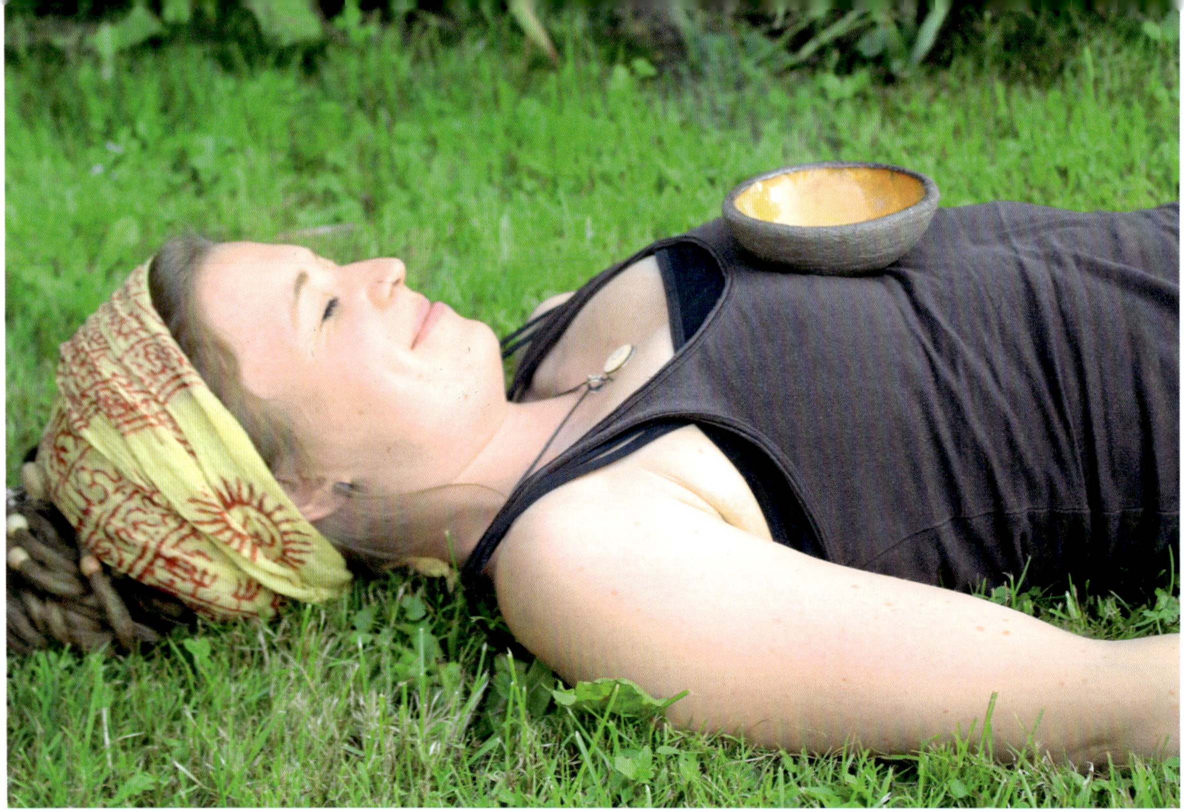

➤ *Fokussieren Sie sich auf Ihr Herzchakra und spüren Sie die Wärme, die sich in Ihrer Brust ausbreitet.*

feinen Räucherpulver. Geben Sie dieses in eine feuerfeste Schale und entzünden es. Legen Sie sich auf den Rücken und stellen Sie diese Schale auf Ihr Brustbein, in der Höhe des Herzens. Bitten Sie das Geistwesen der Pflanze, Ihr Herzchakra zu öffnen, und beginnen Sie zu fühlen, wie sich die Energie in diesem Bereich verändert und weitet. Sie werden eine Wärme spüren und vielleicht auch Entspannung und Beruhigung, falls Ihr Herz zuvor angespannt und unruhig war.

Lassen Sie den Rauch für sich arbeiten und vertrauen Sie darauf, dass Sie der Geist der Schlüsselblume dabei unterstützt, Ihren Herzensraum zu öffnen und Sie direkt in Ihrem Herzen zu berühren. Regelmäßige Räucherungen können seelische Herzbeschwerden wie Verletzungen, Traurigkeit oder ein Gefühl der Lieblosigkeit nach und nach lösen, sodass es zu keiner körperlichen Erkrankung des Herzens kommt. Sie bewirken auch, dass Ihr Herzraum weit offen bleibt und Sie dadurch sowohl Liebe zu sich selbst als auch zu anderen spüren können. Dieses Ritual bringt Sie mit sich selbst und anderen in einen liebevollen Kontakt.

Schnupfen und Husten heilen

Wenn Sie Husten oder Schnupfen haben, dann pflücken Sie einen Strauß frischer Schlüsselblumen und stellen diesen über Nacht neben Ihr Bett. Nehmen Sie vor dem Schlafengehen Kontakt mit dem Wesen der Schlüsselblume auf und bitten es darum, dass es Ihnen während des Schlafes seine Heilkraft schenkt. Verstärken Sie diese Kontaktaufnahme über Ihren Atem. Stellen Sie sich dabei vor, wie die Kraft der Schlüsselblumen über Ihre Nase einfließt und genau dort, wo Ihre Beschwerden sitzen ihre Heilkräfte entfaltet.

Mit jedem Atemzug strömt die heilsame Energie in Ihre Nebenhöhlen und bis in ihre Lungen hinunter. Stellen Sie sich während Ihrer tiefen Atemzüge vor, wie sich der zähe Schleim verflüssigt, die verstopfte Nase frei wird und sich der Druck in den Nebenhöhlen zu lösen beginnt. Sie können dabei auch eine Schlüsselblumensalbe auf Nase, Nebenhöhlen und Brust auftragen. Während des Schlafens wird der Pflanzengeist weiterhin an Ihnen arbeiten, wenn Sie darum bitten. Ich weiß, dass diese Denkweise und Art der Behandlung bei uns längst in Vergessenheit geraten sind und vielen sicherlich unmöglich erscheint. Dennoch zeigt meine persönliche Erfahrung, dass gerade so eine Anwendung unglaubliche Heilkraft entfalten kann. Vertrauen Sie den Pflanzengeistwesen und versuchen Sie es einfach.

Traurigkeit und Trauer lösen

Unsere Gefühle stehen mit dem Element Wasser in Verbindung und können durch dieses auch wieder gelöst oder in Bewegung gebracht werden. Wenn Sie Traurigkeit, Mutlosigkeit oder Melancholie in sich spüren, versuchen Sie einmal, diese mithilfe eines Schlüsselblumenbades zu lösen. Kochen Sie dafür einen starken Tee aus einer Handvoll getrockneter Blüten und geben diese dem Badewasser bei. Sobald Sie im Bad liegen, lassen Sie Ihre Gefühle in Bewegung kommen und spüren ganz bewusst Ihre Traurigkeit, Schwäche oder Mutlosigkeit.

Nehmen Sie die Kraft der Schlüsselblume wahr und bitten Sie ihr Geistwesen, auf sie einzuwirken und Ihnen diese Gefühle zu nehmen. Sie werden merken, wie stark sich diese zu lösen beginnen. Es kann sein, dass Ihnen die Tränen kommen. Das ist gut so, denn es ist ein Anzeichen dafür, dass die Traurigkeit und die Trauer in Bewegung kommen. So kann sich beides lösen. Genau dadurch bewirken Sie Heilung. Würden Sie diese Gefühle weiterhin festhalten, könnten Sie auf Dauer seelisch oder körperlich krank werden.

Einschlafen mit Hilfe der Schlüsselblume

Eine ganz effektive Hilfe bei Einschlafstörungen erfahren Sie, wenn Sie sich abends im Bett mit dem Geist der Schlüsselblume verbinden und dadurch Ruhe und Entspannung erfahren. Sie hilft dabei, leicht und unbeschwert einzuschlafen. Dazu stellen Sie sich vor, dass Sie inmitten einer Schlüsselblumenwiese liegen. Atmen Sie gedanklich den Duft der Schlüsselblumen ein und spüren Sie, wie weich Sie auf ihnen gebettet sind. Stellen Sie sich die Pflanzen und vor allem Ihre Farben und Energien ganz genau vor. Verbinden Sie sich mit ihren Pflanzengeistwesen und bitten darum, dass Muskeln und Nerven sich entspannen. Ihre Gedanken werden aufhören zu kreisen und Ihr Körper wird sich nach und nach mit einer großen Müdigkeit füllen. Rundherum breiten sich goldenes Licht, Wärme und Ruhe aus, und mit jedem Atemzug können Sie die Kraft der Pflanzen noch stärker wahrnehmen. Wie auf eine Wolke gebettet fallen Sie dadurch in einen tiefen und ruhigen Schlaf. Nehmen Sie sich vor, diese kurze Meditation mehrere Wochen lang jeden Abend zu machen und erkennen Sie, wie wirksam eine derartige Verbindung mit einem Pflanzengeistwesen sein kann.

Viele meiner Teilnehmer konnten dadurch auf andere schlaffördernde Mittel vollständig verzichten. Sie verstärken die Wirkung, wenn Sie zusätzlich einen Tee oder eine Tinktur aus Schlüsselblumenblüten einnehmen. Sie können den Geist der

▼ *Herz und Seele vermag sie zu berühren.*

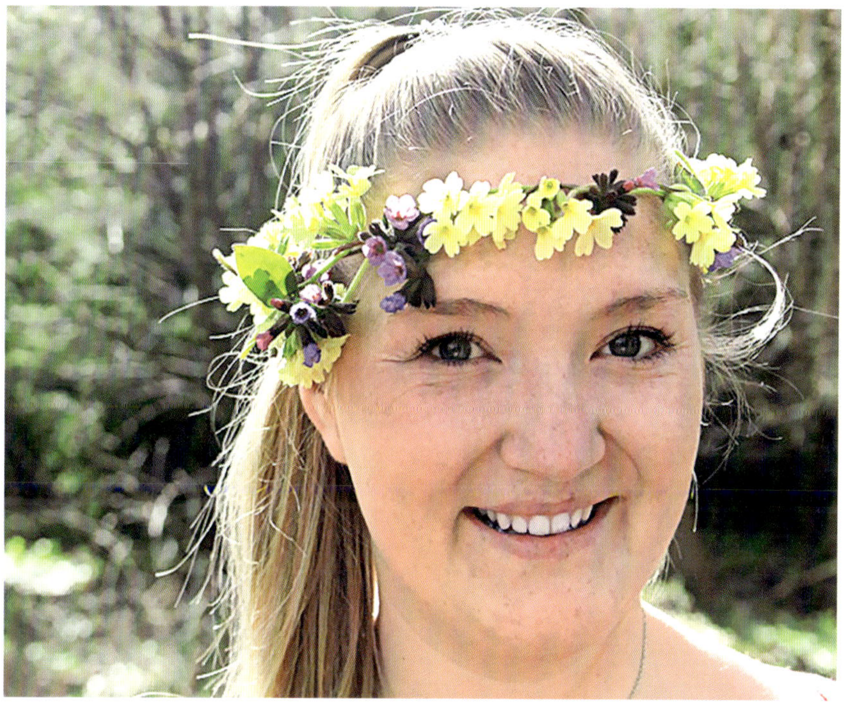

Pflanze auch bitten, Sie während Ihrer Träume zu begleiten und zu beschützen, denn oft lernen wir gerade im Traum, nicht im wachen Zustand am allermeisten von den Pflanzengeistwesen.

Kopfschmerzen lindern

Bei dieser Anwendung wird die Heilkraft der Schlüsselblume bei Kopfschmerzen, Schwindel und Kopfdruck genutzt. Binden Sie einen Blütenkranz oder stellen Sie sich gedanklich vor, dass Ihr Kopf von Schlüsselblumenblüten eingehüllt ist. Nehmen Sie danach Ihre Beschwerden im Kopf bewusst wahr.

Verspüren Sie Schwindel, Druck, Schmerzen oder vielleicht auch kreisende Gedanken? Sind es Vergesslichkeit oder fehlende Konzentration, die Ihren Kopf und damit auch Ihre Seele belasten? Fühlen Sie in Ihre persönlichen Beschwerden hinein und bitten Sie das Geistwesen der Schlüsselblume, seine Kraft auf Sie übergehen zu lassen. Stellen Sie sich dazu vor, wie die Energien der Blüten in Ihren Kopf hineinfließen und diesen durchdringen und ausfüllen. Dabei können Sie leise trommeln oder rasseln. Nehmen Sie wahr, was dadurch in Ihrem Kopf geschieht.

Bitten Sie den Geist der Schlüsselblume Ihren Kopf völlig frei und unbeschwert zu machen. Sobald Sie das Gefühl haben, dass sich Ihre Beschwerden zu lösen beginnen, stellen Sie sich vor, wie diese durch den Blütenkranz aus Ihnen hinausfließen und nach oben verschwinden. Gerne können Sie dabei in eine sanft kreisende Bewegung kommen,

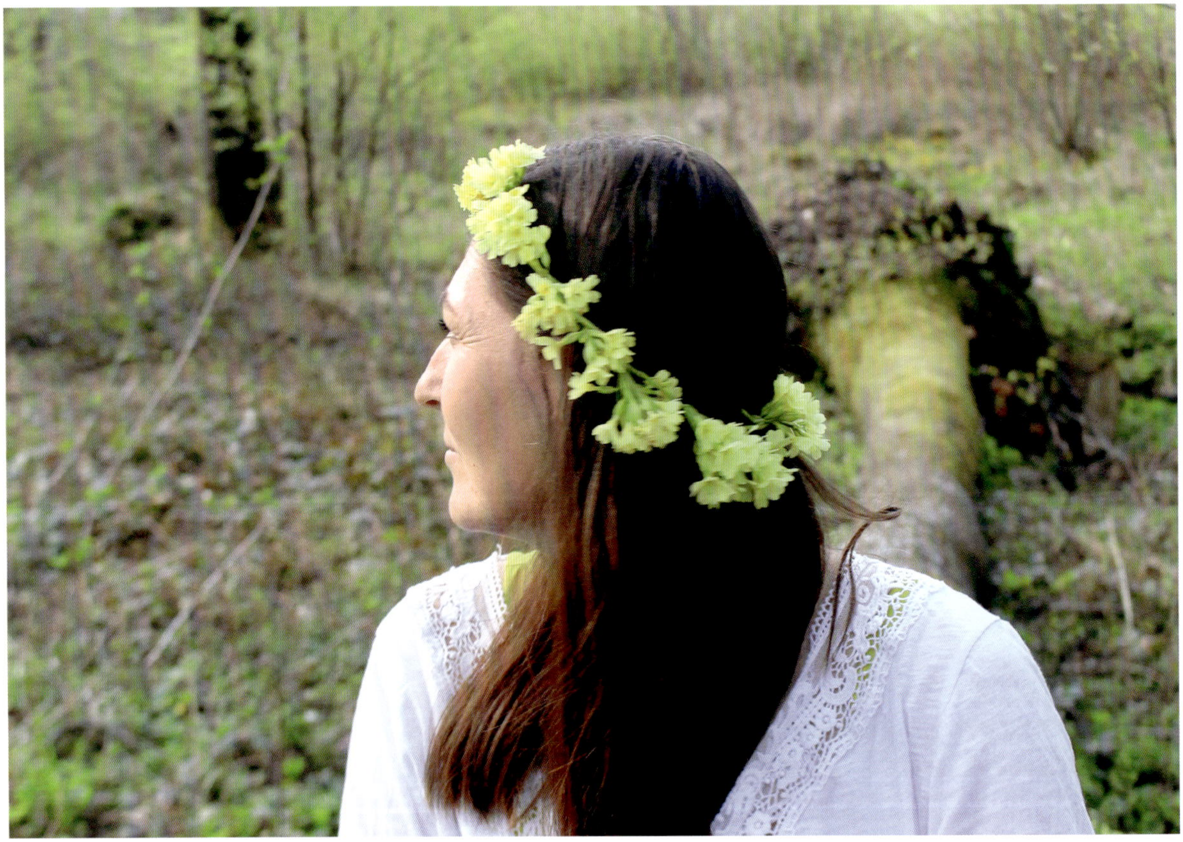

➤ *Ein Schlüsselblumenkranz auf dem Kopf nimmt belastende Gedanken, Schmerzen und Schwindel.*

sodass es sich anfühlt, wie wenn eine Spirale in Bewegung kommt und Ihre Beschwerden wie in einem Strudel aus Ihnen heraus bewegen. Drehen Sie sich dazu gegen den Uhrzeigersinn. Sobald Sie das Gefühl haben, dass sich alles gelöst hat, bedanken Sie sich bei den Pflanzen und geben den Haarkranz der Natur zurück. Das Ablegen des Kranzes wird damit auch zu einem symbolischen Ablegen Ihrer Beschwerden und erinnert an früheres Übertragen und Abstreifen, wodurch Sie eine weitere schamanische Methode für Ihre Heilung nutzen.

Mit der Schlüsselblumenpfeife zum wahren Ich

Eine wunderbare Möglichkeit, die gesamte spirituelle Kraft der Schlüsselblume zu erfahren, stellt das Pfeiferauchen oder alternativ eine Räucherung dar, bei der die geistige Dimension dieser Pflanze frei wird. Im Rauch der Schlüsselblume wird man auf Seelenebene ganz tief berührt und dies meist in einer sehr leichten und unbeschwerten Energie. Die Kraft dieser Pflanze lässt uns dabei das eigene göttliche Wesen spüren und öffnet damit den Zugang zur eigenen Seele. Es ermöglicht, dies auf eine sehr spielerische und kindliche Art zu erleben, denn der Rauch der Schlüsselblume erinnert an die Zeit, in der wir als Kinder uns selbst noch sehr nahe waren und ganz selbstverständlich unser wahres Sein lebten, ohne dass es uns bewusst war.

Wenn ich diese Pfeife rauche, fühle ich mich zurückversetzt in meine frühe Kindheit, in der ich als kleines Mädchen über die Wiese hüfte, unbändige Freude gegenüber der Pflanzen verspürte und noch zutiefst verbunden mit den Naturwesen und der beseelten Natur war. Ich spüre dann meine eigene Freude und Leichtigkeit, die damals noch ganz natürlich für mich waren. Ich erkenne, dass ich mich in diesem Sein selbst nicht hinterfragt habe, sondern es einfach lebte. Ich erkenne mich dabei in einer sehr freien und unbelasteten Energie, die meiner Seele zutiefst entspricht.

Das Rauchen der Pfeife ermöglicht daher, diese Ursprünglichkeit meiner Seele auch jetzt zu erfahren und in mein erwachsenes Ich zu integrieren. Gerade dies verbindet mich mit meinem wahren Sein, mit meiner Seelenaufgabe, aber auch mit einer großen Leichtigkeit und Freude mir selbst gegenüber, da mir ermöglicht wird, mich völlig unabhängig von all den Überformungen und Verbiegungen, die das Leben mit sich brachte, zu erkennen. Damit komme ich mir selbst sehr nahe. Nach so einer Pfeife fühle ich mich jedesmal leicht und beschwingt und vor allem »richtig, genau so wie ich bin«.

Johanniskraut – Hypericum perforatum

Die heilige Pflanze des Lichtes und der Sonnenwenden ist ebenfalls eine meiner Pflanzenverbündeten, die ich sehr häufig und sehr gerne in meiner pflanzenschamanischen Arbeit einsetze. Ich liebe ihre gelbe Farbe, ihr helles Leuchten und vor allem ihre tief verborgene Kraft, die sie erst auf den zweiten Blick offenbart. Sie hat einen wichtigen Stellenwert im Jahreskreislauf und steht gleich bei zwei Festen im Mittelpunkt: Zur Sommersonnenwende entfaltet sie ihre höchste Kraft, während sie zur Wintersonnenwende die dunkelste Nacht des Jahres zu erhellen vermag und im Ritual ermöglicht, das eigene, innere Leuchten erneut zu entzünden. Sie ist eine Pflanze der Sonne, deren Strahlen sie auf vielen verschiedenen Ebenen verkörpert und auch auf vielen Ebenen nach außen hin wirksam werden lässt. Man sagt, dass keine andere Pflanze das Licht der Sonne so stark in sich abspeichern kann wie das Johanniskraut.

Wir wissen, dass sie eine der besten Heilpflanzen gegen innere Dunkelheit ist, die wir auch »Depression« nennen. Ebenso ist sie als Wetterpflanze bekannt, die Gewitter abwenden und spannungsgeladene Luft entladen kann. Somit vertreibt sie dunkle Wolken, die auf der Seele lasten, genauso wie dunkle Gewitterwolken am Himmel. Sie

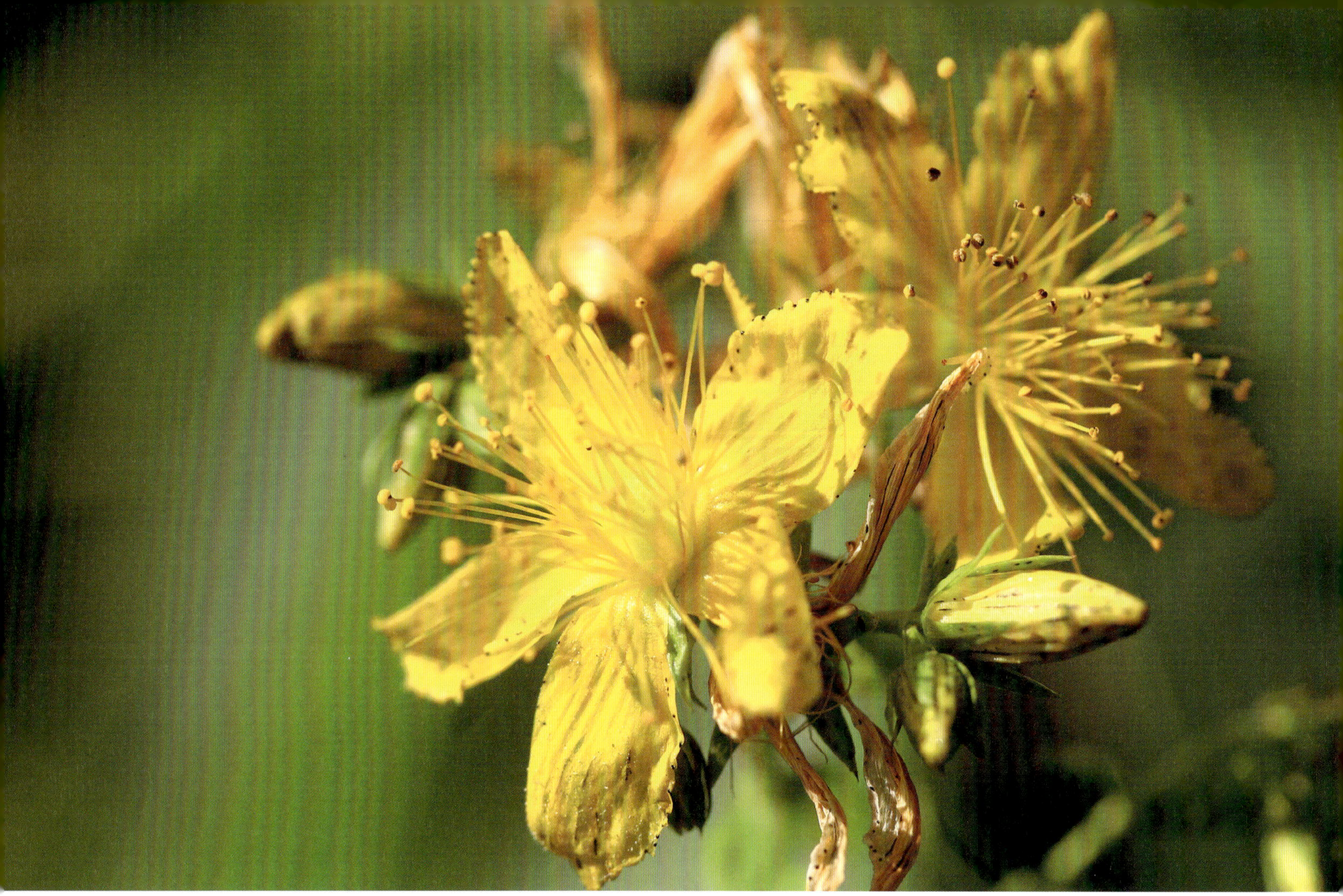

▲ *Das Johanniskraut ist die Pflanze des Lichts und erhellt jede Dunkelheit.*

bringt Licht und Helligkeit in unser Leben – außen und innen deutlich spürbar.

Dieses Kraut wurde seit jeher als sehr starke und mächtige Schutzpflanze eingesetzt. Sie konnte den Teufel, aber auch jegliche andere negative Energie vertreiben. Früher wusste man, dass es ein bedeutendes Wendekraut ist, und man sprach ihm die Kraft zu, selbst unheilbare Krankheiten heilen oder diese verhindern zu können. Selbst in völlig hoffnungslosen Fällen konnte es zum Guten hin wenden. Ganz allgemein: Es bringt viel Licht in jegliche Dunkelheit, unterstützt Wendepunkte im Leben, bewirkt Heilung und übt unendlich großen Schutz aus. Damit ist es für die schamanische Arbeit eine wichtige Pflanze, die sehr vielseitig eingesetzt werden kann.

Für mich ist seine Bedeutung als Wendekraut besonders interessant. Dies steht meinem Empfinden nach in Zusammenhang damit, dass es gerade zur Sommersonnenwende seine höchste Kraft entfaltet und deshalb als Spiegel der Natur die gesamte Wendekraft in sich trägt. Zudem ist es eine Pflanze, die ihre Kraft von innen heraus nach außen hinwendet. Es holt hervor, was tief drinnen verborgen liegt. Dadurch kann es versteckte Krankheitsursachen, innere Dämonen oder unbewusste Anteile, wie Verletzungen, Ängste und Traumata hervorkehren und ans Licht bringen. Erst dann können wir sie loslassen.

Das bekannte Rotöl entsteht erst dann, wenn die Blüten über mehrere Wochen in Öl eingelegt werden. Zuvor kann man die rote Farbe, rein oberflächlich betrachtet, nicht wahrnehmen. Es bedarf eines Prozesses sie zu extrahieren, und genau diesen spiegelt die Kraft dieser Pflanze wider. Es ist die Kraft, etwas Verborgenes oder Unsichtbares hervorzuholen und damit sichtbar zu machen, zu verändern und zu transformieren. Ich bin mir sicher, dass das Johanniskraut aus diesem Grund in unserer Volksheilkunde große Bedeutung besaß und vor allem dann eingesetzt wurde, wenn es darum ging, Negatives oder Unheilvolles in Positives und Heiles zu verwandeln.

War es vielleicht sogar eine wichtige Pflanze der heimischen Wender? Ich jedenfalls nutze sie vor allem während den Sonnenwenden, um im Ritual den magischen Wendepunkt zu unterstützen. Dafür rufe ich die Kraft ihres Pflanzengeistes an und bitte darum, den persönlichen Wendepunkt erkennbar und fühlbar zu machen, mir aber auch Kraft und Mut zu schenken, diese Wende tatsächlich bewusst einzuleiten. Auf körperlicher Ebene nutze ich die Kraft dieses Krautes, um Krankheiten, Schadhaftes oder Negatives abzuwenden.

Seine starke Wirkkraft als Wetterpflanze darf im schamanischen Zusammenhang auch nicht vergessen werden. Als Wetterpflanzen bezeichnet man alle Pflanzen, denen die Kraft zugesprochen wurde, Einfluss auf das Wettergeschehen ausüben zu können. Traditionell wurde das Johanniskraut zur Sommersonnenwende gesammelt, gebündelt und getrocknet, damit es bei den hochsommerlichen Gewittern gegen Wetterschäden eingesetzt werden konnte. Uralte Sprüche zeugen von seiner Macht. Man erzählte, dass bei einem gefährlichen Unwetter eine verzweifelte Stimme aus den Wolken raunte: »Ist denn keine alte Fraue, die kann pflücken Hartenaue, dass sich das Gewitter staue?« Oder man sprach: »Johanniskraut und Dill, macht´s Gewitter still.« Wetterkundige beschworen seit jeher mit der Kraft dieses Krautes die Wettergeister, brachten es an Fenstern und Dächern an, um vor Blitzeinschlägen und der damit verbundenen Feuersbrunst zu bewahren und verräucherten es, wenn Unwetter nahten. Heute weiß man, dass es als Räucherkraut tatsächlich elektrostatisch aufgeladene Luft entladen kann, so wird es gerne gegen Elektrosmog eingesetzt, aber auch immer noch bei nahenden Gewittern, bei denen sich die Luft ebenfalls stark aufstaut und auflädt.

Als Schutzkraut kommt vor allem seine hohe Lichtkraft zu tragen. Egal, ob man mit ihm räuchert, es als Amulett trägt, als Bündel aufhängt oder als schützendes Öl verwendet, es baut einen starken und lichtvollen Schutzmantel auf, der keinerlei schädigende Kraft zulässt. Damit hält es Negatives und Schädigendes fern. Da diese Pflanze gerade in der Sonnwendnacht seine höchste Kraft entfaltet, kann es auch auf seelischer Ebene in die eigene höchste Kraft führen. Es macht von innen heraus stark und unangreifbar. Zudem erinnert es an das innewohnende Licht unserer Seele. Seine hohe Lichtkraft entfacht auch das göttliche Licht in uns und erinnert daran, dass wir es alle in uns tragen. Meine Erfahrung zeigt, dass wir unangreifbar werden, wenn wir in uns selbst ruhen und uns »unseres Selbst bewusst sind«. Dann stehen wir felsenfest im Leben und nichts und niemand kann uns etwas anhaben.

Zudem empfinde ich, dass dieses Kraut die Verschmelzung von Mutter Erde und Vater Himmel deutlich in sich vereint. Die gelben Kräfte der Sonne, des Himmels und der männlichen Kraft sind ebenso Teil dieser Pflanze wie das rote Blut der Erde und damit der weiblichen Kraft. Aus ihrer heiligen Verschmelzung heraus entsteht die Kraft des Lebens, die im blutroten Öl Verkörperung findet. Dieses Öl wurde seit jeher als heilig erachtet. Meinem Empfinden nach steht es mit den Urkräften des Lebens in Zusammenhang und darf daher im schamanischen Zugang diese ursprüngliche Lebenskraft wieder spüren lassen.

Heilwirkung vor allem bei Depression

Dieses Kraut ist als wirkungsvolle Heilpflanze gegen Depressionen bekannt und so gut erforscht wie kaum eine andere Heilpflanze. Es hilft vor allem bei Beschwerden, die durch zu viel Stress, Anspannung und emotionale Belastung hervorgerufen wurden. Auch bei Angststörungen und Panikattacken wird es wirkungsvoll eingesetzt. Großen Einfluss hat es auf unser Nervensystem, auf das es beruhigend, nervenstärkend und stabilisierend wirkt und sowohl Entspannung als auch einen guten Schlaf fördert. Bei Ischiasbeschwerden oder Nervenentzündungen wirkt ein Ölauszug schmerzstillend und entzündungshemmend. Wunden, Verbrennungen und Narben heilen ebenfalls sehr gut durch Salben oder Ölauszüge.

In der Frauenheilkunde wird ein Tee als krampflösendes, menstruationsförderndes und hormonell ausgleichendes Heilmittel empfohlen. Beachten sollten Sie allerdings: Durch die Einnahme oder das Auftragen von Johanniskrautpräparaten kann die Haut lichtempfindlicher werden. Ebenso kann die Wirksamkeit mancher Medikamente, wie die der Pille oder einiger Herzmedikamente, herabgesetzt werden.

➤ Ein Ölauszug wirkt bei Wunden, Entzündungen und Narben.

▼ Der lichtvolle Schutzmantel wehrt Unwetter und Schaden ab – macht unangreifbar.

Schützende Johanniskrautkreuze

Die magische Schutzwirkung für Haus und Hof und gegen schädigende Unwetter kann durch gebundene, schutzmagische Kreuze entfaltet werden. Diese werden beim Eingang oder am Dach des Hauses angebracht. Für die Herstellung sammeln Sie zehn Johanniskrautpflanzen. Jeweils fünf davon werden mit einem natürlichen Bindfaden oder einem langen Grashalm zu einem Bündel zusammengebunden. Diese Bündel legen Sie über Kreuz und binden Sie in der Mitte noch einmal zusammen. Dieses Johanniskrautkreuz wird als Schutzkreuz geweiht, abgeräuchert und mit der Bitte »Lichtvolles Kreuz, schütz Hof und Haus, treib alles Negative aus« am Haus angebracht. Hier kann es seine gesamte Kraft und Macht entfalten.

Schutz und Segen durch Wetterbuschen

Jedes Jahr zur Sommersonnenwende pflücke ich einen großen Strauß blühender Johanniskrautpflanzen, welche ich verkehrt herum zum Trocknen aufhänge. Sobald ein Gewitter naht, entnehme

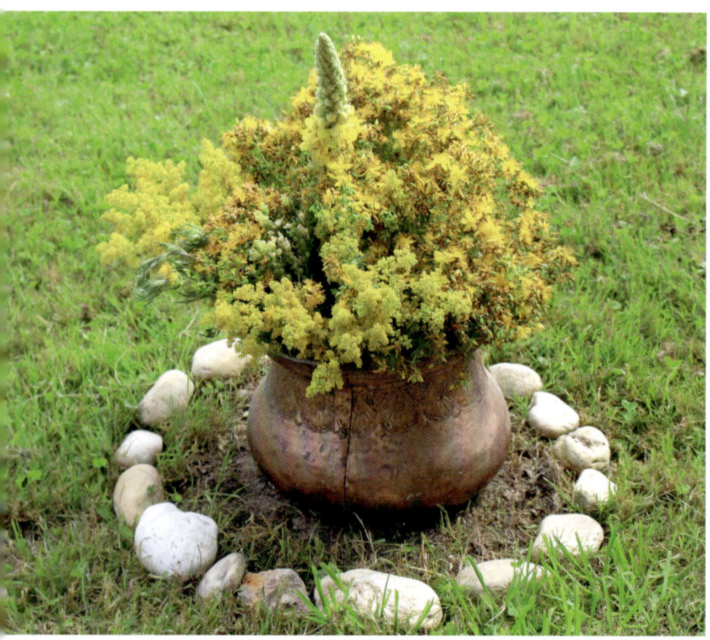

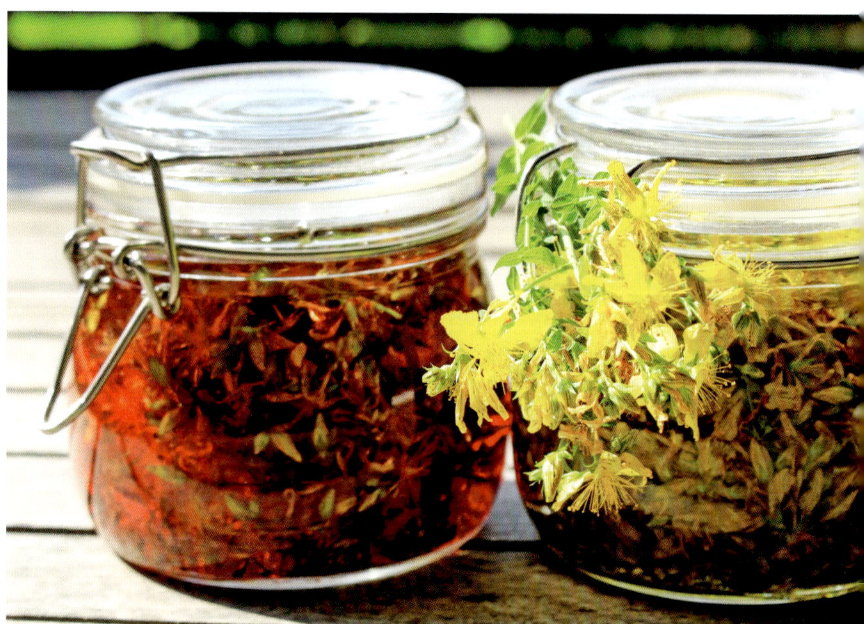

ich einige Pflanzen und verräuchere sie. Für meine Tochter, die Gewitter fürchtet, habe ich einen kleinen Medizinbeutel mit Wetterpflanzen gefüllt, den sie während eines Gewitters bei sich tragen kann. Naht tatsächlich ein Unwetter, entzünde ich getrocknetes Johanniskraut und gehe mit meiner Räucherschale zuerst durch den Garten und dann durch das ganze Haus. Ich bitte um Schutz und Segen und beginne mit den Wettergeistern zu reden und sie zu besänftigen.

Versuchen auch Sie einmal, ganz tief aus Ihrem Bauch heraus, mit den Wettergeistern zu sprechen und den Rauch des Krautes auf das Wettergeschehen wirken zu lassen. Seien Sie achtsam, dass Sie nicht zu Ihrem persönlichen Vorteil handeln und auf keinen Fall manipulieren, in dem Sinne, dass Sie das Unwetter »irgendwo anders hinschieben«, z. B. zum Nachbarn. Gerade hier ist es wichtig, immer das große Ganze und vor allem das Wohl aller in den Mittelpunkt zu stellen. Bitten Sie daher einfach um Schutz und Segen und dass die Wettergeister sich beruhigen mögen.

Mit dem Räucherritual von der Dunkelheit ins Licht
Diese Räucherung wirkt wunderbar, um verborgene Themen in uns zu lösen und damit ans Licht zu bringen. Wenn Sie immer wieder mit Traurigkeit, Ängsten, Verletzungen oder anderen schwierigen Seelenthemen konfrontiert sind, empfehle ich Ihnen an mindestens drei aufeinanderfolgenden Tagen dieses Räucherritual durchführen. Mörsern Sie dafür einen Teil getrocknetes Johanniskraut mit etwas Beifuß und entzünden Sie diese Mischung in einer feuerfesten Räucherschale. Lenken Sie Ihre Aufmerksamkeit auf Ihr Thema, das Sie mit dieser Räucherung abwenden und lösen möchten. Benennen Sie dieses, spüren Sie es noch einmal und bitten Sie dann den Geist der Pflanze, Sie bei Ihrem Wenderitual zu unterstützen. Treten Sie in einen tiefen Kontakt mit ihm und beginnen Sie, sich selbst abzuräuchern.

Der Rauch entfaltet seine Kraft und beginnt zu erhellen und zu lösen, was bisher im Verborgenen lag oder ungelöst war. Stellen Sie sich dabei vor, wie das Licht des Krautes sich über Ihre Aura in

◄ Das Johanniskreuz schützt und schmückt das eigene Heim.

▼ Mit einem Johannisstrauß können die Wettergeister besänftigt werden.

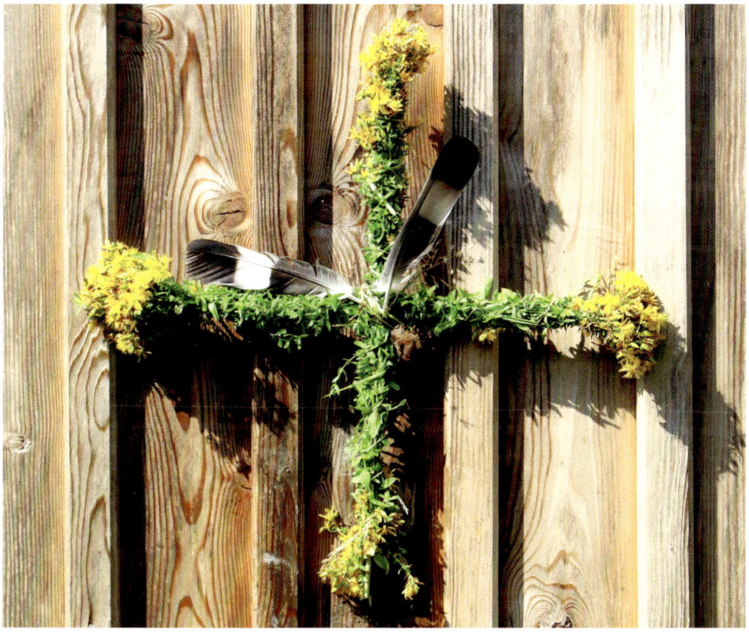

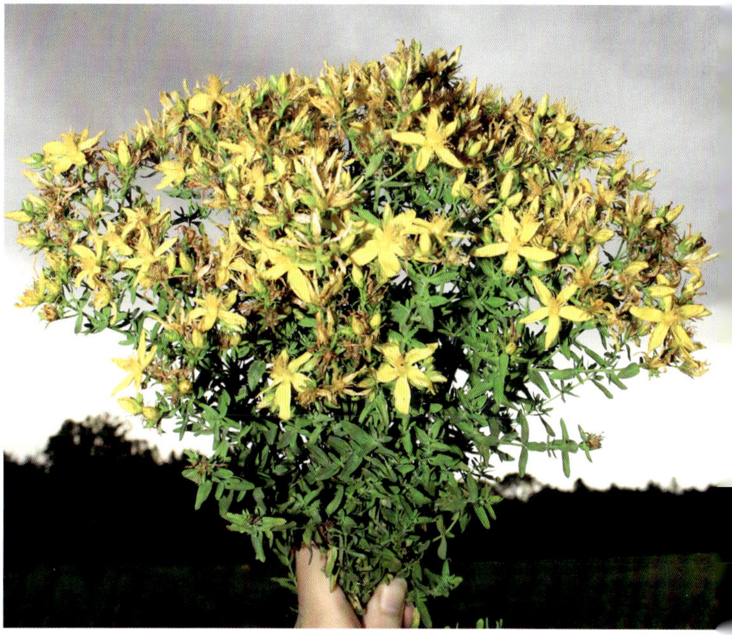

Wetterpflanzen und Wetterbrauchtum zur Sommersonnenwende

Wetterpflanzen und Wetterbrauchtum gab es sicherlich zu allen Zeiten und wahrscheinlich auch in allen Kulturen. Es ist eine urschamanische Tätigkeit, das Wetter zu beeinflussen und damit die Ernte zu sichern und größere Schäden abzuwenden. Seit Menschen Ackerbau betreiben und damit eingebunden sind in den Zyklus der Natur und auch abhängig von all ihren Kräfte, hat sich zu jedem Jahreskreisritual ein passendes Wetterbrauchtum entwickelt. Den Höhepunkt des Wetterbrauchtums finden wir zur Sommersonnenwende, wo viele Wetterpflanzen ihre höchste Kraft entfalten und seit jeher zu Wetterbuschen gebunden wurden, um für die bevorstehenden, hochsommerlichen Unwetter gerüstet zu sein.
Zu den wichtigsten heimischen Wetterpflanzen zählen Johanniskraut, Königskerze, Alant, Arnika, Dost, Rainfarn sowie Silberdistel und Hauswurz. Sie alle tragen die Kraft in sich, Unwetter zu bannen oder abzuwenden. Manche von ihnen können elektrostatisch aufgeladene Luft entladen und viele von ihnen blühen entweder gelb oder blau, tragen damit die Farben des Himmels, wo die Wettergottheiten zu Hause sind. Wenn Sie Ihren eigenen Wetterbuschen binden möchten, verwenden Sie oben genannte Pflanzen, bündeln diese und hängen sie zum Trocknen auf. Dieser Wetterbuschen wirkt einerseits schützend, zugleich haben Sie mit ihm aber auch die wichtigsten Wetterkräuter zuhause, die Sie für Wetterräucherungen weiterverarbeiten können.

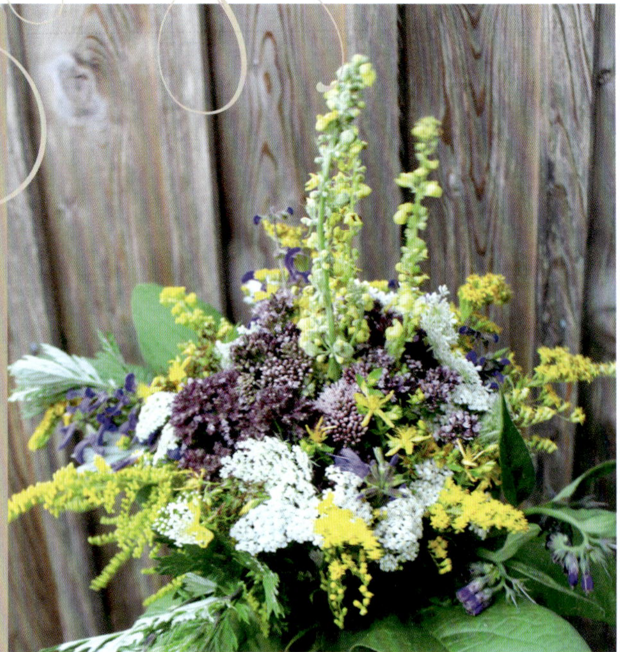

▲ *Zur Sommersonnenwende entfalten die Wetterpflanzen ihre größte Schutzkraft.*

Ihren Körper hinein ausbreitet und diesen nach und nach erfüllt. Licht und Rauch fließen gedanklich durch alle Körperteile und erreichen jede einzelne Zelle. Überall dort, wo Sie auf etwas Dunkles, Verhärtetes oder Verdichtetes treffen, lassen Sie sowohl den Rauch als auch das gedanklich erzeugte Licht so lange wirken, bis es sich so anfühlt, als ob diese Stellen erhellt würden und sich damit das dahinterliegende Thema löst. Wenn Sie dieses Ritual im Liegen durchführen, können Sie die Räucherschale auch immer wieder an der betreffenden Körperstelle abstellen. Sobald Sie das Gefühl haben, dass Ihr Körper vollständig durchlichtet und erhellt ist, beenden Sie dieses Ritual und bedanken sich beim Geist der Pflanze.

Die Wendespirale

Aus blühenden Johanniskrautpflanzen wird eine Spirale gelegt, in die Sie später gegen den Uhrzeigersinn hineingehen. Im Winter können Sie die Spirale mit getrocknetem Johanniskraut ziehen, das mit etwas Mehl vermengt wird. Diese Spirale dient dazu, einen Wendepunkt symbolisch darzustellen, der während des Rituals eine so starke Kraft entfaltet, dass beim bewussten Hineingehen in die Spirale tatsächlich ein Wandel und damit eine dauerhafte Veränderung erreicht werden kann.

Die Kraft der Spirale wird zusätzlich durch die Kraft unseres Johanniswendekrauts verstärkt, die Energien werden gebündelt. Dieses Ritual wirkt während der beiden Sonnenwenden am stärksten. Sie können es aber auch zu jedem anderen Zeitpunkt im Jahr durchführen. Es dient dazu, ein Thema, welches Sie im Leben verändern möchten, zu wenden und damit zu wandeln. Dies kann eine Krankheit oder eine Lebenssituation sein. Das eigentliche Ritual beginnt bereits beim Legen der Spirale. Wählen Sie einen schönen Platz in der Natur und ernten Sie die Pflanzen mit der inneren Ausrichtung, dass Sie diese für ihr persönliches Wenderitual benötigen. Legen Sie die Spirale so, dass Sie gegen den Uhrzeigersinn hineingehen können. Wenn Sie fertig sind, stellen Sie sich an deren Öffnung und nehmen Ihren heiligen Raum ein. Formulieren Sie Ihr Thema und bitten Sie um Unterstützung und Mithilfe der geistigen Welt. Bitten Sie vor allem den Geist des Johanniskrauts Ihnen beizustehen und die gewünschte Wende zu bewirken. Treten Sie ganz bewusst in die Spirale ein und lassen Sie dann alle Gedanken los. Das Hineingehen ist immer der Moment, in dem sich das Thema lösen darf. Nehmen Sie sich daher Zeit und gehen Sie ganz langsam. Gerne können Sie dabei trommeln oder rasseln oder auch für Sie trommeln oder rasseln lassen. Die Mitte stellt den eigentlichen Wendepunkt dar.

Hier können Sie verweilen und ganz tief in sich hineinhören, ob es noch etwas zu lösen gibt und ob sie tatsächlich bereit sind umzukehren und das Thema damit endgültig loszulassen. Fragen Sie Ihre Geisthelfer, ob sie Ihnen noch etwas zu sagen haben. Sobald Sie das Gefühl bekommen, dass es Zeit wird umzukehren und ins Neue hineinzugehen, drehen Sie sich ganz bewusst um, in dem Wissen, dass Sie damit Ihr Thema endgültig hinter sich lassen. Der Weg aus der Spirale ist immer der Weg in das Neue hinein. Hier dürfen Sie die neue Freiheit, die neue Gesundheit oder die neue Unbe-

▼ Auf dem Weg in die Wendespirale lassen Sie ganz bewusst und rituell los von belastenden Themen.

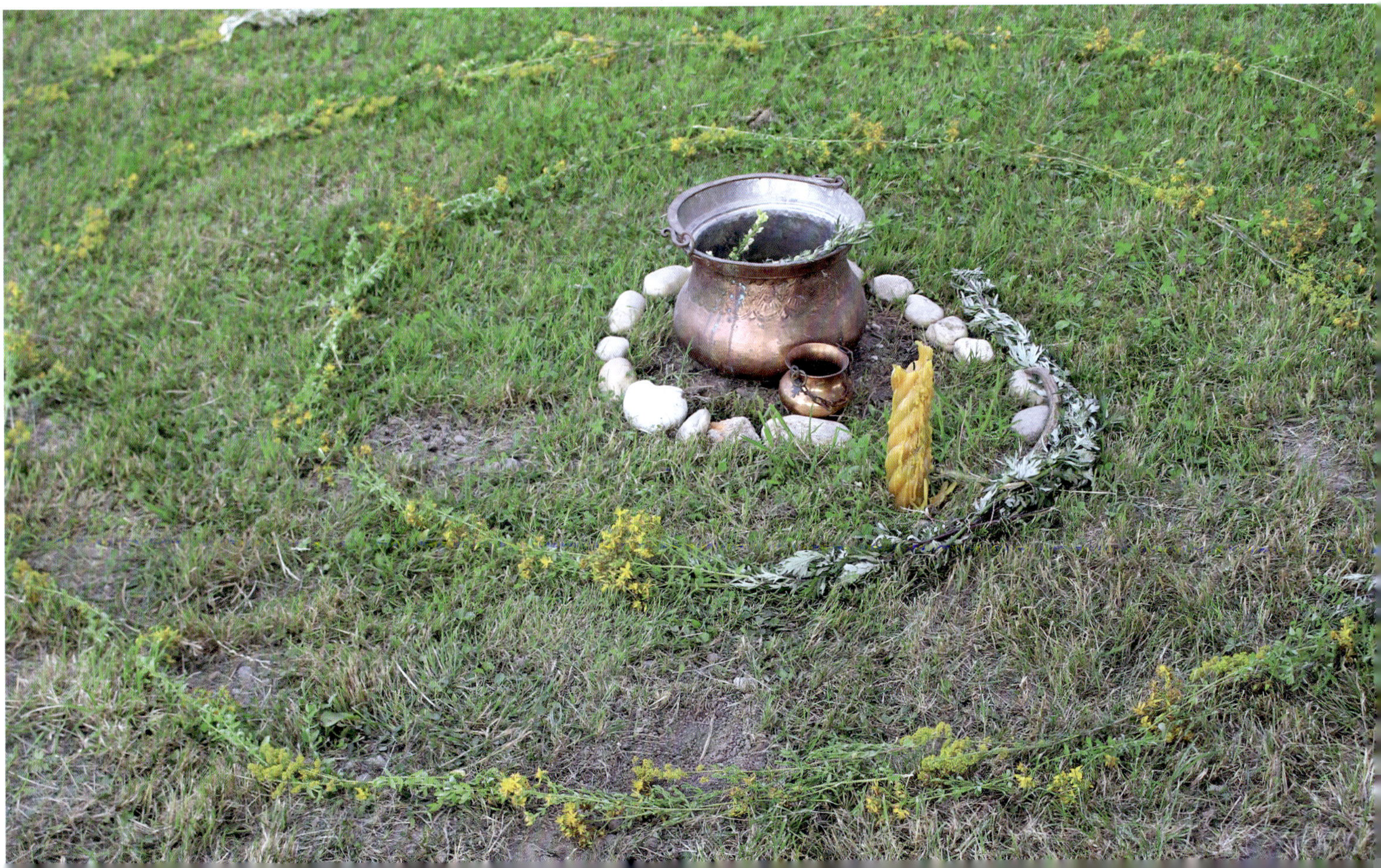

lastetheit wahrnehmen. Am Ende angekommen bedanken Sie sich innerlich, verschließen den Eingang der Spirale mit Naturmaterialien und beenden dieses Ritual.

Mein inneres Licht

Zur Wintersonnenwende wird nicht nur das Licht der Sonne neu geboren, weil sich deren Lauf ändert und die Tage ab nun wieder länger werden. Es wird auch unser inneres Licht im Spiegel der Natur jedes Jahr aufs Neue geboren. Für mich stellt es eine der wichtigsten Aufgaben im eigenen Leben dar, dieses innere Licht bewusst zu entzünden. Es ist das Licht unserer Seele und damit der göttliche Funke, der in jedem von uns lebt und leuchtet. Das Johanniskraut unterstützt wunderbar, wenn wir uns auf die Suche nach diesem Licht begeben und wieder erkennen wollen, wer wir sind und wozu wir hier sind. Deshalb nutze ich für das Ritual in dieser besonderen Nacht sehr gerne seine Kraft.

Wenn auch Sie dieses Ritual durchführen möchten, benötigen Sie dafür eine weiße Kerze, etwas Johanniskrautöl und getrocknetes Kraut. Entzünden Sie sowohl Ihre Kerze als auch das Kraut in der Räucherschale. Blicken Sie tief in die Kerzenflamme hinein, verbinden Sie sich mit dem Rauch des Krauts und stellen Sie innerlich die Bitte, Ihr inneres Licht jetzt wahrnehmen zu dürfen. Beginnen Sie zu trommeln, zu rasseln oder verwenden Sie passende Musik. Sie können auch in vollkommener Stille arbeiten. Direkte Fragen können folgendermaßen lauten: »Welches Licht brennt in mir?«, »Welche ist meine höchste Kraft?«, »Welche Seelenaufgabe trage ich in mir?«

Im Rauch des Krautes und im begleitenden Rhythmus der Trommel oder Rassel werden Sie Antworten erhalten und auch immer deutlicher spüren, dass dieses Licht tatsächlich in Ihnen brennt. Wenn Sie es gut wahrnehmen können, halten Sie es gedanklich fest. Blasen Sie die Kerze aus und tauchen Sie damit in die vollständige Dunkelheit dieser besonderen Nacht ein. Bleiben Sie, solange es Ihnen guttut, in dieser Stille und Dunkelheit. Erinnern Sie sich, dass alles aus diesen beiden Qualitäten heraus geboren wurde und diese seit jeher zu diesem Fest verehrt wurden.

Warten Sie bis zu dem Moment, in dem Sie tief in sich spüren, dass Sie symbolisch für Ihr inneres Licht – welches Sie in diesem Ritual wiedererkennen durften – auch Ihre Kerze aufs Neue entzünden möchten. Beim Entzünden Ihrer Kerze geben Sie sich selbst das Versprechen, Ihr Licht zu leben, beständig zu nähren und es bewusst leuchten zu lassen. Sie feiern damit Ihre persönliche Wintersonnenwende und ehren die Kraft dieser Nacht. Beenden Sie das Ritual, salben und segnen Sie Ihre Kerze mit Öl und Rauch, und entzünden Sie diese im kommenden Jahreslauf immer dann, wenn Sie sich an Ihr inneres Licht erinnern möchten.

Beifuß – Artemisia vulgaris

Der zarte, silbern schimmernde, unscheinbare und dennoch so kräftige und machtvolle Beifuß ist unser wichtigstes heimisches Schamanenkraut. So wie die Indianer ihren heiligen Tabak verehren, so sollten auch wir unseren Beifuß achten und ehren, erneut als »Macht- oder Mugwurz«, wie er einst aufgrund seiner großen Kraft genannt wurde, erkennen und vor allem in die pflanzenschamanische Arbeit integrieren. Er unterstützt jeglichen Schwellenübertritt, indem er die Tore zur Anderswelt öffnet, die Schwelle hütet, auf die andere Seite hinüber begleitet und drüben beschützt.

Er selbst ist der Schamane unter den Pflanzenwesen, oder besser gesagt: die Schamanin. Denn es ist eine urweibliche Kraft, die in ihm wohnt. Er galt seit jeher als Pflanze der Göttin und war in vielen Kulturen der Muttergottheit geweiht. Er wurde einst sogar als »Mutter aller Kräuter« bezeichnet und stand im angelsächsischen Kräutersegen, der im 9. Jahrhundert verfasst wurde, an erster Stelle. Dies bestärkt seine große Bedeutung und Macht.

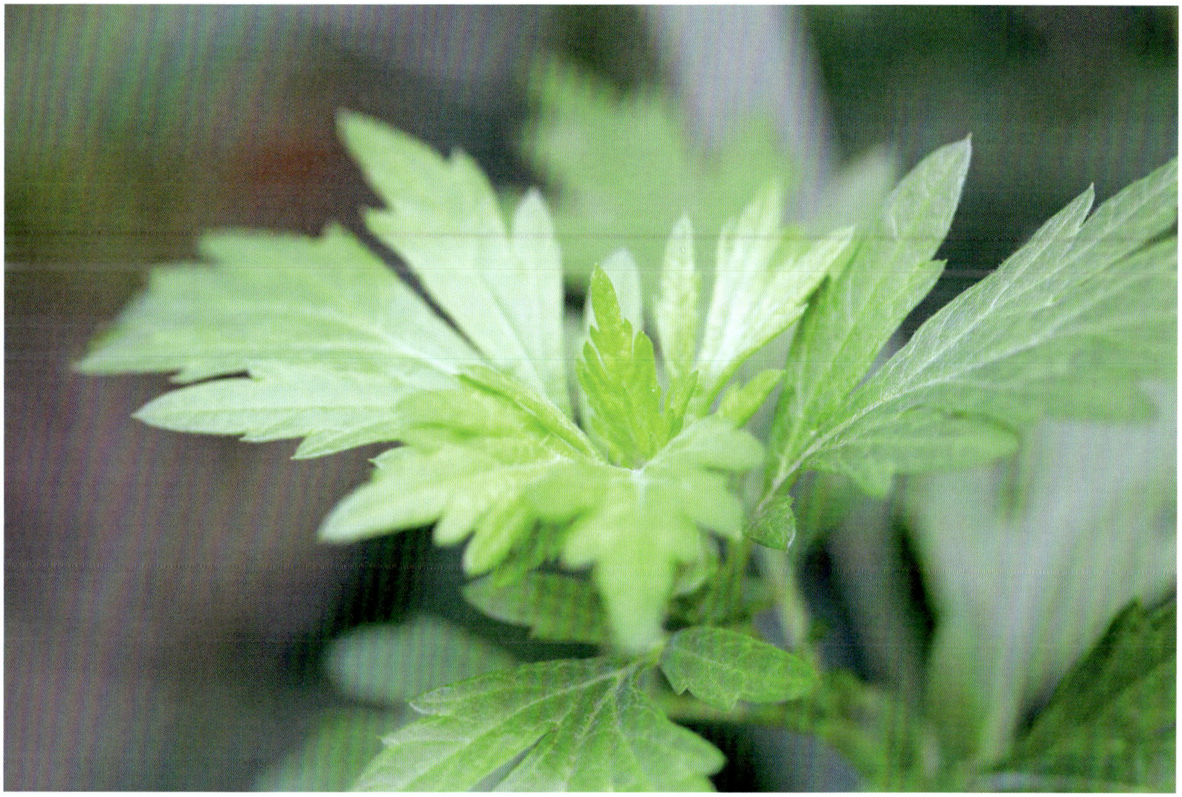

◄ *Der Beifuß ist Schwellenhüter, wird auch „Mag- und Mugwurz" genannt und ist der Schamane schlechthin unter den Pflanzenwesen.*

Ich selbst habe manchmal das Gefühl, dass er die Urkraft aller Heilpflanzen in sich trägt und damit eine sehr tiefe, alte und weise Spiritualität in der Pflanzenwelt besitzt. Er weist sakrale Kräfte auf, was bedeutet, dass sein Wesen heilig ist und die Kraft in sich birgt, während der Rituale den heiligen Raum zu öffnen. Dadurch wird es möglich, spirituelle Erfahrungen zu machen. Deshalb wurde er bei vielen Zeremonien und Ritualen verwendet, z. B. geräuchert. Zur Sommersonnenwende erlangte er bei den Kelten ganz besondere Bedeutung. Sie flochten Gürtel aus ihm, die sie im Tanz um ihre Hüften trugen und nach dem Ritual ins Feuer warfen. Diese sollten vor allen bösen Mächten bewahren und schenkten gleichzeitig Glück und Segen, aber auch Gesundheit und Kraft für die zweite Jahreshälfte. Er ist wahrlich eine ganz besondere heimische Schamanenpflanze, die auf jeden Fall näher erkundet werden sollte, denn sie begleitet zurück in die eigene Schamanenkraft und vor allem in die pflanzenschamanische Kraft und Weisheit.

Für mich und meine Arbeit ist er absolut unverzichtbar geworden. Ich würde sogar so weit gehen zu behaupten, dass er alleine ausreichen würde, um meine Arbeit zu verrichten. Sein Geistwesen begleitet mich schon lange. Egal, wo ich wohnte, er siedelte sich immer in meinem direkten Umfeld an. Niemals konnte ich ihn einfach ausreißen, ohne ihn zu nutzen, weshalb ich ihn sammelte, bündelte und trocknete. Häufig räucherte ich mit ihm, badete in ihm oder rauchte ihn. Kein anderer Pflanzengeist hat mich jemals derartig deutlich aufgefordert, mit ihm zu arbeiten und dabei beständig gefordert und gefördert. Immer wieder rief er mich zu sich und zog mich in seinen Bann. Er ließ mich nicht mehr los und vermittelte mir deutlich, dass ich Erfahrungen mit ihm sammeln sollte.

Er besuchte mich in meinen Träumen und war zu einer bestimmten Zeit immer in meiner Nähe. Er war die Pflanze, die mich am intensivsten lehrte, und ich kann sogar behaupten, dass sein Pflanzengeist mich damals als Schülerin gewählt hatte und mich damit sehr bewusst lehrte. Er stärkte meine Intuition, meine Traumkraft und öffnete mir klar und weit die Tore zu den anderen Welten. Vor allem stärkte er meinen Zugang zur Ebene der Pflanzenwesen. Wie andere Schamanen mit ihren Krafttieren und Geisthelfern arbeiten, so arbeitete ich mit dem Geist des Beifußkrauts, der mich auf meinem Weg verlässlich begleitete, mir Rituale übermittelte, Heilungen zukommen ließ und mich letztendlich zur Pflanzenschamanin initiierte. Er war meine Lehrer- und Meisterpflanze, die mich zurück in meine Kraft und zu meiner wahren Lebensaufgabe führte.

Seine Heilkraft auf körperlicher Ebene geht vor allem auf die enthaltenen Bitterstoffe, Gerbstoffe und ätherischen Öle zurück, die auf Magen und Darm wirken, verdauungsfördernd, appetitanregend und krampflösend sind. Zudem beruhigt er die Nerven und wirkt schlaffördernd. Als Frauenkraut unterstützt er Geburten und wirkt wehenanregend, schmerzstillend und geburtserleichternd. Wie wir später noch hören werden, begleitet er als Schwellenpflanze die ankommende Seele ins Leben. Frauen in den Wechseljahren schätzen ihn wiederum, da er viele ihrer Beschwerden lindern kann. Auch hier begleitet er über diese besondere Schwelle im Leben einer Frau.

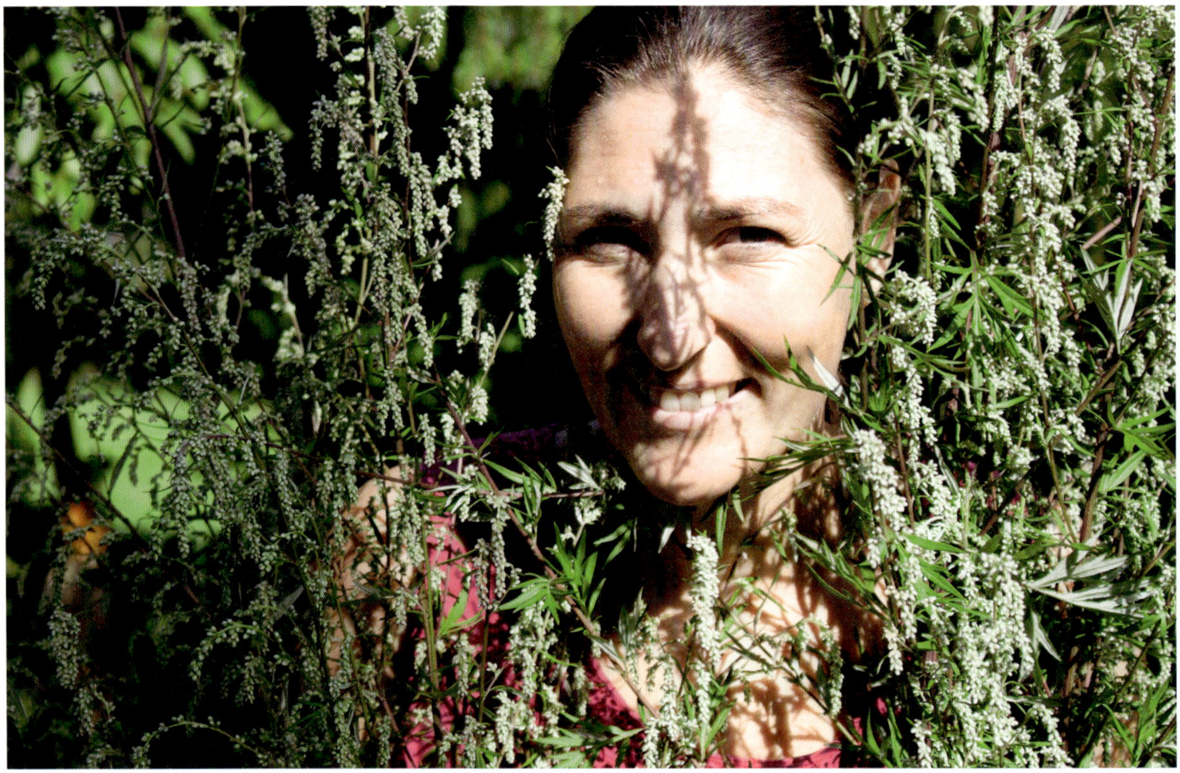

➤ *Meine Verbindung zum Beifuß ist unglaublich stark – hat er mich doch zu meiner wahren Lebensaufgabe geführt.*

Als wärmendes Kraut findet er nicht nur Verwendung in der chinesischen Moxatherapie, sondern wärmt – als Tee gekocht, – von innen heraus oder transportiert – als Salbe verarbeitet – die Wärme tief ins Gewebe hinein. Als Ölauszug oder Bad verwendet lindert er Beschwerden am Bewegungsapparat, weshalb er von unseren Ahnen als wertvolle Rheumapflanze genutzt wurde.

Reinigen mit Ritualsalz
Geben Sie ein Teil frisches Kraut zusammen mit einem Teil Salz in den Mörser. Sowohl der Geist des Krautes als auch der Geist des Salzes werden gebeten, ihre Kräfte für dieses Ritualsalz zur Verfügung zu stellen und sich beim Mörsern zu vereinen und gegenseitig zu verstärken. Mörsern Sie in dem Wissen, dass diese Tätigkeit eine heilige Handlung ist und bleiben Sie mit Ihrer ganzen Aufmerksamkeit bei diesem Tun. Das Salz muss danach getrocknet werden, bevor es in Gläser abgefüllt und aufbewahrt wird.

Als reinigendes Ritualsalz verwende ich es gerne, um meinen Ritualplatz von Energien zu befreien, die dem Ritual nicht dienlich wären. Dazu stelle ich eine Schale mit dem Salz in die Mitte des Platzes und bitte darum, auf energetischer Ebene zu bereinigen. Sowohl das Salz als auch das Beifußkraut wirken stark bindend auf negative Energien. Das Salz entsorge ich danach, indem ich es entweder einem fließenden Gewässer übergebe oder an einem besonderen Platz in der Natur ausstreue. Mit einer zweiten Schale gehe ich danach den Ritualplatz im Uhrzeigersinn ab und verstreue kreisförmig das Salz, damit es Schutz und Abgrenzung nach außen bewirkt. Rituale, die derartig vorbereitet werden, gehen meist besonders in die Tiefe und lassen die Teilnehmer einen gut geschützten Raum wahrnehmen, indem es ihnen möglich wird, sich dem Geschehen vollständig hinzugeben. Das Salz verwende ich auch für reinigende Bäder und mit heißem Wasser verdünnt als stark reinigendes Wischwasser für die energetische Hausreinigung.

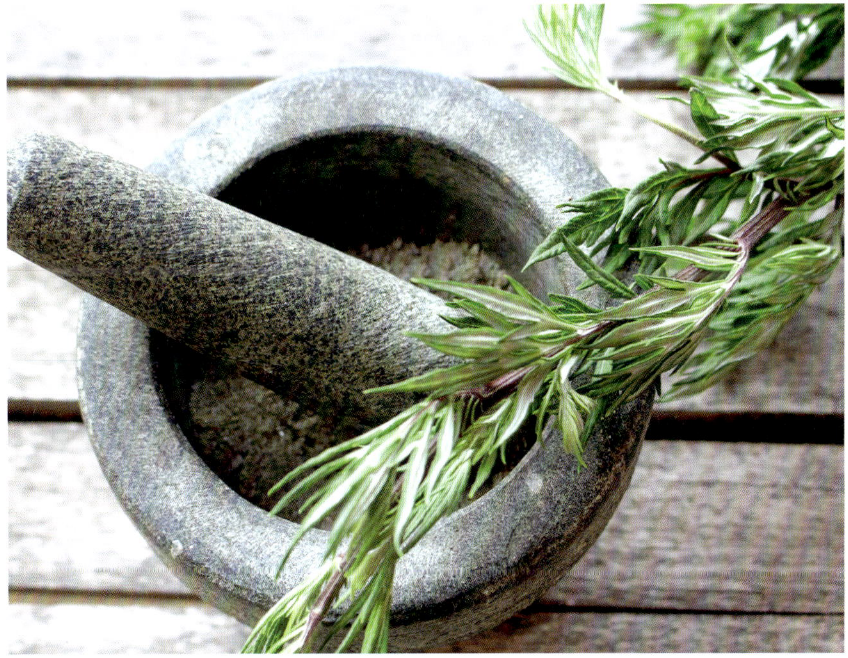

▲ *Nicht nur das Salz selbst, sondern auch seine Herstellung ist ein wichtiges Ritual. Begleiten Sie es mit Ihren Gedanken an den Geist des Krautes und des Salzes.*

Die Aura abräuchern mit einem Räucherbündel
Dieses Kraut lässt sich wunderbar zu Räucherbündeln binden, da es auch ohne Kohle sehr gut brennt. Für kleinere Bündel verwendet man am besten etwa 20–30 cm große Pflanzen. Diese werden aneinandergelegt, mit natürlichem Garn umwickelt und verkehrt herum zum Trocknen aufgehängt. Diese Bündel ergeben einen Räucherstab, der großen Schutz bietet und die Aura reinigt. Sie können das Räucherbündel auch dann verwenden, wenn Sie eine schamanische Reise antreten oder in Kontakt mit einem Pflanzenwesen treten wollen.

Entzünden Sie es dazu an einem Ende und reinigen Sie mit dem aufsteigenden Rauch Ihre gesamte Aura. Betreten Sie danach bewusst die Anderswelt, indem Sie ein Pflanzenwesen kontaktieren oder eine schamanische Reise antreten. Verbinden Sie sich mit dem Pflanzengeist und bitten darum, dass Ihre Vorhaben unterstützt und begleitet werden. Meist ist es dabei gar nicht notwendig zu trommeln oder zu rasseln, weil alleine der

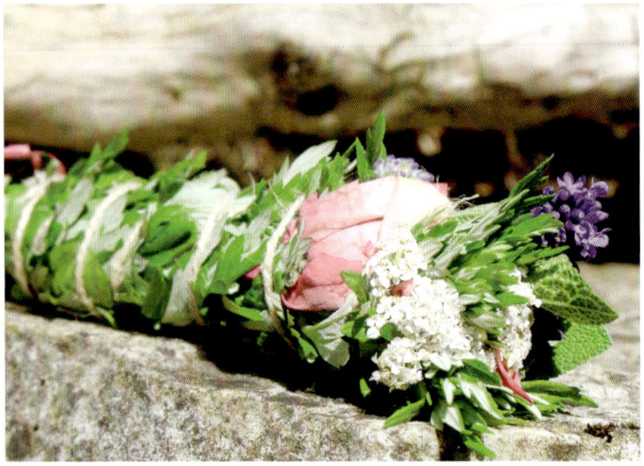

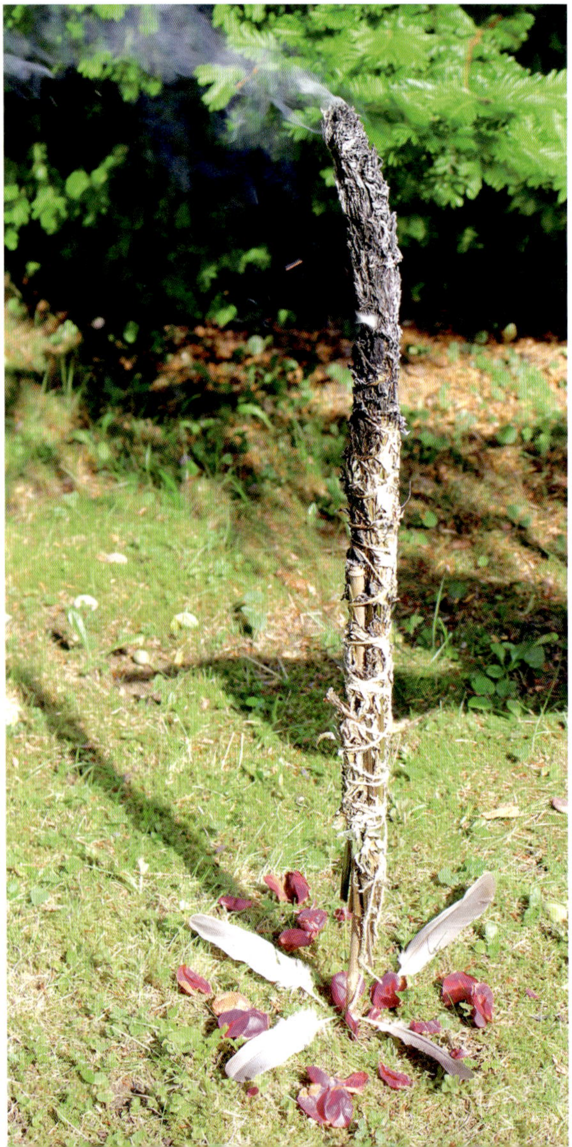

▲ *Das Räucherbündel können Sie auch gut in die Natur mitnehmen und damit Ihre schamanischen Rituale begleiten.*

➤ *Mit der Räucherfackel, die einen Meter in die Höhe ragt, werden große Kräfte entfacht.*

Rauch das Tor zur Anderswelt öffnet. Deshalb nehme ich diese Bündel sehr gerne mit hinaus in die Natur, um draußen bei den Pflanzen meine Reisen zu den jeweiligen Pflanzengeistwesen anzutreten.

Die Räucherfackel zur Sommersonnenwende

Eine spezielle Anwendung ist die große Beifuß-Räucherfackel, die vor allem zur Sommersonnenwende große Wirksamkeit entfaltet. Dazu werden etwa ein Meter große Pflanzen gesammelt, zu Bündeln gebunden und am unteren Ende an einem Haselnussast befestigt. Dadurch entsteht eine Fackel, die in die Erde gesteckt werden kann und durch den Wind wunderbar abbrennt. Nachdem Sie sie entzünden, entwickelt sie sofort einen starken Rauch, und es entfaltet sich die gesamte energetische Kraft der Pflanze. Diese bietet höchsten Schutz, öffnet die Tore zu den Anderswelten, verbindet mit den Spirits und den Ahnen und eröffnet einen spirituellen und rituellen Raum. Sie können mit solchen Fackeln Ihren Ritualplatz umrahmen und dadurch die Kraft des Rituals um ein Vielfaches verstärken. Natürlich können Sie diese Fackeln auch in den Sommernächten entzünden, um schamanisch zu arbeiten. Sie dienen als Schutz vor negativen Kräften, aber auch vor Unwettern.

Abstreifen von Krankheiten und Blockaden

Große, besenförmig gebundene Beifußbündel eignen sich wunderbar, um Menschen abzustreifen und ihnen damit fremde Energien, Blockaden oder sogar Krankheiten abzunehmen. Dazu streift man zuerst den Körper von oben nach unten ab und entfernt sich dann immer weiter nach außen in die Aura. Die gelösten Energien werden in den Boden hinein gestreift, damit losgelassen und der Transformation übergeben. Streift man sich selbst ab, beginnt man ebenfalls oben und versucht den ganzen Körper zu erreichen.

Im Bewusstsein, dass diese Pflanze eine sehr große Kraft besitzt, verbindet man sich mit dem Geist der Pflanze und bittet ihn um seine Mithilfe.

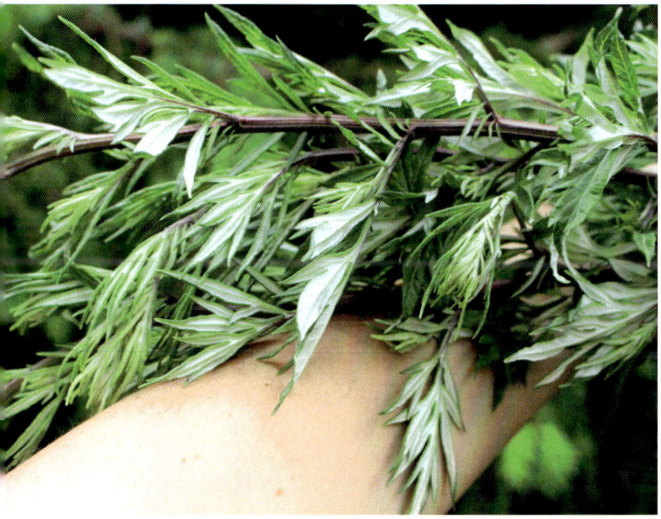

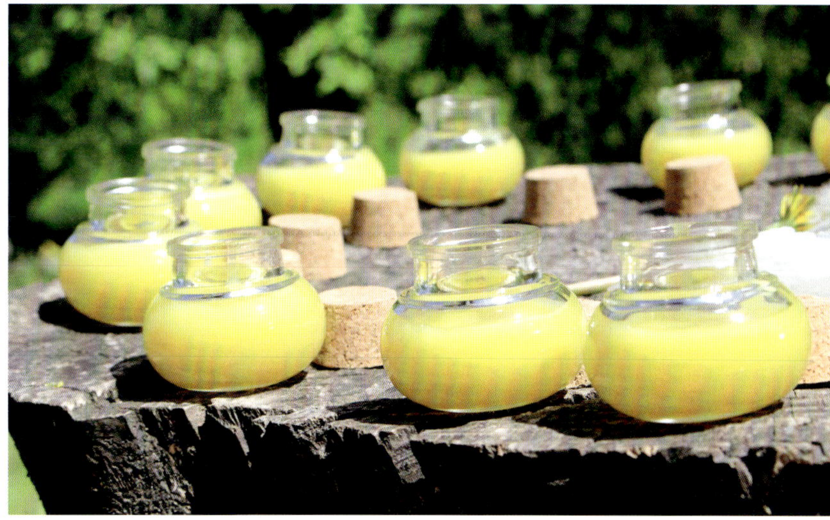

Mit jedem bewussten Atemzug wird das Abgeben und Lösen verstärkt. Sobald das Gefühl eintritt, dass die Energien bereinigt sind, bedanken Sie sich innerlich beim Beifußbündel und geben dieses an die Natur zurück. Sie können dieses Abstreifen zusätzlich mit einer Beifußräucherung kombinieren, wodurch Sie eine besonders hohe Wirkkraft erreichen.

Salbe zur Stärkung der weiblichen Urkraft

Frisches, blühendes Beifußkraut wird über einen Mondzyklus, am besten von Vollmond zu Vollmond, zu einem Ölauszug verarbeitet. Dazu zerkleinern Sie die Pflanzen, füllen sie etwas angetrocknet in ein Glas und übergießen sie mit Olivenöl oder einem anderen Trägeröl. Auf einem sonnigen Fensterbrett sollte der Ölauszug vier Wochen lang stehen. Schütteln Sie ihn immer wieder, damit alle Bestandteile gut durchmischt sind. Gleichzeitig nehmen Sie mit dem Pflanzengeistwesen immer wieder Kontakt auf. Danach werden die Pflanzenteile abgeseiht, das Pflanzenöl erwärmt und im Verhältnis 10:1 mit Bienenwachs zu einer Salbe eingekocht. Diese Salbe stärkt die weibliche Urkraft in unserem Becken. Sie transportiert Wärme tief ins Gewebe und nährt vor allem die weiblichen Energien. Salbt man über einige Wochen täglich den unteren Bauch und den unteren Rücken, wird dadurch eine sehr alte und urweibliche Kraft in uns Frauen geweckt. Tag für Tag fühlt man sich stärker verwurzelt, besser geerdet und aus dem Becken heraus genährt. Manchmal wird auch eine starke innere Schamanenkraft geweckt. Sie werden merken, dass sich Ihre Wahrnehmung bei schamanischen Reisen oder Ritualen deutlich verstärkt.

Ich möchte Ihnen wirklich von Herzen empfehlen, diese Anwendung einmal auszuprobieren und dabei zu spüren, was sich in Ihnen verändert. Sehr häufig führt diese körperliche Verbindung mit dem Geist der Beifußpflanze zu einer tiefen Rückverbindung mit unserer urweiblichen Kraft und gerade in diesen, so alltäglich anmutenden Anwendungen, steckt oftmals die größte Wirksamkeit.

Schutz durch den Beifußgürtel

Das uralte Ritual des Beifußgürtel-Bindens zum Schutz, z. B. zur Krankheitsabwehr, aber auch zur Stärkung der Wurzel- und Beckenkraft, ist eine der wichtigsten schamanischen Anwendungsmöglichkeiten dieser Pflanze. Seine höchste Kraft entwickelt

◄ Mit dem Beifußbündel wird von oben nach unten abgestreift, was belastet und krank macht.

▲ Speziell für Frauen: Über mehrere Wochen aufgetragen trägt der Beifuß Wärme in Ihren Körper und stärkt Ihre Weiblichkeit von innen heraus.

dieser Gürtel in der Nacht der Sommersonnenwende, in der er – bereist von unseren keltischen Ahnen – gebunden wurde. Jedoch kann dies auch zu jedem anderen Zeitpunkt im Jahr durchgeführt werden.

Dieses Ritual beginnt beim Sammeln der passenden Pflanzen. Lenken Sie dabei Ihre Aufmerksamkeit auf die Frage, wofür Sie den Gürtel verwenden möchten. Sie können mit ihm sowohl Ihre Fruchtbarkeit steigern als auch Ihre gesamten Beckenorgane stärken. Auch Themen ohne Bezug zur Weiblichkeit können mit dem Gürtel bearbeitet werden. Deshalb bitten Sie bereits beim Sammeln darum, die passende Pflanzen für Ihr persönliches Thema zu finden.

Wählen Sie einen Ritualplatz in der Natur oder einen Feuerplatz bei Ihnen zuhause. Binden Sie die Beifußpflanzen rund um Ihr Becken und bitten Sie das Geistwesen der Pflanze, sich mit Ihnen zu verbinden und Sie in Ihrem Anliegen zu unterstützen. Ich würde empfehlen, entweder selbst zu trommeln und sich dazu zu bewegen oder Trommelmusik aufzulegen und dazu zu tanzen.

Nehmen sich ausreichend Zeit in dieses Ritual einzutauchen und den Geist der Pflanze wirken zu lassen. Sie können auch mit dem Kraut räuchern, um seine Kraft zu verstärken. Ihr Bewusstsein wird sich dadurch verändern, Sie gelangen in eine Trance, in der Heilung geschehen kann. Wenn Sie das Gefühl haben, dass diese Arbeit beendet ist und Ihr Thema sich auf den Pflanzengürtel übertragen hat, bedanken Sie sich bei der Pflanze und Ihrem Geistwesen und werfen den Beifußkranz ins Feuer oder geben ihn an die Natur zurück.

▼ Der Beifußgürtel ist ein Schutz, der Ihren Körper rundherum abschirmt, aber auch Ihre Fruchtbarkeit stärkt.

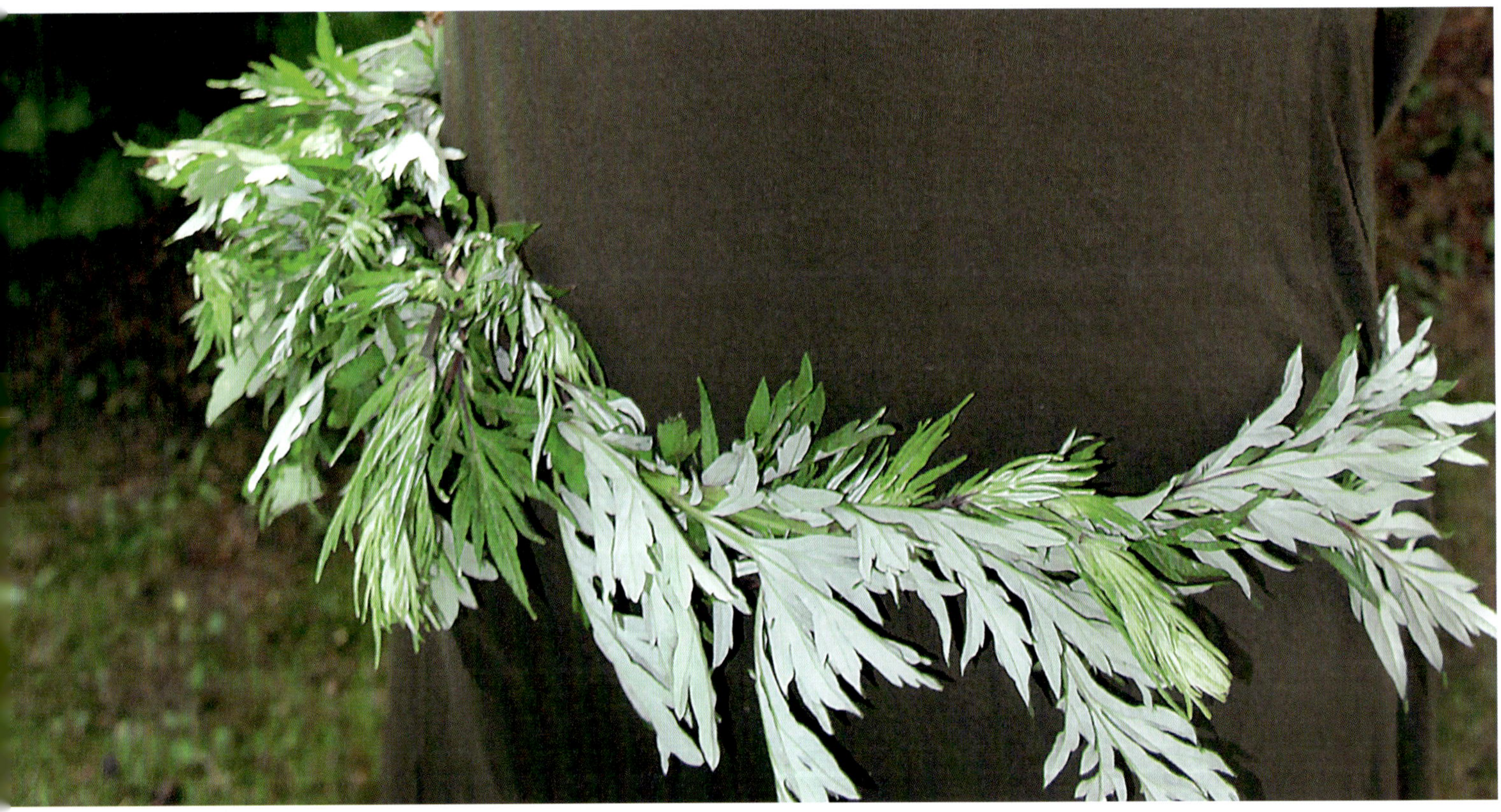

Stoffgürtel mit Schutzsymbolen

Diese wundervolle Möglichkeit, die Kraft eines Krautes über längeren Zeitraum zu nutzen, fiel mir ein, als ich das Seminar einer Russin besuchte, die über bewahrende Kleidung sprach. Sie arbeitet beispielweise mit Stoffgürteln, die unter der Kleidung getragen werden und mit verschiedenen Schutzsymbolen versehen sind. Sie hat die spirituelle Kraft der Kleidung, die in früheren Zeiten einmal von großer Bedeutung war, wiederentdeckt. Es berührte mich zutiefst, dass Kleidung und vor allem Gürtel so wirkungsvoll eingesetzt wurden. Ich erinnerte mich dadurch an bekannte Schutzpflanzen, die auch bei uns in die Kleidung eingenäht wurden, um dort ihre Wirksamkeit zu entfalten.

Da ich sehr mit Pflanzen verbunden bin und vor allem den Beifußgürtel seit vielen Jahren kenne, habe ich diese beiden Gedanken zusammengeführt und einen Hüftgürtel aus Baumwollstoff entwickelt, der mit Pflanzen befüllt werden kann. Oft verwende ich frisches Beifußkraut, das in die extra angefertigte Stofffalte des Gürtels gefüllt wird.

Diesen Beifußgürtel binde ich um meine Hüfte oder meinen Bauch. Dadurch kann sich die Kraft des Krautes über einen längeren Zeitraum direkt am Körper entfalten und dringt dabei ganz tief in den gesamten Bereich des Beckens ein. Er stärkt damit meine Wurzelkraft – die Organe des Beckens – vor allem aber mein Urvertrauen und meine weibliche Urkraft.

Es ist wunderbar, diesen Gürtel über längere Zeit zu tragen. Man kommt dadurch in einen sehr intensiven Kontakt mit dem Pflanzengeistwesen und den heilenden Kräften. Diesen Gürtel können Sie auch verwenden, wenn es darum geht, Krankheiten der weiblichen Organe abzuwenden. Lassen Sie das Kraut so lange im Gürtel, bis es eingetrocknet ist. Danach mörsern Sie es fein und entzünden es in einer feuerfesten Schale. Diese stellen Sie auf Ihren unteren Bauch und erlauben, dass sich mit dem aufsteigenden Rauch die Krankheitswesen vollständig auflösen und damit von Ihnen abwenden.

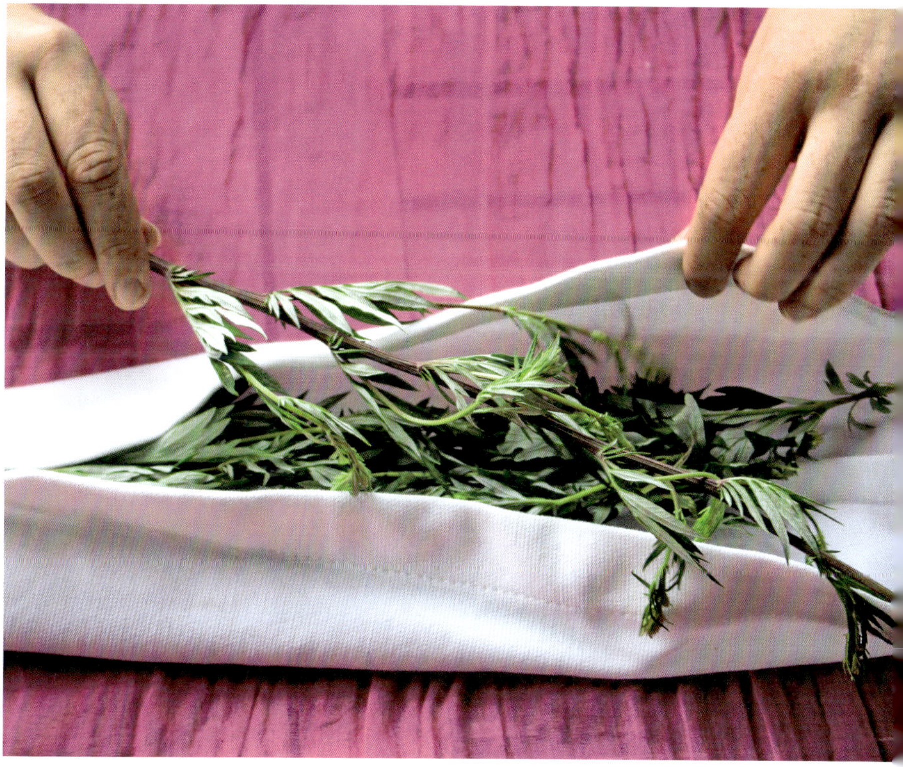

▲ Für noch mehr und länger anhaltende Wirkung können Sie die Pflanzen in einen Stoffgürtel geben, den Sie unsichtbar unter der Kleidung tragen können.

Eisenkraut – Verbena officinalis

Dieses Kraut ist eine weitere, sehr magische und starke schamanische Pflanze. Seit einigen Jahren geht es überall in meinem Garten auf und ist mir auf diese Weise so nahe gekommen, dass ich es nicht mehr übersehen konnte. Ich begann mit ihm zu arbeiten, las unzählige Geschichten darüber, verarbeitete es, räucherte mit ihm und machte immer wieder schamanische Reisen zu seinem Pflanzengeist. Wir lernten uns dadurch auf einer sehr tiefen Ebene kennen.

Jede Begegnung führte dazu, dass ich die Kraft dieser Pflanze noch besser wahrnehmen, ihr Geistwesen noch besser sehen, hören und fühlen sowie ihre Botschaften deutlicher und klarer wahrnehmen konnte. Ich sehe im Eisenkraut mittlerweile eine der wichtigsten Pflanzen der Gegenwart – für

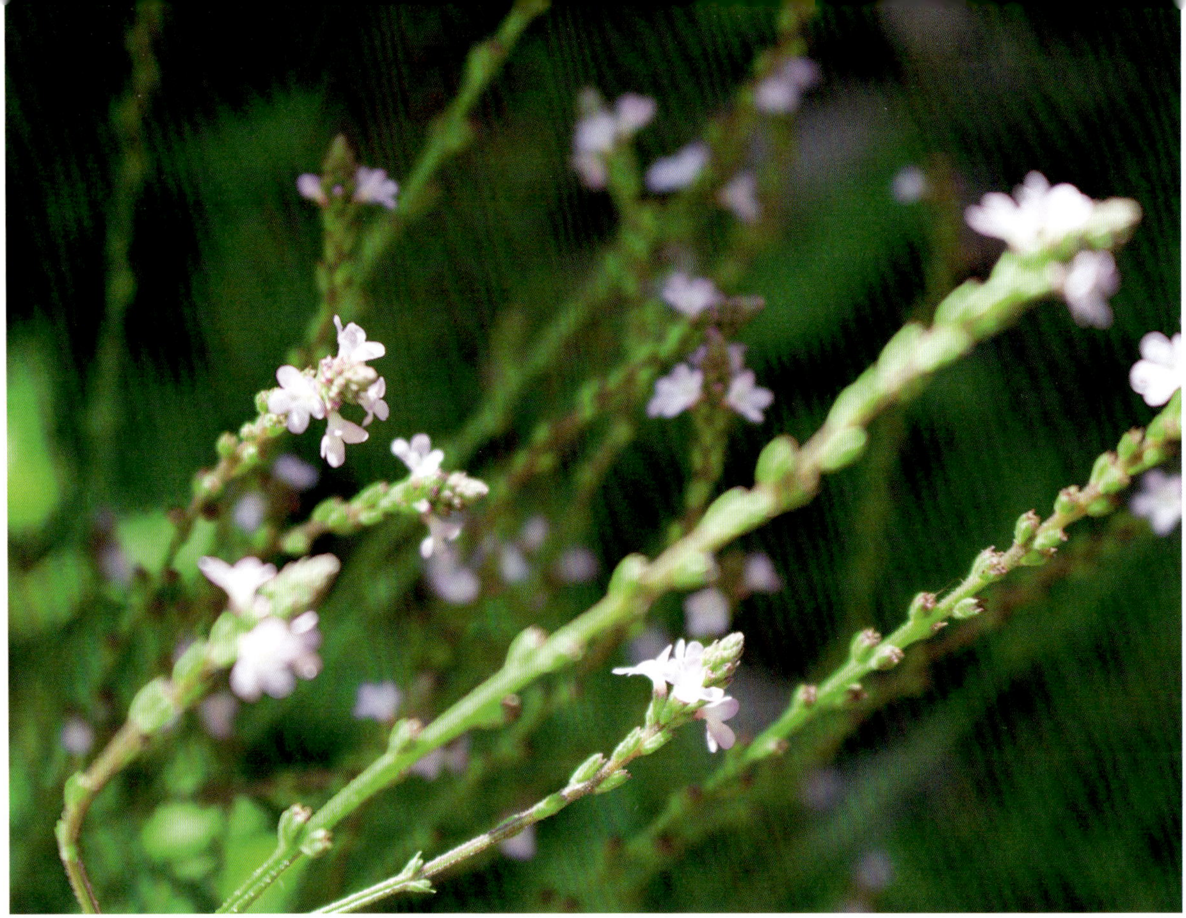

➤ *Das Eisenkraut ist Sinnbild für Versöhnung und Friedensbringer.*

mich, aber auch für andere, da er gerade in dieser Zeit der Wandlung besonders intensiv begleitet. Den für mich bedeutendsten Aspekt möchte ich Ihnen anhand folgender Geschichte zeigen: Es war während einer schamanischen Kräuterwanderung, als mir erstmalig auffiel, dass überall im Wald Jungpflanzen des Eisenkrautes aufgingen. Noch nie zuvor hatte ich die Pflanze in dieser großen Menge wahrgenommen. Damals sagte ich sehr spontan zu meiner Gruppe: »Ich denke, das Eisenkraut ist hier, weil es Frieden auf die Erde bringen möchte.«

Ich erzählte weiter, dass ich in all diesen Jungpflanzen kleine, aber sehr starke Friedensboten wahrnehmen konnte. Als ich der Stimme ihrer Pflanzengeistwesen lauschte, vernahm ich ihre Botschaft, die mich weiter davon sprechen ließ, dass die Erde sich immer mehr nach Frieden sehnt und einige Pflanzenwesen gerade dafür begleitend an unserer Seite stehen. So auch die vielen, jungen Eisenkrautpflänzchen, die sich damals mutig emporkämpften und ihre Kraft an die gesamte Umgebung verschenkten. Man muss wissen, dass das Eisenkraut seit jeher als Friedens- und Diplomatenkraut bezeichnet wurde und man es immer dann eingesetzt hat, wenn eine Situation – ein Krieg oder eine schwierige Verhandlung – zu einer friedlichen Lösung führen sollte. Wurde jemand für Friedensverhandlungen ausgesandt, trug er beispielsweise einen Kranz aus Eisenkraut auf den Kopf, so dass er als Friedenbringer erkannt wurde. Damit war dieses Kraut seit jeher Sinnbild für Versöhnung und Heilung.

Wir wissen, dass es immer einen Grund dafür gibt, wenn Pflanzen sich an einer bestimmten Stelle ansiedeln oder auffällig häufig wachsen. Sie tragen dann eine besondere Energie in sich und geben diese nach außen ab, wodurch sie zu einer spürbaren Gabe, einem Geschenk an Natur und Mensch werden.

Das Eisenkraut, das derzeit sehr häufig auftritt, verbreitet durch seine Anwesenheit eine starke Friedensschwingung. Es fordert dazu auf, in den eigenen Frieden zu kommen und den Frieden auf der Erde zu fördern und zu verankern. Selbst, wenn wir Menschen dies nicht erkennen und auch nicht mehr die Zeichen der Natur »lesen« können, verströmt es dennoch seine Kraft und wirkt. Gerade hier berührt mich der Zusammenhang zwischen Pflanze, Mensch und Erde sehr, denn ich bin mir sicher, dass dieses Kraut derzeit gerade deswegen so häufig auftritt, weil es mit all seiner Kraft dazu beitragen will, die Erde in eine neue Zeit hineinzubegleiten, die vor allem das Thema Frieden beinhalten soll und wird.

Der Friedensaspekt ist nur einer dieser außergewöhnlich vielfältigen Pflanze. Das Eisenkraut wurde seit jeher als Götterkraut und als Göttinnenkraut verehrt. »Träne der Isis« wurde es genannt und der Göttin Frigg zugeordnet. Immer wieder waren es die großen Muttergöttinnen, mit denen es in Zusammenhang gebracht wurde. Gleichermaßen war es aber auch den bedeutendsten männlichen Göttern geweiht. Es scheint daher sowohl mit der männlichen als auch mit der weiblich-göttlichen Kraft stark in Verbindung zu stehen.

Tatsächlich sind beide Aspekte in ihm verankert. Der kräftige, harte und widerstandsfähige Stängel beinhaltet die gesamte männliche Kraft, während die zarten, rosa-violetten Blüten die gesamte Kraft der Weiblichkeit verkörpern. In diesem Kraut verschmelzen die Qualitäten von Mann und Frau und damit von Gott und Göttin. Derartige Pflanzen galten immer als heilig und wurden hoch verehrt, in Ritualen verwendet und für Zeremonien eingesetzt. In dieser harmonischen Verschmelzung der beiden Energien sehe ich eine weitere herausragende Qualität. Meinem Empfinden nach bewegen wir uns gerade in eine neue Zeit, und diese wird beinhalten, dass sich Männlichkeit und Weiblichkeit erneut auf Augenhöhe treffen. Damit werden Göttin und Gott ab nun gleichermaßen geehrt. Ich kenne kaum eine andere Pflanze, die diese heilige Verbindung stärker in sich trägt und damit die Kraft besitzt, zurück in ein harmonisches Gleichgewicht zu bringen.

Über das Eisenkraut gäbe es noch unzählige Geschichten zu erzählen und seine Heilkräfte sind so vielfältig, dass man es als Allheilmittel bezeichnen könnte. Bis ins Mittelalter hinein wurde es jedem Zauber- und Heiltrank beigemengt, und man sprach ihm die Kraft zu, unsterblich zu machen und alle Wunden zu heilen. Es galt seit jeher als Kraut der Hexen und Magier. Den Druiden war es beinahe so heilig wie die Mistel, was in seinem Beinamen »Druidenkraut« Ausdruck findet.

Seine große Bedeutung erkennen wir auch darin, dass es das Kraut der Schmiede war. Diese verwendeten es zum Aushärten des Eisens. Die Schmiede selbst wurden früher als Dorfschamanen und Magier angesehen. Damit waren sie die Heiler und Weisen innerhalb einer Ortschaft. Das Wort Schmied leitet sich vom altnordischen Wort für »Schöpferkraft« ab. Oft waren Schmiede auch Halbgötter und verkörperten damit die göttliche Kraft in einem menschlichen Körper. Schmiedekunst und Schöpfertum waren eins, und das Eisenkraut galt als wichtiger Begleiter dieses Berufsstammes. Damit vereint es auch diese beiden Kräfte in sich: Es führt uns selbst in die göttliche Schöpferkraft zurück und begleitet in die eigene, innewohnende Kraft als Schamane, Magier und Schöpfer.

Ich empfinde dieses Kraut gerade jetzt als eine der bedeutendsten Pflanzen, da wir uns einer Zeit entgegen bewegen, in der wir die Schöpferkräfte in uns aufs Neue entdecken werden. Das Eisenkraut wird uns hierbei unterstützen.

Es gibt noch so viele weitere Mythen und Bedeutungen dieses Krautes zu erzählen. Geschichten über besondere Ernterituale bestätigen beispielsweise die starke Verehrung dieser Pflanze. Zudem wurde es zum Reinigen von Altären und Tempel benutzt, verhalf zu Erfolg, Glück und Reichtum und wurde für Segnungen herangezogen. Es sollte auch fröhlich stimmen, die Ausstrahlung erhöhen und alles Negative vertreiben. Auf den Kopf wirkte es besonders stark. Einerseits, weil es die Gedächtnisleistung und die Konzentration erhöht, andererseits, weil es die Hellsichtigkeit fördert und das Bewusstsein erweitert. Ein Kranz um den Kopf getragen konnte Kopfschmerzen lindern, galt aber auch seit jeher als Zeichen der Friedenbringer.

Aus all den genannten Gründen erkenne ich im Eisenkraut eine der wichtigsten Pflanzen der Gegenwart und damit der gegenwärtigen Zeitqualität. Es ist Friedensbringerin, erinnert an die eigene Schöpferkraft, ermöglicht, dass wir in uns selbst den göttlichen Funken wiedererkennen, macht uns von innen heraus stark und richtet uns auf. Zudem fördert es eine harmonische Verschmelzung der männlichen und weiblichen Anteile. Damit trägt es beinahe alles in sich, was wir Menschen derzeit benötigen, um gemeinsam eine neue Zeit auf der Erde zu verankern. Deshalb verwundert es mich überhaupt nicht, dass gerade dieses Kraut in den letzten Jahren so häufig auftritt und überall zu keimen und zu wachsen beginnt. Es beschenkt uns damit mit seiner Kraft und ruft dazu auf, Veränderungen einzuleiten.

Umfangreiche Heilwirkung

Wirkungsweise und Heilkraft des Eisenkrautes sind so vielfältig, dass man es wahrlich als weiteres »Allheilkraut« bezeichnen kann. Als »Soldatenkraut« heilte es vor allem die Wunden verletzter Männer. Aufgrund seiner entzündungshemmenden, virenhemmenden und fiebersenkenden Wirkung setzte man es zudem gegen Grippe, Husten und Erkältungen ein. Tatsächlich ergaben neuere Forschungen, dass es sogar bei resistenten Virenstämmen gute Hilfe leistet.

Nach schweren Erkrankungen wirkt es stärkend und appetitanregend. Seine Bitterstoffe regen das gesamte Verdauungssystem an und unterstützen bei Magenbeschwerden, Leber- und Gallenproblemen. Seine harmonisierende Wirkung entfaltet es, in dem es hormonell ausgleicht, z. B. über die Wirkung auf die Schilddrüse.

Gleichzeitig ist es ein entspannendes, schlafförderndes und nervenberuhigendes Kraut. Man sagt, dass angespannte Nerven durch seine Kraft wieder Entspannung finden. Es ist auch ein besonderes Frauenkraut. Es wurde früher bei Geburten eingesetzt, da es die Wehentätigkeit anregt und die Austreibungsphase der Geburt und Nachgeburt unterstützt. Das Eisenkraut kann ebenso als fruchtbarkeitssteigerndes Kraut verwendet werden, da es in der ersten Zyklusshälfte das follikelstimulierende Hormon aktiviert und damit eisprungfördernd wirkt. Auch bei zu schwacher Menstruation kann es helfen, da es die Blutung verstärkt.

Der klare und wache Geist

Das Eisenkraut ist eine Pflanze, die Klarheit bringt, einen wachen und hellen Geist fördert und die Konzentration stärkt. Es verleiht Mut, Stärke, Kraft und Stabilität, man steht felsenfest zu sich selbst und kann genau aus dieser Ausrichtung heraus zum Wohle des großen Ganzen agieren. Diese Fähigkeiten benötigt man seit jeher, wenn es um Friedensverhandlungen, diplomatische Gespräche oder schwierige Prüfungen ging. So können wir auch heute die Kraft dieses Krautes für derartige Situationen nutzen.

Vor allem Kindern, denen eine Prüfung bevorsteht – z. B. eine schwere Klassenarbeit – können wir helfen, wenn wir sie zuvor mit Eisenkraut abräuchern. Sie werden dadurch innerlich gestärkt, und ihre Konzentration wird gesteigert. Natürlich können auch Sie als Erwachsener diese Räucherung durchführen, bevor Sie zu schwierigen Verhandlungen, spannungsgeladenen Familientreffen oder in andere herausfordernde Situationen gehen. Legen Sie dazu das getrocknete Kraut auf Räucherkohle und räuchern Sie sich selbst ab. Segnen Sie dabei innerlich die bevorstehende Situation und bitten den Geist des Krautes, Ihren Kopf klar, wach, gerecht und sanft werden zu lassen.

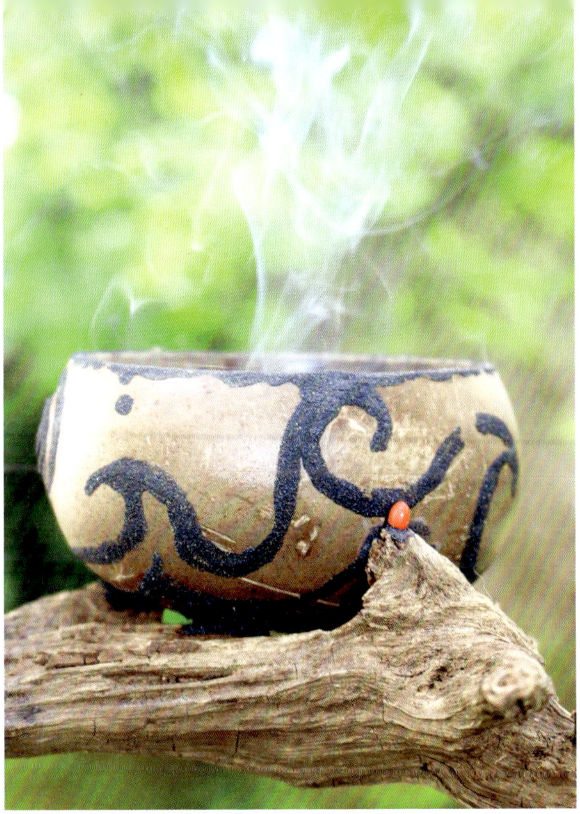

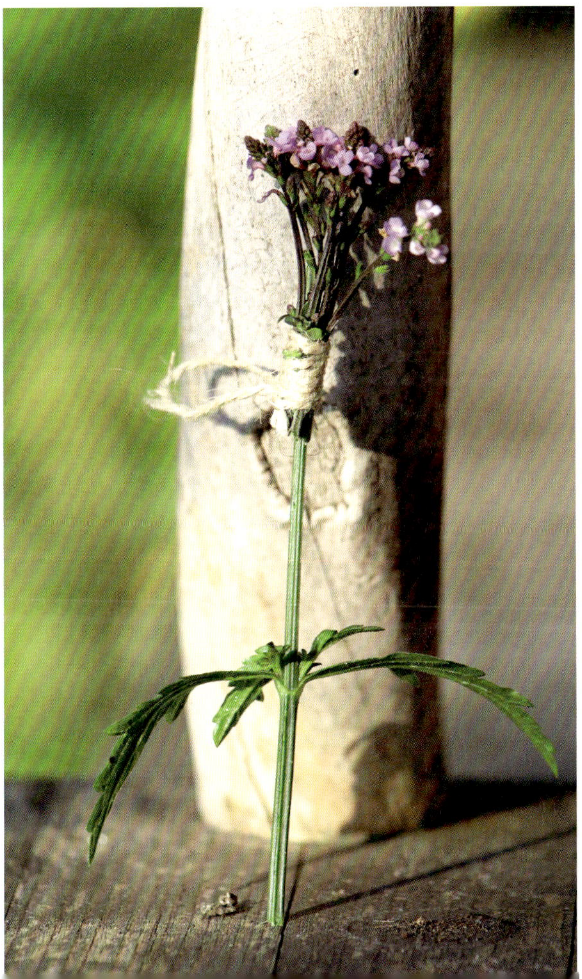

Entspannung für die Nerven

Stellen Sie sich gedanklich vor, dass Sie einer Eisenkrautpflanze gegenübersitzen, oder setzen Sie sich tatsächlich zu einer blühenden Pflanze. Verbinden Sie sich mit deren Pflanzengeistwesen und bitten innerlich darum, dass dieses Sie dabei unterstützen möge, Ihre nervliche Anspannung zu lösen. Beginnen Sie dann tief ein- und auszuatmen und stellen sich vor, wie Sie mit jeder Einatmung die gesamte Kraft des Eisenkrautes in sich aufnehmen. Stellen Sie sich vor, wie sich mit der Atemluft, die nun Ihren Körper erfüllt, sich auch die Kraft des Krautes in Ihnen ausbreitet. Überall dort, wo diese Kraft hingelangt, beginnt sich der körperliche Spannungszustand zu lösen. Mit jeder Ausatmung atmen Sie nervliche Anspannung aus. Dabei können Sie sich vorstellen, wie Ihre Nerven weich und geschmeidig werden und Sie Ihre starke Anspannung vollständig verlieren. Je länger Sie diese Meditation durchführen, umso entspannter werden Sie. Nehmen Sie sich Zeit und wiederholen Sie diese Übung an mehreren Tagen. Besonders wirkungsvoll ist es, wenn Sie abends im Bett meditieren, denn dann kann sich gleichzeitig die schlaffördernde Wirkung des Krautes entfalten.

Eisenkrautbesen zum Reinigen der Altäre

Diesen uralten Brauch möchte ich unbedingt zurück in die Jetztzeit holen. Schon römische Altäre und ägyptische Tempel wurden mit Eisenkraut gereinigt und damit für Zeremonien vorbereitet. Dafür wurden die kraftvollen Stängel der Pflanze genutzt. Die heilige Schwingung, die die Pflanze in sich trägt, reinigt und wehrt ab. Genau genommen erzeugt es aus seiner eigenen Kraft heraus einen heiligen Raum und damit die Anbindung an Himmel und Erde, Göttin und Gott und bewirkt einen großen Schutz nach außen.

Ich binde daher immer ein großes Eisenkrautbündel, um den Raum vor meinen Ritualen energetisch zu reinigen. Dabei gehe ich wie mit einem Zauberbesen umher und kehre die Energien hin-

▲ Mit einer Räucherung bereiten Sie sich sehr effektiv auf Prüfungen und schwierige Situationen vor.

◄ Die heilige Energie des Eisenkrauts macht sie zu einer geeigneten Pflanze für die Reinigung besonderer Plätze.

aus, die beim Ritual nicht förderlich wären. Gleichzeitig bitte ich um Schutz, Segen, Glück und eine positive, förderliche Energie für mein Ritual. So schaffe ich die richtige Atmosphäre und Basis.

Für meinen Altar binde ich einen kleinen Eisenkrautbesen. Dieser ist nur wenige Zentimeter groß, dient aber wunderbar dazu, meinen ebenfalls eher kleinen Altar regelmäßig zu reinigen. Meist reinige ich zu Neumond oder auch zu den Jahreskreisfesten, bevor ich den Altar neu gestalte. Dazu verbinde ich mich mit dem Geistwesen des Eisenkrautes und bitte es um Unterstützung und vor allem um die Kräfte der Reinigung und Segnung. Den kleinen Besen stelle ich dann in das Eck des Altars, bis ich ihn erneut benötige. Beide Anwendungen können Sie auch abwandeln und in Ihren Alltag integrieren, indem Sie Ihre Wohnräume reinigen.

Segnen und Reinigen mit Eisenkrautwasser

Wenn Sie Eisenkraut abkochen, entwickelt es ebenfalls reinigende und segnende Kraft. Sie können in diesem Wasser baden, um selbst in die heilige Schwingung zu kommen. Sie werden sich nach diesem Bad zentriert und ausgeglichen fühlen und mit einer tiefen inneren Kraft erfüllt sein. Mit Eisenkrautwasser können Sie auch Ihr gesamtes Haus reinigen und segnen, aber auch alle Ihre Kraftgegenstände, Ritualwerkzeuge und heiligen Plätze, die wichtige Aufgaben erfüllen. Mit dieser Form der Anwendung entdecken Sie die Kraft des weihenden und segnenden Wassers, das wir auch als »Weihwasser« kennen.

Eisenkraut in der Friedenspfeife

Das Eisenkraut lässt sich wunderbar in der schamanischen Hirschpfeife rauchen, die damit zu einer starken und wirkungsvollen Friedenspfeife wird. Getrocknetes Kraut wird mit etwas Beifuß vermörsert, in die Pfeife gestopft und entzündet. Der Rauch bewirkt, dass großer innerer Frieden, aber auch eine starke Zentriertheit und eine tiefe Ruhe entstehen. Zudem wird die Verbindung mit Himmel und Erde sowie mit den männlichen und weiblichen Energien fühlbar, genauso wie der Kontakt zu beschützenden Lebensbegleitern und wohlwollenden Geistwesen.

Man kommt durch das Rauchen dieser Pfeife ganz tief bei sich selbst an und spürt eine unglaubliche Kraft, die aus einer inneren Ruhe, vor allem aber aus einem tiefen inneren Frieden heraus entsteht. Ist man in diesem Zustand angekommen, kann man auch nach außen hin wirksam werden. Ich selbst setze mich immer wieder mit dieser Pfeife in den Wald, auf alte Steine oder an meine Ritualplätze. Wenn ich rauche, verströme ich meine innere Kraft nach außen. Gerade mit dem Eisenkrautrauch wird die Pfeife zu einer echten Friedenspfeife. Ich rauche sie ganz bewusst in meiner Energie als Erdenhüterin und stelle mir in meinen Visionen vor, wie es wäre, wenn an vielen Plätzen Menschen sitzen würden, die Pfeife rauchten und damit die Kraft und Energie des Friedens verströmten und hielten.

Friedensritual in der Natur

Gestalten Sie das Rauchen der Eisenkrautpfeife als bewusstes Friedensritual. Treffen Sie sich dafür mit Menschen, die solch eine Arbeit verstehen und dazu beitragen möchten. Setzen Sie sich in der Natur in einem Kreis zusammen, in dessen Mitte im besten Fall ein großes Feuer brennt. Beginnen Sie dieses Ritual, indem Sie sich die Hände reichen und die Elemente und Himmelsrichtungen, die Wesen des Ortes und ihre begleitenden Geistwesen begrüßen. Singen Sie zusammen Lieder der Erde und stimmen Sie sich damit ein. Es geht darum, zusammen für den Frieden zu beten.

Im Kreis sitzend wird die Pfeife herumgereicht. Jeder Anwesende nimmt einige Züge davon und bittet danach mit eigenen Worten für den Frieden in sich selbst. Dies sind heilige Gesprächsrunden. Alles, was gesagt wird, soll aus tiefstem Herzen kommen. Dadurch werden Worte zu Gebeten. In einer zweiten Runde beten alle Anwesenden um

Frieden für Familie und Freunde, während in der dritten Runde Gebete für den Frieden auf der Erde gesprochen werden.

Diese heiligen Runden entfalten eine große Kraft. Für mich ist deutlich, wohin uns die neue Zeit führen wird. Das Zusammentreffen von gleichgesinnten Gemeinschaften gehört genauso dazu wie das Erkennen, dass unser tatsächliches Handeln und Tun großen Einfluss hat. Ich bin mir ganz sicher, dass wir eine Veränderung bewirken, wenn wir solche Rituale erneut durchführen. Die indianische Friedenspfeife wird es bei uns vielleicht nicht geben, aber wir haben die Möglichkeit, unsere eigenen Friedenspfeifen und Rituale zu entwickeln und zu leben.

Mistel – Viscum album

Die mystische Mistel kennen wir als heiliges Kraut der Druiden und als magisches Zauberkraut. Aufgrund ihrer außergewöhnlichen Erscheinung und der Tatsache, dass sie beinahe alle Gesetze der Natur aufhebt, schrieb man ihr seit jeher besondere Kräfte zu. Sie wächst hoch oben in den Baumkronen und gehört damit einer Zwischenwelt an. Sie grünt und fruchtet »gegen die Zeit« und hebt alle Gesetze von Leben und Tod auf. Sie strahlt lebendig von den kahlen Baumwipfeln, wenn die Natur rundherum leblos erscheint. Ihre Andersartigkeit ist so auffällig und besonders, dass unsere Ahnen darauf schlossen, dass auch die Wirkung

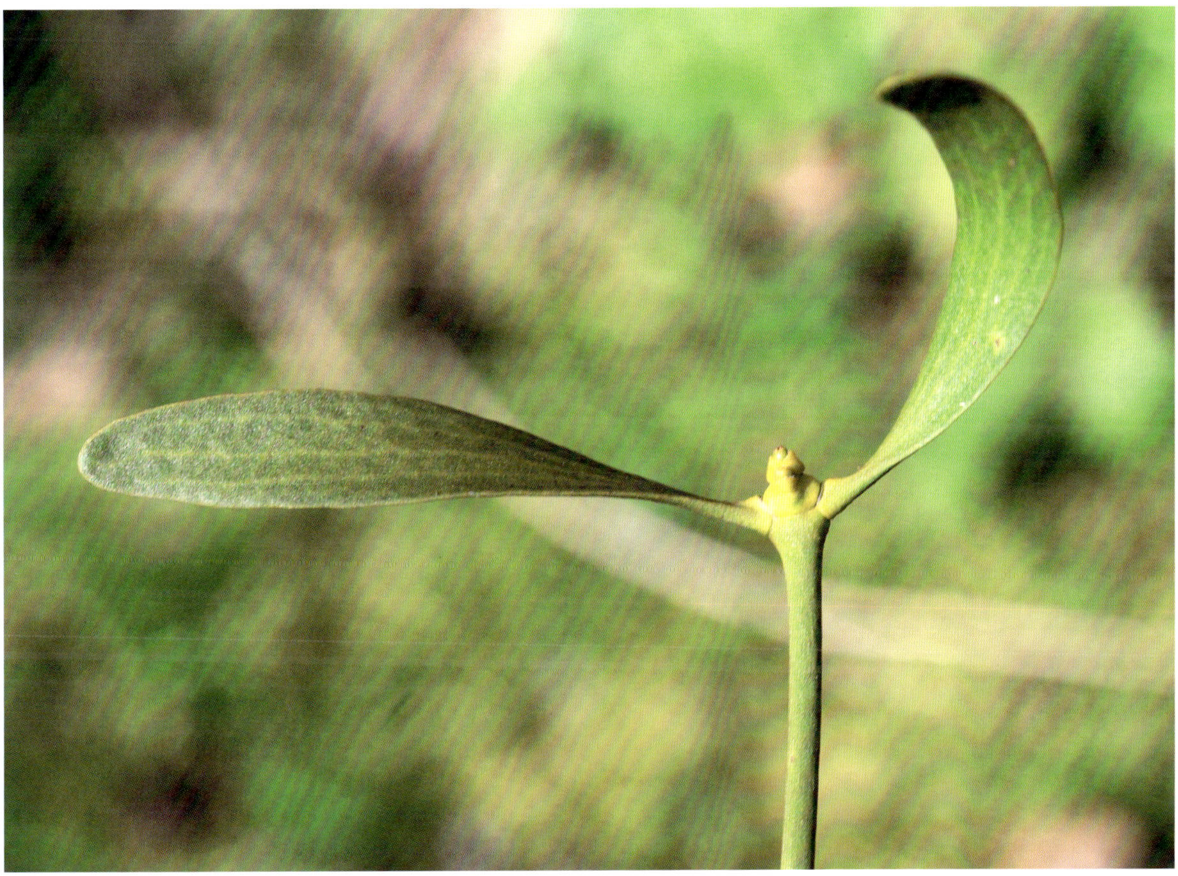

◄ Die Mistel – auf die heilende Kraft des Zauberkrauts vertraut auch die Schulmedizin.

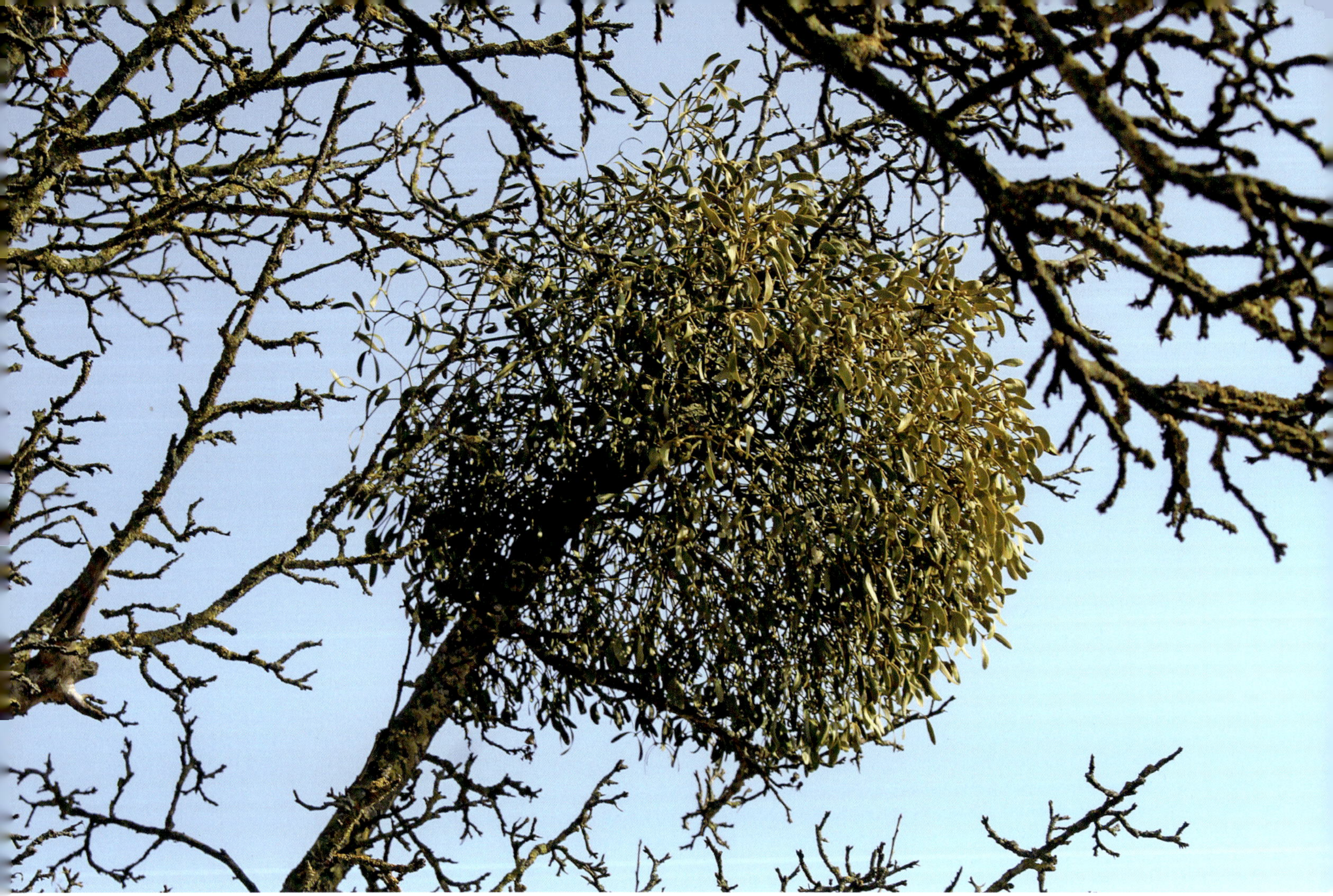

▲ *Hoch oben in den kahlen Zweigen der Bäume entfaltet sie ihre Blüte – wenn alles andere um sie herum leblos erscheint.*

dieser Pflanze etwas ganz Besonderes sein müsse. Für die keltischen Druiden war sie die bedeutendste und stärkste aller Pflanzen. Ihrem Glauben nach galt sie als Geschöpf des Himmels, das von den Göttern selbst fallen gelassen wurde und im Zwischenreich der Bäume hängen blieb.

Sowohl der Baum, auf dem sie wuchs, als auch die Pflanze selbst, wurde hoch verehrt und als etwas Heiliges erachtet. In der pflanzenschamanischen Arbeit vereint sie alle bedeutenden und urschamanischen Themen. Sie ist eine starke Schwellenpflanze, verbindet die Welten miteinander, bietet Schutz, z.B. Wetterschutz, hebt die Gesetzmäßigkeiten des Lebens auf, unterstützt bei Geburt und Tod und wird auch bei Lebensritualen, wie der Hochzeit, verwendet. Zudem entfaltet sie auf körperlicher Ebene unglaublich große Heilkraft. Vor allem der Zusammenhang mit dem Zwischenreich macht sie zu einer bedeutenden Schwellen- und Schamanenpflanze. Sie gehört weder dem Himmel noch der Erde an, und doch verbindet sie beide miteinander. Sie hütet sowohl die Schwelle in die schamanische Unterwelt als auch die in die obere Welt. Sie ist dabei Toröffnerin. Viele Geschichten erzählen davon, dass durch ihre Kraft das Reich der Erdgöttin aufgeschlossen wird und dadurch ein Kontakt zu den Ahnen und allen anderen Bewohnern ihres Reiches möglich wird.

So kommt man über sie in Kontakt mit Naturwesen, vor allem aber auch mit den Seelen der ungeborenen Kinder. Tatsächlich sagte man ihr seit jeher nach, dass sie bei unerfülltem Kinderwunsch hilft. In der Volksheilkunde wird sie deshalb bis heute als fruchtbarkeitsförderndes Mittel eingesetzt. Meiner Wahrnehmung nach fördert sie die Fruchtbarkeit nicht so sehr auf körperlicher Ebene, sondern auf seelischer. Sie vermag es, den Kontakt zur Seele des ungeborenen Kindes aufzubauen und stärkt damit vor allem die Seelenanbindung von Eltern und ihren Kindern.

Andere Geschichten wiederum erzählen, wie sie zu verborgenen Schätzen im Erdenreich führt. Dies erinnert an die Schlüsselblume, die ebenfalls derartige Schätze sichtbar machen kann und damit das Tor zum inneren Reich öffnet. Auf feinstofflicher Ebene begleitet sie deshalb dabei in die eigene Mitte, ins eigene Zentrum zurückzukommen, wo die inneren Schätze und Werte erkannt werden.

Als Himmelsgeschöpf verbindet sie auch mit den oberen Welten und dem Himmelsreich. Sie erhöht die Eigenschwingung stark, wodurch sie uns wesentlich feinstofflicher und ätherischer macht. Mithilfe ihrer Kraft werden wir ganz leicht und haben das Gefühl, nach oben zu schweben. Ich begegne durch ihre Kraft den Pflanzendevas, die in der oberen Welt anzutreffen sind, aber auch meinen Geistführern.

Da sie die Gesetze von Leben und Sterben aufhebt, sagte man ihr nach, sie trage das immerwährende Leben in sich, welches über alle Schwellen und Übergänge hinausgeht. Sie ist damit zeitlos und endlos. Mit ihr können Sie Zeit und Raum überwinden, was wiederum bei den schamanischen Reisen förderlich ist. Tatsächlich löst sich durch ihre feinstoffliche Wirkungsweise vieles auf. Nicht nur Zeit und Raum, sondern auch Gedanken, Gefühle und Krankheiten.

Sie ist eine der größten Heilerinnen unter den Pflanzengeistern. Würde ich eine Spontanheilung für irgendetwas anstreben, würde ich ganz sicher mit ihr arbeiten. Sie vermag tatsächlich Wunder zu vollbringen und macht Unmögliches möglich.

Sie ist eine sogenannte »Halbschmarotzerin« und steht in einer tiefen Symbiose mit dem Wirtsbaum. Pflanzen, die sich gegenseitig brauchen, unterstützen oder halten, galten seit jeher als Hochzeitspflanzen. Deshalb wurde auch die Mistel in Hochzeitssträuße eingebunden oder von der Braut auf dem Kopf getragen. Damit wurde der ewige Zusammenhalt des jungen Paares gesegnet, welches ab nun genauso miteinander verbunden war wie der Baum mit seiner Mistel.

Der altbekannte Brauch, dass man sich unter einem Mistelzweig küsst, geht auch auf dieses Gedankengut zurück und dient ebenfalls dazu, ein Paar in seiner Liebe zu stärken. Immer mehr Menschen tendieren heute zu naturspirituellen Hochzeiten, weshalb diese alten Bräuche sicherlich bald wieder in neuem Gewand erwachen werden. Ich fände es schön, wenn die Mistel eine der wichtigsten Begleiterinnen bei schamanischen Naturhochzeiten wird.

Besondere Bedeutung hatte sie zudem als mächtige Schutzpflanze. Man sprach ihr die Kraft zu, alles Negative abwenden zu können. Sie sollte vor Hexerei, bösem Zauber, Geistern und Dämonen und vor dem bösen Blick bewahren. Man trug sie als Amulett, hängte ihre Zweige vor die Haustüre und brachte sie in Stall und Hof an, damit das Vieh vor Hexerei und Krankheit beschützt war. Selbst ihre Asche wurde zu schutzmagischen Zwecken ausgestreut. Sie galt zudem als Pflanze, die Unwetter und Schädlinge abwenden konnte.

Heilwirkung auch schulmedizinisch anerkannt

Einst wurde die Mistel als »Heil aller Schäden« bezeichnet. Tatsächlich ist ihre körperliche Heilwirkung sehr vielfältig und umfangreich. Man setzt sie als blutdruckregulierende Pflanze ein, und sie dient ganz allgemein der Herzstärkung. Sie verbessert Begleiterscheinungen bei Arterienverkalkung, kräftigt das Gefäßsystem und harmonisiert einen unruhigen Herzschlag. Schwindelgefühle, die durch Blutandrang im Kopf, Ohrensausen und innerliche Unruhe hervorgerufen werden, kann sie mildern. Auch wenn es wissenschaftlich nicht nachgewiesen werden konnte, so hält sich in der Volksheilkunde der Glaube an ihre fruchtbarkeitsfördernde Wirkung. Paare mit Kinderwunsch erhalten bei Fruchtbarkeitsproblemen einen Tee oder eine Tinktur aus ihren Blättern, damit sich der gewünschte Kindersegen einstellt. In der Krebstherapie ist ihre Heilkraft mittlerweile sogar schulmedizinisch anerkannt. Vor allem negative Begleiterscheinungen der Chemotherapie werden durch Mistelinjektionen stark verbessert.

Der Rauch der Mistel führt in die Anderswelten

Das Räuchern des Krautes, vor allem aber das Rauchen, möchte ich Ihnen ganz besonders ans Herz legen. Für mich wurde die Mistel zu einer meiner Lieblingspflanzen für die Verräucherung bei Ritualen und Zeremonien. Ihr Rauch weitet das Bewusstsein und verändert die Raum- und Ritualenergie, da er die Schwingung erhöht. Er bewirkt Transformation, indem er alles, was zuvor schwer, negativ, belastend oder krank machend war löst und in eine hochschwingende, lichtvolle und heile Energie verwandelt.

Er unterstützt Sie, tief in sich selbst anzukommen und zentriert zu sein. Gleichzeitig baut sich ein großer Schutz auf. Durch diese Weite wird man eins mit entfernten Energien und damit mit Geistführern und anderen himmlischen Wesenheiten.

Sehr gerne rauche ich Mistelkraut in meiner Hirschhornpfeife. Sobald ich diese entzünde, tauche ich tief in meine eigene Welt ab. Ich komme mit meinem wahren Sein in Berührung und erinnere mich auf Seelenebene daran, wer ich bin. Der Raum für Heilung öffnet sich und diese kommt mir entweder auf körperlicher oder auf seelischer Ebene zu. Gleichzeitig öffnet sich meine Wahrnehmung für Übertritte in die Anderswelten, in denen ich mich in diesem Moment zu Hause fühle. Im Rauch der Mistel werde ich zur Weltenwandlerin und spüre die Schamanin in mir besonders stark. Das Rauchen ist aus diesem Grund ein wichtiges Ritual für mich. Vielleicht möchten auch Sie in den Genuss dieser besonders starken pflanzenschamanischen Anwendung kommen?

Wohnräume entstören

Man weiß, dass Misteln besonders häufig an Bäumen wachsen, die sich auf Störzonen, wie Wasseradern oder Verwerfungen befinden. Sie helfen den Bäumen, an diesen Orten dennoch gut zu wachsen. Sie entstören und gleichen mit ihrer hohen Schwingung das schädigende und schwächende Störfeld aus. Genau dies können sie auch an anderen Orten bewirken und beispielsweise einen Raum entstören, in dem sich viel Elektrosmog angereichert hat, der durch Computerarbeit, Handynutzung oder Fernsehen entstanden ist.

Zudem entspannen sie angespannte Raumenergien und lösen Energien, die durch zuviel Hektik, Stress oder Streit entstanden sind. Mit einer Mistelräucherung kann deshalb wunderbar zur Entladung und Entstörung von Räumen beigetragen werden. Das Aufhängen eines Mistelzweiges wirkt ebenfalls. Über meinem Computer hängt daher immer eine Mistel. Auch Sie können durch Räucherungen und das bewusste Aufhängen von Mistelzweigen Ihre Wohnräume entstören und harmonisieren.

Der Schutzzweig segnet und schützt

Wie es der alte Brauch vorgibt können Mistelzweige über der Haustüre aufgehängt werden. Sie beschützen die Bewohner, segnen das Haus und halten alles Negative fern. Im Schlafzimmer angebracht verhelfen sie zu schönen Träumen und fördern die Fruchtbarkeit. Kinder, die schlecht schlafen und träumen, können einen Misteltraumfänger herstellen. Dazu wird die Mistel gebeten, während der Nacht zu beschützen und für einen ruhigen und gesunden Schlaf zu sorgen. Gemeinsam mit den Kindern werden alle Wünsche für einen guten Schlaf mit bunten Bändern in die Mistel hineingebunden, die danach als Traumfänger über dem Bett aufgehängt wird. In Wohnräumen erhöhen sie die Schwingung, machen den Raum lichtvoll und klären die Raumenergie.

Schöne und schützende Amulette

Sowohl aus dem Holz als auch aus den Blättern und Beeren der Mistel können Amulette hergestellt werden. Diese wirken stark schützend, können aber auch Glück und Segen spenden, die Fruchtbarkeit fördern, das Herz beruhigen oder heilend wirken. Wichtig ist, dass Sie bereits vor der Herstellung das Thema des Amulettes formulieren und sich dann auf die Suche nach der geeigneten Pflanze begeben. Ernten Sie diese ganz bewusst und fragen Sie dabei, ob sie sich für Ihr Anliegen zur Verfügung stellt. Nehmen Sie die Antwort wahr.

Nach der Ernte beginnen Sie zu Hause die Verarbeitung, in dem Sie Ihre gesamte Aufmerksamkeit bündeln und auf das gewählte Thema fokussieren. Sie können die Beeren und Blätter dazu in Glas einfassen. Das Holz der Mistel kann gereinigt und geschnitzt werden. Dafür lösen Sie die Pflanze vorsichtig von der Anwachsstelle am Wirtsbaum und entfernen die Rinde, um die verholzte Struktur freizulegen. Während der Herstellung bitten Sie beständig darum, dass die spätere Wirkung auf das Amulett übergehen möge. Am Ende wird das Amulett geweiht und gesegnet.

Ich stellte ein derartiges Amulett her, um es während meiner Rituale zu tragen. Es sollte Schutz auf mich ausüben und unterstützend wirken, wenn ich die Tore zu den Anderswelten öffne. Dieses Amulett wurde relativ unerwartet zu einem meiner wichtigsten Ritualgegenstände. Sobald ich es trage, bin ich zutiefst zentriert, stark in meiner Kraft und fühle besonderen Schutz. Ich bin angebunden an meine geistigen Führer und fühle mich einerseits tief verwurzelt und andererseits nach oben hin weit offen. Gleichzeitig gelingt es mir, die Tore zu den Anderswelten auch für meine Teilnehmer besser zu öffnen. Auch die Erfahrungen bei den schamanischen Reisen wurden durch das Tragen dieses Amulettes wesentlich intensiver. Ich legte es für mehrere Wochen gar nicht mehr ab und trug es sowohl im Alltag als auch bei allen Ritualen. Es ist mit Worten kaum zu beschreiben, es führte mich auf ganz spezielle Weise zurück zu mir selbst und zurück zu meiner Kraft als Schamanin und Ritualleiterin. Mit der Mistel an meiner Seite konnte ich die Energie wesentlich stärker und höher halten als gewohnt.

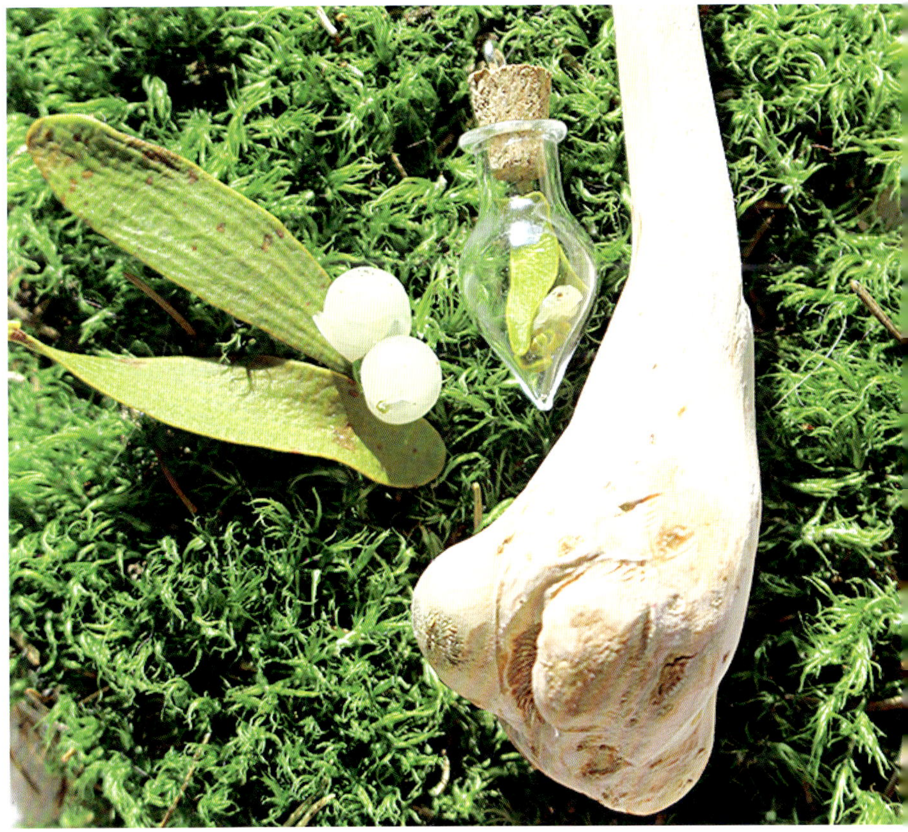

▲ *Schmuck und Schutz zugleich: Das schöne Mistelamulett verbindet im eingefassten Glas die Wirkung der Blätter und Beeren. Das Holz kann ebenso als Schutzamulett dienen.*

Ritual für die Fruchtbarkeit

Paaren mit unerfülltem Kinderwunsch rate ich, die Kraft der Mistel heranzuziehen, denn sie vermag es, den Kontakt zur Seele des gewünschten Kindes aufzubauen. Gehen Sie dazu gemeinsam zu einem

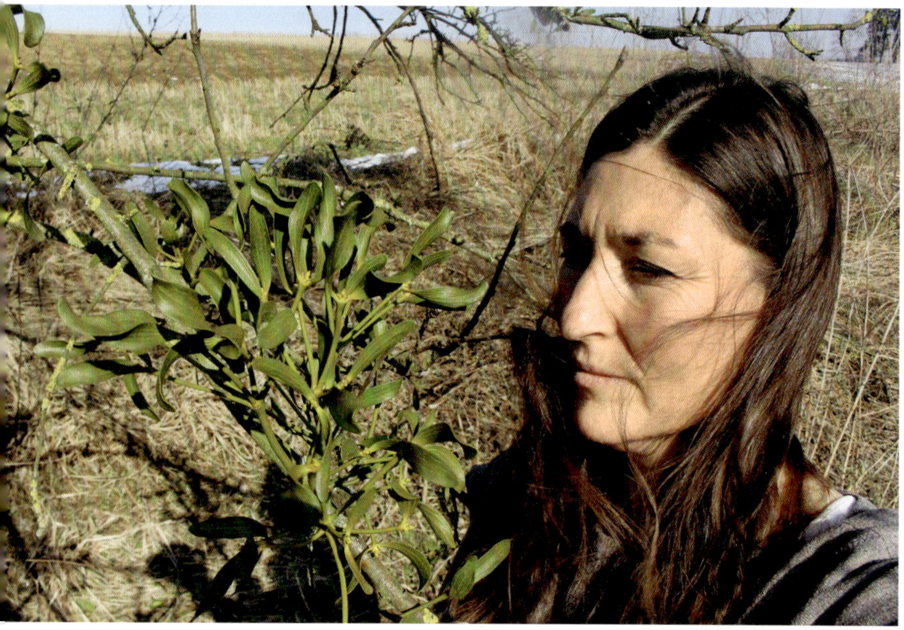

▲ *Bitten Sie bei unerfülltem Kinderwunsch einen Mistelbaum um Hilfe und nehmen Sie einige Mistelzweige für Ihr Schlafzimmer mit.*

misteltragenden Baum und nehmen im Herzen die Bitte mit, dort in Kontakt mit der Seele Ihres Kindes treten zu dürfen. Reichen Sie sich dazu die Hände und nehmen den Baum in Ihre Mitte. Schließen Sie die Augen und spüren Sie diese Verschmelzung miteinander, aber auch die Verbindung zum Geistwesen der Mistel.

Bitten Sie innerlich darum, dass eine Kinderseele mit Ihnen in Verbindung treten möge und stellen Sie sich vor, wie über die Mistel diese Verbindung zum Himmelreich und damit zur Seele Ihres Kindes entsteht. Sie können sich auch eine Seelenbrücke vorstellen, die dadurch gebaut wird. Über diese kann die Seele Ihres Kindes mit Ihnen in Kontakt treten. Wir wissen, dass zwischen Eltern und Ihren Kindern tiefe Seelenverbindungen bestehen. Früher einmal wurden diese bewusst verstärkt und genutzt.

Ich denke, dass es gerade jetzt wieder an der Zeit ist, sich an dieses Wissen zu erinnern. Es könnte vielen kinderlosen Paaren helfen, die dieses Wissen nicht mehr haben und möglicherweise deshalb vergebens auf ein Kind warten. Gehen Sie immer wieder zu dem ausgewählten Mistelbaum und wiederholen Sie die Verbindung so oft wie möglich. Sie können aus einem Teil der Mistel zudem ein Amulett, ein Räucherwerk und eine Salbe herstellen. Einige Zweige davon hängen Sie im Schlafzimmer auf. Die Salbe massieren Sie regelmäßig im Beckenbereich ein, mit dem Räucherwerk räuchern Sie das Schlafzimmer immer wieder aus und das Amulett tragen Sie am besten so lange, bis sich schließlich der ersehnte Kinderwunsch einstellt. Sobald die Schwangerschaft eintritt, gehen Sie zurück zum Baum und bedanken sich bei ihm und auch beim großen Geist für dieses Geschenk des Lebens.

Schamanische Reise zum Geistführer

Meiner Erfahrung nach gelingt die Reise zum Geistführer mithilfe des Mistelkrautes besonders schnell und ungewöhnlich gut. Manche Teilnehmer kommen dabei mit sehr bedeutenden, mächtigen und lichtvollen Begleitern aus der oberen Welt in Kontakt. Ich leite diese Reise immer so ein, dass sie gedanklich bei einem Baum beginnt, der viele Misteln trägt.

Der Reisende stellt sich an den Baumstamm, blickt nach oben und bittet die Geistwesen der Misteln, ihn in die obere schamanische Welt zu begleiten, um dort dem eigenen Geistführer zu begegnen. Im nächsten Schritt leite ich an, sich gedanklich im Baum nach oben zu bewegnen, um kurz bei den Misteln zu verweilen.

In dem Moment beginnt die Trommel zu schlagen und trägt alle Mitreisenden hinauf in die obere Welt, wo sie unter Begleitung des Mistelgeistes ihren persönlichen Geistführer antreffen. Die Reise empfinden die Teilnehmer als sehr intensiv. Der Zutritt zur oberen Welt wird erleichtert und unterstützt. Die Begegnungen mit den Geistführern werden oft sehr lebendig und tief gehend wahrgenommen. Am Ende der Reise gelangt man in der Vorstellung wieder zurück zum Baumstamm, bedankt sich bei der Mistel und kommt wieder ganz im Hier und Jetzt an.

Bärlapp – Lycopodium clavatum

Obwohl der seltene, aber wunderschöne Bärlapp als eine der ältesten Schamanenpflanzen gilt, ist er heute beinahe in Vergessenheit geraten. Er wird wohl auch deswegen kaum noch verwendet, weil er unter Naturschutz steht. Hier bekommt der schamanische Ansatz Bedeutung, nach dem wir Pflanzen gar nicht mehr ernten und einnehmen müssen, um deren Heilkraft zu erfahren, sondern deren gesamte Kraft in einer Trance oder schamanischen Pflanzenbegegnung erfahren können.

In der Nähe unseres Bauernhauses gibt es ein großes Bärlappvorkommen, das ich regelmäßig besuche. Meistens lege ich mich in dieses weiche Feld und lasse mich ganz tief in die Energie dieser Pflanze hineinfallen. Sofort fühlt es sich für mich so an, als ob ich in das Reich der Erde eintauche und in eine sehr ursprüngliche Verbindung zu Mutter Erde gelange. Als Urzeitenpflanze verbindet er meiner Erfahrung nach mit der Urzeit der Erde und lässt dabei erkennen, wie es auf Erden war, lange bevor es menschliches Leben gab.

Schließlich wächst er schon seit über dreihundert Millionen Jahren und trägt damit das Wissen und auch das genetische Material aus dieser Zeit immer noch in sich. Meine Reisen in seinem »Bett« führen daher meist weit zurück in eine Zeit

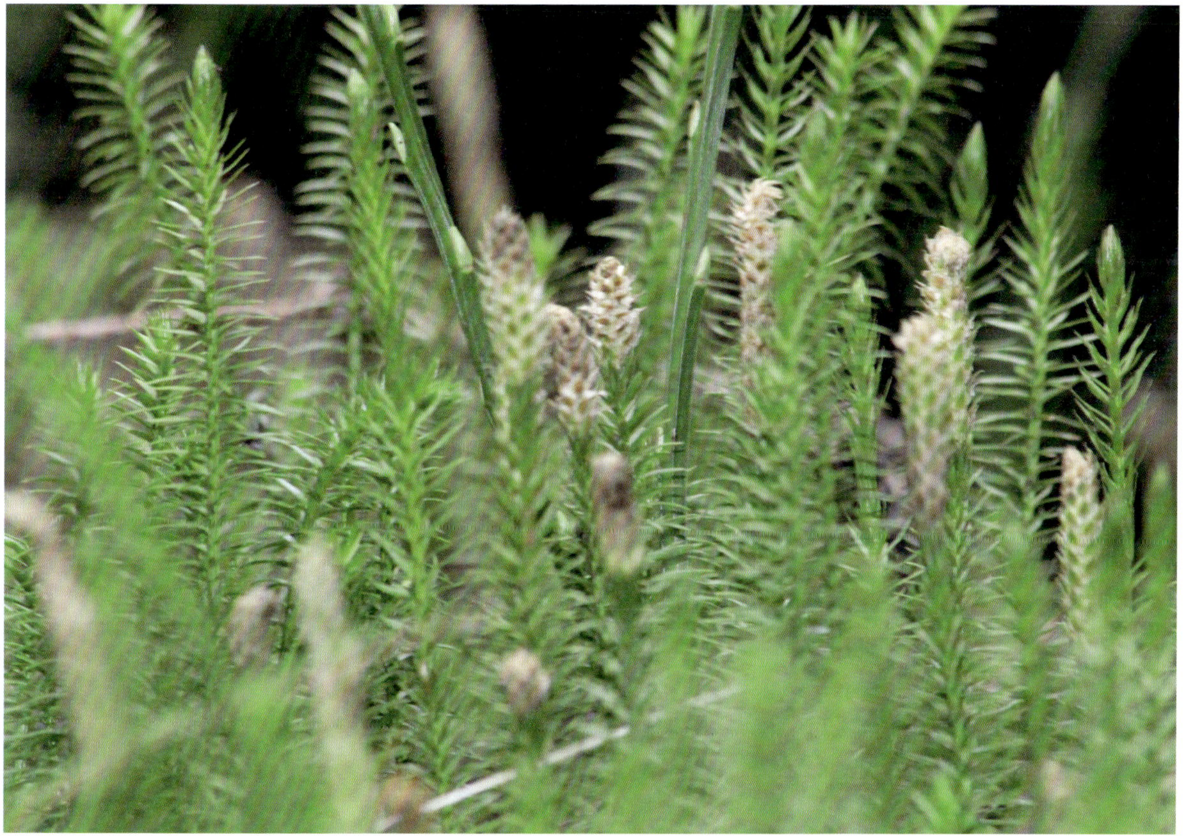

◄ Bärlapp – »die Tatze des Bären« – verkörpert die männliche Urkraft. Mit ihm können wir das Feuer beschwören und die Geister gütig stimmen.

der Urwälder, der Urzeiten und der Urgöttin, mit der er besonders stark verbindet. Viele schamanische Reisen, die ich bei ihm antrat, führten mich in die Tiefen der Erde und brachten mich in einen sehr innigen Kontakt mit der Erdgöttin, die ich als urweibliche Schöpfungskraft und Urschwingung unserer Mutter Erde wahrnehmen konnte.

Ich lernte bei diesen Reisen besonders viel über unsere Erde, aber auch über mich selbst. Genauso stark steht der Bärlapp aber auch mit der männlichen Kraft in Verbindung und verkörpert hier sowohl die männliche Urkraft der Natur als auch die lichtvolle Kraft der Himmelsgötter. Er weist die Form behaarter Tatzen auf, auf die sich auch der Name Bärlapp – »Die Tatze des Bären« – bezieht. Im lateinischen Namen steckt dagegen die Wolfstatze verborgen. Seine beblätterten, behaarten Tatzen erinnern an die Wildheit der Natur und an das laubbedeckte Gesicht des Grünen Mannes, der diese wilden und männlichen Naturkräfte verkörpert.

▼ Berühren und spüren Sie den Bärlapp. Nehmen Sie seine Energie über Ihre Handflächen auf und genießen Sie das Gefühl des Urvertrauens.

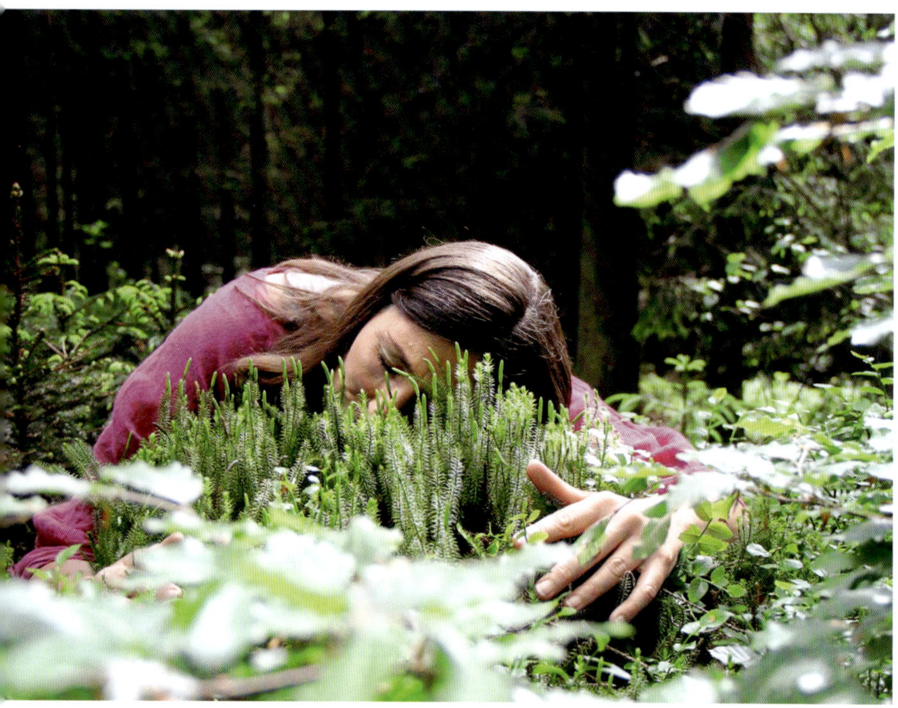

Für mich steckt im Bärlapp daher auch eine sehr ursprünglich männliche Kraft verborgen, die ich mit der Qualität des »Gottes der Natur« gleichsetzen würde, den wir »Pan«, »grünen Mann«, oder »Cerrnunnos« nennen.

Seine Sporenbehälter wachsen aufrecht zum Himmel empor und stehen dadurch mit den Himmelsmächten in direkter Verbindung. Im magischen Sporenpulver steckt letztendlich seine ganze Besonderheit verborgen. Dieses ist nicht nur als Wundheilmittel bekannt, sondern vor allem als Hexenmehl oder Blitzpulver, das sofort kleine Lichtexplosionen verursacht, wenn es ins Feuer geworfen wird. Das aufblitzende Licht, das Knallen, die Rauchentwicklung und die Explosionen wurden seit jeher für Rituale genutzt.

Dieses Licht steht mit den Himmel- und Blitzgöttern in Verbindung. Mit dem Hexenmehl konnte man das Feuer beschwören und die Geister gutmütig stimmen, und stand damit voll in der Kraft des Schamanen. Für mich steht bei diesem Kraut allerdings eher die starke Anbindung an die männlichen und weiblichen Urkräfte der Natur im Mittelpunkt, die auch die Urkräfte in uns selbst wieder wecken und damit Urvertrauen und eine Rückverbindung zur Natur in uns schaffen.

Zurück zum Urvertrauen

Gehen Sie zu einem Bärlappvorkommen draußen in der freien Natur. Knien Sie sich ganz bewusst in dieses Pflanzenpolster hinein und spüren Sie vorerst die Wärme und die besondere Weichheit dieser Urzeitenpflanze. Verbinden Sie sich innerlich mit seinem Geistwesen. Schließen Sie Ihre Augen und berühren Sie den Bärlapp mit Ihren Handflächen. Über eine Berührung mit den Händen kam man seit jeher in Kontakt mit Geistwesen. Lassen Sie seine Energien in sich einfließen und versuchen Sie genau wahrzunehmen, was dadurch in Ihnen geschieht. Spüren Sie ein starkes Urvertrauen? Ein Gefühl der Sicherheit und Geborgenheit? Dann geht es Ihnen wie den meisten Menschen, die in

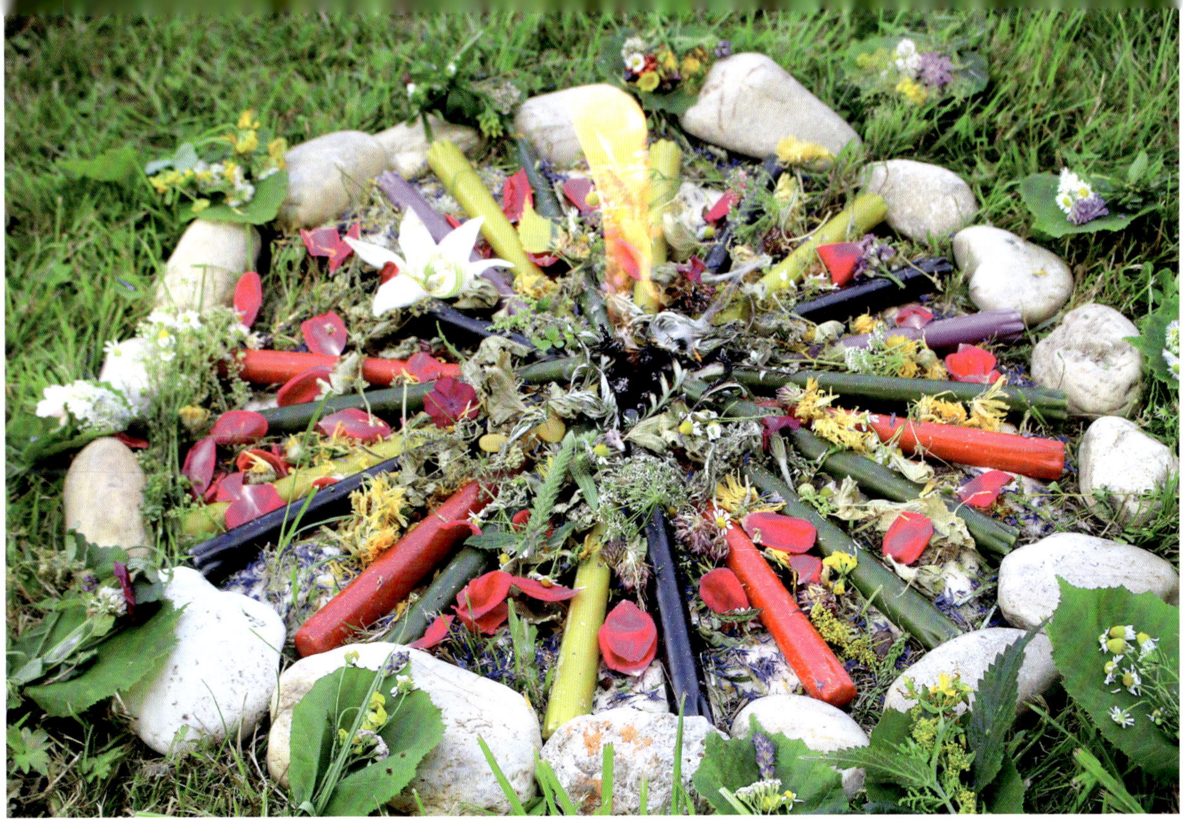

◄ *Tanzen Sie ausgelassen Ihre wilden Kräfte bis zur Ekstase frei. Das Feuerritual kann Ihre Lebenslust auf wunderbare Weise wecken.*

einen intensiven Kontakt mit Bärlapp kommen. Er entfaltet eine stark beschützende Kraft und verbindet mit einer »heilen und angstfreien Energie«, die meinem Empfinden nach auf die unberührte Urzeitenenergie der Erde zurückzuführen ist, als es noch nicht so viele Ängste, dafür Urvertrauen ins Leben gab. Dadurch entfaltet sich auch in Ihnen ein »Heil sein in sich selbst«, »Alles ist gut, so wie es ist«.

Genießen Sie seine Kraft und nehmen Sie diese Erfahrung mit nach Hause. Wenn Ihnen im Alltag das Vertrauen ins Leben abhanden kommt und sich Ängste ausbreiten, dann rufen Sie den Pflanzengeist herbei, stellen sich vor, wie Sie ihn berühren oder sich in sein »Bett betten«. Lassen Sie damit die Kräfte der Urvertrauens und der Angstlosigkeit zu.

Feuerritual zur Befreiung der Lebenslust

Der Bärlapp entfaltet in der ekstatischen Maiennacht, zum Jahreskreisfest Beltane, seine volle Kraft. Machen Sie zum Vollmond im Mai am besten ein großes Lagerfeuer, um die männlichen und weiblichen Energien in Ihnen verschmelzen zu lassen und Ihre Lebenslust zu wecken.

Rufen Sie dazu die Kraft des Bärlapps an Ihre Seite, der sowohl die weiblichen Urkräfte der Erde in sich trägt als auch die männlichen Kräfte der Natur und damit des grünen Mannes, der als Verkörperung der männlichen Naturkräfte gilt und seit jeher als männlicher Begleiter der Erdgöttin angesehen wurde. Trommeln oder tanzen Sie, und kommen Sie in einen tiefen Kontakt mit Mutter Erde und ihrem männlichen Begleiter.

Spüren Sie die wilden Kräfte des Lebens und der Lebenslust. Sie feiern ihre heilige Hochzeit und erleben dabei Ekstase. Tanzen Sie selbst wild und ausgelassen oder trommeln Sie laut. Stellen Sie sich vor, wie sich diese ursprünglichen Energien in Ihnen immer weiter ausbreiten: Die Energien des Lebens, der Lebenslust und der Lebensfreude, aber auch der heiligen Sexualität, die wie kaum eine andere Energie verdrängt, verteufelt und unterdrückt wurde. Auch wenn uns diese genommen wurde, liegt gerade in ihr die starke Urkraft allen Lebens. Befreien Sie daher die »Lust am Leben«

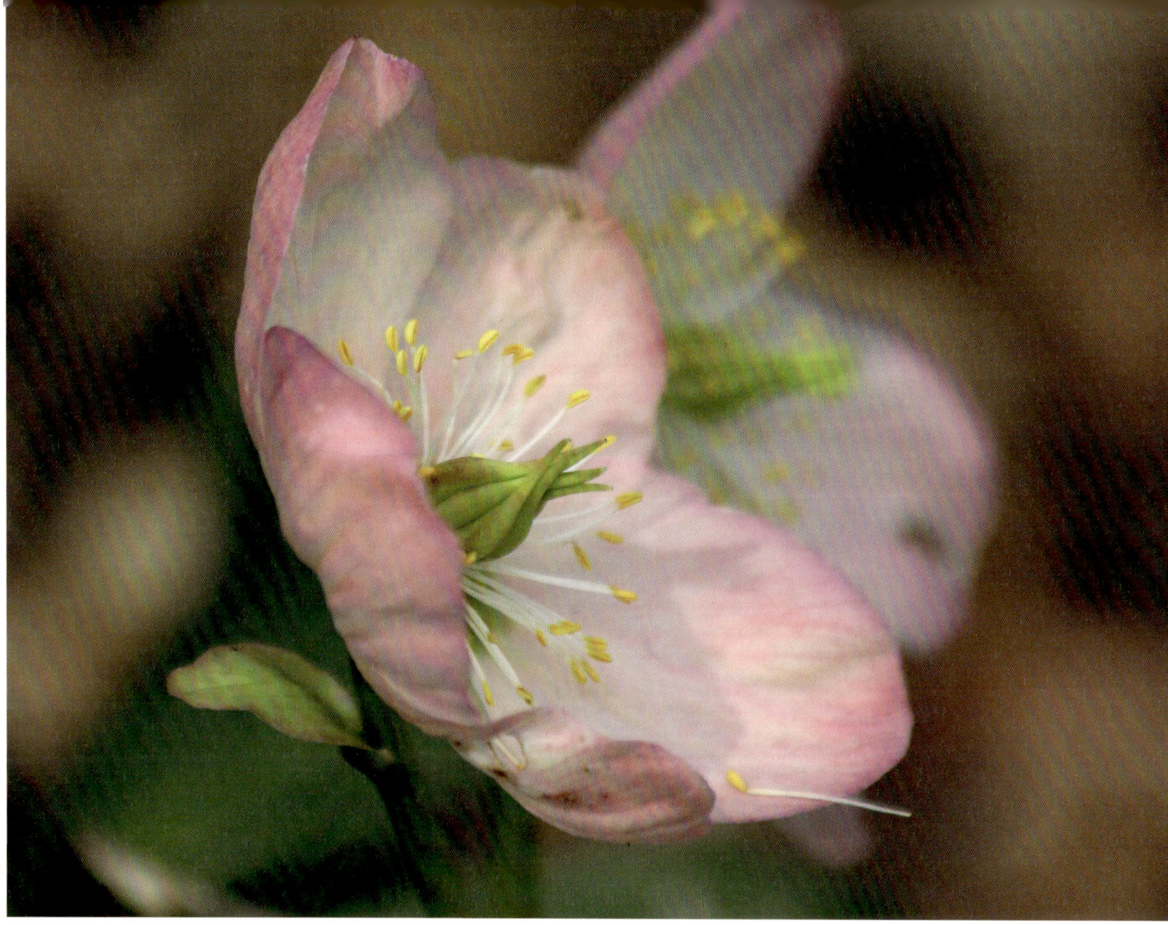

➤ *Die Christrose besticht durch ihre Schönheit und ist gleichzeitig tödlich giftig. Sie steht für den Neubeginn und macht den Weg frei.*

ganz bewusst und werfen dafür immer wieder Bärlappsporen ins Feuer. Diese entzünden sich und transformieren die unterdrückte Lebenskraft, sodass Lebenslust und Lebensfreude frei werden. Mit jeder Explosion lösen sich die dadurch gebundenen Energien. Versprechen Sie sich selbst, dass Sie diese von nun an bewusst leben werden, und werfen Sie auch dafür Sporen ins Feuer.

Christrose – Helleborus niger

Diese wunderschöne und einzigartige Pflanze des Winters hat für mich in den vergangenen Jahren eine ganz besondere Bedeutung erlangt. Sie beginnt meist zu blühen, wenn der Rest der Natur noch im tiefen Winterschlaf liegt. Wenn während der kalten und trüben Februartage meine Sehnsucht nach neuem Leben groß wird, gehe ich meist hinaus in den Auwald und suche diese wundervolle Pflanze auf. Jedes Jahr fühlt es sich aufs Neue erlösend an, wenn ihre Blüten erstrahlen und damit die leblose und pflanzenseelenlose Zeit beendet ist. Die Christrose ist eine der wichtigsten Initiationspflanzen. Selbstverständlich war sie aufgrund ihrer Eigenart ein weiteres Heiligtum unserer keltischen Vorfahren. Sie blüht vollkommen gegen den natürlichen Jahreslauf und ist zudem tödlich giftig. Uralte Ernterituale bezeugen, wie groß ihr Ansehen war.

Sie wurde früher »Nieswurz« genannt, denn man schnupfte ihr Wurzelpulver, um Krankheiten auszutreiben. Allerlei Brauchtum gab es rund um die Behandlung von Tieren, denen die Wurzel verabreicht wurde, um schwere Krankheit auszuschwitzen und damit zu heilen. Ihre unendliche Schönheit lässt ihre wahre Wirkung erst auf den zweiten Blick erkennen. Sie trägt vor allem die Kraft in sich, Krankheitsgeister und Dämonen aus dem Körper auszutreiben. Ihr Gift ruft starke körperliche Reaktion hervor. Wurde es eingenommen, musste es ausgespuckt, ausgebrochen, ausgehustet oder durch Niesen ausgeworfen werden. Damit lösten sich, im Glauben unserer Ahnen, die innewohnenden Krankheitsdämonen. Niesen, Spucken, Husten, aber auch Durchfälle und Erbrechen, galten seit jeher als starke Reinigungsreaktionen, die zur körperlichen Heilung beitrugen. Gleichzeitig waren diese heftigen körperlichen Vorgänge Momente, in denen man in einen Zwischenzustand gelangte, welcher das Tor zum Ein- und Ausgehen der Geistwesen öffnen konnte. Vor allem sehr dunkle und schädigende Krankheitswesen konnten mithilfe der Nieswurz beseitigt und gelöst werden.

Daher wurde sie vor allem bei Besessenheit und Wahnsinn eingesetzt. Ihre stärkste Kraft entfaltet sie rund um Lichtmess, dem alten keltischen Imbolc. Dies ist eine Schwellenzeit, in der Altes abgeschlossen und Neues herbeigerufen wurde. Hierbei ging es darum, die Wintergeister zu vertreiben, die symbolisch für alles Verbrauchte, Kranke und Negative standen. Mithilfe der Nieswurz können zu diesem Zeitpunkt bis heute tiefe Reinigungs- und Heilungsprozesse unterstützt werden, weshalb ich sie sehr gerne rund um den Beginn des Februars einsetze.

Seit jeher wurde sie dafür eingesetzt ein langes Leben zu fördern. Ihre Blütenessenz verhilft dazu, die Angst vor dem Altern und Sterben zu verlieren. Sie ist damit ein begleitendes Pflanzenwesen, welches lehrt, die Ewigkeit allen Lebens zu erkennen und die Gesetzmäßigkeiten von Sterben und Tod aufzuheben. Sie unterstützt jeglichen Neubeginn, indem sie Altes, Krankmachendes und Blockierendes erlöst und damit vollständig frei für den Neubeginn macht.

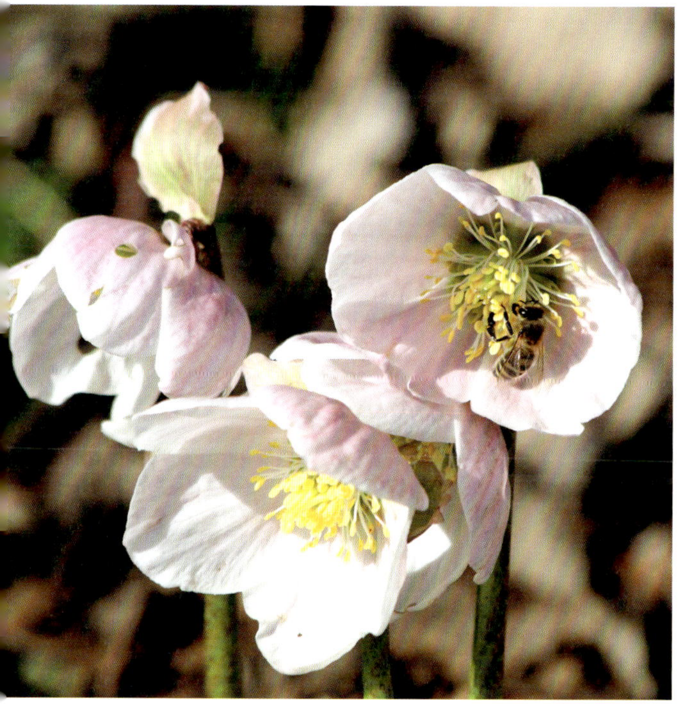

Die Wintergeister vertreiben

Suchen Sie rund um Lichtmess einen Platz in der Natur auf, an dem Schneerosen wachsen. Notfalls können Sie auch eine gekaufte Pflanze in Ihrem Garten ansetzen oder sich ins Haus holen. Wenn es die Temperaturen erlauben, setzen Sie sich neben diese Pflanze und treten in einen Kontakt mit Ihrem Pflanzengeistwesen. Bitten Sie darum, Ihre inneren Wintergeister wahrnehmen und später erlösen zu dürfen. Diese »inneren Wintergeister« stehen für all das, was Sie auf körperlicher oder seelischer Ebene gerne abschließen und erlösen möchten.

Ihre Gedanken drehen sich deshalb vorerst darum, was Sie in Ihrem Leben bereinigen sollten, um alte Lasten nicht weiterhin mittragen zu müssen. Welche Wintergeister, die hier symbolisch für Ihre persönlichen Schattenthemen, körperlichen Beschwerden und damit innerlichen Dämonen stehen, schleppen Sie immer noch mit sich herum? Denken Sie darüber nach, Abschied zu nehmen, weil sie sonst krank machen können. Um auch an die unbewussten Themen zu gelangen verbinden Sie sich noch tiefer mit dem Pflanzengeistwesen und bitten darum, dass es Ihnen die nicht sichtbaren und nicht bewussten Anteile aufzeigen

◄ Wer nach einer langen, dunklen Winterzeit die Nähe zur Christrose sucht, der wird spüren, wie sich die eigenen dunkeln Anteile lösen und Platz schaffen für neue Energie.

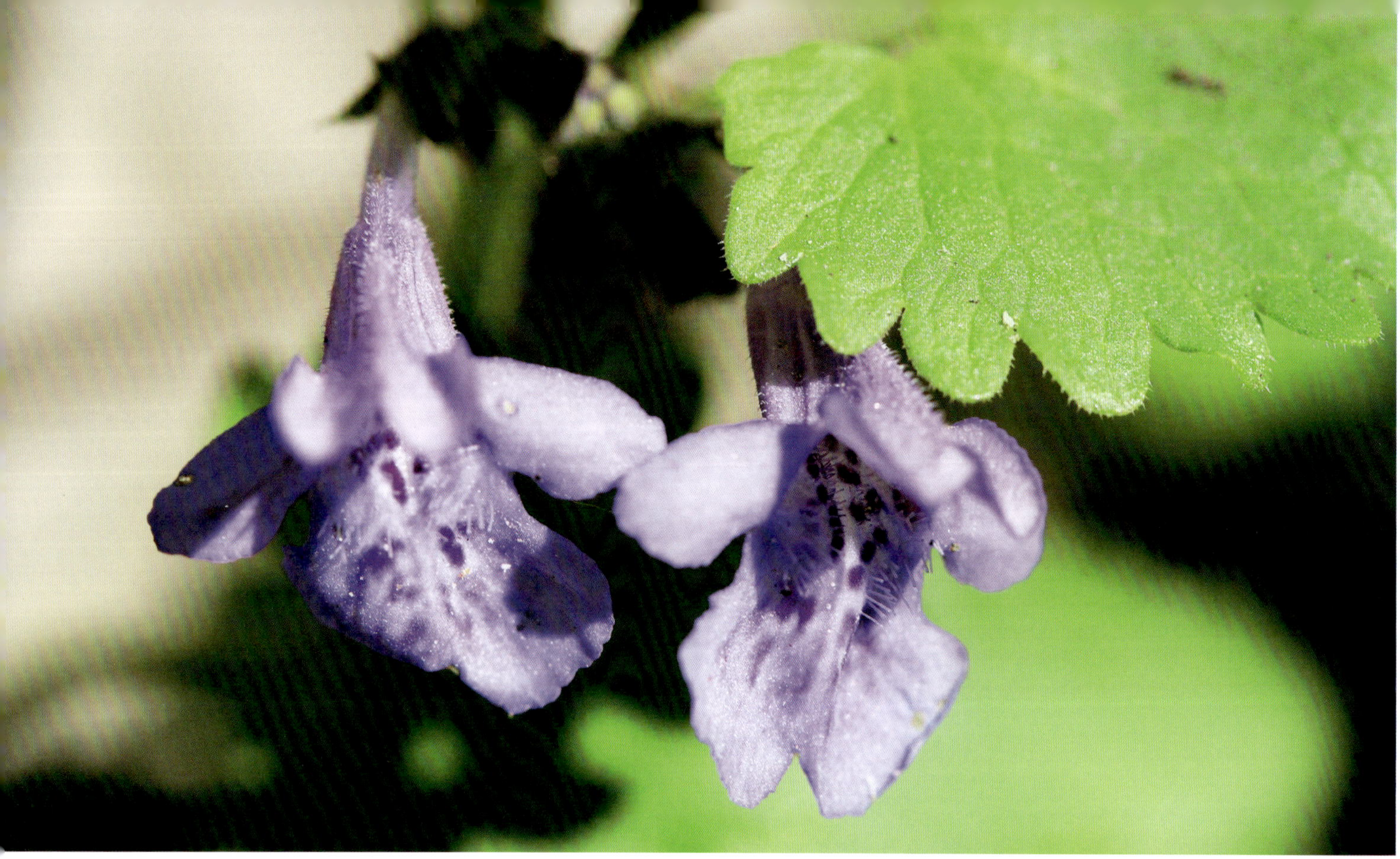

▲ *Die hübsche Gundelrebe eint die Menschen und stärkt den Zusammenhalt.*

möge. Begeben Sie sich dazu auf eine schamanische Reise oder in eine tiefe Meditation.

Bleiben Sie nach dieser Reise noch verbunden und bitten Sie nun darum, dass der Pflanzengeist Sie dabei unterstützen möge, diese inneren Dämonen auszutreiben. Natürlich nehmen Sie dafür keinerlei Pflanzenteile ein, sondern vertrauen auf die feinstoffliche Kraft der Christrose. Sie werden spüren, wie sich dunkle Anteile zu lösen beginnen. Sie können diesen Prozess unterstützen, indem Sie tief ausatmen und dabei ganz viel Luft aus Ihrem Körper herausblasen. Vielleicht gelingt es Ihnen sogar zu niesen oder zu husten, was den Prozess verstärkt. Bleiben Sie mit Ihrer Aufmerksamkeit dabei, alles Belastende aus Ihrem Körper auszutreiben. Wenn Sie sich frei fühlen bedanken Sie sich bei der Christrose, nehmen Abschied und gehen anschließend am besten zu einer Birke, bei der Sie Ihre Energien auftanken, erhellen und für einen Neubeginn segnen.

Gundelrebe – Glechoma hederaceae

Diese kleine Naturwesenschönheit ist seit vielen Jahren eine meiner besonderen Begleiterinnen. Ich bin dankbar dafür, dass sie so zahlreich rund um unser Haus wächst, denn in ihr wohnen beschützende und wohlwollende Haus- und Hofgeister. Dies wusste man früher allerorts und achtete Häuser und Orte, die von dieser kleinen Pflanze umrankt wurden. Diese Plätze galten als beseelt und standen unter ganz besonderem Schutz.

Man sagte, dass der Geist der Pflanze einen besonderen Zusammenhalt unter den Bewohnern stärkt und einen ebenso guten Zusammenhalt zu den umgebenden Naturwesen fördert. Aus diesen Gründen reiße ich die Gundelreben, die sehr fleißig rund um unser Haus wachsen, niemals aus. Dafür bringe ich ihnen immer wieder Gaben und spreche dabei meinen Dank für ihre wohlwollende Hilfe und Unterstützung aus.

Früher musste ich die Gundelrebe in der freien Natur oft suchen, wenn ich sie meinen kräuterinteressierten Teilnehmern zeigen wollte, da ihr Vorkommen sehr stark an Haus und Garten gebunden ist.

Seit kurzer Zeit, finde ich sie aber plötzlich auf fast jeder Wiese und oft auch weit entfernt von Häusern und Siedlungen. Immer, wenn mir ein ungewöhnliches Auftreten einer Pflanze besonders auffällt, versuche ich die dahinterliegende Botschaft zu ergründen. In diesem Fall war diese für mich ganz klar – sie lautet eindeutig, dass die Naturwesen nun nach und nach auf die Erde zurückkehren, sich zum Teil in den Gundelrebenpflanzen verkörpern und uns und der Erde ab nun helfend zur Seite stehen werden.

Obwohl diese Pflanze so klein ist, besitzt sie magische Kräfte. Sie erweitert das Bewusstsein und verhilft dazu, hellsichtig wahrzunehmen. Sie vertreibt böse Geistwesen und zieht gleichzeitig wohlwollende, beschützende und positive Wesenheiten und Energien an. Sie galt seit jeher als besonders wirkungsvolle Schutzpflanze und wurde sowohl für Milchzauber – den man immer anwendete, wenn man die Milch der Tiere nicht schlecht werden lassen wollte – als auch für Wetterschutz eingesetzt. Auf körperlicher Ebene wirkt sie entgiftend und entschlackend. Selbst alten »Gund«, wie man einst eitrige Wunden bezeichnete und der auch Namensgeber für ihren deutschen Pflanzennamen ist, konnte sie heilen. Ein Wundöl aus ihrem blühenden Kraut verwendet man heute noch bei schlecht heilenden Wunden.

Während der Frühjahrskur ist sie die einzige Pflanze, die alle Organe gleichermaßen reinigt und kräftigt. Vielleicht galt sie auch aus diesem Grund als Hauptzutat der magischen Neunkräutersuppe, die zu Ostara die wichtigste Ritualspeise zur Erweckung der neuen Lebenskräfte darstellte. Ich mache jedes Jahr im Frühling eine Gundelreben-Teekur, die meinen Körper vollständig reinigt, entschlackt und kräftigt.

Nach diesen Wochen fühle ich mich nicht nur befreit von jeglichen körperlichen und seelischen Altlasten, sondern auch mit meinen magischen und schamanischen Fähigkeiten stark verbunden. Ich träume in diesen Nächten meist sehr intensiv, und die Schleier zu den Anderswelten sind spürbar durchlässiger. Ich stehe dabei zutiefst mit den beseelten Kräften der Natur in Verbindung und verehre diese kleine Pflanze deshalb als sehr mächtiges Hexenkraut. Auch zu Beltane und zur Sommersonnenwende wurde sie eingesetzt, was auf ihre hohe Verehrung schließen lässt. Während dieser Feste sollte sie vor allem die Tore zu den Anderswelten öffnen, aber auch mit den Naturgeistern verbinden.

Diese waren während der Rituale immer anwesend und feierten ausgelassen mit. Frauen banden dafür Kränze aus dem blühenden Kraut, die sie am Kopf trugen und mit deren Kraft sie ihr Bewusstsein erweiterten und ihre Hellsichtigkeit förderten. Die violette Blütenfarbe hat einen großen Bezug zu den oberen Chakren und vor allem zum dritten Auge. Doch grundsätzlich dienten Kopfkränze immer dazu, die heilige Verbindung zwischen Himmel und Erde zu symbolisieren und zu verstärken. Im Spezialfall der Gundelrebe ging es zudem darum, die nicht sichtbaren Ebenen der Naturgeister sichtbar zu machen.

Tanz der Naturgeister

Dieses Ritual sollten Sie am besten zum ekstatischen Maienfest Beltane durchführen, an dem unsere Ahnen seit jeher mit den Naturgeistern zusammen feierten und ums Feuer tanzten. Die lebendigen und feurigen Kräfte der Naturwesen gingen dabei auf die Tanzenden über und »be-geisterten« sie so sehr, dass ein Erleben der Ekstase Teil dieses Rituals war.

Bitten auch Sie darum, durch die Kraft der Gundelrebe diese Wesen hellsichtig wahrnehmen zu dürfen. Binden Sie dazu aus blühenden Pflanzen einen Kranz für Ihren Kopf. Trommeln oder tan-

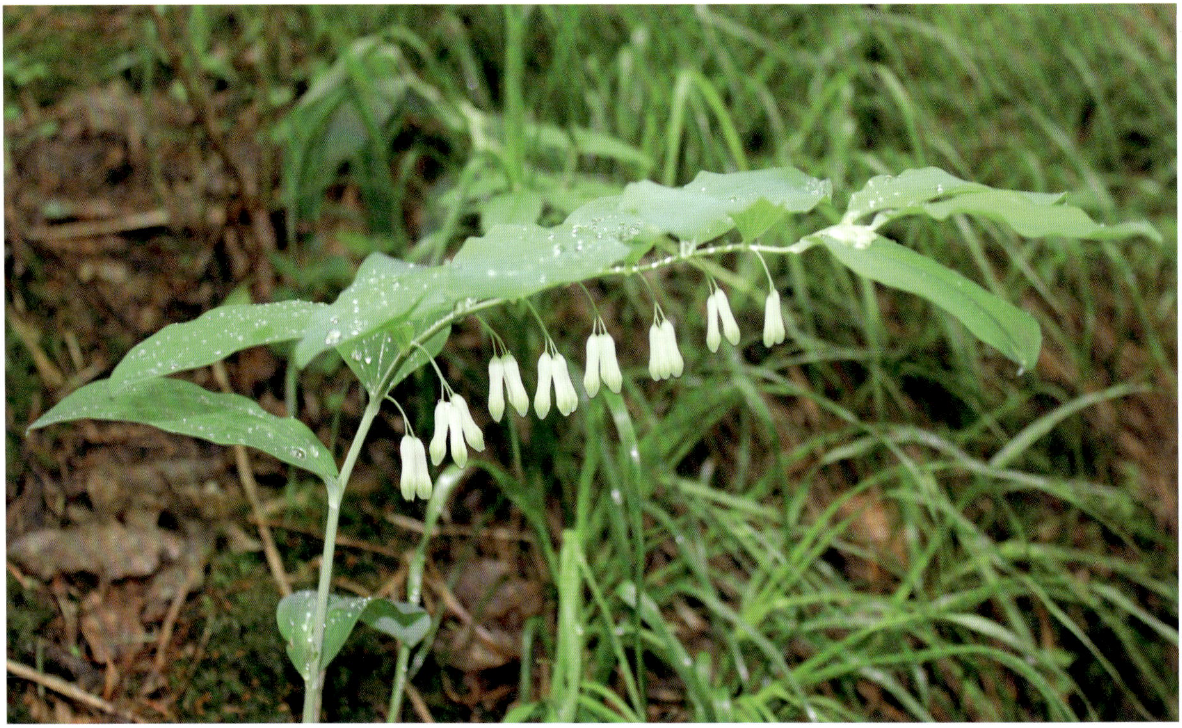

➤ *Der Salomonssiegel öffnet das Tor zur beseelten Welt und begleitet zu Zwergen, Wurzeln und Edelsteinen.*

zen Sie und spüren dabei, wie sehr dieser Kranz Sie sowohl mit den Kräften des Himmels als auch mit der Erde verbindet. Er diente seit jeher der Toröffnung und der spirituellen Anbindung an etwas größeres Ganzes. Sobald Sie sich verbunden fühlen, schließen Sie Ihre Augen und beginnen in Kontakt mit den Pflanzenwesen der Gundelrebe zu treten.

Bitten Sie dieses darum, Ihr drittes Auge zu öffnen und eine Verbindung zu den Naturwesen aufzubauen. Es kann es sein, dass Sie dabei kräftige Farben sehen oder Bewegungen und Wesenheiten wahrnehmen. Es kann auch sein, dass Sie die Anwesenheit der Naturgeister eher fühlen. Verlassen Sie sich dabei ganz auf Ihr Gefühl und vertrauen Sie zutiefst darauf, dass dies tatsächlich geschehen darf. Genießen Sie es, diese magische Welt zu erleben und werden Sie sich gleichermaßen bewusst, dass diese Wesen nie aufgehört haben zu existieren und seit jeher das Verbindungsglied zwischen Mensch und Natur waren.

Das Bad der Loslösung

Die Kraft der Gundelrebe besteht vor allem darin, alte Wunden und Verletzungen zu heilen, die wir oft schon so lange mit uns herumtragen, dass uns deren Ursache gar nicht mehr bewusst ist. Bei körperlichen Wunden können Bäder und Umschläge mit Gundelrebentee wunderbar helfen, doch noch stärker kommt ihre Heilkraft bei uralten seelischen Wunden zum Tragen. Wenn Sie das Gefühl haben, eine derartige Wunde immer noch mit sich herumzutragen, versuchen Sie es einmal bewusst mit einem Gundelrebenbad. Dazu kochen Sie starken Tee aus dem Kraut, laden das Pflanzengeistwesen ein, heilend zu wirken und geben diesen Tee dem Badewasser bei. Legen Sie sich in dieses Bad und nehmen dann Kontakt mit dem Pflanzengeistwesen auf, bitten Sie es um Unterstützung, und kommen Sie in eine Kommunikation mit ihm. Trinken Sie dazu eventuell auch eine Tasse Gundelrebentee. Geben Sie sich ganz der Loslösung hin und lassen Sie diese geschehen. Sie werden spüren, dass dieses Kraut alten Kummer und alten Schmerz von Ihnen nimmt und gleichzeitig viele wohlwollende Geistwesen an Ihre Seite holt, die Ihnen Schutz bieten und den Raum für Ihre Heilung aufbauen und halten. Bedanken Sie sich am Ende dieses Baderituals, lassen Sie das Badewasser aus und sehen zu, wie alles von Ihnen weggeschwemmt wird, was Sie bis jetzt mit sich herumtrugen. Das Gute bei dieser Art der Arbeit ist, dass wir nicht immer wissen müssen, worum es konkret geht. Oft reichen Vertrauen und Hingabe an den Moment, damit Heilung tatsächlich geschieht.

Salomonssiegel – Polygonatum multiflorum

Jedes Jahr freue ich mich darauf, wenn im Frühling der magische Salomonssiegel erneut seine bezaubernden Blätter emporstreckt. Früher wusste man noch, dass er sich an Orten ansiedelt, die von Naturwesen bewohnt und dadurch besonders beseelt sind. Zudem nahmen unsere Ahnen wahr, dass er eine Verbindung zu den nicht sichtbaren Welten aufbauen kann und damit eine wichtige Schwellenpflanze war, die vor allem das Tor zur beseelten Natur öffnete. Aus diesem Grund ehre ich heute alle Plätze im Wald, an denen diese Pflanze häufig wächst. Dort trete ich in Kontakt mit den Naturwesen und den Pflanzenseelen. Dafür reicht es meist aus, mich zum Salomonssiegel zu setzen und bei ihm zu verweilen. Doch auch eine Räucherung unterstützt dabei, die beseelte Natur erleben zu dürfen.

Meist führt diese in magische Reiche unter der Erde und öffnet zur Welt der Zwerge und Gnome, aber auch zu den innenliegenden Schätzen im Erdenreich. Der Rauch seiner Wurzel verändert das Bewusstsein derartig, dass man sich in diesen Welten bewegen kann und Teil der Zwerge, Wurzeln und Edelsteine wird. Gerade die Kraft der Wurzeln und ihrer Wurzelgeister kann mit seiner Hilfe wunderbar erfahren werden. Warum nur sind diese besonderen Pflanzen und diese wunderschönen Welten derartig in Vergessenheit geraten? Es wäre so wichtig, uns erneut mit ihnen zu verbinden und die Kräfte der Naturwesen zu erkennen und zu nutzen. Wir brauchen sie mehr, als uns vielleicht bewusst ist, und auch sie brauchen uns Menschen. Über den Salomonssiegel kann diese besondere und heilsame Verbindung wieder aufgebaut und erlebt werden.

In den letzten Jahren nehme ich den Salomonssiegel als eine Pflanze wahr, die ihre besondere Kraft gerade jetzt entfaltet. Es ist beinahe so, als ob er sein Wissen über lange Zeit im Verborgenen hielt. Könnte das die Ursache dafür sein, dass wir so wenig über seine Heilkräfte und magischen Anwendungen wissen? Ich jedenfalls erkannte ihn

▼ Die Form der Wurzeln erinnert an das Erscheinungsbild von Warzen, gegen die die Pflanze große Wirkung zeigt, genauso wie gegen die Bildung von Narben.

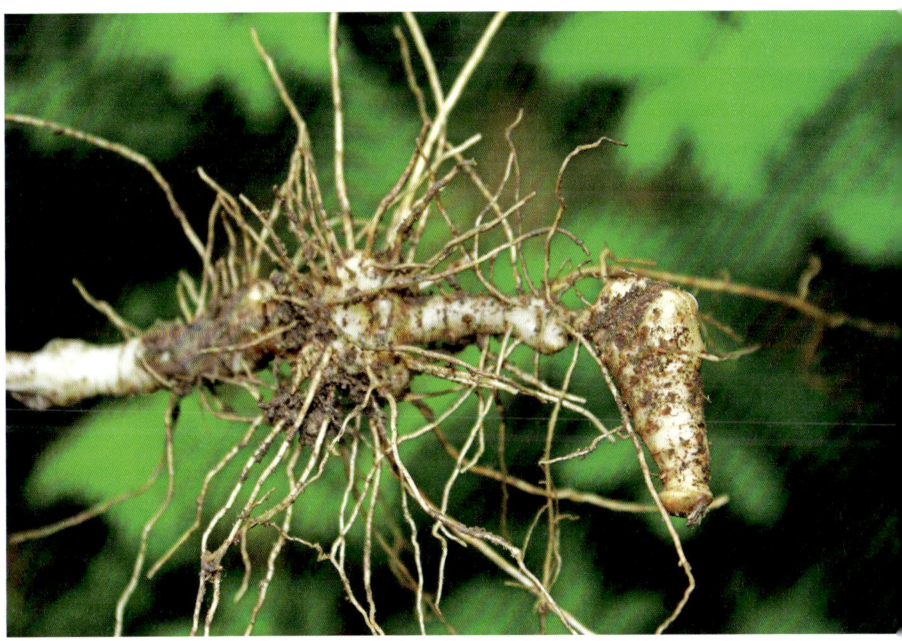

als Pflanzengeistwesen, das sich nun auf einzigartige Weise entfaltet und in die neue Zeit der Erde hinein begleitet. In der schamanischen Wahrnehmung wirkt er dabei sehr hell, beinahe kristallin, und bewirkt, dass sich die Materie nach und nach auflöst und damit in eine unendliche Weite und Freiheit »erlöst«. Damit ist für mich auch seine »aufsprengende« Kraft erklärt, die letztendlich nichts anderes ist als das Auflösen oder auch Erlösen verdichteter Materie. Der Salomonssiegel bringt Erlösung und Schutz für die neue Zeit und verbindet sowohl mit den begleitenden Naturwesen als auch mit sehr lichtvollen Geistwesen, die ebenfalls gerade jetzt an unserer Seite wirken. Darum verdient er unsere besondere Aufmerksamkeit.

Seine besondere Heilkraft auf körperliche Ebene nutze ich bereits seit vielen Jahren. Ich rühre aus seiner Wurzel Salben, die bei Sehnen-, Muskel- und Gelenkproblemen helfen. Meist kombiniere ich diese mit Beinwellwurzel und Fichtenharz. Diese Salbe wirkt ausgleichend auf überdehnte, aber auch auf zu kurze Sehnen, löst Muskelanspannungen und wirkt schmerzlindernd bei Gelenksbeschwerden. Zudem vermindert sie Sommersprossen und Altersflecken und wirkt gegen Narbenbildung und Warzen. Ihre Wirkung gegen Warzen spiegelt sich schon im Erscheinungsbild der Wurzel wider, die ganz deutliche Wurzelnarben ausbildet, die wie Warzen aussehen.

Ich allerdings verwende diese besondere Pflanze vor allem dann, wenn es darum geht Blockiertes, Festgefahrenes oder besonders Festsitzendes zu lösen oder regelecht aufzusprengen. In diesem Zusammenhang ist die Geschichte von König Salomon bekannt, der angeblich mithilfe der Salomonssiegelwurzel einen großen Felsen sprengte, um an dem freigelegten Ort seinen Palast zu bauen zu können. Bis ins Mittelalter durften Gefangene die Wurzel nicht bei sich tragen, weil man glaubte, dass sie die Kraft besitzt, Ketten zu sprengen. Diese Kraft des Aufsprengens, Aufmachens und Lösens trägt die Wurzel des Salomonssiegels tatsächlich sehr stark in sich. Eine Räucherung entlang der Wirbelsäule kann zum Beispiel Wirbelblockaden lösen. Verhärtete Strukturen wie Narben oder Warzen werden durch seine Salbe wieder weich und lösen sich manchmal vollständig auf. Auch starke Muskelverspannungen finden Lösung, genauso wie nervliche Anspannungen, energetische Blockaden und seelische Verhärtungen.

Blockaden lösen

Für körperliche Blockaden oder Verhärtungen – auch für schon ältere – können Sie eine Salbe wie beschrieben auf die betreffende Stelle geben und einwirken lassen. Sie können aber auch mit der pulverisierten Wurzel, die ich dafür meist mit etwas Weihrauch und Mistel vermenge, die betroffene Stelle abräuchern. Mit dem Wedel einer Pflanze oder einer Räucherfeder können Sie den Rauch zusätzlich verteilen und Ihren Körper berühren. Spüren Sie, wie sich die blockierte Energie nach und nach löst und frei wird.

Körperliche Leiden abwenden

Besonders starke Wirksamkeit entfalten Umschläge aus diesem Kraut, auf die Sie körperliche Beschwerden übertragen und damit von Ihnen abwenden. Kochen Sie dafür einen Tee aus den Wurzeln und Blättern und tränken ein Baumwolltuch darin. Legen Sie dieses auf die betroffene Stelle. Besonders hilfreich sind diese Umschläge bei Muskelverhärtungen, Gewebsverletzungen, Quetschungen, Blutergüssen, Narben, Warzen, Hühneraugen, Hämorrhoiden, aber auch bei Knochen- und Gelenksbeschwerden. Hier können einerseits die Inhaltsstoffe des Salomonssiegels ihre schmerzlindernde und abschwellende Wirksamkeit entfalten, andererseits wird dabei auch seine feinstoffliche Kraft frei. Lassen Sie den Umschlag für mindestens zwanzig Minuten am Körper.

Danach waschen Sie das Tuch in einer Schüssel aus und gießen das Wasser am besten unter einen Holunder. Wiederholen Sie diese Anwendung an mindestens drei aufeinanderfolgenden Tagen. Integrieren Sie den Pflanzengeist, indem Sie sich während des Umschlages auf eine schamanische Reise begeben oder mit der Pflanze sprechen. Bitten Sie um ihre Unterstützung. Am letzten Tag übergeben Sie den Stoff der Natur, indem Sie ihn entweder vergraben oder am Holunder anbinden.

Rot-Klee – Trifolium pratense

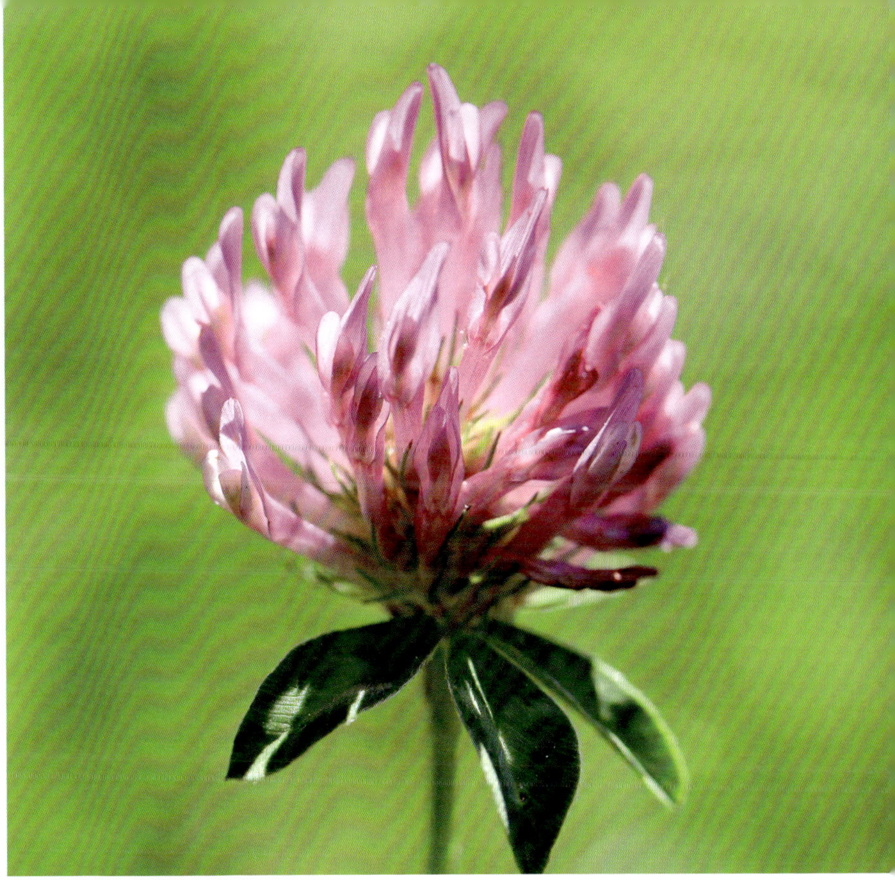

▲ *Meist ist der Rot-Klee dreiblättrig. Vierblättrig bringt er großes Glück, fünfblättrig Ruhm und Ansehen, sechsblättrig verhilft er zu beachtlichem Reichtum.*

Diese alltägliche Pflanze, die für viele Menschen gerade einmal Viehfutter darstellt, hat sich mir in der schamanischen Arbeit in einer sehr schönen, starken und urweiblichen Urkraft gezeigt. Wir kennen den Klee in erster Linie als Glücksklee, denn der Fund eines seltenen vierblättrigen Blattes verheißt seit jeher großes Glück. Seine Symbolik geht allerdings viel tiefer und über den reinen Glücksboten hinaus, denn im Normalfall hat er gerade einmal drei Blätter.

Alles, was mit der Zahl drei in Verbindung steht, weist auf eine tiefe Verbindung zur Weiblichkeit hin. In diesem Zusammenhang kennen wird die »drei Nornen«, die »drei Bethen«, die »drei Schicksalsweberinnen« und die »drei heiligen Madeln«. Sie alle verkörpern und symbolisieren letztendlich die dreieinige Kraft der großen Göttin, die sich aus dem ursprünglichen Bild der Erdgöttin heraus entwickelt hat. Schon früh spaltete sich dieses in drei Aspekte auf, und man begann die junge, weiße Frühlingsgöttin von der roten, fruchtbaren Sommergöttin und der alten, weisen Wintergöttin zu unterscheiden. Sie gehören zusammen und sind doch ganz verschieden.

So konnte es gar nicht anders sein, als dass der dreiblättrige Klee eine heilige Pflanze der Göttin war und als solche hoch verehrt wurde. Er trägt zudem eine große magische Kraft in sich, denn er hält sich, wie wir wissen, nicht immer an die Botanik und weist manchmal vier, fünf oder auch sechs Blätter auf. Er wandelt sich damit aus sich selbst heraus, trägt also die Kraft des Wandels in sich. Das vierblättrige Blatt verhilft zu großem Glück, das fünfblättrige fördert Ruhm und Ansehen, während das Sechsblättrige zu einem Leben voller Reichtum führen soll.

Zudem galt er seit jeher als Schutzpflanze vor Verhexung und negativen Energien. Dem Futter beigegeben bewahrte er Tiere vor Verwünschung und in die Kleidung eingenäht beschützte er den unwissenden Träger. Ging man auf Reisen, wurde ein Kleeblatt in den Schuh gelegt, um sicher ans Ziel zu gelangen. Pflanzen, die auf Wanderschaften in den Schuh gegeben wurden stehen symbolisch für Wanderungen in die Anderswelten Beim Klee wird dies dadurch bekräftigt, dass er seit jeher zur Förderung der Hellsichtigkeit und zur Bewusstseinserweiterung herangezogen wurde. Er scheint damit eine uralte Pflanze zu sein, die in die Anderswelt begleitet. Meiner Erfahrung nach führt er vor allem in die Welt der Erdengöttin und zu unseren Ahninnen, die sich durch seine Kraft

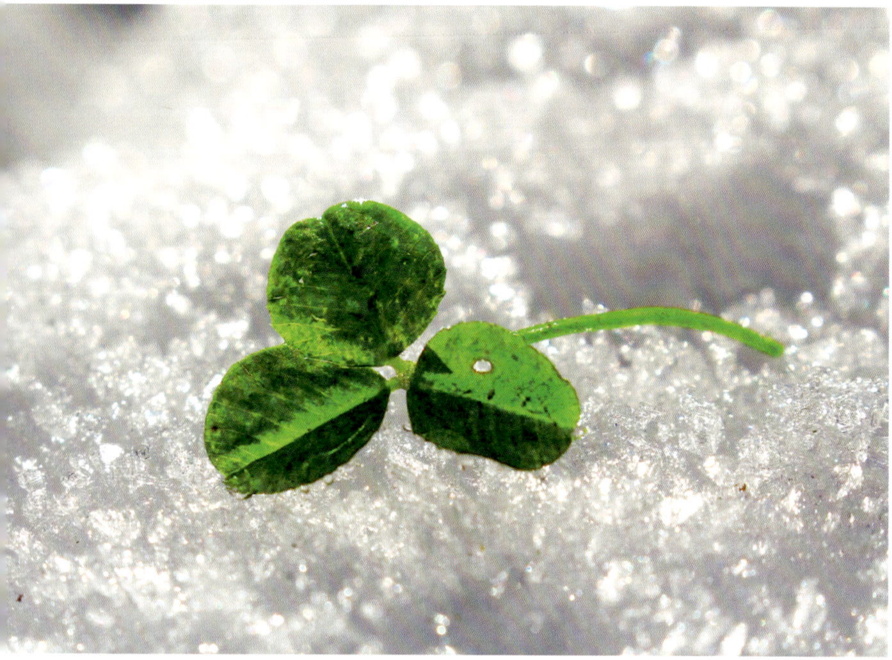

▲ *Er unterstützt Hellsichtigkeit und ist auf Wanderungen in die Anderswelten ein weiser Begleiter.*

schützend und begleitend an unsere Seite gesellen. Er gilt auch als wertvolle Heilpflanze in der Frauenheilkunde. Er beinhaltet seltene Phytoöstrogene, die Wechseljahrbeschwerden vermindern, den weiblichen Zyklus harmonisieren und Menstruationsbeschwerden verbessern. Er hilft damit Frauen in ihren Wandlungsphasen, wodurch sich seine wahre Kraft als »Kraut der sich beständig wandelnden Göttin« offenbart. In meiner Arbeit zeigte er sich allerdings am deutlichsten als Pflanze, die eine starke Verbindung zu den Welten unserer Ahninnen herstellen kann. Durch seine Kraft kommen wir mir ihnen in Kontakt, fühlen uns in den Kreis der Ahninnen aufgenommen und verspüren zudem ihren großen Schutz und ihre weise Begleitung. Sobald ich den Pflanzengeist des Rot-Klees einlade, fühlt es sich so an, als ob sich viele weise Frauen, Schamaninnen und Erdenhüterinnen nähern, sich hinter uns setzen und damit zu unseren Behüterinnen, Begleiterinnen und Lehrerinnen werden.

Weisen Frauen begegnen

Im Zusammenhang mit dem wundervollen Rot-Klee möchte ich daher den schamanischen Zugang zu unseren Ahninnen vorstellen. Setzen Sie sich dazu am besten in eine Wiese, in der viel Rot-Klee wächst oder stellen Sie sich diese vor Ihrem inneren Auge vor. Nehmen Sie Ihren heiligen Raum ein, atmen Sie bewusst, und verbinden Sie sich mit dem Geistwesen dieser Pflanze. Begeben Sie sich in Ihrer Vorstellung in die Mitte der Blüte und nehmen dabei wahr, wie sich ein sanfter, aber sehr kräftiger Schutz aufbaut. Es ist beinahe so, als ob die umgebenden Blütenblätter zu den weisen Ahninnen werden, die sich rund um Sie gesellen.

Beginnen Sie leise zu trommeln, zu rasseln oder in der Stille in eine Trance einzutauchen. Bitten Sie darum, dass die Kraft des Rot-Klees Sie dabei unterstützt, mit Ihren Begleiterinnen aus der Anderswelt in Kontakt treten zu dürfen. Rufen Sie Ihre Ahninnen herbei, aber auch die weisen Frauen, die an Ihrer Seite stehen, die Erdenhüterinnen und letztendlich die Erdgöttin selbst. Spüren Sie deren Anwesenheit und erkennen Sie, wie sie sich rund um Sie hinsetzen und hinstellen. Beginnen Sie, mit ihnen zu reden und sich auszutauschen.

Der Rot-Klee schafft eine sehr tiefe Rückverbindung zu ihnen und hilft uns Frauen, erneut in Kreisen zusammenzufinden und dort unsere Magie, Kraft und Weisheit zu leben. Kehren Sie so oft als möglich in diesen Kreis Ihrer Ahninnen zurück. Sie werden dadurch immer stärker und weiser werden, spüren ihren Schutz, vor allem aber ihre Begleitung als weise Lehrerinnen.

Der Rauch des Rot-Klees zentriert

Eine Rot-Klee-Räucherung verhilft dazu, selbst in einem wilden und herausfordernden »Sturm des Lebens« stark und zentriert und ganz bei sich selbst zu bleiben, so als ob man das Auge des Orkans wäre. Dieser Rauch lässt uns ruhig werden, wenn alles rund um uns unruhig ist. Er lässt es still werden, wenn es rundherum laut ist und klar werden, wenn rundherum alles unklar ist. Gleichzeitig löst er alle Fremdenergien aus unserer Aura, sodass wir nur mehr uns selbst spüren und dadurch eine reine und klare Energie erlangen. Räuchern Sie mit Rot-Klee-Blüten immer dann, wenn Ihr Leben es wieder einmal erfordert stark zu bleiben, weil um Sie herum alles chaotisch ist. Mich erinnert dieses Bild immer wieder an Frauen, die wie starke Löwinnen für ihre Familien da sind und alles dafür tun, dass die Probleme, Ängste, Sorgen und Nöte aller Familienmitglieder gelöst werden. Um sich selbst dabei am Ende nicht zu vergessen, die eigenen Kräfte zu verlieren oder in diesem Stress Schaden zu nehmen, räuchern Sie in diesen Zeiten mit Rot-Klee.

Der Rauch wird Sie sofort zentrieren, beruhigen und stärken und wie oben bereits erwähnt auch alle unterstützenden Ahninnen an Ihre Seite rufen, sodass Ihnen im Trubel des Alltags große Hilfe aus der Anderswelt zukommt, um diese Situation gut zu überstehen.

Wald-Engelwurz – Angelica sylvestris

Neben der Königskerze ist die Wald-Engelwurz eine unserer größten und mächtigsten heimischen Pflanzen und meiner Erfahrung nach auch eines der größten und mächtigsten Pflanzenwesen. Manchmal wird sie über zwei Meter groß und thront damit regelrecht in unseren Wäldern. Ihr Geistwesen ist hell leuchtend und wahrlich engelhaft. Ihre weiße Blüte lässt erahnen, wie lichtvoll diese Pflanze ist. Ihr kräftiger, zum Himmel ge-

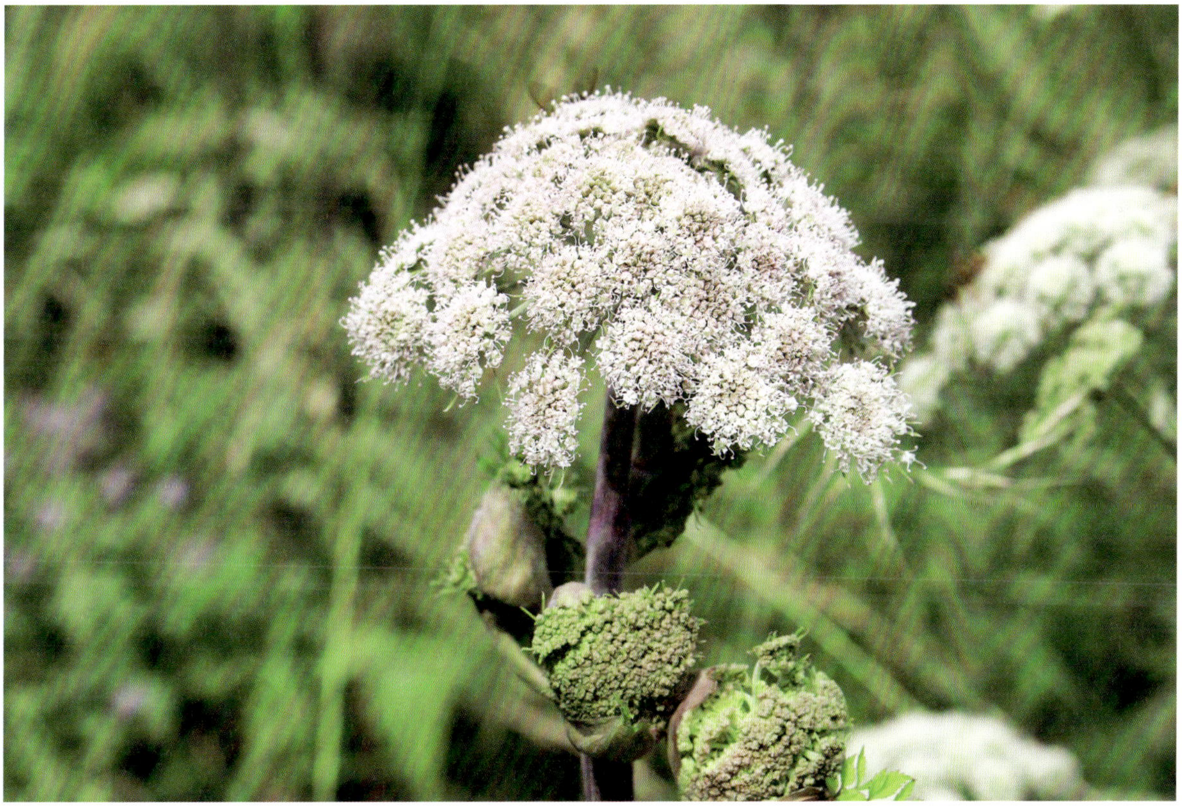

◄ Mithilfe der Wald-Engelwurz finden wir aus Burnout und Entfremdung heraus – sie entfacht in uns das Licht der eigentlichen Seelenaufgabe.

richteter Stängel lässt spüren, welch große Stärke sie in sich birgt und wie sehr sie verbunden ist mit dieser oberen, himmlischen Welt. Ihre weiße und starke Wurzel schenkt ihr den notwendigen Halt und eine ebenso stabile Verbindung zur Erde.

Sie ist eine Heilige unter den Pflanzen und verankert das Licht des Himmels auf der Erde. Zudem ist sie eine besonders starke Heilpflanze, die sogar vor todbringenden Krankheiten bewahren kann. Im Mittelalter kauten die Ärzte auf ihrer Wurzel, um sich nicht anzustecken und die Legende erzählt, dass sie als Geschenk des Himmels auf die Erde kam, um die gefährliche Pest endgültig zu besiegen. Tatsächlich schützt sie besonders vor Ansteckung und kann viele unterschiedliche Krankheiten heilen, weshalb man sie als »Allesheilerin« bezeichnete. Ihre Kraft ist wärmend, segnend, aufrichtend, mutmachend und seelisch und körperlich kräftigend. Früher wurde sie deshalb vor allem in der Rekonvaleszenz eingesetzt.

Heute dagegen verhilft sie zu großartigen Erfolgen in der Burnouttherapie. Meinem Empfinden nach liegt dies vor allem daran, dass sie zurück zu uns selbst führen kann und uns mit unserer innewohnenden Kraft, aber auch mit unserer wahren Seelenaufgabe verbindet. Seit Jahren habe ich das Gefühl, dass sie das Licht auf der Erde mehr und mehr verankert, indem sie es in uns Menschen wieder entzündet. Sie ist damit eine der Pflanzen, die uns gerade jetzt durch den Wandel begleitet. Sie unterstützt dabei, endlich wieder zu erkennen, dass wir göttliche Wesen sind, eine Seele besitzen und angebunden sind an eine höhere Macht. Damit erinnert sie uns auch an unsere Seelenaufgabe und weckt damit den »Sinn des eigenen Lebens«, den man ja meistens verloren hat, wenn man in ein Burnout gerutscht ist. Sobald wir uns diesem wieder bewusst werden, erlöscht das innere Licht nie wieder, und wir können nicht mehr ausbrennen, egal, was passiert.

Die Engelwurz verbindet zudem stark mit den nicht sichtbaren Welten. Für mich ist sie eine der bedeutendsten Schwellenpflanzen, die vor allem in sehr lichtvolle Reiche führt und mit sehr lichtvollen Geistwesen verbindet. Ihre Wurzel öffnet zur unteren schamanischen Welt, in der wir unseren Pflanzenverbündeten, aber auch unseren Meister- und Lehrerpflanzen begegnen können. Ihre Blätter und Stängel führen in die mittlere Welt und verbinden dort mit den Naturwesen, Pflanzengeistwesen und Baumgeistern, während ihre Blüte wie kaum eine andere Pflanze in die obere Welt begleitet und wertvolle Begegnungen mit Pflanzendevas und Geistführern ermöglicht.

Ich würde sie als »pflanzenschamanische Weltenpflanze« bezeichnen. An ihr kann man sich, genauso wie am Weltenbaum, orientieren und in die Anderswelten gelangen. Für mich ist sie zu einer der bedeutendsten Begleiterinnen in meiner pflanzenschamanischen Arbeit geworden.

Ich trage sie häufig als Amulett, nehme regelmäßig eine Tinktur aus ihrer Wurzel ein, mache Bäder aus Abkochungen ihrer Blätter und räuchere sehr häufig mit ihr. Der Balsam aus ihrer Wurzel ist meine energetische und körperliche Hausapotheke. Mit ihm schütze ich mich vor negativen Energien, aber auch vor jeglicher Ansteckung. Sobald ich ihn am Körper spüre, bin ich ganz bei mir selbst, verbunden mit den Welten und den Spirits, eingehüllt in einen schützenden Lichtmantel und sehr bewusst verbunden mit meinem eigenen göttlichen Licht sowie meiner innewohnenden Schöpferkraft.

Die Wald-Engelwurz führt in alle drei Welten
Lernen Sie mithilfe der Engelwurz die schamanischen Anderswelten kennen und üben Sie direkt mit ihr das Wandern zwischen den Welten. Suchen Sie dafür einen Ort in der Natur, wo Engelwurzpflanzen wachsen, und setzen oder legen Sie sich zu einer Pflanze. Stellen Sie eine Verbindung zu ihrem Pflanzengeistwesen her. Bitten Sie innerlich darum, dass diese Engelwurz nun zu ihrer »Weltenpflanze« wird und Ihnen ermöglicht, die drei

schamanischen Welten zu bereisen, um dort ihre wichtigsten geistigen Begleiter anzutreffen Reisen Sie dazu entlang ihrer Wurzel hinein in die Erde und spüren Sie dabei, wie sehr Sie sich dadurch selbst verwurzeln. Genießen Sie den Halt und die Geborgenheit, die dadurch entstehen, und nehmen Sie die tiefe Verbindung zu Mutter Erde wahr.

Bitten Sie darum, dass Sie hier Ihren Pflanzenverbündeten und Ihren begleitenden Ahnen begegnen dürfen. Lenken Sie danach Ihre Aufmerksamkeit auf den Stängel und das Blattwerk der Engelwurz. Spüren Sie, wie stabil, aufrecht, groß und mächtig diese Pflanze ist? Reisen Sie über ihre ausladenden Blätter hinaus in die mittlere Welt und erleben Sie, wie Sie die Wesenheiten verschiedener Pflanzen deutlich wahrnehmen können. Sie können immer wieder zum kräftigen Stängel zurückkommen und dort erneut Sicherheit und Halt erleben, bevor Sie über das Blattwerk hinaus erneut zu den Pflanzenwesenheiten gelangen.

Danach reisen Sie entlang der Pflanze nach oben in ihre Blüten. Hier werden Sie vor allem Leichtigkeit fühlen und ein helles Licht wahrnehmen. Die Blüte öffnet das Tor zu der oberen schamanischen Welt, in der Sie Pflanzendevas, aber auch ihren Geistführern begegnen. Reisen Sie über die Blüten weiter hinauf in die Wolken, bis Sie die Schwelle zum Himmelreich übertreten, um dort Ihre schamanischen Erfahrungen zu sammeln. Kommen Sie nach Ihren Begegnungen wieder zurück und verwurzeln Sie sich. Spüren Sie, wie die Kraft dieser Pflanze Sie mit allen Welten gleichermaßen verbindet und tatsächlich zu Ihrer Weltenpflanze wird, die Sie ab nun in Ihrer pflanzenschamanischen Arbeit nutzen können.

Selbstverständlich sind hier, in kurzen Worten, viele verschiedene schamanische Reisen beschrieben. Für jede einzelne können Sie sich ausreichend Zeit nehmen, doch manchmal macht es auch Spaß, tatsächlich auf der »Weltenpflanze« auf- und abzureisen und kurze, aber prägnante Erfahrungen in den unterschiedlichen Welten zu sammeln.

Braunwurz – Scrophularia nodosa

Diese unscheinbare Pflanze wurde erst in den beiden letzten Jahren zu meiner Verbündeten. Ich kannte sie davor nicht wirklich, und sie fiel mir erst auf, als sie in unserem Wald überall dort zu wachsen begann, wo große Waldflächen vollkommen gerodet und zerstört wurden. Hunderte Pflanzen kamen an den stark verletzten Stellen der Erde hervor. Dies berührte mich ebenso sehr wie die Tatsache, dass sie beinahe die einzige wild wachsende Pflanze ist, die eine braune Blüte besitzt, welche bei genauerer Betrachtung eine unglaubliche Schönheit besitzt. Zu Beginn konnte ich trotzdem nur wenig Besonderes in ihr wahrnehmen und es brauchte einige schamanische Begegnungen, um mir ihrer versteckten Kraft bewusst zu werden.

▾ Sie wirkt auf den ersten Blick unscheinbar, auf den zweiten zeigt die Braunwurz ihre verborgene Kraft. Sie entgiftet und reinigt.

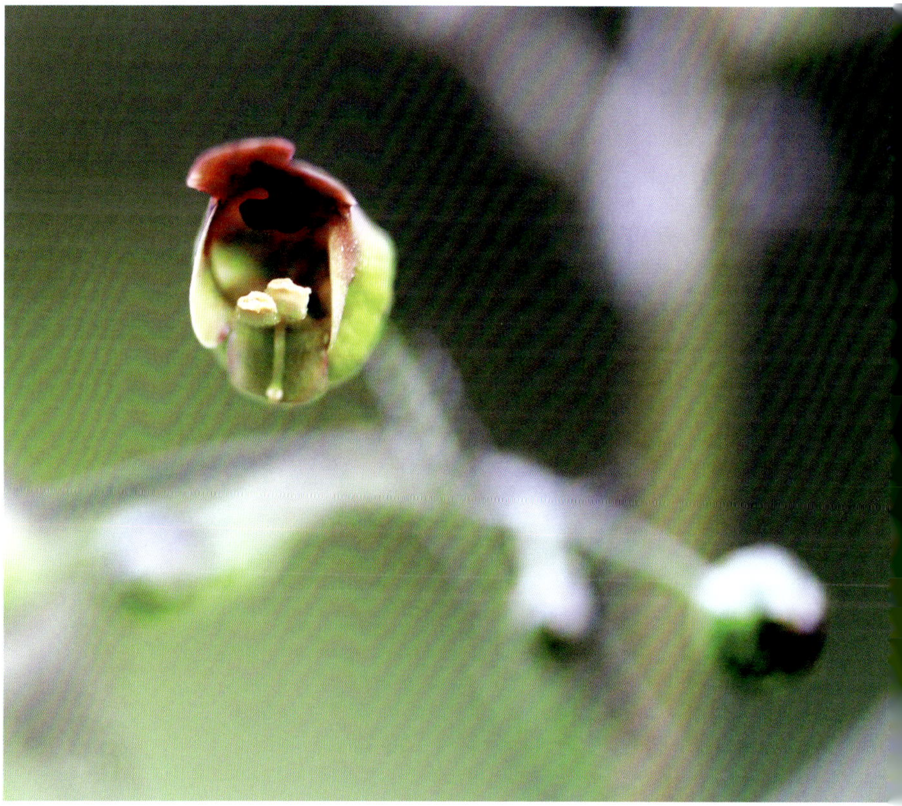

Auch sie ist meinem Empfinden nach eine der Pflanzen, die ihre Heilkraft und ihre Botschaft im Verborgenen gehütet hat und erst jetzt wieder freigibt. Ich näherte mich ihr über die körperliche Ebene an, denn ich fand es spannend, dass sie bei Lympherkrankungen, aber auch bei verschiedenen Hauterkrankungen helfen konnte. Beides – Lymphdrüsen und Haut – sind körperliche Systeme, die der Abwehr und der Entgiftung dienen.

Tee, Tinkturen, Salben & Bäder

In alten Kräuterbüchern wird sie immer wieder als Heilpflanze gegen Skrofulose beschrieben. So nannte man eine allgemeine Schwäche des lymphatischen Systems, die mit geschwollenen Drüsen und einer hohen Infektanfälligkeit einhergeht. Diese Krankheitsbezeichnung wird heute nicht mehr verwendet und doch gibt es immer noch viele Kinder mit ständig geschwollenen Lymphdrüsen, immer wiederkehrenden Infekten und einer stark geschwächten Immunabwehr.

Hier können Tee und eine Tinktur aus Braunwurz gute Dienste leisten, genauso wie eine Salbe bei Neurodermitis, Ekzemen und Lymphstauungen heilsam wirken kann. Ich arbeitete daher zu Beginn mit ihrer Tinktur und ihrer Salbe und spürte, wie wundervoll sie mich unterstützte, etwas Aufgestautes zu lösen. Ich nahm immer wieder Bäder und konnte dabei wahrnehmen, wie Körper und Seele von schädlichen Schlacken und Stauungen befreit wurden. Vor allem alter körperlicher »Müll«, der auf seelische Themen, wie unzureichende Abgrenzung, unverarbeitete Gefühle und besonders tiefe Verletzungen zurückzuführen war, wurde damit gelöst.

Jedes Mal fühlte ich mich nach so einem Bad oder einer Braunwurzräucherung vollständig befreit und von diesen schmerzhaften Altlasten erlöst. Es war dann beinahe so, wie wenn etwas stark Belastendes vollkommen gelöscht würde. Selbst tiefe Verletzungen schienen durch ihre Kraft heil geworden zu sein. Dies erinnerte mich an die kaputten Stellen im Wald, die ebenfalls durch einen Gewalteinfluss von außen und unglaubliche Unachtsamkeit und Übergriffigkeit entstanden sind.

Wuchsen die vielen Braunwurzpflanzen vielleicht gerade deswegen, um diese stark verletzte Erde zu heilen? Tatsächlich erkannte ich nach längerer Zusammenarbeit in der Braunwurz eine große Heilerin seelischer Verletzungen und vor allem von verletzter Weiblichkeit. Deshalb trug sie auch dazu bei, »Mutter Erde« an den Orten im Wald zu heilen, wo diese vollkommen zerstört und verletzt wurde. Vor allem die große Unachtsamkeit und Brutalität, die hierbei ausgeübt wurden, konnte durch das Aufkommen der Braunwurz an diesem Ort wieder geheilt werden.

Mit einer Räucherung tief sitzende Wunden heilen

Diese Pflanze hat eine sehr tiefe Verbindung zur Erde. Sie trägt deshalb die Fähigkeit in sich, auch uns Menschen mit der Erde zu verbinden. Eine Räucherung mit ihrer Wurzel zieht regelrecht in den Bauch der großen Mutter hinein, wo wir in ihr dunkles, warmes, wohliges und heilsames Reich einkehren können. Der braune Schlund der Blüte wird dabei zum Eingang ins Erdenreich und bringt in Kontakt mit der Weisheit und Mystik unserer Erdmutter. Bei ihr dürfen wir rasten, unsere Wunden heilen und Kraft tanken. Vor allem uralte Verletzungen werden endlich geheilt und endgültig von uns gelöst.

Danach schickt sie uns vollkommen erneuert, heil, kräftig und mit ihrem Wissen und ihrer Weisheit angereichert zurück auf die Erde. Hier sollen wir mutig aufstehen und Veränderungen einleiten. Alles, was wir nun verändern, hängt mit der vorhergehenden tiefen Heilung zusammen, die in ihrem Bauch geschah. Denn sie nahm alles Alte und Einschränkende von uns, um einen vollkommenen Neubeginn zu ermöglichen. Damit führt sie zurück zu einem Nullpunkt, der zu einem Ausgangspunkt für etwas völlig Neues wird. Die Braunwurz ist eine Heilerin, mit der Sie Zugang zu tief sitzenden Wunden erhalten, vor allem aber ist sie Wegbereitern des neuen Erdenweges.

Mit der Braunwurz in ein neues Zeitalter

In ihr erkenne ich eine große Unterstützung und Hilfe darin, völlig neue Wege auf der Erde einzuleiten, die aber erst gegangen werden können, wenn alle alten Verletzungen geheilt wurden. Deshalb findet sie auch hier am Ende meiner Pflanzenbegegnungen Platz, denn ich bin mir sicher, dass sich unsere Erde gerade in eine völlig neue Richtung entwickelt. Vieles von dem, was bis jetzt Bestand hatte, wird sich verändern. Wir können nicht mehr so weiterleben wie bisher und die Erde benutzen und ausnutzen, und sie dabei ständig weiter verletzen. Wir können nicht mehr völlig getrennt von der Natur leben und so tun, als ob wir nichts mit ihr zu tun hätten. Wir können uns auch nicht weiterhin gegenseitig verletzen und umbringen. Eine neue Zeit wird anbrechen, die geprägt sein wird von Achtsamkeit und Wertschätzung allem Leben gegenüber. Wir werden erkennen, wie viel durch unsere Trennung von der Natur geschädigt und zerstört wurde. Wir werden erkennen, dass es schon bald keinen Sinn mehr machen wird, nach noch mehr Geld, noch mehr Leistung und Erfolg, und noch mehr Macht zu streben – denn all dies geht auf Kosten der Natur, aber auch auf Kosten von uns Menschen.

Ich bin mir sicher, dass wir gerade gemeinsam eine neue Welt kreieren, eine Welt, die sich vor allem durch Menschlichkeit und ein liebevolles Miteinander auszeichnen wird. Die Braunwurz ist eine der Pflanzen, die uns gerade hierbei begleitet und unterstützt. Sie lehrt uns, dass es immer wieder weitergeht und selbst nach starker Zerstörung etwas ganz Neues und Gutes entstehen kann. Sie führt durch diese Zeit des Umbruchs hindurch und unterstützt uns dabei, nach dieser Wandlung wie »Phönix aus der Asche« aufzustehen und geheilt Neues auf der Erde zu erschaffen. Sie gibt uns den Mut, die Kraft und das tiefe innere Vertrauen, die Dinge selbst in die Hand zu nehmen, aktiv zu werden und zu handeln.

Und so darf ich Ihnen am Ende des Kapitels den Gedanken mit auf den Weg geben, dass es auch für Sie Zeit wird zu handeln und Ihre eigenen Wege zu gehen. Beginnen Sie sowohl mit der Braunwurz als auch mit all den Pflanzen, die Ihnen persönlich wichtig sind, Ihre eigenen Rituale und Anwendungen zu entwickeln. Vertrauen Sie auf ihr inneres Wissen und vor allem auf die Führung durch Mutter Erde, die sich in der Braunwurz verkörpert und in ihrer Gestalt zu uns kommt, um Neues zu manifestieren. Stehen Sie auf und fangen Sie an, zu verändern. Denn gerade hierin liegt die wahre Botschaft dieser einzigartigen, wunderschönen und besonderen Pflanze.

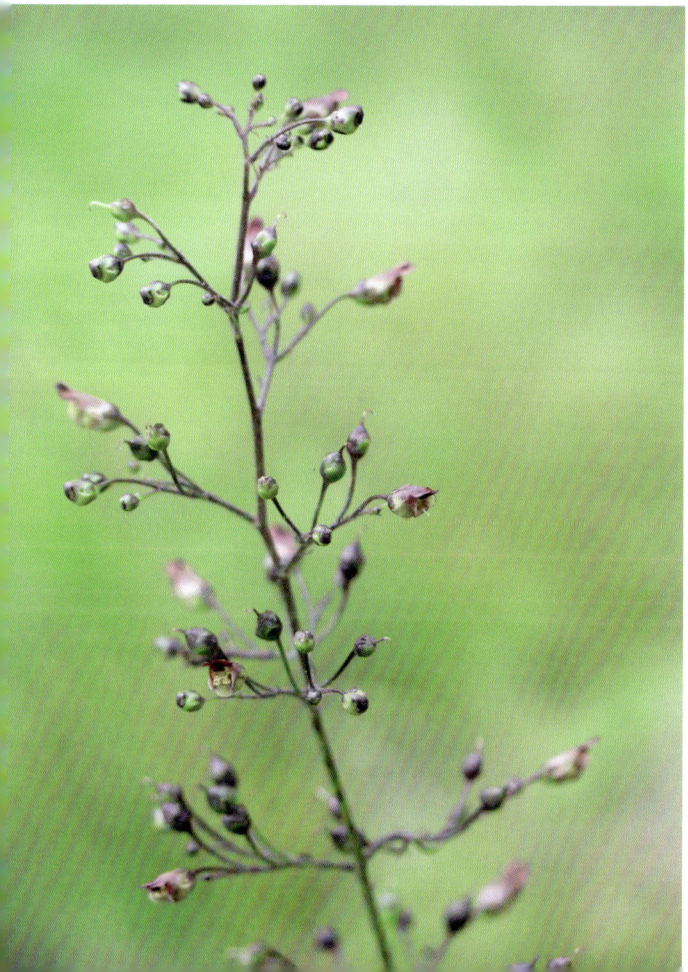

◄ Die Braunwurz zeigt in andere Richtungen, auf neue Wege – sie steht für Veränderung, vielleicht auch für Ihre …

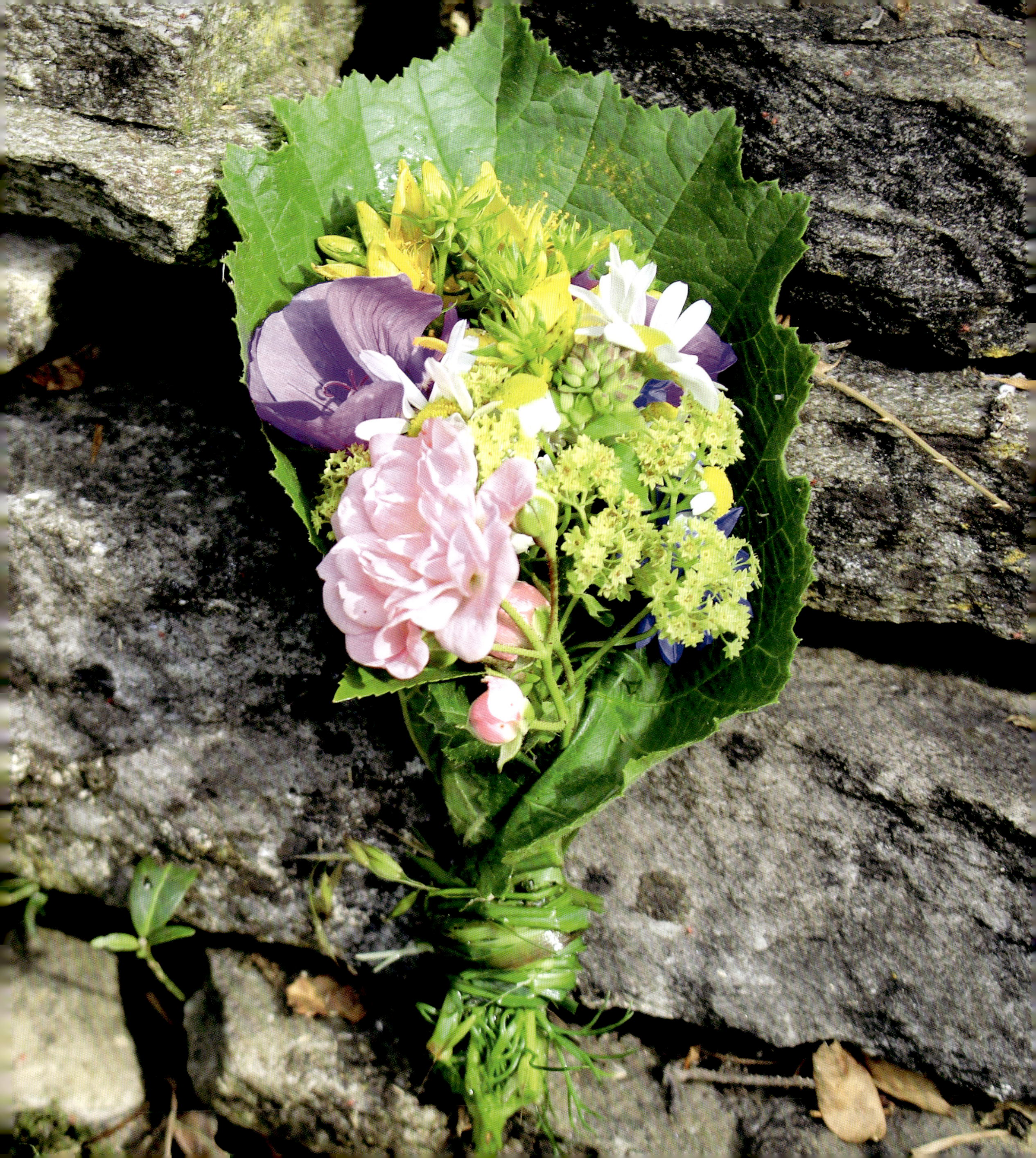

SPEZIALTHEMEN

Einige besonders interessante und sehr alltagstaugliche, pflanzenschamanische Themen und Rituale möchte ich Ihnen in diesem letzten Kapitel näher vorstellen. Es geht dabei um »Schutz und Reinigung«, »Geburt und Tod«, aber auch um den »schamanischen Schwellenübertritt«. Diese Themen sind bedeutsame Teile unseres täglichen Lebens. Sie wieder bewusst zu erleben und auch gekonnt zu begleiten, sehe ich persönlich als wichtigen Beitrag an, den ich auch Ihnen mit auf Ihren ganz persönlichen, schamanischen Weg geben möchte. Einige alte Behandlungsmethoden, wie das Wenden, Übertragen und Abstreifen habe ich zurück in die Jetztzeit geholt.

An diesen Ritualen gefällt mir besonders gut, dass sie uns mit den Kräften der Natur in Berührung bringen und das im wahrsten Sinne des Wortes. Denn sowohl beim Abstreifen als auch beim Durchkriechen berühren wir Bäume, Steine und Pflanzen. Dabei werden wir sowohl von ihren Heilkräften als auch von ihren Seelen berührt. Tauchen Sie gemeinsam mit mir ein in die magische Welt der schützenden und heilenden Pflanzenwesen. Entdecken Sie die körperliche und seelische Heilkraft, die in einfachen Mitteln, Anwendungen und Ritualen steckt, und die auch Sie nutzen können.

Schutz und Reinigung

Schützende Pflanzen und zahlreiche Rituale mit ihnen gab es zu allen Zeiten und wahrscheinlich auch in allen Kulturen. Es gehörte, wie wir nun wissen, zu den Hauptaufgaben des schamanisch Tätigen, Menschen und Tieren Schutz zu gewähren und sie von belastenden und krank machenden Einflüssen zu befreien.

Auch heute verspüren immer mehr Menschen den Wunsch, ihr energetisches Feld reinzuhalten, sich abgrenzen und damit in ihrer eigenen Kraft und Energie bleiben zu können. Gleichzeitig wird vielen Menschen immer bewusster, dass Gesundheit und Krankheit mit feinstofflichen Einflüssen unterschiedlichster Art in Zusammenhang stehen. Diese können sich sehr deutlich auf das Wohlbefinden und die körperliche und seelische Gesundheit auswirken.

Das eigene Energiefeld zu reinigen und sich zu schützen bezeichne ich daher als grundschamanische Tätigkeit, die ich persönlich als wichtigen und selbstverantwortlichen Beitrag zum eigenen Leben ansehe. Beide Themen stehen in ganz enger Verbindung zum Pfanzenschamanismus, denn seit jeher wird die Kraft heimischer Pflanzen dafür her-

◄ Für Schutz, Reinigung und Stärkung stehen uns zahlreiche Pflanzenwesen zur Seite.

➤ *Mit dem Hexenkraut schützen Sie sich vor Manipulation und ungewollter Bindung anderer. An ihren Klettenfrüchten bleibt all das kleben, was Sie loswerden möchten.*

angezogen. Es gibt unzählige überlieferte Rituale rund um Schutzpflanzen und schutzmagische Anwendungen. Mir ist es wichtig, diese Pflanzen und Rituale zurück in die Gegenwart zu holen und sie neu zu interpretieren, denn dadurch erhalten wir ein alltagstaugliches, schamanisches Handwerkszeug, das für heutige Probleme, Herausforderungen und Aufgaben zur Verfügung steht.

Unsere Ahnen hielten, wie wir im Kapitel zu unseren schamanischen Wurzeln gehört haben, den Einfluss von bösen Geistern, Dämonen, Krankheitswesen, Flüchen und Verwünschungen für die Ursache aller Krankheiten und für Unglück jeglicher Art. Gegen diese Einflüsse entwickelten sie verschiedenste Handlungen, die abweisend und abwendend wirkten. In unserer heutigen Zeit sind wir mit ganz neuen energetischen Einflüssen konfrontiert.

Im Vergleich zu früher gibt es heute neue Störfaktoren wie Umwelt- und Strahlenbelastung, moderne Wetterphänomene und neuartige gesellschaftliche Problematiken, wie z. B. Mobbing. Deshalb möchte ich Pflanzen und Rituale vorstellen, die dabei unterstützen, Fremdenergien zu lösen und unser feinstoffliches System zu reinigen. Ich stelle auch einige der wichtigsten Schutzpflanzen vor, da es besonders wichtig ist, nach einer energetischen Reinigung das eigene System wieder aufzuladen und nach außen hin abzugrenzen.

Pflanzen, die Fremdenergien lösen

Unter »Fremdenergien« versteht man alle Energieformen, die nicht zum eigenen Energiesystem gehören, aber dennoch auf dieses einwirken. Sie können zu einer großen Belastung werden und das eigene System blockieren oder krankmachen. Wir kennen viele verschiedene Formen dieser schädigenden Energien. Dies können Seelenanteile anderer Menschen sein, Verstrickungen mit anderen Personen, die an uns haften bleiben, aber auch alle Formen von übergriffigen Energien, welche meist von anderen Menschen ausgehen und beispielsweise als Neid- oder Hassenergien in unserem eigenen System spürbar werden.

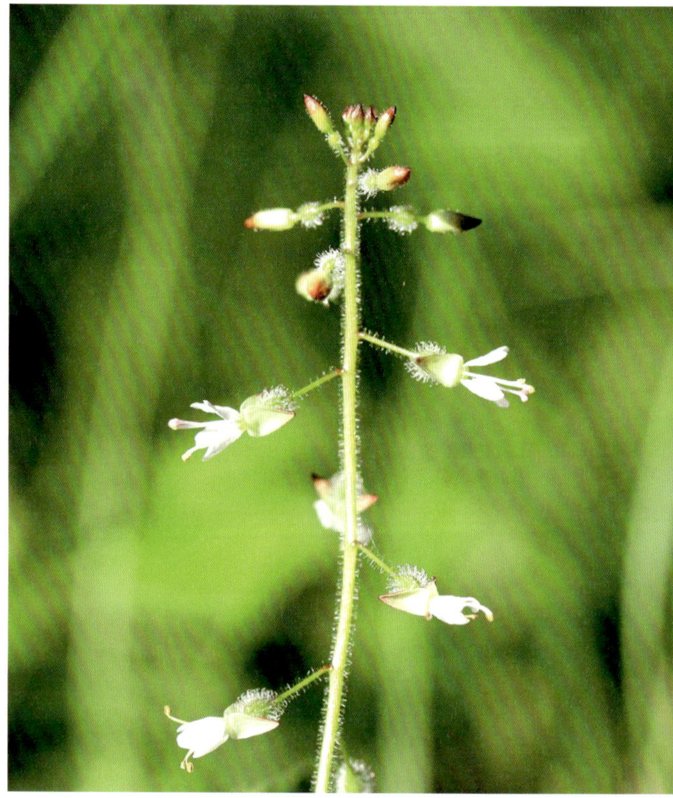

Schwierige Themen gehören selbstverständlich in die Hände eines erfahrenen Schamanen. Für die Selbstanwendung zu Hause möchte ich dennoch drei Pflanzenwesen vorstellen, die starke Wirksamkeit entfalten und jederzeit zum Lösen dieser Anteile herangezogen werden können. Dabei geht es mir vor allem darum zu verstehen, warum genau diese Pflanzen helfen können. Ich verwende zum Lösen von Fremdenergien gerne klebrige Pflanzen oder Pflanzen mit Klettenfrüchten. Gedanken und Manipulationen anderer Menschen oder ungelöste Beziehungsfäden bleiben oftmals wie Klettenfrüchte oder klebrige Blätter an uns hängen oder beginnen sogar ungewollt ein Teil von uns selbst zu werden. Daher ist es wichtig, sich selbst immer wieder energetisch zu reinigen und von Fremdeinflüssen zu befreien. Ich bezeichne dies als »energetische Hygiene«, die im Grunde genauso wichtig sein sollte, wie unsere gewohnte tägliche körperliche Hygiene. Die wirksamsten Anwendungsformen sind Räucherungen, aber auch Bäder und Abreibungen mit Salzmischungen.

Hexenkraut – *Circaea lutetiana* Das »magische Hexenkraut« besitzt sehr kleine, aber wunderschöne Klettenfrüchte. Oftmals bleibe ich aufgrund seiner Schönheit bei ihm »hängen« und werde von seinem Zauber völlig eingenommen. Es becirct mich so, wie »Circe« – die griechische Zauberin, Tochter des Sonnengottes Helios und der Okeanide Perse – ihre Liebhaber verzauberte. Man sagt dem Kraut nach, dass Hexen es in Liebesdingen verwendeten und damit Männer an sich oder an andere Frauen banden. Es sollte eine betörende Ausstrahlung hervorrufen, die andere regelrecht in seinen Bann ziehen konnte. Die Kraft dieses Krautes ist tatsächlich sehr stark bindend, wobei diese Bindung vor allem mit Manipulation anderer zusammenhängt, deren freier Wille dadurch beeinträchtigt wird. Solche Formen des Verzauberns, die man auch als »Hexereien« bezeichnete, konnten natürlich nur mit starkem Gegenzauber wieder aufgehoben werden.

Liebeszauber gibt es heute zwar kaum noch, aber viele Menschen sind immer noch verschiedensten Manipulationen anderer ausgesetzt. Das Kraut hilft überall dort, wo uns jemand beeinflussen oder verbiegen möchte. Und es hilft auch, wenn uns jemand unbedingt an sich binden möchte oder früher einmal stark an sich gebunden hat und bis heute nicht loslassen kann. Löst man mithilfe des Krautes diese fremden Energien, wird man frei und kann wieder zu sich selbst stehen. Dann tritt das ein, was diese Pflanze ebenfalls bewirken kann: Unsere Ausstrahlung verstärkt sich derartig, dass wir unwiderstehlich werden. Genau das geschieht bei allen Menschen, die sich von fremden Einflüssen aller Art lösen und endlich wieder sie selbst werden. Ich nutze es vor allem als Räucherkraut, aber auch zum Baden.

Klebriger Salbei – *Salvia glutinosa* Eine beinahe unbekannte Pflanze, über die auch in der Literatur kaum etwas geschrieben steht, ist der gelb blühende, klebrige Salbei. Manchmal frage ich mich, wie es eine Pflanze schaffen kann, derartig unerkannt zu bleiben, obwohl sie in reichlicher Fülle in unseren heimischen Wäldern wächst, groß, mächtig und unglaublich schön ist, zudem betörend duftet und vor allem in ihrer energetischen Wirkweise extrem stark ist.

Man kann den besonderen Salbei tatsächlich weder übersehen noch seinen Geruch nicht wahrnehmen. Und selbst wenn man ihn berührt, bleibt er mit seinen klebrigen Blättern haften und macht damit auf sich aufmerksam. Sein Pflanzengeist unterstützt vor allem dann, wenn es darum geht, Energien zu lösen, die völlig unbewusst an uns kleben geblieben sind. Dabei geht es noch nicht einmal um negative, böse oder belastende Ener-

▼ Der Salbei löst alles von Ihnen, was unbewusst an Ihnen „hängen geblieben“ ist. Auf seine reinigende Wirkung ist Verlass.

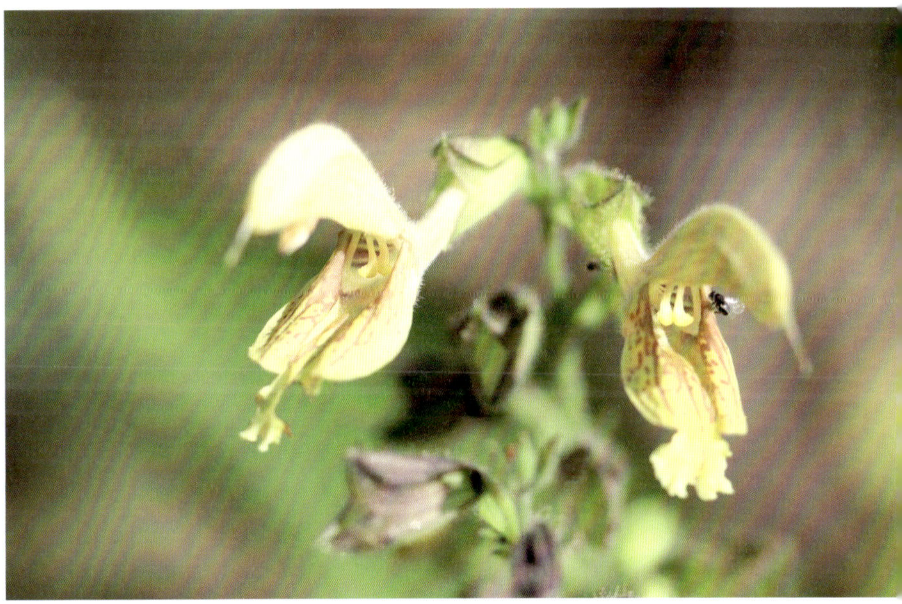

gien. Meist waren diese gar nicht persönlich auf uns gerichtet.

Sein Pflanzengeist ist ein sehr friedvolles, gutmütiges und offenherziges Wesen. Beinahe so, als ob er in nichts und niemanden etwas Böses erkenne und einzig an das Gute glaubte. »Gutgläubig« könnte man ihn daher bezeichnen. Gerade aus dieser Offenheit und Gutmütigkeit heraus nehmen wir Menschen manchmal Energien an, die wir liebevoll für andere übernehmen, ohne dass uns dies überhaupt bewusst ist. Besonders feinfühlige Menschen sind hierfür anfällig. Von einem Besuch im Einkaufszentrum oder Krankenhaus oder auch von einem Aufenthalt an bestimmten Plätzen und Orten können wir ungewollt energetische »Mitbringsel« nach Hause mitnehmen.

Der gelbe Salbei ist eine ganz wunderbare Pflanze, um gerade diese unerkannten und letztendlich auch unpersönlichen Energien wieder zu lösen. Er nimmt ab, was an uns kleben geblieben ist und reinigt damit von diesen unbewussten Formen der Fremdenergien. Für mich gehört er deshalb zur energetischen Hausapotheke, und ich setze ihn besonders oft in meiner Arbeit ein. Am häufigsten verwende ich ihn als Räucherkraut. Da er besonders harzhaltig ist, kann das getrocknete Blatt direkt entzündet werden, wodurch sich der reinigende und lösende Rauch entfaltet.

Große Klette – *Arctium lappa* Die große und mächtige Klette, die oft am Wegesrand thront, ist eine besonders starke heimische Schutzpflanze. Ihre Klettenfrüchte wurden im Stall und unter den Dachbalken angebracht, um vor Hexereien, Blitzeinschlägen und jeglichem anderen Unheil zu bewahren. Babys wurden sie in die Wiege gelegt und

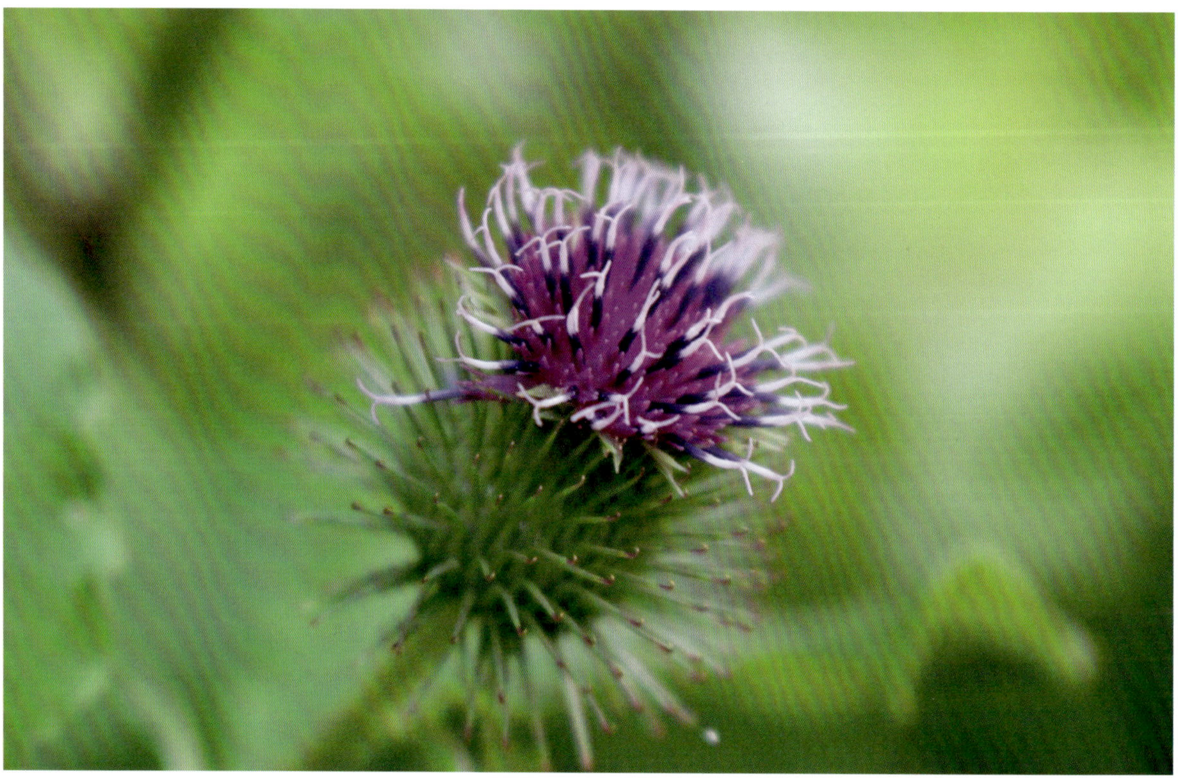

➤ *Die Große Klette und damit auch ihr Schutz ist nicht so einfach »abzuschütteln«. Davon können Sie profitieren!*

dem Vieh ins Fell gegeben, damit kein Zauber auf sie wirken konnte. Ihre Wurzel schnitt man in Scheiben, fädelte diese auf rote Fäden auf und trug sie als wirksames Schutzamulett. Sie wirkt sehr stark abweisend gegen alle energetischen Angriffe und Übergriffe. Dabei entwickelte sie regelrechte Bärenkräfte: Ihr Geistwesen wirkt stark und mächtig wie ein Bär der seine Tatzen hebt und damit stärker ist als alles, was ihm jemals gefährlich werden könnte.

Diese Pflanze ist extrem robust und hält allen Einwirkungen von außen stand. Sie gehört damit seit jeher zu den »Bärenpflanzen«. Ihre Heilkräfte wirken stark reinigend und entgiftend auf Blut, Leber und Niere. So ist sie sowohl innerlich eingenommen als auch feinstofflich angewendet eine Pflanze, die materielle und energetische Gifte lösen kann. Sie wirkt dabei vor allem auf Energien, die schwächend, kräfteraubend, krank machend und zerstörerisch sind. Wie ein starker Bär stellt sie sich an unsere Seite, sodass nach dieser Reinigung auch wir wieder stark und mächtig sein können. Verwenden Sie diese Pflanze vor allem dann, wenn Sie das Gefühl haben, dass Ihnen jemand Ihre gesamte Energie raubt. Räuchern Sie dafür mit getrockneten Wurzelteilen oder bereiten Sie Bäder aus Blatt und Blüte. Manchmal reicht es auch aus, sich einfach eine Zeit lang zu diesen Pflanzen hin zu setzen und ihre lösende Wirkung und Schutzkraft ganz bewusst wahrzunehmen.

Anwendungen

Räucherritual zum Lösen von Fremdenergien

Mörsern Sie zu gleichen Teilen Beifuß, Fichtenharz, klebrigen Salbei, Hexenkraut und Klettenfrüchte zu einem Räucherpulver. Beim Entzünden bitten Sie darum, dass der Rauch und die Kraft der Pflanzengeister Sie von allen Fremdenergien befreien mögen. Verteilen Sie den Rauch mit einer Feder rund um Ihren Körper. Drehen Sie sich dabei gegen den Uhrzeigersinn, sodass Sie vollständig vom Rauch eingenommen werden. Dadurch entsteht eine spiralförmige Energie, welche die Fremdenergien nach außen hin abfließen lässt. Stellen Sie die Räucherschale danach am Boden ab, sodass der Rauch aufsteigen kann, und stellen Sie sich dabei vor, wie dieser alles mitnimmt, was nicht zu Ihrem energetischen System gehört. Am Ende verwenden Sie Ihre Feder oder Ihre Hand als Instrument des Schneidens oder Trennens. Machen Sie damit einen ganz klaren und konkreten Schnitt in die Luft, der nun alle schädigenden Verbindungsfäden durchtrennt. Werden Sie dabei durchaus heftig, denn es ist Ihr gutes Recht, Ihr energetisches System freizuhalten. Am Ende versiegeln Sie Ihre gereinigte Energie, indem Sie einen starken Schutz nach außen hin aufbauen, einen Segen aussprechen und dieses Ritual damit bewusst beenden.

Salzreinigung zur Abwehr von Fremdenergien

Mörsern Sie zu gleichen Teilen getrocknetes Hexenkraut, klebrigen Salbei, getrocknete Klettenwurzel und Salz. Dieses stark reinigende Kräutersalz nehmen Sie mit in die Dusche und reiben damit den ganzen Körper ab. Mit dieser sehr einfachen Anwendung lösen Sie Fremdenergien sehr rasch. Sie sind nach dieser Dusche körperlich und energetisch gereinigt. Natürlich können Sie die Mischung auch als Badesalz nutzen und ein Vollbad nehmen. Eine weitere Möglichkeit ist, das Salz rund um Ihr Haus zu streuen, sodass sich ein schützender Mantel aufbaut. Vergessen Sie aber nicht, nach einer derartigen Reinigung Ihre Energien auch wieder aufzufüllen und Ihre Aura nach außen hin abzugrenzen.

Abwenden von Fremdenergien

Fremdenergien setzen sich oft an Stellen fest, die für uns selbst schwer zugänglich sind oder die für Energien und Empfindungen besonders offen sind. Wir spüren sie deshalb häufig im Nacken, zwischen

➤ *Wer Ziel von bösen Wünschen, Flüchen oder Angriffen ist, kann mit dem Beruf- und Beschreikraut Abhilfe schaffen.*

den Schulterblättern oder auch an den Füßen. Wenn es um Gefühle geht, bleiben sie oft am Herzen oder im Bereich des Bauches hängen. Wenn Sie spüren, dass Sie an einer dieser Stellen von einer fremden Energie »getroffen« wurden, kleben Sie genau dort ein Blatt des klebrigen Salbeis hin. Dieses tragen Sie für mehrere Stunden am Körper und bitten darum, dass es die Fremdenergien aufnehmen und damit von Ihnen lösen möge. Wenn Sie das Gefühl haben, dass die betroffene Stelle wieder frei ist, nehmen Sie das Blatt ab und geben es bewusst der Natur zurück.

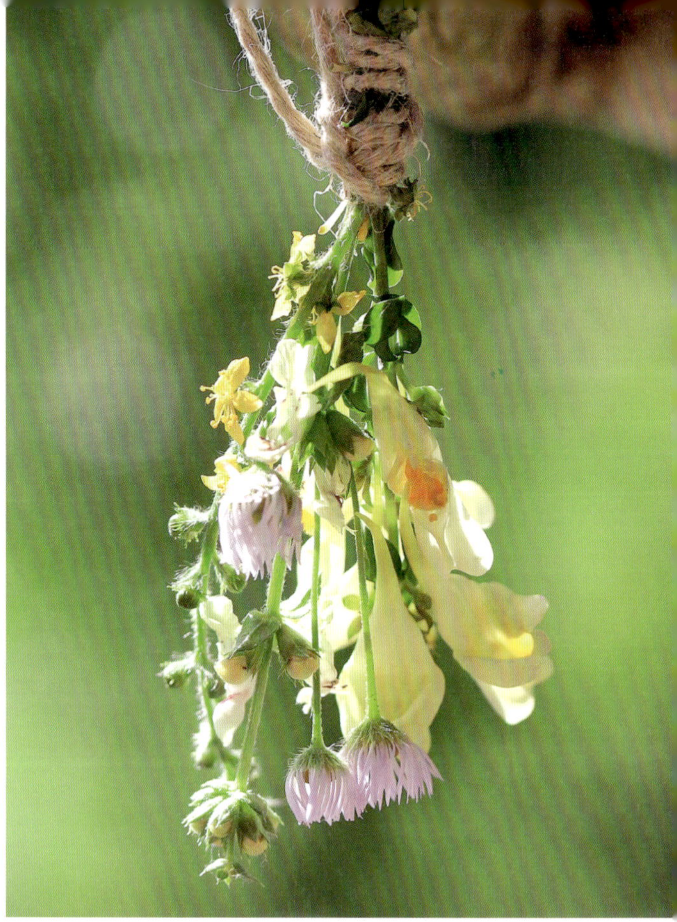

Beruf- und Beschreikräuter

Eine Besonderheit unter allen wirksamen Schutzpflanzen stellen unsere heimischen »Beruf- und Beschreikräuter« dar. »Berufen« oder »beschrien werden« waren einst Bezeichnungen für »verflucht«, »verteufelt« oder »verhext« werden. Flüche und Verwünschungen galten bei unseren Ahnen als häufige Auslöser für Krankheiten und unerklärbares Unheil. Aus dem Märchen kennen wir bis heute die 13. Fee, die das neugeborene Kind mit einem Fluch belegt, der in späteren Lebensjahren zu einem großen Unglück führt. Manchmal wurden auch neidvolle Verwandte oder Nachbarn zu denjenigen, die Verwünschungen aussprachen und damit dem Neugeborenen oder den frisch Verheirateten schadeten.

Menschen in besonderen Übergangssituationen, die in der schamanischen Denkweise immer besondere Schwellenzeiten darstellen, waren für derartige Fremdeinflüsse besonders anfällig. Deshalb badete man beispielsweise Neugeborene gleich nach ihrer Geburt in einem Absud aus Beruf- und Beschreikräutern. Dieses Bad besaß die Kraft, Verwünschungen sogleich wieder aufzuheben. Im Glauben unserer Vorfahren waren Flüche zudem Ursache für das Schlechtwerden von Milch und anderer Nahrungsmittel und auch für das Auftreten von Unwettern und Naturkatastrophen. War etwas nicht erklärbar, musste es einen Schuldigen geben, der das Unglück bewusst herbeigerufen hatte. Pflanzen, die solche negativen Beeinflussungen wieder aufheben konnten wurden reichlich verwendet und eingesetzt. Die wirkungsvollsten unter ihnen sind das Berufkraut, der aufrechte Ziest und das Leinkraut. Diese wurden zu Bündeln gebunden und im Haus oder im Stall aufgehängt. Manchmal wurden sie auch unter der Türschwelle vergraben oder in Fensterrahmen gesteckt. Man brachte sie im Schlafgemach und über der Wiege an und nähte sie in Kleidungsstücke ein. Natürlich wurden sie auch in Form von Amuletten direkt am Körper getragen. Besonders beliebt allerdings war es, sich damit zu waschen oder darin zu baden.

Auch wenn die Begriffe Fluch und Verwünschung kaum mehr Bedeutung haben, so gibt es gerade heute energetische Beeinflussungen, die genau auf die ursprünglichen Handlungen und

Energien zurückgehen. Immer noch gibt es Neid und Missgunst, Hass und Eifersucht. Im Spiegel unserer modernen Gesellschaft entwickeln sich zudem vollkommen neue Formen dieser Art der Beeinflussung, die negativ auf uns wirken. Mobbing und Cybermobbing sind böse Zaubereien der heutigen Zeit. Beide bewirken viel Negatives und belasten betroffene Menschen oft sehr stark, bis hin zu Erkrankungen.

Meinem Empfinden nach geht es sowohl bei den ursprünglichen Verwünschungen als auch bei den modernen Ausprägungen von Neid und Missgunst stark um gesprochene Worte und um ausgesendete Gedanken. Menschen, die einem anderen nichts Gutes wünschen, versuchen diesen damit zu beeinflussen und zu »treffen«. Worte können verletzen und zerstörerisch wirken. Auch bloße Gedanken können vom Empfänger wahrgenommen werden und sich auf seine Befindlichkeit auswirken. Für mich ist deshalb der Einsatz der »alten« Beruf- und Beschreikräuter heute genauso relevant und wichtig wie in den früheren Zeiten. Auch gegen die modernen Auswüchse der ursprünglichen Flüche und Verwünschungen können sie wirksam eingesetzt werden. Bäder und Waschungen empfehle ich als Anwendungsformen sehr. Sie hatten in früheren Zeiten in unserem Kulturkreis besonders große Bedeutung und wurden seit jeher zur Heilung, aber auch zu schutzmagischen Zwecken eingesetzt.

Einjähriges Berufkraut – *Erigeron annuus*

Dieses zarte, beinahe unscheinbare Gewächs kann eine mächtige Wirkung entfalten. Kaum jemandem ist es bekannt, was schade ist – da wir es auch heute noch sehr wirkungsvoll einsetzen können. In seinem Absud wurden neugeborene Babys gebadet, die besonders viel schrien, was als Anzeichen für das »Beschrien-worden-Sein« galt. Dieses Kraut ist damit der Namensgeber für die Beschreikräuter und steht in seiner Bedeutsamkeit an erster Stelle.

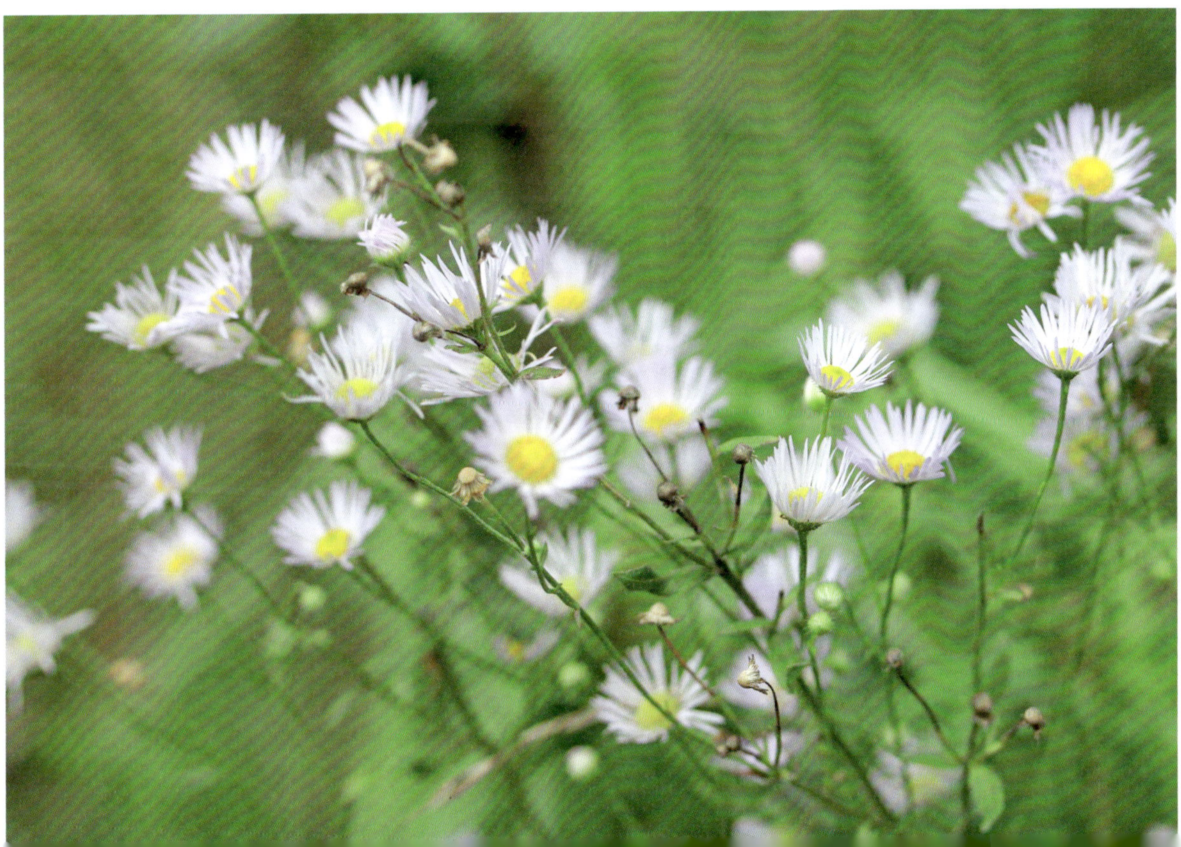

◄ Ein Bad im Berufkraut ist sehr wirksam. Es reinigt von allem nicht gut Gemeinten.

Ihm wurde größte Macht zugesprochen, wenn es um das Lösen und Abwenden von Verwünschungen und Flüchen ging.

Es wächst als häufiges Unkraut in lichten Wäldern und an Wegrändern. Verwendet wird es blühend. Sie können es also bis in den Herbst hinein sammeln. Als Heilpflanze wird es kaum eingesetzt, obwohl es fiebersenkend, entzündungshemmend und wundheilend wirkt. Ich bündle immer wieder Berufkraut und hänge es an besonders schattigen Stellen, vor allem rund um das Haus, auf. Sobald es trocknet, fallen die weißen Zungenblüten herunter, das ist im Haus nicht ideal. Da es wirklich wie Unkraut wächst, nehme ich regelmäßig frisches Kraut mit nach Hause und bade darin. Dieses Bad wirkt lösend und befreiend und gehört zu meiner regelmäßigen »energetischen Hygiene«. Als Räucherkraut wirkt es vor allem angstlösend und befreit von schweren, belastenden Gedanken. Unerklärliche Ängste und negative Gedankenspiralen sind oft Anzeichen für Fremdenergien, die auf uns lasten. Deshalb ist es sehr empfehlenswert, sich regelmäßig mit dieser Pflanze zu reinigen.

Leinkraut – *Linaria vulgaris*

Diese kleine, gelb blühende Schönheit birgt ebenfalls eine besonders starke Kraft der Abwehr in sich. Sie ist auch als Frauenflachs bekannt und seit jeher der Magie der Frauen zugeordnet. Sie gehört zu den ganz alten Berufkräutern, die bereits von unseren keltischen Ahnen gegen Flüche und Verwünschungen eingesetzt wurde. Mütter badeten beispielsweise ihre verwunschenen und verfluchten Kinder darin. Die Macht dieses Krautes galt als derartig stark, dass diese Energien schon mit einem Bad wieder weggewaschen waren. Leinkraut hält zudem Insekten und Schädlinge fern und wurde deshalb der Einstreu für Tiere beigemengt oder an die Ränder der Beete gepflanzt. Als Abkochung verwendete man es, um lästige Fliegen oder Ungeziefer zu beseitigen. Es half demnach sowohl bei stofflichen, als auch bei nicht stofflichen Störenfrieden.

Als Heilpflanze ist es vor allem als Wundkraut bekannt und wird gerne äußerlich angewendet.

Tee oder Tinktur dieses Krautes helfen bei Magenschleimhautproblemen, Verstopfung und Harnwegsinfekten. Einst wurde es sogar zum Blondfärben der Haare eingesetzt. Auch hier hatte es einen besonderen Frauenbezug, da man blonden Frauen seit jeher magische Fähigkeiten zuschrieb. Insgesamt stärkt es die weibliche Kraft. Es hilft daher vor allem Frauen und Kindern, energetische Angriffe abzuwenden. Vor allem böse Worte und Gedanken können mit seiner Kraft abgewendet werden, weshalb es besonders gut gegen Mobbing und Verleumdung hilft, also überall dort eingesetzt werden kann, wo jemand schlecht über uns redet oder uns mit seinen Worten direkt verletzt.

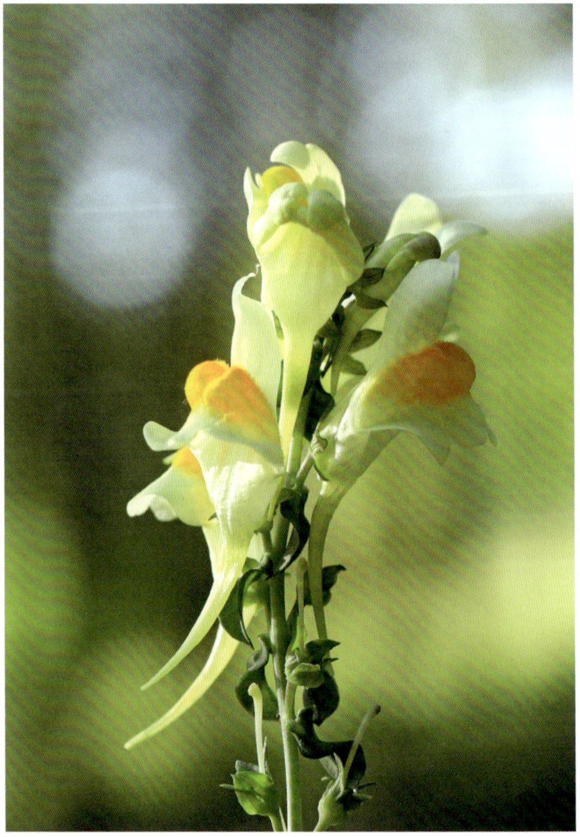

➤ *Das Leinkraut hilft Ihnen als Tee, Tinktur oder im Badewasser körperliche und seelische Verletzungen zu heilen.*

Es entfaltet außerdem eine sehr starke Schutzkraft und lässt derartige Angriffe erst gar nicht an uns herankommen. Ich spüre in ihm vor allem die Kraft, seelische Verletzungen zu heilen und Geringschätzungen der Weiblichkeit zu lösen. Vielleicht wächst es deswegen in den vergangenen Jahren immer häufiger in meiner Nähe. Oft stelle ich diese Schönheit in einer Vase ins Zimmer, damit sie ihre Wirksamkeit entfalten kann. Ich habe zudem immer ein Räucherwerk aus ihrem blühenden Kraut zu Hause und räuchere damit regelmäßig, um wieder Licht in die Dunkelheit gesprochener Worte zu bringen. Ich liebe seine erhellende, klärende und lösende Kraft. Sie ist sanft und liebevoll, aber auch sehr mächtig. So wie die weibliche Urkraft selbst.

Aufrechter Ziest – *Stachys recta*
Sehr selten trifft man dieses eher unscheinbare Kraut, das zur Familie der Lippenblütler zählt. Kaum einer weiß heute um seine starke magische Wirkung Bescheid. Es zählt zu den uralten Beschreipflanzen und wurde meist in Form eines Bads für neugeborene Kinder eingesetzt, um diese vor Verwünschungen zu schützen.

Es weist in seiner Verwendung eine besonders lange Geschichte auf. Römische Soldaten trugen es als Amulett, um in den Schlachten vor Hieb- und Stichwunden geschützt zu sein, die vom Eisen stammten. Diese Wunden konnte der aufrechte Ziest angeblich auf magische Weise heilen. Als Heilpflanze ist er darum vor allem als Wundkraut bekannt und wird bei verschiedenen Hautproblemen und Verletzungen eingesetzt. Da er aber auch vor seelischen Verletzungen schützt und diese heilen kann, wurde er oft rund ums Haus angebracht, unter den Türschwellen vergraben und für Bäder genutzt. So hält er jegliche Dämonen und Geister fern.

Da er leider nur sehr selten wächst, verwende ich ihn in erster Linie als Schutzöl. Dazu lege ich sein blühendes Kraut mehrere Wochen in ein gutes

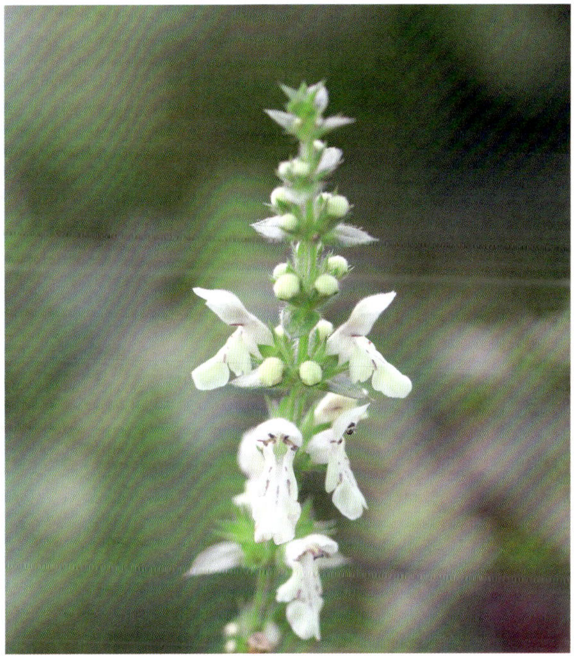

◄ Der magische Aufrechte Ziest hat schon römische Soldaten vor Verwundungen geschützt.

Trägeröl ein, um es dann als Schutz vor Verletzungen auf den Körper aufzutragen. Ich mörsere aus ihm auch Salz, mit dem ich meinen Körper abreibe oder das ich rund ums Haus oder bei meinen Ritualplätzen ausstreue. Kleine Mengen an Räucherwerk bewahre ich stets im Kräuterschrank auf, denn: Verletze ich mich oder werde ich von Menschen seelisch sehr schwer getroffen, räuchere ich mit ihm und kann so die negativen Energien von mir lösen.

Anwendungen

Die Kraft der Berufkräuter, aber auch aller anderer Schutzkräuter hat in der pflanzenschamanischen Arbeit eine sehr große Bedeutung. Mit ihnen wird vor allem geräuchert, es werden aber auch Schutzsträuße gebunden und Amulette hergestellt, die ihre schützende Kraft entfalten. Vor allem aber entdecken wir mit ihnen die heilende Kraft der Bäder wieder, die in unserer Volksheilkunde seit jeher große Bedeutung besaßen. Diese Anwendung möchte ich Ihnen sehr ans Herz legen. Wir haben längst vergessen, wie stark sich die energetischen Heilkräfte von Pflanzenbädern auswirken können. Einerseits werden die Inhaltsstoffe dabei über die Haut aufgenommen, andererseits gibt die Pflanze ihre energetische Wirksamkeit auf das Wasser ab, welches wissenschaftlich erwiesen Schwingungsträger ist, wodurch die Kraft einer Pflanze vor allem auf energetischer Ebene spürbar wird.

Schützende Bündel im und ums Haus

Kleine und größere Bündel aus den Berufkräutern können über der Haustüre, in den Kinderzimmern, Schlafzimmern und anderen Räumen aufgehängt werden. Sehr gerne bringe ich ein kleines Bündel an meinem Computer an, um vor allen Cyberangriffen geschützt zu sein. Ein derartiges Bündel kann auch vom Kind in der Schultasche aufbewahrt oder von Erwachsenen zum Arbeitsplatz mitgenommen werden, wenn beispielsweise Mobbing droht. Steht ein Besuch oder ein Treffen mit Menschen bevor, die Ihnen nicht wohlgesonnen sind, dann tragen Sie am besten ein kleines Pflanzenbündel am Körper. Sollten Sie im Leben häufig derartige Angriffen erleben, empfehle ich Ihnen, die Pflanzen für einen längeren Zeitraum am Körper zu tragen. Die Kombination aller drei oben genannten Berufkräuter hat sich für dieses schützende Bündel bewährt, denn sie entfalten in Kombination eine unglaublich starke Kraft.

▼ Die Macht des Leinkrauts reinigt verwunschene Babys schon nach einem einzigen Bad!

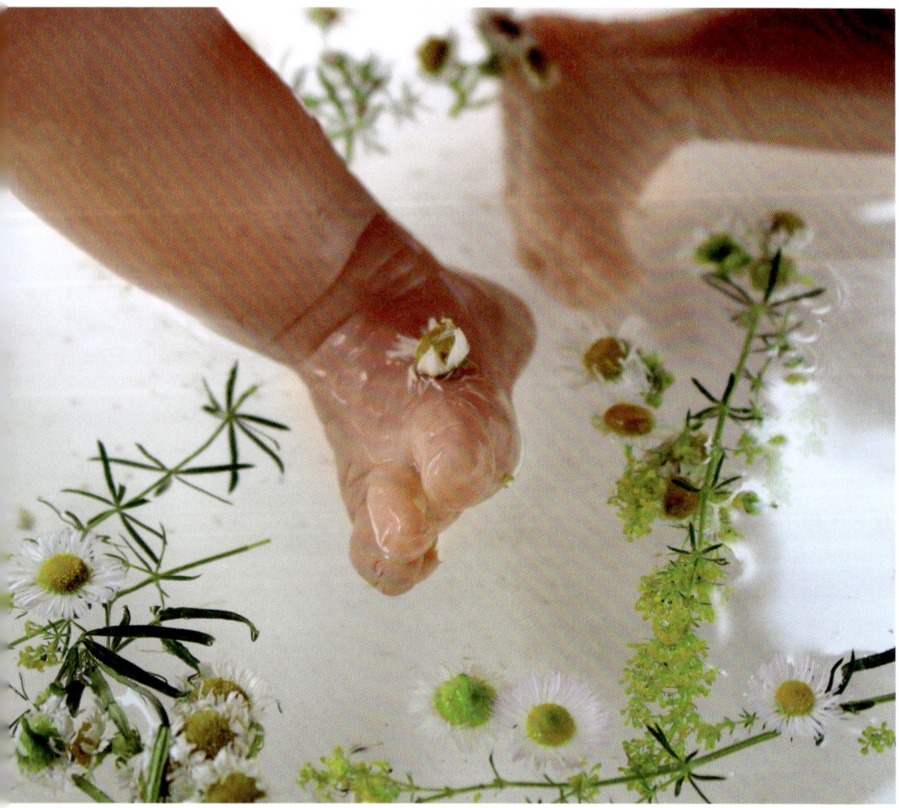

Berufkrautbad

Diese Anwendung kann tatsächlich einzigartige Ergebnisse erzielen und sollte unbedingt pflanzenschamanischer Teil unseres Alltags werden. So ein Bad entfaltet sehr große Wirkung, wenn man mit heftigen Energien konfrontiert ist, die durch Streit, Neid, Missgunst, Mobbing oder Eifersucht hervorgerufen werden. Vor allem feinfühlige Menschen können diese stark spüren und dadurch in ihrem Alltag beeinträchtigt sein.

Für dieses Bad werden eine gute Handvoll gemischte Berufkräuter zu einem Tee gekocht, der dem Badewasser zugegeben wird. Das Bad kann zusätzlich mit Salz angereichert werden, das ebenfalls negative Energien bindet und löst. Nach einer halben Stunde im Vollbad, in der man am besten auch in einen schamanischen Kontakt mit den Pflanzenwesen getreten ist, fühlt man sich meist wie neugeboren und frei von all den belastenden Energien. Ebenfalls empfehlenswert ist es, an drei oder dreimal drei aufeinanderfolgenden Tagen abends ein Fußbad aus den Pflanzen zu machen.

Aurareinigung mit Berufkräutern

Frisches Berufkraut oder eine Mischung aller Berufkräuter wird geerntet und zu einem Pflanzenbündel gebunden. Mit diesem wird der Körper von oben nach unten abgestreift, wodurch die Aura gereinigt wird. Man beginnt damit direkt am Körper, so dass dieser zu Beginn von den Pflanzen berührt wird. Danach streift man immer weiter nach außen hin ab, um die gesamte Aura von den Fremdenergien zu reinigen.

Besonders interessant fühlen sich diese Abstreifungen an, wenn große Berufkrautpflanzen verwendet werden und das Bündel dadurch oft einen ganzen Meter lang ist. Die Abstreifungen wirken sehr intensiv. Sie sind zu Beginn nur körperlich spürbar, gegen Ende auch sehr stark auf energetischer Ebene. Diese Anwendung wirkt sofort befreiend, wenn Sie die Pflanzenwesen mit integrieren und ist eine unkomplizierte, aber sehr wirkungsvolle Hilfe im Alltag. Geben Sie die Pflanzen am Ende der Natur zurück.

Räuchern mit Berufskraut

Für eine Räucherung, die vor allem negative Worte, Energien und Gedanken anderer Menschen abwenden soll, werden alle drei Berufkräuter zusammen mit etwas Beifuß und dem Harz eines heimischen Nadelbaumes zu einem schützenden Räucherwerk vermörsert. Sobald dieses entzündet ist, verteilen Sie den Rauch mit einer Räucherfeder und räuchern sich selbst oder eine andere Person von oben nach unten ab. Der Rauch wird dabei in die Erde hinein abgestreift. Wichtig ist, dass man den gesamten Körper und die gesamte Aura erreicht, weshalb man sich bei der Selbsträucherung gegen den Uhrzeigersinn dreht. Räuchert man jemand anderen ab, geht man ebenfalls gegen den Uhrzeigersinn um ihn herum. Der Rauch löst anhaftende Energien auf und befreit das Energiefeld des Betroffenen.

Schutzamulett

Besonders hilfreich für Kinder, die gehänselt oder gar gemobbt werden, ist ein kleines Amulett, das sie sich entweder umhängen oder in die Hosentasche stecken. Auch Erwachsenen kann ich diese Form des Schutzes nur empfehlen. Eine oder mehrere Pflanzen am Körper zu tragen stellt eine Methode dar, die eine starke Wirkung entfaltet. Man verbindet sich dabei zutiefst mit dem Pflanzengeist, wodurch die Kraft und Energie der Pflanze stark spürbar wird. Für dieses Amulett verwende ich gerne die Blüten der drei Berufkräuter, die ich trocknen lasse und dann in eine Glasphiole oder in einen Medizinbeutel fülle. Schön ist es auch, die frischen Pflanzen zu mörsern und mit dem Pflanzensaft einen Stein einzureiben, der dadurch zu einem Schutzstein wird. Dieser wird gerade von Kindern sehr geliebt, besonders dann, wenn sie ihn selbst herstellen dürfen. Das schafft eine persönliche Beziehung. Steine und Amulette helfen Kindern und Erwachsenen oft sehr.

Schutzpflanzen und schützende Rituale

Ich erwähne das Thema »Schutz« sehr bewusst erst nach Vorstellung der Pflanzen und Rituale zur Reinigung und Lösung. Im Schamanismus sieht der Ablauf immer vor, dass zuerst die schädigenden Energien beseitigt werden, bevor das System erneut aufgeladen und abgegrenzt wird.

Sie können es sich so vorstellen, als wenn Sie Ihre Wohnung vollständig putzen und entrümpeln. Danach ist sie erst einmal leer und steril. Um sie wieder wohnlich und harmonisch zu machen werden Sie vielleicht Blumen oder nette Gegenstände, vielleicht auch ein paar Farben ins Haus holen. Selbstverständlich werden Sie auch die Türe verschließen, damit nicht jeder Ihr Heim betreten kann. Ähnlich ist es mit unserer feinstofflichen Energie. Wenn wir diese reinigen, ist sie erst einmal frei von allen Belastungen, die wir hier einfach »energetischen Unrat« nennen. In diesem Zustand sind auch unsere Türen nach außen offen. Es könnten sich so erneut Energien ansiedeln, die wir überhaupt nicht brauchen können. Nach jeder Reinigung ist es daher notwendig, das System wieder

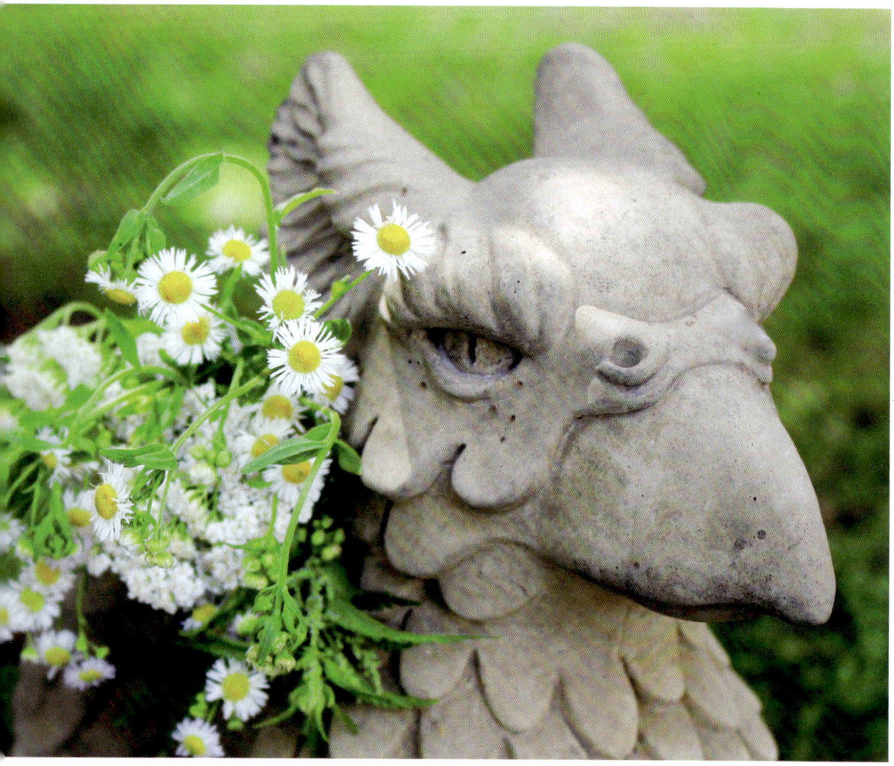

▲ *Hier schützt das Berufkraut das Heim vor ungewollten Eindringlingen und Energien.*

aufzuladen und vor allem nach außen hin abzugrenzen. Hier bekommen Pflanzen und Rituale rund um Schutz und Abgrenzung Bedeutung.

Immer wieder war ich selbst sehr erstaunt, wenn ich in alten Kräuterbüchern las, wie vielen Pflanzen eine schutzmagische Wirkung zugesprochen wurde. Manchmal hatte ich dabei das Gefühl, dass beinahe alle Pflanzen Schutzkraft besitzen. Dennoch erkannte ich bei genauerer Betrachtung, dass es einige wertvolle, allgemeingültige Einordnungen gibt, welche Pflanzen tatsächlich schützend wirken. Zudem erkannte ich, auf welche Art sie ihre Schutzkraft entfalten und welche grundsätzliche Energie sie dafür in sich tragen. Allen voran sind es stechende, brennende und dornige Pflanzen, die eine starke Kraft in sich bergen abzuwehren und abzugrenzen. Kein Wunder, diese Merkmalen entwickelten sie, um Fraßfeinde und andere Angreifer fernzuhalten. Alle Pflanzen, die schmerzen, sobald man sie berührt – wie die Brennnessel, alle Disteln, der Wacholder, die Schlehe oder der Weißdorn – gelten demnach als besonders stark schützende Pflanzen.

Eine weitere große Gruppe an Schutzpflanzen stellen Pflanzen dar, die sich vor allem durch ihren starken Geruch oder ihren eigentümlichen Geschmack hervorheben. Kräuter, die besonders intensiv schmecken oder riechen, entfalten eine stark abwehrende Kraft. Bittere und stinkende Pflanzen wirken grundsätzlich abstoßend, während wohlriechende Pflanzen mit ihrem Geruch so etwas wie eine schützende Hülle oder einen schützenden Mantel aufbauen. Deshalb galten aromatisch duftende Pflanzen wie Lavendel, Thymian, Rosmarin und Salbei immer als sehr stark schützend.

Zu guter Letzt gibt es noch eine Menge Pflanzen, die ihre Schutzkraft vor allem durch ihre innewohnende Lichtkraft entfalten. Unzählige Sonnenpflanzen, wie Johanniskraut, Alant, Odermennig oder Arnika, zählen hierzu. Sie alle tragen das Licht der Sonne und des Himmels in sich, und wenn dieses nach außen zu strahlen beginnt, kann nichts Dunkles mehr anhaften. Viele weiß blühende Pflanzen, wie die Schafgarbe und die Engelwurz, tragen ebenfalls eine hohe Lichtkraft in sich, die nichts Negatives mehr heranlässt. Einige der wichtigsten Schutzpflanzen und alltagstauglichen Rituale stelle ich im Folgenden vor, damit Sie diese auch zu Hause umsetzen können.

Brennnessel – *Urtica dioica*

Die schmerzhafte Brennnessel, die ich auch als »Krieger« unter den Pflanzen bezeichne, ist seit jeher eine der ganz großen Schutzgeister unserer Pflanzenwelt. Sie brennt, sie wehrt sich, sie grenzt sich ab und ist dabei gnadenlos, vor allem dann, wenn man unachtsam mit ihr umgeht oder ihre Grenzen nicht respektiert und übertritt. Genau diese Energien stellt sie auch zu Verfügung, wenn wir

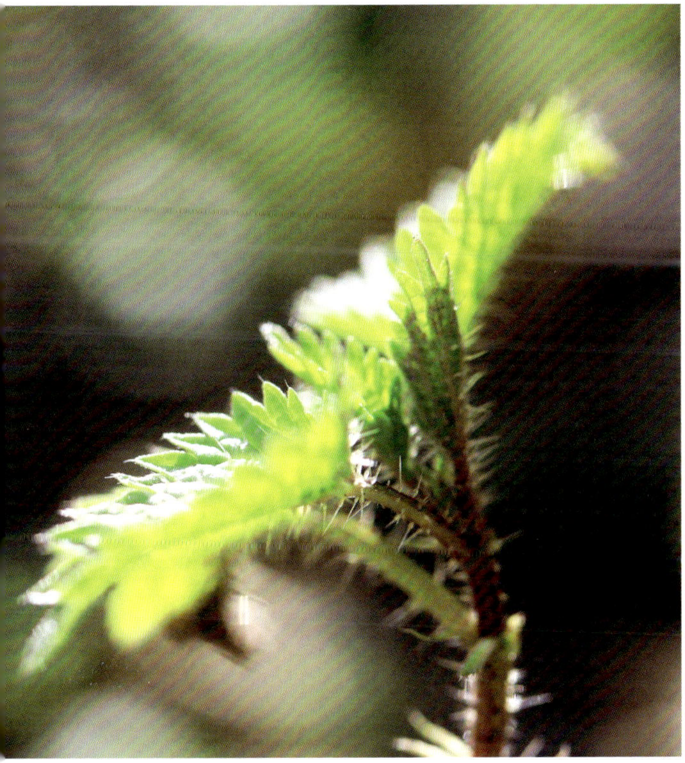

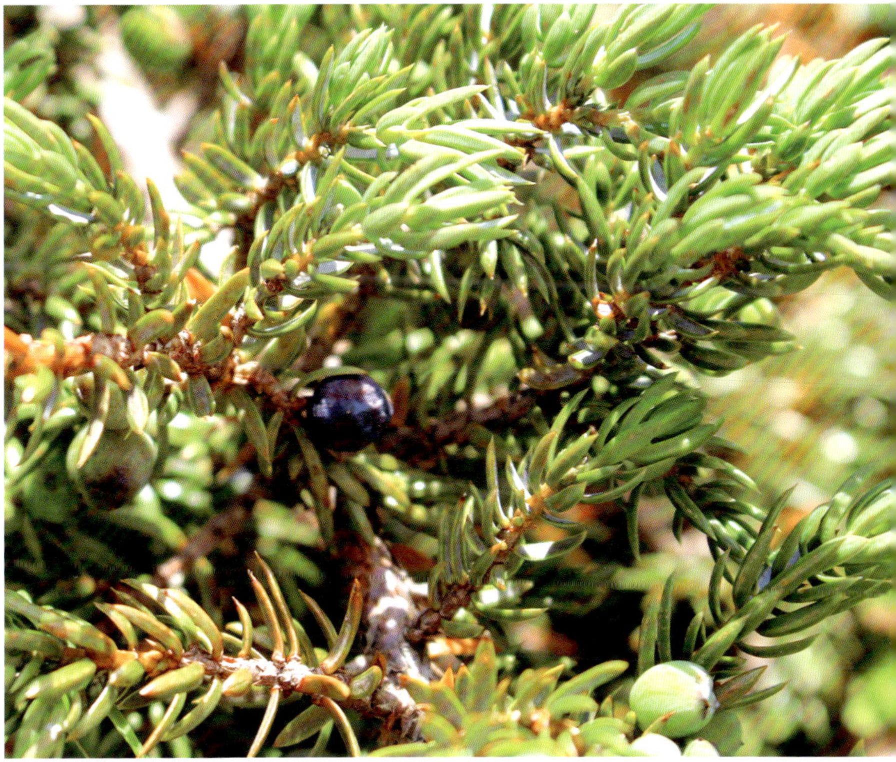

mit ihr arbeiten. Sie entfaltet dann eine sehr männliche, kriegerische, klare und schnelle Kraft, die nach außen hin deutlich spürbar wird. Sie ist meinem Empfinden nach eine der besten Pflanzen, um Menschen oder Energien auf Abstand zu halten und sich vor Übergriffen zu schützen. Ihre Schnelligkeit und Heftigkeit hilft dabei vor allem in Not- oder Gefahrensituationen.

Ihre grundsätzliche Botschaft lautet: »Bevor du mir weh tust, tue ich dir weh, also nimm dich in Acht!« Ich verwende sie besonders gerne, um im Alltag einen schnellen und starken Schutz aufzubauen gegenüber Energien, die für mich schmerzhaft werden könnten, die mit zu wenig Achtung und Wertschätzung mir gegenüber verbunden sind. Bevor ich dadurch verletzt werde, grenze ich mich wirkungsvoll nach außen hin ab. Dazu stelle ich mir gerne vor, wie ich von einer Brennnesselhecke umgeben bin oder ich rufe den Pflanzengeist der Brennnessel um Hilfe. Die Kraft der Brennnessel macht stark, kämpferisch und mutig.

Jedes Jahr, wenn ich im Frühling meine Brennnesselkur mache, spüre ich, wie sich ihre gesamte Energie in mir entfaltet. In dieser Zeit fühle ich mich unangreifbar und unglaublich stabil in mir verankert. Nichts und niemand kann mir dann etwas anhaben. Ich grenze mich dann sehr klar ab, traue mich, meine Meinung zu sagen und fühle mich pudelwohl dabei. Diese Kräfte schenkt mir eindeutig der starke Pflanzengeist. Ein Brennnesselbad hat dieselbe Wirkung, genauso wie die Räucherung oder ein Auraspray aus der Blütenessenz. Beginnen Sie diese Pflanze auf diese Art und Weise zu nutzen. Sie lässt uns wieder erkennen, was uns guttut und was wir besser von uns fernhalten sollten.

▲ *Mit dem Wacholder schützen Sie sich körperlich, aber auch seelisch – Keime und verletzende Gedanken werden wie mit einem Schutzschild abgehalten.*

◄ *Wer machte die brennende Erfahrung nicht schon als Kind? Die Brennnessel wehrt sich so schnell und deutlich vor Übergriffen wie kaum eine andere Pflanze.*

Wacholder – *Juniperus communis*

Der heilige Wacholder ist ebenfalls eine uralte schutzmagische Pflanze. Wer schon einmal Wacholderbeeren geerntet hat, weiß auch, warum. Er ist derartig stachelig, dass man ihn kaum anfassen kann, ohne dabei schmerzhaft verletzt zu werden. Seine Inhaltsstoffe wirken stark antibakteriell und man reinigte bis ins letzte Jahrhundert Krankenhäuser mit ihm, um Krankheitskeime abzutöten. Auch beim Räuchern von Speck oder dem Einlegen von Sauerkraut nutzt man seine keimhemmenden Eigenschaften. Im Mittelalter verwendete man seine Beeren und sein Holz, um sich vor Ansteckung und bösen Geistern und Unheil zu schützen, welches durch Zauberei hervorgerufen wurde. Wacholderzweige hängte man über den Haustüren auf, um vor Hexen zu bewahren und sogar der Blütenstaub wurde in heiligen Gefäßen aufgefangen, da gerade ihm extrem hohe Schutzkraft zugesprochen wurde. Schwerkranke konnte er noch ein letztes Mal kräftigen und zurück ins Leben holen.

Als »Weck-holder«, oder »Wach-halter« wurde er deshalb bezeichnet. So liegt seine Schutzwirkung vor allem darin, jegliche Form von Keimen abzuhalten, auch alle Formen von energetischen Eindringlingen und Störenfrieden. Zudem gibt er Kraft und Stärke, die aufrichtet, wenn man bereits völlig geschwächt ist. Er kräftigt bis hin zur Unangreifbarkeit. Sein Pflanzenwesen erscheint dabei unglaublich groß, stark und mächtig. Es strahlt eine tiefe Ruhe aus, die aus einer Übermacht entsteht, sodass niemand den Mut aufbringen würde, einen Angriff zu wagen. Wacholder hilft damit auch uns, innerlich stark zu werden und diese Stärke, Kraft und Macht nach außen hin auszustrahlen. Dadurch entstehen Abgrenzung und natürlicher Schutz. Ich verwende ihn sehr gerne nach Reinigungsräucherungen, um die eigene Energie wiederaufzuladen und vor allem zu stärken. Ich werde dadurch innerlich irgendwie größer und vor allem ruhiger, weil ich mich mächtig und unangreifbar fühle. Auch eine Wacholdersalbe wirkt Wunder – so können wir diese Kraft auch im Alltag spüren.

Schafgarbe – *Achillea millefolium*

»Hält man in der einen Hand eine Schafgarbe und in der anderen eine Brennnessel, nehmen alle bösen Geister Abstand«. Dies wussten schon unsere Ahnen und erkannten in dieser gewöhnlichen Wiesenpflanze einen besonders mächtigen Schutzgeist. Ihre energetische Wirksamkeit spiegelt sich in ihrem Erscheinungsbild und in ihrer Heilkraft wider. Sie hat einen sehr widerstandsfähigen Stängel, der nur schwer abzureißen oder abzubrechen ist. Manche Menschen reagieren sogar mit Hautreizungen, wenn sie diese Pflanze angreifen. Nur sehr heftige Berührungen können ihr schaden, alles andere wehrt sie aus einer großen innerlichen Kraft und Stabilität heraus ab. Aufrecht und stark wächst sie in der Wiese und genauso aufrecht und stark kann sie uns Menschen machen. Ihr größtes Geschenk dabei ist eine tiefe Zentriertheit und Stabili-

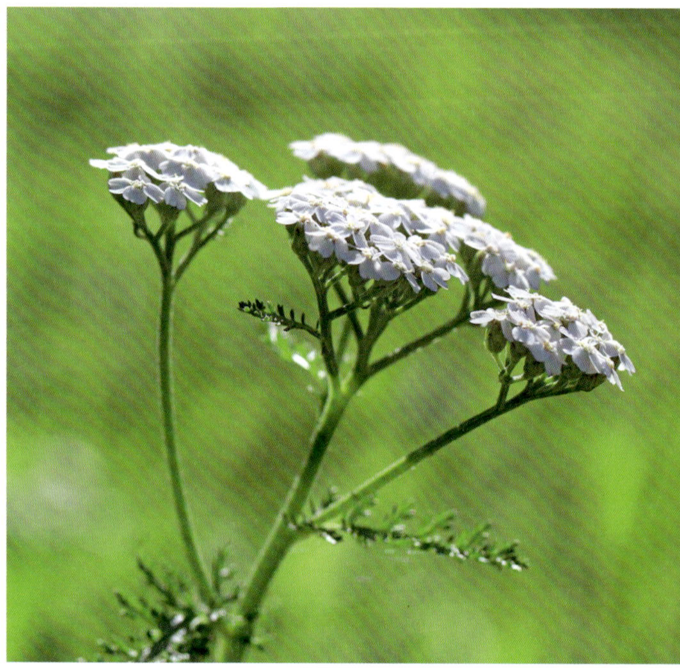

➤ *Die Schafgarbe gehört zu den »Bitterdrogen«. Ihre Bitterstoffe wirken stark abweisend, ihre weißen Blätter reinigend.*

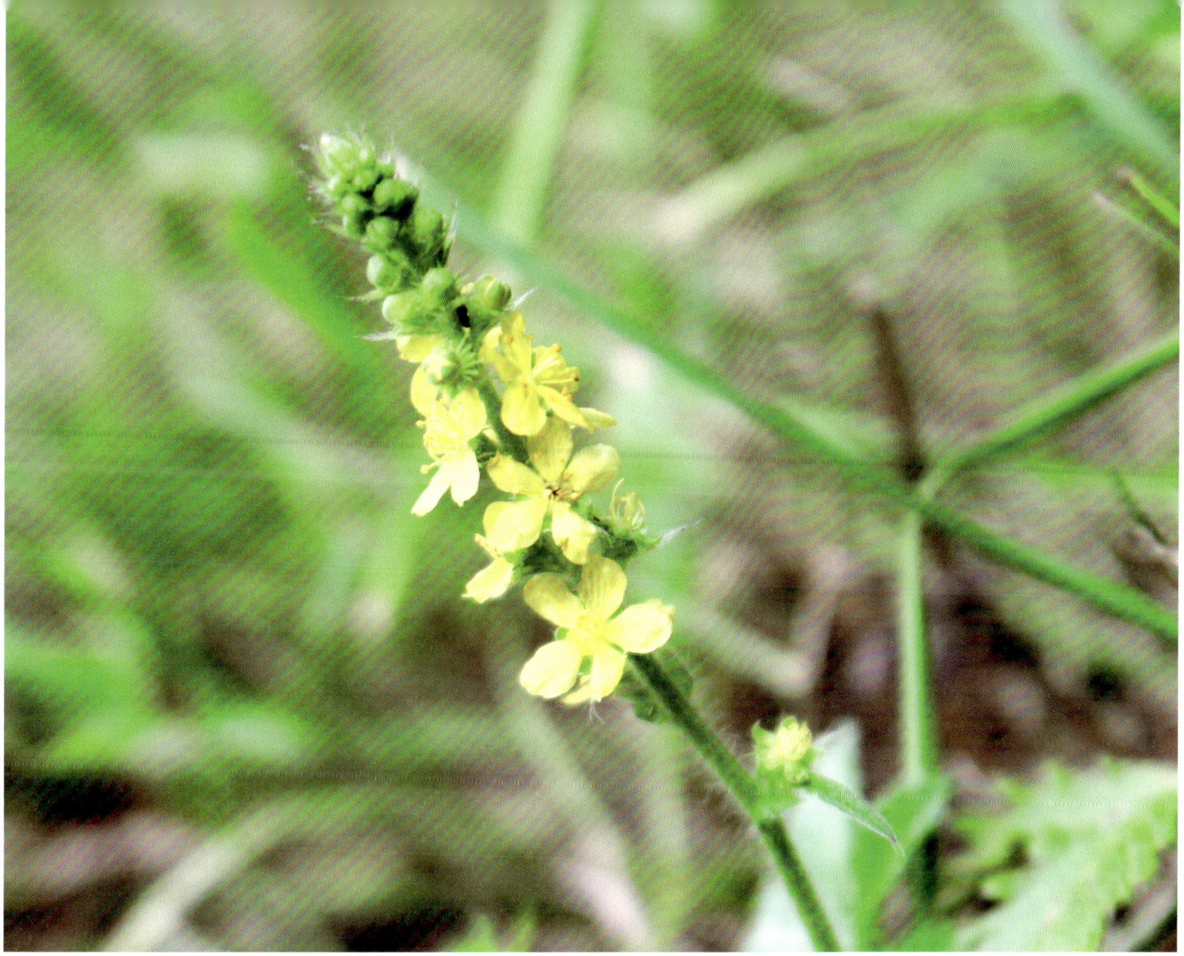

◄ *Die Sonnen- und Lichtpflanze Odermennig bringt Licht und Segnung in die Dunkelheit – Traurigkeit, Verletzung und Depression vermag sie aufzuhellen.*

tät, die sie an uns abgeben kann. Sie ist eine der Bitterdrogen, die dadurch große Schutzwirkung entfaltet, weil ihre bitteren Inhaltsstoffe stark abweisend wirken. Ihre weißen Blüten tragen zudem die Kraft der Reinigung und die Qualität des reinen Lichtes in sich.

Damit ist die Schafgarbe eine starke Lichtpflanze, der es möglich ist, alles Dunkle zu vertreiben, vor allem aber auch zu transformieren. Man sagt, dass die Aura morgens vollständig gereinigt ist, wenn man über Nacht einen Strauß frische Schafgarben neben das Bett stellt. Ich mache das häufig.

Wir wissen, dass sie auf körperlicher Ebene wundheilend wirkt. Sie verschließt und versorgt aber auch seelische Wunden, die dadurch sanft heilen können. Sie ist die ideale Pflanze für den Einsatz nach einem energetischen Reinigungsritual. Sie erhellt die Energien wieder, stabilisiert und verschließt nach außen hin. Ich räuchere unheimlich gerne mit ihr, wenn ich meine Aura klären, stabilisieren und abgrenzen möchte. Ich habe auch immer eine Schafgarbensalbe zu Hause, mit der ich körperliche und seelische Wunden energetisch verschließe. Auch ein Bad oder eine Abreibung wirkt sehr befreiend, lichtbringend und segnend.

Odermennig – *Agrimonia eupatoria*

Stellvertretend für alle gelb blühenden Sonnen- und Lichtpflanzen, die eine unglaublich hohe Schutzkraft und segnende Kraft entfalten, steht der wunderbare, starke und mächtige Odermennig. Er war einst eine der wichtigsten Pflanzen unserer Großmütter. Dies spiegelt sich in seinem Volksnamen »Heil aller Welt« wider. Als »Sängerkraut« half er bei Halsbeschwerden und ließ die »Stimme nie versagen oder versiegen«. Grundsätzlich wurde er bei ganz vielen unterschiedlichen Erkrankungen eingesetzt und war für manche Menschen tatsächlich ein regelrechtes Allheilmittel. Nicht nur auf körperlicher Ebene, auch auf seelischer kann er helfen: bei Traurigkeit, Verletzungen oder bei Verlust des inneren Lichtes, was mit Depressionen oder Mangel an Selbstwertgefühl einhergeht. Er harmonisiert das gesamte Körper-Geist-System und begleitet zurück in die eigene Kraft und Stabilität.

Er erhellt sozusagen von innen heraus, sodass nichts Dunkles an und in uns haften bleibt. Seit jeher galt er zudem als starke Zauberpflanze, die gegen jegliches Unheil eingesetzt wurde. Vor allem Angriffe energetischer Art konnte er abwenden, Verwünschungen, Flüche oder schwarze Magie vollständig aufheben und zum Teil zum Angreifer zurücksenden. Seine Wirkweise ist dabei unglaublich stark.

Als Räucherpflanze reinigt er schnell und gründlich von schädigenden Energien. Ein wenig spiegelt sich diese Kraft auch in seinen winzigen Kettenfrüchten wider, die anhaftende und übergriffige Energien verkörpern und genau diese auch abhalten können. All dies vereint er mit einer unglaublichen Schönheit, Leichtigkeit und Verspieltheit. Ich liebe die Kraft dieser Pflanze. Sie unterstützt dabei, uns selbst nie zu verlassen, nichts Negatives auf uns einwirken zu lassen und zu jeder Zeit zu uns selbst zu stehen. Mit ihr segne ich die eigene Energie und lade meine Aura mit Licht, Leichtigkeit und positiver Energie auf. Sie erhellt mich von innen heraus, sodass ich nach außen hin strahle, was mich für alles Dunkle unangreifbar macht.

Baldrian – *Valeriana officinalis*

Stellvertretend für alle stark riechenden Pflanzen, die durch ihren intensiven Geruch eine Schutzwirkung entfalten, möchte ich den Baldrian vorstellen. Seinen Duft kennen wir sicher alle, lieben ihn aber nicht unbedingt. Seine Duftschwaden ziehen Katzen und Hexen in seinen Bann, während sie so manch anderen regelrecht abstoßen. Seit jeher wurde er als unglaublich starke Schutzpflanze angesehen, verwendet und verehrt. Er wurde der weiblich magischen Kraft und der Macht des Mondes zugeschrieben. In manchen Kulturen war er sogar der Erdgöttin geweiht.

Nächtens, wenn die Elfen um ihn tanzen, entfaltet er sein gesamtes Potenzial, beginnt zu verzaubern, fördert die Hellsichtigkeit und erweitert das Bewusstsein. Er ist damit eine wahre Zauber- und Schamanenpflanze. Immer wieder finden wir in ihm eine Art Doppelwirkung. Einerseits beruhigt er und fördert den Schlaf, andererseits wurde er seit jeher als Aphrodisiakum verwendet. Auf der einen Seite fördert er die Feinfühligkeit und die Intuition, auf der anderen Seite macht er hart und gefühllos. Scharfrichter kauten an seiner Wurzel, wenn sie jemanden köpften, um nicht mitfühlen zu müssen.

Er beruhigt den Geist und stärkt gleichzeitig die Konzentration. Er löst angespannte Muskeln genauso wie eine nervliche Anspannung oder einen energetischen Spannungszustand. Er beruhigt und bringt damit in die eigene Mitte zurück. Verwenden wir ihn als Schutzpflanze, dient er vor allem dazu, dass wir auf vielen Ebenen Ruhe und Entspannung in uns selbst erleben können. Deshalb ist er wunderbar dafür geeignet, das energetische System nach einer Reinigung zu harmonisieren. Gleichzeitig entfaltet er dabei ein helles Licht – welches das Licht des Mondes verkörpert – und nichts Dunkles einwirken lässt. Der Baldrian baut einen Schutzmantel auf, der innen Ruhe und Zufriedenheit ermöglicht, indem er nach außen hin stark abgrenzt.

Ich liebe Baldrianbäder. Sie nehmen manchmal den gesamten Spannungszustand aus mir heraus, und dies sowohl auf körperlicher als auch auf seelischer Ebene. Dieses Bad lässt zudem eine Begleitung aus den Anderswelten spüren und unterstützt dabei, die weibliche Urkraft zu wecken. Es fühlt sich manchmal beinahe magisch an, in dieser Pflanze zu baden. Ich verwende fürs Badewasser entweder die Blüten oder das gesamte getrocknete Kraut und bade besonders gerne in Vollmondnächten. Die Träume sind dann intensiver und der Kon-

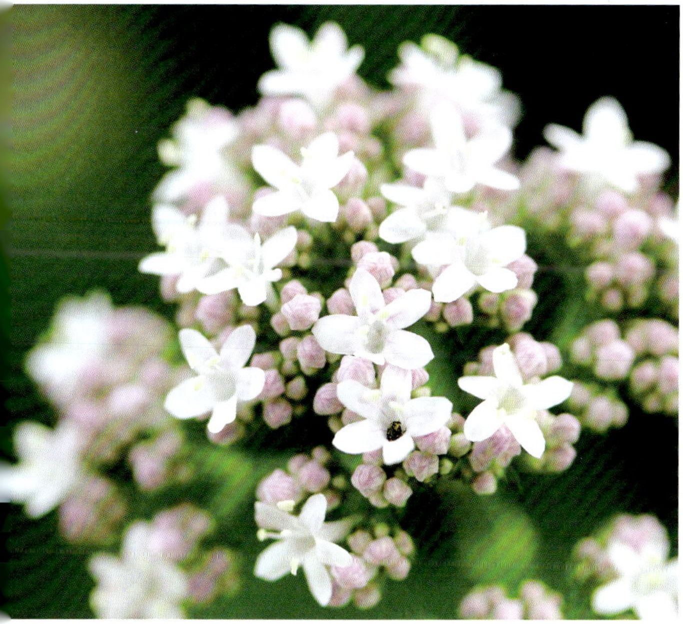

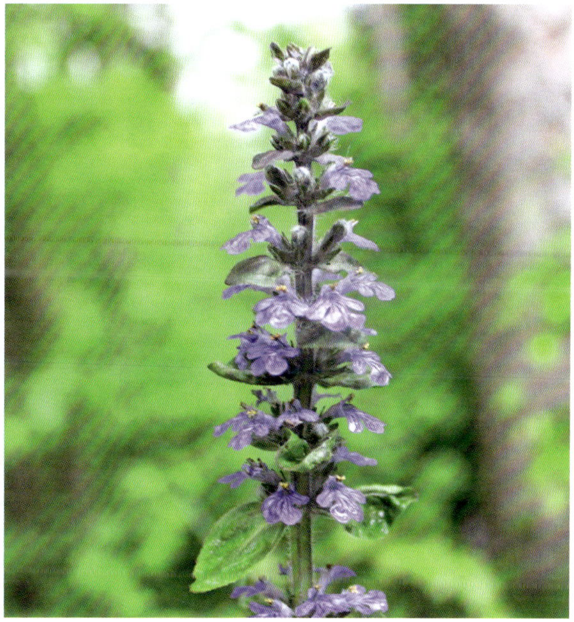

◄◄ Die beruhigende Wirkung des Baldrians ist bekannt. Als Tee und gepresst in Kapseln kennen viele Menschen dieses natürliche Beruhigungsmittel. Haben Sie schon einmal ein Bad im Baldrian ausprobiert?

◄ Der Günsel ist eine regelrechte Glückspflanze. In ihr vereinigen sich Glück, Segen, Erfolg und Gesundheit.

takt zu weiblichen Ahnen, den Kräften des Mondes und zu Naturwesen verstärkt sich deutlich. So erhalte ich eine tiefe Rückverbindung zu mir selbst und meiner innewohnenden Magie.

Günsel – *Ajuga reptans*

Der wunderschöne, manchmal blitzblau blühende Günsel soll an dieser Stelle noch Platz finden. Ich schätze seine Kraft und Wirksamkeit ganz besonders. Er ist eine Pflanze, die längst in Vergessenheit geraten ist, obwohl sie noch vor wenigen Generationen herangezogen wurde, um die guten Geister herbeizurufen. Manch eine Großmutter verwendete ihn, wenn ein Baby zur Welt kam, um diesem Schutz und Segen mit auf seinen Weg zu geben und ihm Schutzgeister an die Seite zu stellen.

Ich liebe seine Farbe ganz besonders. So ein kräftiges und klares Blau, wie es der Günsel zeigt, finden wir nur selten in der Natur. Blau ist immer die Farbe des Himmels, des Meeres und der Gottesmutter Maria. Es vereint damit die männlichen und weiblichen Kräfte in sich und entfaltet dadurch eine tiefe Harmonie. Es beruhigt, zentriert, klärt und entspannt. Er wirkt zudem schützend und abgrenzend. Die aufrechte Gestalt des Günsels symbolisiert, dass er uns innerlich aufrichtet und stark macht. Zudem schenkt er Mut und Kraft. Er fördert Glück und Segen, Erfolg und Gesundheit und ruft alle guten Geister herbei. So verbindet er uns mit unseren beschützenden Geistwesen. Für mich ist er eine der wichtigsten Pflanzen, die mir immer wieder dazu verhilft, mein Leben positiv auszurichten, mich mit meinen wohlwollenden und unterstützenden Spirits zu umgeben und mich tief mit Mutter Erde und Vater Himmel zu verbinden. Er unterstützt mich dabei, wenn ich meinen heiligen Raum einnehme und verbindet mich auf einer sehr tiefen Ebene mit mir selbst, aber auch mit den beseelten Kräften aus den anderen Welten. Mit ihm lade ich gern meine eigenen Energien auf und hole alle unterstützenden Mächte an meine Seite. Nichts kann mich dann mehr aus der Ruhe bringen.

Anwendungen

Sicherlich haben Sie beim Lesen schon bemerkt, dass die Themen Schutz und Reinigung oft nahe beieinanderliegen. Schutzpflanzen wirken meist auch reinigend und reinigende Pflanzen wirken wiederum auch schützend. So könnten alle genannten Pflanzen sowohl zum Reinigen als auch zum Schutz verwenden werden. Dennoch unterscheidet man in der schamanischen Arbeit ganz klar zwischen Lösen und Bereinigen der Energien und dem darauffolgenden Harmonisieren, Aufbauen und Abgrenzen. Hier bekommt das konkrete Tun und Handeln des schamanisch Tätigen Bedeutung, denn er setzt die Pflanzen bewusst ein und verstärkt damit entweder das Thema der Reinigung oder das des Schutzes. Vergessen Sie daher niemals, wenn Sie Ihre Aura gereinigt haben, diese nachher auch wieder aufzubauen. Dabei können Sie selbstverständlich erneut mit Räucherungen und Bädern arbeiten und dazu die genannten Pflanzen einsetzen.

Sie werden mit der Zeit spüren, wie sich ein Baldrianbad von einem Günselbad unterscheidet und lernen dadurch die Pflanzen noch besser kennen. Für einen effektiven Schutz möchte ich im Folgenden die Anwendungsformen der Salbungen und Ölungen beschreiben und die Möglichkeiten aufzeigen, die Sie mit selbstgemachten Auraspravs haben. Auch alle Amulette mit den erwähnten Pflanzen wirken stark schützend. Hier können Sie kreativ werden und Ihre schützenden Pflanzenschmuckstücke selbst herstellen.

Lichtmantelöl für Erhellung

Dieses Pflanzenöl hat mir schon sehr oft dabei geholfen, mein inneres Licht nach außen hin zu kräftigen. Es hilft wunderbar in allen schwierigen Situationen, in denen Sie Unterstützung, Schutz, Mut und Kraft benötigen. Es erhellt die gesamte Aura, stärkt diese und lässt uns das innere Licht ganz tief in uns selbst wahrnehmen.

Ich verwende dafür die Blüten der Schafgarbe, der Engelwurz und des Johanniskrauts. Letztere beiden habe ich an anderer Stelle bereits beschrieben. Diese Blüten ziehe ich in biologischem Sonnenblumenöl oder auch in Olivenöl aus. Dazu stelle ich das Öl auf ein sonniges Fensterbrett. Nach mehreren Wochen, wenn eine Rotfärbung eingetreten ist, seihe ich die Pflanzenteile ab und bewahre den fertigen Ölauszug in einer dunklen Flasche auf. Sobald ich das Gefühl habe mein inneres Licht zu verlieren oder einen Rundumschutz zu benötigen, trage ich dieses Öl am ganzen Körper auf – meistens abends nach einem Bad. Ich lege mich danach ins Bett, verbinde mich mit den Pflanzenwesen und öffne mich für meine Träume der kommenden Nacht, die mir dabei helfen sollen, Kraft, Licht und Stärke zurückzugewinnen.

Sollten Sie das Öl tagsüber anwenden, dann beachten Sie bitte, dass es aufgrund des enthaltenen Johanniskrauts phototoxisch wirken kann. Unter direkter Sonneneinstrahlung könnte dies zu Hautreaktionen wie Rötungen führen. Spüren Sie nach und nach, wie die Verbindungen mit Pflanzenwesen durch das Öl den ganzen Tag auf Sie wirken.

Geborgenheit mit der Gute-Geister-Salbe

Für die »Gute-Geister-Salbe« ziehe ich die Blüten von Günsel, Baldrian und Odermennig in einem hochwertigen Trägeröl aus. Dazu sammle ich von allen drei Pflanzen jeweils eine kleine Handvoll Blüten und gebe diese in ein 250-ml-Glas, das ich danach mit Mohnöl, Leindotteröl oder Distelöl auffülle. Achten Sie darauf, dass alle Pflanzenteile mit Öl bedeckt sind. Diesen Ölauszug lasse ich mehrere Wochen auf einem sonnigen Fensterbrett stehen, bevor ich die Pflanzenteile abseihe und das Öl zusammen mit 25 g Bienenwachs erwärme. Sobald sich das Wachs aufgelöst hat, gieße ich das Öl in Salbengläser und lasse es offen auskühlen. Manchmal gebe ich auch noch einen Tropfen ätherisches Vanille- oder Rosenöl dazu, denn die guten Geister

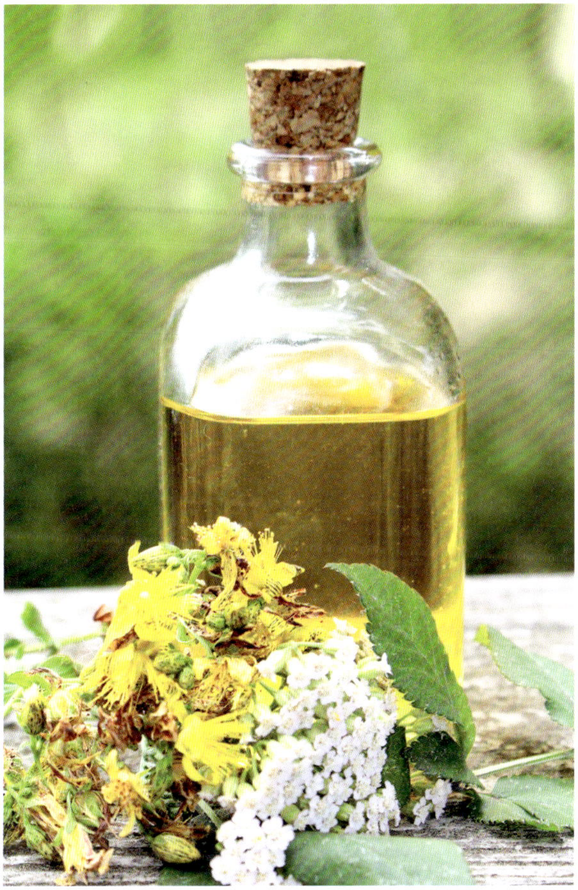

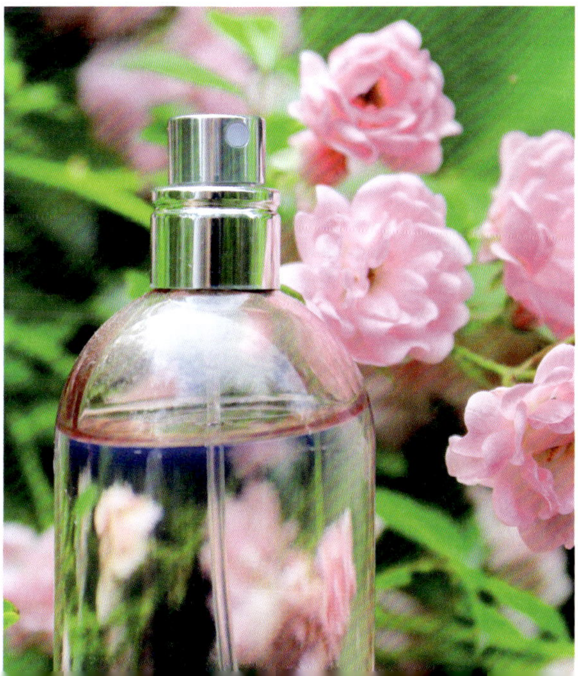

lieben guten Geruch. Diese Salbe verwende ich, um mich mit meinen Geistwesen zu umgeben. Oft trage ich sie vor Ritualen auf, aber auch im Alltag, wenn ich das Gefühl habe, den Kontakt zu meinen Spirits verloren zu haben oder alleine zu sein. Sie stellt den Kontakt zu den Pflanzenwesen wunderbar her, sie »ruft« sie regelrecht herbei.

Abgrenzungsspray

Manchmal helfen sich schamanisch Tätige auch mit einem etwas esoterisch anmutenden Auraspray. Die Kraft der Pflanzen ist so feinstofflich, dass sie diese feinstofflichen Anwendungen selbst lieben. Sie werden die Wirkung solcher Anwendungen spüren und im Alltag eine schnelle Unterstützung bekommen.

Ich verwende für meine Aurasprays am liebsten selbst destillierte Hydrolate, Blütenessenzen und Tinkturen. Da nicht jeder eine Destille besitzt, stelle ich hier vor allem die Verwendung der Blütenessenzen und der Tinkturen vor. Die Kraft der Brennnessel und des Wacholders hat sich in meiner persönlichen Erfahrung vor allem für Aurasprays zur Abwehr bewährt. Beide bauen nach außen hin so etwas wie einen Schutzwall auf, der keine schädigenden Energien durchlässt. Dieses Spray ermöglicht Ihnen, innerhalb Ihres eigenen heiligen Raumes bleiben zu können.

Mischen Sie dazu jeweils 10 ml Brennnesseltinktur und Wacholdertinktur mit jeweils 5 ml Blütenessenz beider Pflanzen. Für die Tinkturen legen Sie frische Brennnesseltriebe und Wacholderzweige in 40%igen Alkohol ein und lassen diese mindestens vier Wochen lang stehen. Für die Blütenessenzen geben Sie die Blüten der Pflanzen für mehrere Stunden in frisches Quellwasser, das Sie danach mit Alkohol, in einem Mischungsverhältnis 1:1, haltbar machen. Füllen Sie sowohl die Tinkturen als auch die Blütenessenzen in eine 100-ml-Sprühflasche und gießen mit Wacholderhydrolat, Brennnesselhydrolat oder mit destilliertem Wasser auf. Schütteln Sie diese Mischung und versprühen Sie

▲ Das Lichtmantelöl können Sie mithilfe von Sonnenblumen- oder Olivenöl ganz einfach selbst herstellen.

◄ Das Auraspray lässt sich ganz einfach aufsprühen und sorgt so für schnellen Schutz.

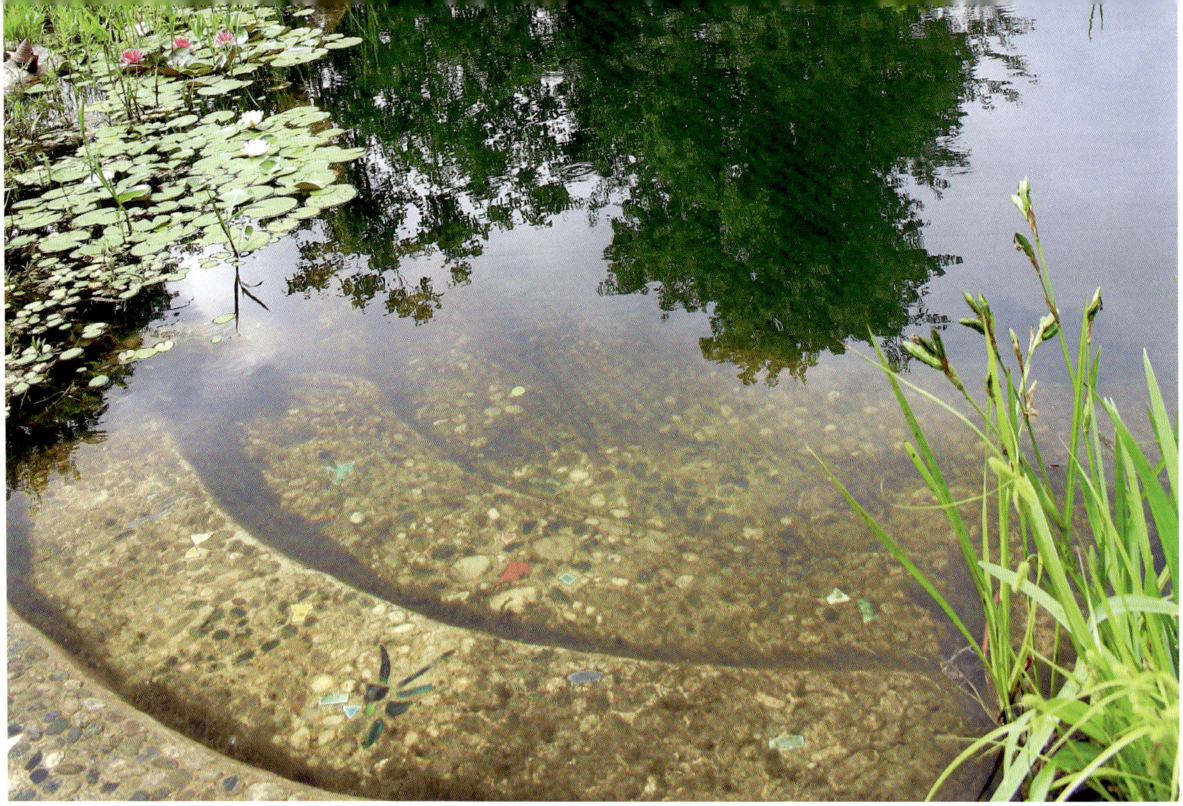

➤ *Unsere Welt ist von sichtbaren und unsichtbaren Grenzen durchzogen. Geburt und Tod gehören zu den wichtigsten Schwellenübertritten in unserem Leben.*

sie in ihrer Aura. Sie werden diese starke Abgrenzung nach außen hin sofort fühlen. Dieser Spray ist ein Hilfsmittel, mit dem Sie die Kräfte der Pflanzengeistwesen auch im Alltag nutzen können.

Der schamanische Schwellenübertritt

Der Übertritt der Schwelle in eine andere Dimension stellt eine der wichtigsten Fähigkeiten und Tätigkeiten im Schamanismus dar. Auch in der pflanzenschamanischen Arbeit ist er von großer Bedeutung, da auch hier die Schwelle in das Reich der Pflanzengeistwesen ganz bewusst übertreten werden muss, um mit ihnen in Kontakt treten zu können. Jede schamanische Reise beinhaltet diesen Wechsel der Dimensionen, der vor allem durch das Überschreiten einer »nicht sichtbaren Grenze« vollzogen wird. Diese stellt das Tor in die Anderswelt dar, in der Begegnungen mit den Seelenebenen von Krafttieren, Geistführern, Ahnen, Steinwesen, Baumwesen, Naturwesen und Pflanzenwesen möglich werden.

Weitere bedeutende Schwellenübertritte geschehen bei der Geburt und beim Tod. Es gehört zur Aufgabe des Schamanen, die Seelen dabei zu begleiten. Pflanzen, die als Schwellenpflanzen bekannt sind, unterstützen diese Übertritte. Im Folgenden erinnere ich an Pflanzenbrauchtümer zu diesen besonderen Lebensereignissen und frische sie mit Bezug auf unsere heimischen Schwellenpflanzen auf. Wir können das alte Wissen in unsere heutige Zeit holen und so von den modernen und alltagstauglichen Anwendungen Hilfe erfahren.

Der Weg ins Leben – die Geburt

Der Übertritt einer Seele aus der göttlichen Dimension in die irdische war seit jeher ein bedeutender Prozess. Mit der Kraft heimischer Geburts- und Schwellenpflanzen konnten ihn erfahrene Hebammen und weise Ahninnen begleiten. Sie führten die ankommenden Seelen ins Leben und erleichterten ihren Schwellenübertritt. Die Ankunft eines Kindes wurde früher noch als Reise verstanden, die lange vor der Geburt begann. Sie fand vor allem auf Seelenebene statt.

Wünschte eine Frau sich Nachwuchs, ging sie hinaus in die Natur, sang die Seele ihres Kindes herbei und ließ sich von den Kräften der Natur berühren und damit beseelen. Sie ging zu Tümpeln, Seen und zu anderen Gewässern, weil sie fest daran glaubte, dass an diesen Orten die Kinderseelen dem Hollereich entstiegen.

Frauen suchten Rat und Hilfe bei Frau Holle und bauten letztendlich lange vor der eigentlichen Zeugung eine tiefe Seelenverbindung zu ihrem Kind auf. Als mein viertes Kind zur Welt kam, durfte ich diese Seelenverbindung selbst erleben. Ich war bereits 36 Jahre alt und die Sehnsucht nach einem weiteren Kind war ebenso stark wie mein damaliges Bewusstsein. Einige Wochen bevor Helene gezeugt wurde, konnte ich ihre Seele wahrnehmen. Sie näherte sich über die Natur und ich spürte sie meist im Wald hinter unserem Haus. Ich redete mit ihr, sah sie immer deutlicher vor meinem inneren Auge und erlangte dadurch eine sehr schöne und tiefe Beziehung zu ihr. Als sie geboren wurde, kannte ich sie bereits.

Ich fände es ganz wunderbar, wenn das Bewusstsein dafür, dass die Seelen von Eltern und Kindern lange vor jeglichem körperlichen Akt in Verbindung treten, heute wieder erwachen würde. Bei der Geburt – so wusste man früher – waren Mutter und Kind in einem besonderen Ausnahmezustand. Dieser war nicht ganz ungefährlich, weil sich beide in einer Zwischenebene befanden, in der Menschen angreifbar sind. Eine wissende Begleitung schützte Mutter und Kind beim körperlichen Vorgang der Geburt, aber auch beim heiklen Übertritt der Kinderseele in die irdische Dimension. Die Hebamme setzte dafür Geburtskräuter ein und wusste genau, welches Kraut in der jeweiligen Geburtsphase half. Als »Schoß-« oder »Schlosskräuter« wurden diese bezeichnet, da sie wie ein Schlüssel den Schoß der Frau öffneten. Beifuß, Frauenmantel und Eisenkraut zählten zu den wichtigsten Geburtshelfern. Heute wissen wir aus wissenschaftlicher Sicht, dass sowohl der Beifuß als auch das Eisenkraut wehenanregend wirken und tatsächlich eine Geburt erleichtern und vorantreiben können.

Es kamen auch Bettstrohkräuter und das Liebfrauenbettstroh zur Anwendung, die beruhigend, schützend und desinfizierend wirkten. Sie wurden der Gebärenden unter das Bett gelegt und konnten dadurch ihre Düfte und Wirkung entfalten. Johanniskraut und Frauenmantel boten Schutz vor allen bösen Mächten und negativen Einflüssen. Dost und Thymian befreiten die Raumluft von Keimen und wirkten ebenfalls schützend, während die wohlriechenden Labkräuter beruhigende und segnende Kraft verströmten und Mutter und Kind in eine wohlige Atmosphäre einhüllten.

Meiner Erfahrung nach sind alle Bettstrohpflanzen wichtige Verbindungspflanzen zwischen Himmel und Erde. Sie können die Welten wie durch eine Brücke miteinander verbinden. Einst gab es noch weise Frauen, Schamaninnen und Ahninnen, deren Aufgabe es war, die Kinderseele an der Schwelle abzuholen. Sie veränderten ihren Bewusstseinszustand, verließen ihren Körper und reisten zur Schwelle, an der sie die Seele willkommen hießen, sie an die Hand nahmen und ins Leben begleiteten. Ich selbst war bei der Geburt von Helene schon in der Lage, diesen Bewusstseinszustand einzunehmen, was einerseits hilfreich war, um die körperlichen Empfindungen der Geburt nicht mehr so stark wahrzunehmen, auf der anderen Seite aber auch ermöglichte, ihre Seele an der Schwelle abzuholen. Hätte ich die alten Pflanzenrituale damals schon gekannt, hätte ich sie nach ihrer Geburt in den Berufkräutern gebadet und mit passenden Kräutern gesegnet. Es wäre schön gewesen, wenn ich sie durch diese gebührenden Rituale begrüßt hätte und für sie dadurch zur »Hebe-Ahnin« geworden wäre, die ihr Kind für den Segen am Liebfrauenbettstroh ablegt, es damit Mutter Erde weiht und es dann wieder anhebt, damit es ganz im Leben ankommen kann. Vielleicht darf ich dies einmal bei meinen Enkelkindern erleben. Jedenfalls

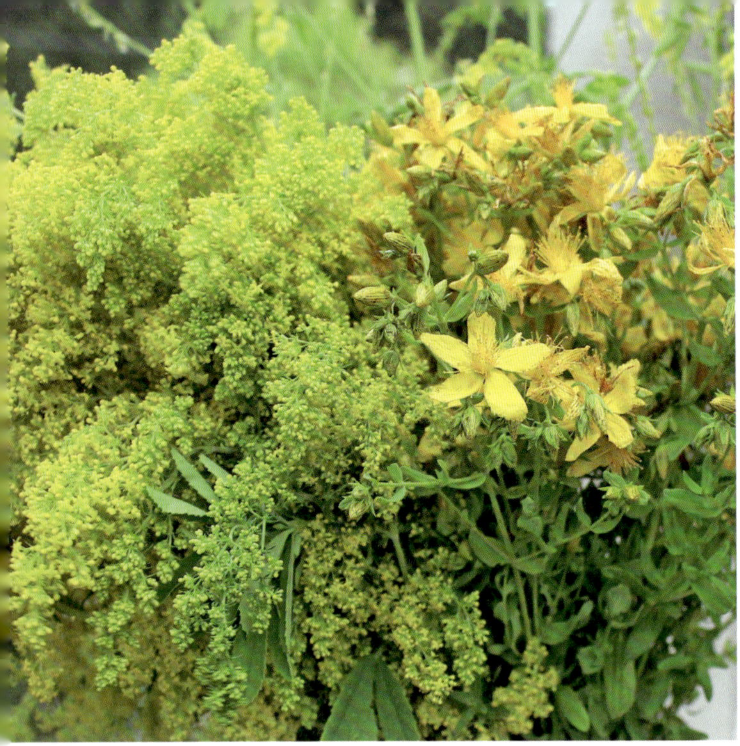

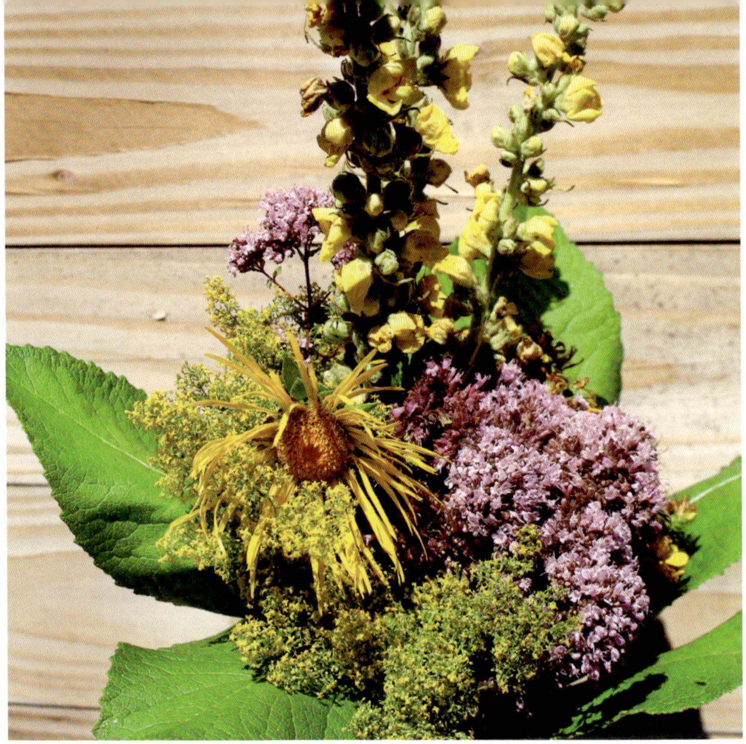

▲ *Das Labkraut ist ein feines, liebliches Kraut, in dessen Gelb sich das Licht des Himmels spiegelt*

➤ *In diesem Lichtkraut, das in den Kräuterbuschen eingearbeitet ist, verbirgt sich in den Blüten und Blättern das Rotöl, das für das Leben und Fruchtbarkeit steht.*

wünsche ich mir von ganzem Herzen, dass dieses alte Wissen wieder Einzug hält und Frauen, bzw. Eltern das Erlebnis der Geburt aus dieser Perspektive heraus ganz neu betrachten und auf ihre eigene Art und Weise begleiten.

Pflanzen des Liebfrauenbettstrohs

Labkräuter Das Echte Labkraut ***(Galium verum)*** und der Waldmeister ***(Galium odoratum)*** gehören aufgrund ihrer beruhigenden, segnenden und harmonisierenden Kraft zu den »Bettstrohkräutern«. Ihr besonderer Duft, der auf die enthaltenen Cumarine zurückzuführen ist, entwickelt sich erst beim Trocknen. Er hüllt Mutter und Kind in eine wohlig-warme Energie und schenkt Geborgenheit. Vor allem das »echte Labkraut« nehme ich als besonders feines, sanftes und liebliches Kraut wahr. Es trägt das Licht des Himmels in sich und baut eine starke Verbindung zwischen Himmel und Erde auf. Meinem Empfinden nach erleichtert es der Seele den Übertritt und schenkt dem neugeborenen Baby das Gefühl, als ob es immer noch vom göttlichen Licht umhüllt wäre. Heute würde ich ein Neugeborenes in einem Absud aus Labkraut baden, es segnen und ihm ein kleines, getrocknetes Bündel davon in die Wiege legen. Dies fördert einen ruhigen Schlaf und lässt es die himmlisch-beschützenden Kräfte spüren. So kann es liebevoll in dieser Welt ankommen und sich dennoch eine Zeit lang mit seiner Seelenheimat verbunden fühlen. Der Waldmeister ist ebenfalls ein stark verbindendes Kraut. Er trägt eine lichtvolle Kraft in sich und beschützt die Kinderseele. Erwachsene erlangen durch ihn sofort Zugang zum inneren Kind. Neugeborenen schenkt er die stärkste Form der Geborgenheit und ein Urvertrauen, das nur aus dieser starken und heilen Anbindung an Mutter Erde und Vater Himmel erwachsen kann.

Johanniskraut – *Hypericum perforatum* Dieses starke Sonnen- und Schutzkraut entfaltet bei der Geburt seinen lichtvollen Mantel, der sich behütend und abgrenzend über Mutter und Kind legt. Das Rotöl, welches verborgen in den Blüten und Blättern gespeichert ist, hat großen Bezug zum Leben, zur Fruchtbarkeit, aber auch zum Fluss des Blutes. Das »Rot der Erde« und das »Licht des Himmels« sind in dieser Pflanze vereint. Es ist meinem Empfinden nach eine wichtige Vermittlerin zwischen diesen beiden Welten. Sie hält sogar den Teufel fern. Die-

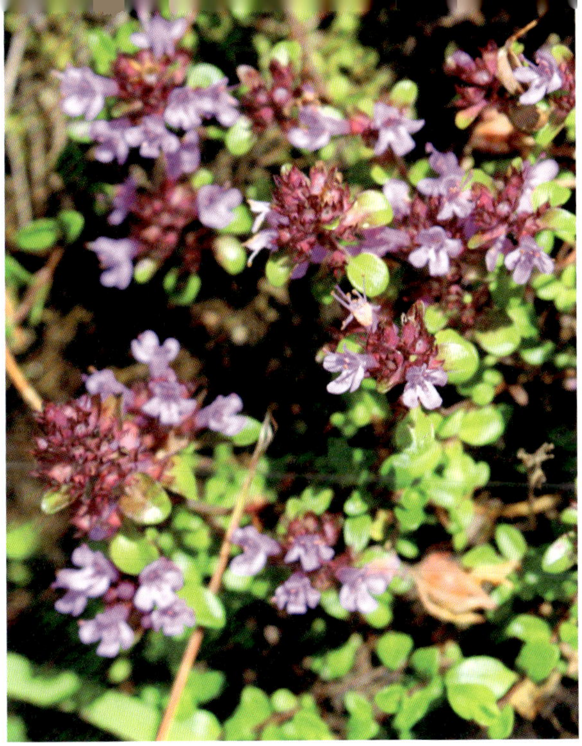

◄ *Der Thymian wird auch »Atem Gottes« genannt und hüllt jedes ankommende Baby ein in den Hauch des Himmels.*

ses Lichtkraut wirkt zudem stark angstlösend und auf das gesamte Nervensystem beruhigend. Es nimmt damit der Gebärenden ihre Ängste und ihre nervlichen und körperlichen Anspannungen.

Dost und Thymian Dost *(Origanum vulgare)*, auch »wilder Majoran« genannt, und sein kleiner, aber noch stärkerer Bruder Thymian *(Thymus vulgaris)*, wurden seit jeher verwendet, um die Raumluft zu desinfizieren und zu reinigen. Ihnen sagte man nach, dass sie den Teufel und alle negativen Kräfte vertreiben können. Zudem wirken sie angstlösend und beruhigend. Selbst in sehr schwierigen Lebenssituationen lassen sie Freude und Mut aufkeimen. Der Thymian wird auch als »Atem Gottes« bezeichnet und beschreibt damit die Wirkung eines Krautes, das die Kräfte des Himmels in Verbindung mit der Erde bringen kann. Es ist so, als würde der Himmel ausatmen und dieser Atem die Erde berühren. Während der Geburt kann man sich das so vorstellen: Das ankommende Baby wird in den Hauch des Himmels gehüllt und ist dadurch beschützt, behütet und mit dem heiligen Geist beseelt. Vom Himmel ist es herab auf die Erde geschwebt und im Leben gelandet.

Anwendung

Geburtskrautkissen Die Begleitung einer Geburt mit einem Kindbettkissen oder Geburtskrautkissen ist eine wunderschöne Geste, die eine hohe Wirksamkeit entfalten kann. Ein kleines Stoffkissen wird mit getrocknetem Labkraut, Waldmeister, Dost und Thymian, Johanniskraut, Frauenmantel und Beifuß gefüllt und von der Gebärenden mit zur Geburt genommen. Sie kann es unter das Kopfpolster legen und immer wieder daran riechen. Die Energie der Kräuter ermöglicht ihr, sich fallenzulassen, was bei Geburten besonders wichtig ist.

Es unterstützt auch, wenn die Mutter an die jeweiligen Pflanzengeister denkt und diese um Unterstützung bittet. Meine Erfahrung zeigt immer wieder, dass es ausreicht, an die Pflanzen und ihre Geistwesen zu denken, sie einzuladen und um ihre Hilfe zu bitten, damit ihre Kräfte tatsächlich wirksam. Man darf nicht vergessen, dass diese Bettstrohkräuter über Jahrtausende Anwendung fanden. Erinnern wir uns heute wieder an dieses uralte Ritual, werden die Pflanzengeistwesen alleine durch diese neue Form der Anerkennung lebendig und verströmen während einer Geburt ihre unterstützende Begleitung und ihre positive Energie.

Geburtsräucherung Der Rauch der wichtigsten Geburts- und Bettstrohkräuter verströmt während der Geburt nicht nur wohligen Duft, sondern vor allem auch die Energien von Schutz und Segen. Zudem hilft er der kleinen Seele, den Übertritt in diese Welt zu meistern. Rauch ist immer ein Mittler zwischen den Welten und kann eine Verbindungsbrücke von der jenseitigen in die diesseitige Welt herstellen. Das ätherische, noch nicht materielle Wesen nähert sich und kann als erstes Rauchschwaden entdecken. Diese sind ebenso fein, wie sein eigenes Wesen. Der Rauch wird damit zum Wegweiser in diese Welt. Er begleitet die Seele in ihre Verkörperung. Verwendet werden Beifuß, Eisenkraut, Frauenmantel, Johanniskraut, Dost,

Thymian, Labkraut, Waldmeister und auch die Engelwurz, die sich wie ein Lichtmantel über alle anderen Pflanzen legt und die Lichtbrücke zusätzlich verstärkt. Geburtsräucherungen wurden einst ganz selbstverständlich eingesetzt. Heute ist dies in Krankenhäusern wegen der Rauchmelder nicht mehr so einfach. Es wäre schön, wenn zumindest bei Hausgeburten der Rauch des Liebfrauenbettstrohs erneut die kleinen Seelen ins Leben hineinbegleiten dürften.

Geburtskrautöl Würde ich heute noch einmal entbinden, würde ich mir zuvor ein Öl aus Frauenmantel, Eisenkraut, Labkraut, Beifuß und Dost ansetzen. Dieses Öl würde ich zur Geburt mitnehmen und damit Bauch und Rücken einreiben. Der Körper der Gebärenden wird während der Geburt ebenfalls zu einer Schwelle, die übertreten bzw. in diesem Fall verlassen werden muss. Die Kraft der Schoß- oder Schlosskräuter wirkt dabei vor allem auf körperlicher Ebene öffnend und erleichtert damit den eigentlichen Geburtsvorgang. Wir wissen, dass Pflanzenkräfte über die Haut aufgenommen werden und dabei sowohl ihre körperlich wirksamen als auch ihre energetisch wirksamen Eigenschaften entfalten. Eine Ölanwendung, die vielleicht noch mit einer liebevollen und entspannenden Massage vom Partner verbunden wird, ist daher eine wundervolle und empfehlenswerte Geburtsbegleitung.

Sterben – die Seele begleiten

➤ Das Sterben als Teil des Lebens zu verstehen und andere liebevoll in die Anderswelt zu begleiten gehört zu den wichtigsten schamanischen Hilfen.

Wenn ein Mensch stirbt, tritt seine Seele den umgekehrten Weg an, den sie bei der Geburt zurücklegte. Sie muss sich vom Körper wieder lösen und zur göttlichen Herkunft reisen. Dieser Übergang ist ein sensibler Prozess und wurde früher von Schamaninnen und weisen Alten mithilfe von Pflanzen und Ritualen begleitet. Bestattungsriten können bis in die Steinzeit nachgewiesen werden. Sie deuten darauf hin, dass es seit Anbeginn der Menschheit eine Art Jenseitsvorstellung gab. Oft fand man auch Pflanzen als Grabbeigaben, was ein Hinweis darauf ist, dass ihnen die Kraft zugesprochen wurde, die Seele auf die andere Seite hinüberzubegleiten. Die Vorstellung, dass ein Mensch nach seinem Tod Hilfestellung für den bevorstehenden Übertritt braucht, ist uralt. In unserer Kultur wurden Verstorbene noch bis ins letzte Jahrhundert hinein drei Tage zu Hause aufgebahrt. Man wusste, dass die Seele diese Zeit benötigt, um sich vollständig vom Körper zu lösen. Danach legte man den Verstorbenen beim Hinaustragen auf der Türschwelle ab, um ihn damit in Kontakt mit den jenseitigen Kräften zu bringen.

Ich habe im Jahr 2017 meinen Vater verloren. So groß dieser Verlust für mich auch war, so bedeutsam war es für mich, ihn auf dieser letzten Reise zu begleiten. Ich sprach mit seiner Seele, nahm ihn bei der Hand, verließ meinen eigenen Körper, um mit ihm zur Schwelle zu reisen. Ich räucherte mit Engelwurz und Fichtenharz und salbte sein Gesicht am Tag der Verabschiedung mit Engelwurzbalsam ein. Ich bekam das große Geschenk, ihn als Allerletzte noch einmal sehen zu dürfen. Mit in den Sarg gab ich ihm ein Totenschiff, das ich extra für ihn gestaltet hatte. Ich konnte und musste erstmalig spüren, wie so ein Übergang vonstattengeht.

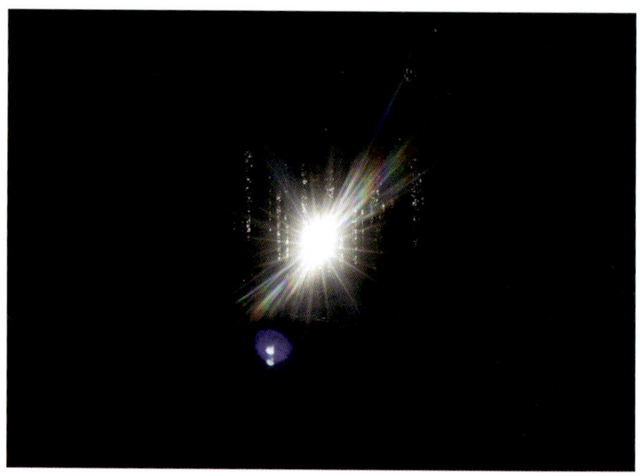

Es war die letzte und sehr große Ehre, ihn dabei begleiten zu dürfen. Da ich dieses Erlebnis, neben all der Trauer, auch als wunderschön empfand, finde ich es besonders wichtig, alte Brauchtümer rund ums Sterben und schamanische Zugänge dazu wiederzuentdecken. Die Zuhilfenahme und Verwendung von Pflanzen und Pflanzenseelen ist eine Hilfe für die Seelen, die gehen, aber auch für diejenigen, die bleiben.

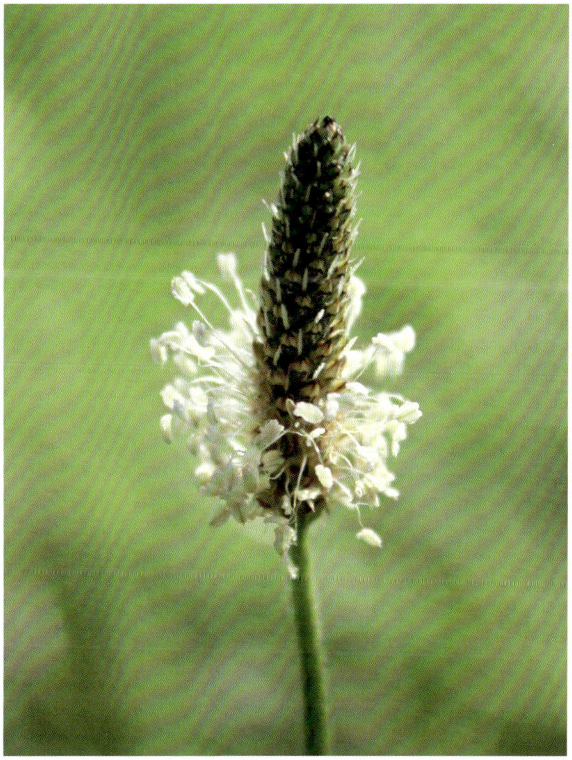

◄ *Der Spitz-Wegerich galt seit jeher als Beherrscher des Wegs ins Totenreich. Er hilft, die Angst vor dem Tod loszulassen und zu überwinden.*

▼ *Der Wacholder vermag Sterbende zurück ins Leben zu holen. Er ist der »Wachhalter«.*

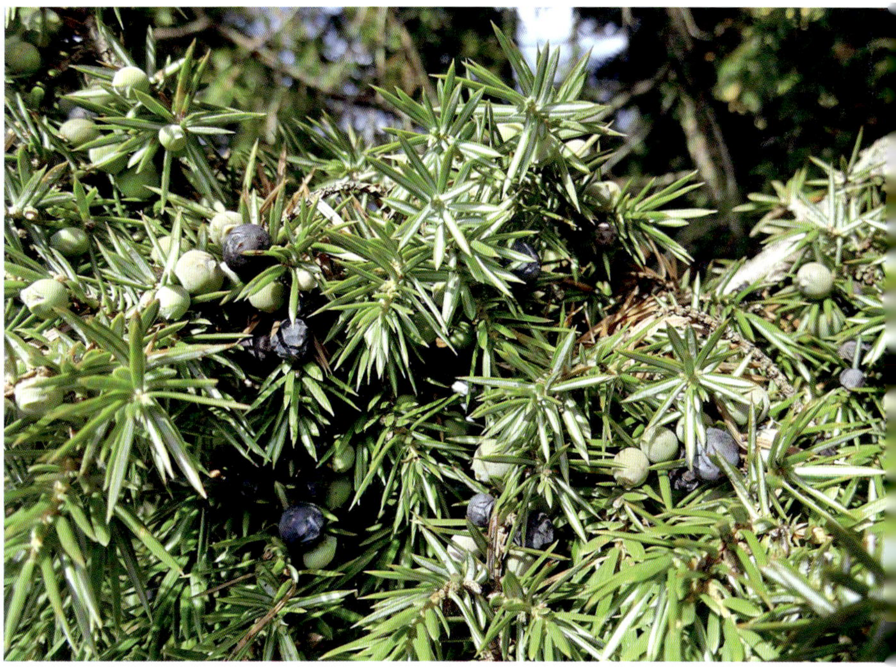

Pflanzen des Todes

Spitz-Wegerich – *Plantago lanceolata* Der »König der Wege« galt im Glauben unserer Ahnen als Beherrscher des »Hellweges«. So wurde einst der Weg ins Totenreich bezeichnete, den eine Seele nach dem körperlichen Sterben beschreiten musste. Er führt ins jenseitige Reich und damit in das Reich der Unterweltsgöttin »Hel«, die wir als Frau Holle kennen. Sie hütet die Seelen der Verstorbenen, aber auch der ungeborenen Kinder, der Tiere, Pflanzen und Naturwesen. Ihr Reich ist das Holleland und der Wegerich ist der Torwächter und Begleiter auf dem Weg zu ihr. Er nimmt der Seele ihre Ängste und befreit sie von der Trauer der liebenden Angehörigen, die den Verstorbenen oft nicht gehen lassen wollen. Wegerich wurde vor allem dann geräuchert, wenn angezauberte oder falsche Liebe an einem Menschen hängen blieb. Damit die Seele bereinigt ihren Weg gehen konnte, säuberte der Wegerich sie, wenn sie ihre ersten Schritte in Richtung der anderen Seite ging. Zugleich unterstützt er sie dabei, die Angst zu verlieren und alle negativen Energien zu lösen, die noch an ihr haften. Legt man ein Blatt vom Spitz-Wegerich in Wasser, sieht es aus wie ein Totenschiff. Vielleicht wurde es auch aus diesem Grund für »die letzte Überfahrt« verwendet. Mir zumindest hätte sein Pflanzengeist es so vermittelt.

Wacholder – *Juniperus communis* Der heilige Wacholder war seit jeher ein wichtiger Schwellenbaum zwischen der jenseitigen und der diesseitigen Welt.

Als Todesbaum begleitete er Verstorbene über die Schwelle ins Licht. Er konnte aber gleichermaßen Tote aus dem Jenseits wieder zurückholen. Man glaubte, dass die Ahnengeister sich in ihm aufhielten und so den Kontakt zu den Lebenden bewahrten. »Wach-halter« wurde er genannt und war imstande, einem Sterbenden noch eine letzte Chance zu geben, konnte ihn mit seiner Kraft am Leben erhalten. Er verbindet die Erde mit dem Himmel auf ganz magische Weise. In seinem Rauch heben sich Naturgesetze von Leben und Sterben auf und die Welten verbinden sich. Der Schamane gelangte mit seiner Hilfe in eine tiefe Trance und sang die Lieder der Geistwesen, vor allem die seiner Ahnen. Wacholderrauch verbreitet einen großen Schutz und eine warme, weise, liebevolle, sanfte und zugleich unglaublich mächtige Energie. Räuchern Sie mit ihm, wenn jemand im Sterben liegt oder salben Sie sich selbst und den Sterbenden mit Wacholdersalbe. Das Pflanzengeistwesen des Wacholders wird eine Verbindung zum jenseitigen Reich aber auch zu den Ahnen aufbauen, die den Sterbenden abholen werden. Rufen Sie auch diese bewusst herbei. Vielleicht möchten Sie dabei auch singen oder tönen. Ich habe ganz instinktiv gesungen, gesummt und getönt, als mein Papa gestorben ist. Es waren beruhigende Klänge, die ihn behutsam hinüberbegleiteten.

▼ Im Schutz der Engelwurz ist die Reise in die Anderswelt voller Vertrauen möglich. Negative Energien haben keine Chance.

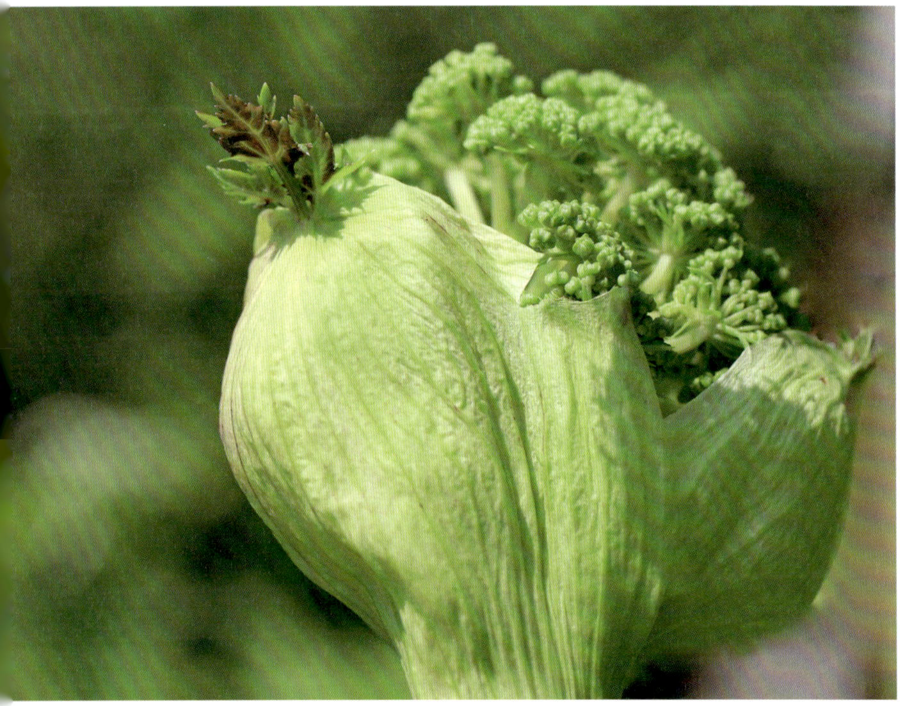

Engelwurz – *Angelica sylvestris* Seit jeher wusste man, dass der Rauch der Engelwurz eine sterbende Seele ins Licht begleiten kann. Ihr helles und beinahe göttliches Licht baut eine starke und lichtvolle Verbindung zum Himmel auf und schafft damit eine Brücke, die den Übertritt erleichtert. Zusätzlich baut sie einen Schutz auf und löst Ängste vor dem Sterben, während sie gleichzeitig Mut und Kraft verleiht. Sie unterstützt dabei, diesen letzten Weg anzutreten, denn sie nimmt die Ungewissheit vor dem Unbekannten. Sie hält dunkle Kräfte fern und umhüllt mit himmlischem Licht. Dieses weist den Weg nach Hause. Ihr Duft und ihre Kraft sind wie ein sanfter Ruf aus dem Himmel, der die Seele willkommen heißt und sie »zurück in ihrer wahren Heimat« begrüßt. Sein Geistwesen ist ein Engel, der bei der letzten Reise als Schutzengel begleitet. Bei uns wächst vor allem die Waldengelwurz, deren Heilkraft fast genauso stark ist wie die der »Echten Engelwurz«, die vor allem in nordischen Ländern wächst und als *Angelica archangelica* bezeichnet wird.

Ringelblume – *Calendula officinalis* Die Ringelblume wird auch als »Totenblume« bezeichnet. Sie erneuert sich immer wieder aus sich selbst heraus, blüht besonders üppig, und ihr eingekringelter Samen weist mit seiner Spiralform auf die sich ewig drehende Lebensspirale hin. Sie galt als Pflanze, die dem Menschen das immerwährende Leben schenken kann und über den Tod hinaus begleitet. Im christlichen Glauben wurde sie zur Erlöserin der verstorbenen Seelen und deshalb oft an den

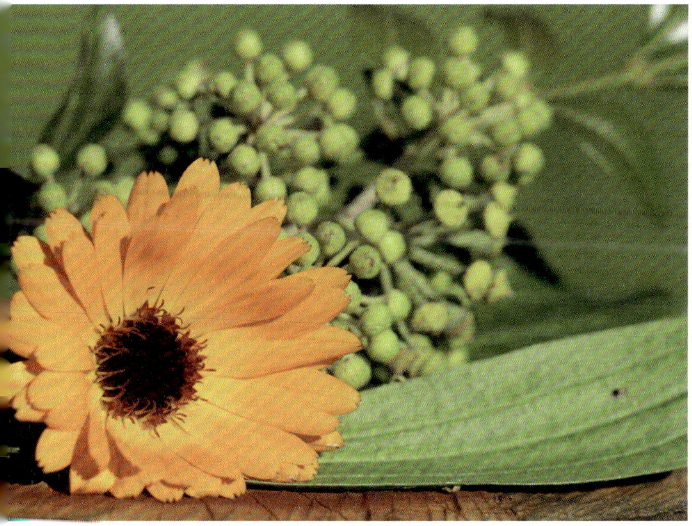

◄ *Die Spiralform der Ringelblüte erinnert an die sich ewig drehende Lebensspirale. Sie ist als Erlöserin der Seelen auf vielen Gräbern zu finden.*

Gräbern gepflanzt. Sie trägt das Licht der Sonne und das Lachen der Erde in sich und ist Mittlerin zwischen diesen beiden Welten. Ihre positive, kraftvolle Ausstrahlung unterstützt die sterbende Seele auf ihrem Weg zurück ins Licht. Sie bereinigt diese, löst seelische Verletzungen und begleitet mit ihrem hellen Lichtschein über die Schwelle. Eine Massage mit Ringelblumenöl, Räucherungen aus ihren Blüten oder ein heißer Ringelblumentee, der sowohl Körper als auch Seele wärmt, können an den letzten Tagen unterstützen und begleiten.

Anwendungen

Ahnenkerze Eine wunderschöne Möglichkeit den Tod zu begleiten und die Ahnen zu ehren, bietet die »Ahnenkerze«. Die Kräfte der Schwellenpflanzen werden in ihr vereint. Für die Herstellung wird Bienenwachs eingeschmolzen und mit getrockneten Ringelblumenblüten, Holunderblüten, Wacholdernadeln und Engelwurzpulver vermengt. Das Kräuterwachs wird als Kerze gegossen, sodass die Pflanzenteile nur das untere Drittel der Kerze einnehmen. Die Kerze wird in einem Ritual abgeräuchert, gesegnet und damit mit ihrer Aufgabe versehen. Man entzündet sie, wenn ein Angehöriger im Sterben liegt, denn ihr Licht, ihr Duft und ihre Kraft werden beim Übergang unterstützen. Zur Zeit der Ahnen im Herbst kann eine solche Kerze ebenfalls Anwendung finden, um die Verstorbenen zu ehren und um mit ihnen in Kontakt zu treten. Deshalb brennt sie bei mir zu Hause rund um Samhain besonders oft, da ich während dieser Tage immer wieder mit meinen Ahnen »rede«. Gerne trommle ich auch im Schein dieses Kerzenlichtes, um einen direkten Ahnenkontakt zu erleben.

Der Rauch der Sterbenden Eine Räuchermischung aus Engelwurz, Spitz-Wegerich, Ringelblumen,

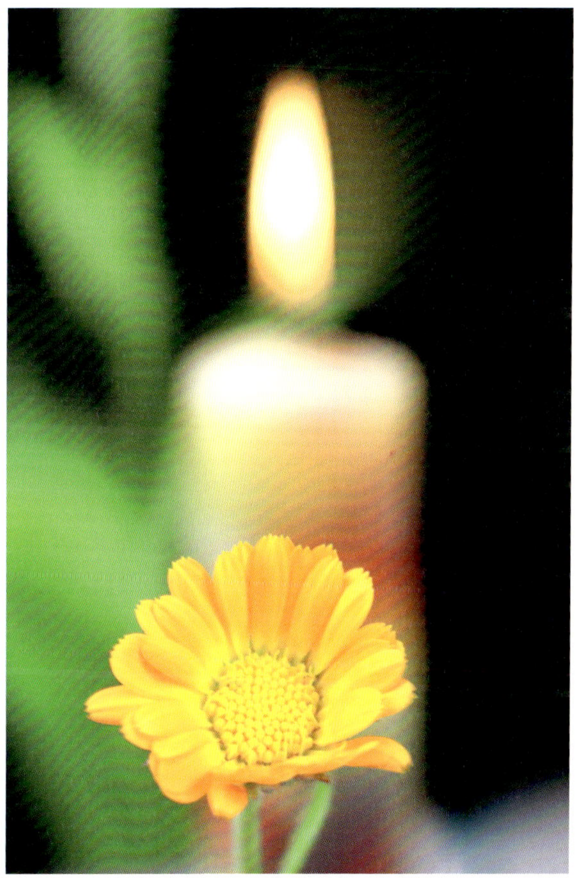

◄ *Ein besonderes Ritual ist das Gießen und Anzünden einer Ahnenkerze. Ihr Licht und Duft begleitet Ihre Gedanken an verstorbene Angehörige und unterstützt beim Abschiednehmen.*

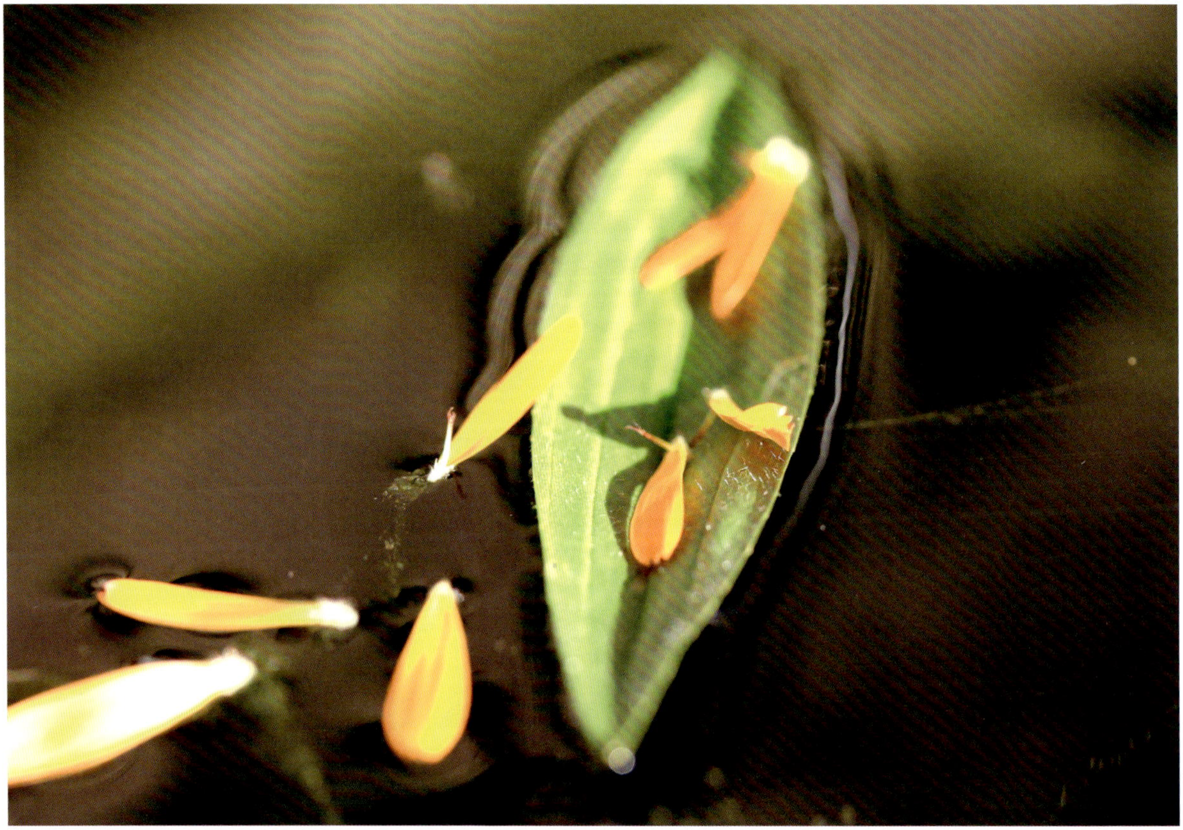

➤ *Mit viel Liebe und unseren persönlichen Gedanken können wir selbst ein Totenschiff gestalten, das zur Begleitung in die Anderswelt in den Sarg gelegt wird.*

Wacholder, Holunder und Weihrauch kann es einem sterbenden Menschen erleichtern, in Frieden einzuschlafen und loszulassen. Die Seele beginnt sich meist einige Tage vor dem Tod zu lösen. Mithilfe des feinen Rauches dieser Schwellenpflanzen kann dieses Ablösen unterstützt werden. Immer wieder darf während der letzten Tage damit geräuchert werden, wenn der Sterbende es möchte. Ist sein Bewusstsein noch klar, kann dies gemeinsam mit ihm durchgeführt werden. Seelen können leichter gehen, wenn ihnen ihr bevorstehender Weg bewusst ist. Ich empfinde es als ganz wichtig, dass wir wieder lernen, uns auf diese letzte Reise vorzubereiten und sie nicht weiter als Tabuthema in unserer Gesellschaft behandeln. Stirbt ein Mensch unerwartet, kann diese Räucherung natürlich auch nach seinem Tod vollzogen werden, da die Seele einige Tage für ihre Ablösung benötigt.

Das Totenschiff In vielen Kulturen glaubte man daran, dass die Seele nach ihrem Tod einen Fluss überqueren muss, um in die jenseitige Welt zu gelangen. Das Schiff symbolisierte das Transportmittel, während der Fluss die Schwelle ins andere Reich darstellte. Ein Totenschiff beinhaltete alle Gaben, die diese Reise begleiten und unterstützen konnte. Es enthielt persönliche Gegenstände und bewährte Helfer für die Überfahrt. Ich selbst gestaltete für meinen Vater ein Rindenschiff, das ich zuerst mit Moos belegte. Darauf platzierte ich eine Engelwurzwurzel, die das Licht für den Übergang halten sollte. Blüten der Ringelblume kamen ebenso hinauf wie Blätter des Spitz-Wegerichs. Da man schon früher den Verstorbenen Holunderholz in den Sarg legte, band auch ich ein Stück unseres Haushollers hinauf. Zusätzlich schmückte ich es mit Federn des Buntspechts, den mein Vater genauso liebte wie ich es tue und einen kleinen Fliegenpilz, der ihm auf dieser letzten Reise viel Glück bringen sollte. Mit einem roten Band umband ich das Schiff und webte all meine Liebe und meine guten Gedanken an ihn hinein, sodass er mich niemals vergessen würde. Es wurde nach der Verabschiedung in den Sarg gegeben und ich bin mir sicher, dass es genau dort seine gesamte Kraft entfalten konnte und die Seele meines Vaters über den Fluss ins Jenseits führte.

Schwellenpflanzen für die schamanische Arbeit

In der schamanischen Arbeit werden regelmäßig Schwellen übertreten, welche die Tore zu den Anderswelten öffnen. Je nachdem, wohin die schamanische Reise führen soll, gelangt man in die untere, in die mittlere oder in die obere Welt. Um die jeweilige Geistwelt betreten zu können ändert der Schamane zuvor seinen Bewusstseinszustand, was meist durch den Schlag einer Trommel ausgelöst wird.

Wer derartige Reisen regelmäßig antritt, kennt den Moment, in dem es sich tatsächlich so anfühlt, als übertrete man eine Türe oder eine Schwelle in diese Anderswelt. Wenige wissen, dass der Schwellenübertritt auch durch die Kraft heimischer Pflanzen ermöglicht wird. Man könnte jetzt meinen, dass vor allem psychoaktiv wirksame Pflanzen dafür eingesetzt wurden, doch früher waren es vor allem der Beifuß, die Mistel und der Holunder, die über die Schwelle führten. Mit ihrer Kraft trat der Schamane seinen Flug an. Ich selbst liebe es, im Rauch des Beifußkrautes meine Wahrnehmung und mein Bewusstsein zu erweitern. Er ist meine Reisepflanze und mein Pflanzenverbündeter. Mit ihm reise ich vor allem in die mittlere schamanische Welt und so verwende ich ihn am liebsten für meine Pflanzenbegegnungen oder für meine Arbeit mit den Elementen und Naturwesen. Für Reisen in die untere Welt füge ich dem Rauchwerk Holunder und Engelwurz bei, welche die Tore nach unten hin öffnen, während ich dem Räucherwerk für Reisen in die obere Welt Blüten der Waldengelwurz und etwas Mistelkraut beimenge. Diese Räuchermischungen öffnen die Tore weit und begleiten und beschützen mich auf meinen Reisen.

Beifuß – *Artemisia vulgaris* Beifuß wurde seit jeher zur Erweiterung des Bewusstseins genutzt. Als Schwellenpflanze ermöglicht er den Übertritt in die andere Welt. Seine Kraft behütet und begleitet auf der anderen Seite und bietet größtmöglichen Schutz. Er verhilft auch dazu, zurückzukommen und im eigenen Körper zu landen. Er wird daher

▼ Der Beifuß ist die Schamanenpflanze schlechthin und bietet für den Schwellenübertritt größtmöglichen Schutz.

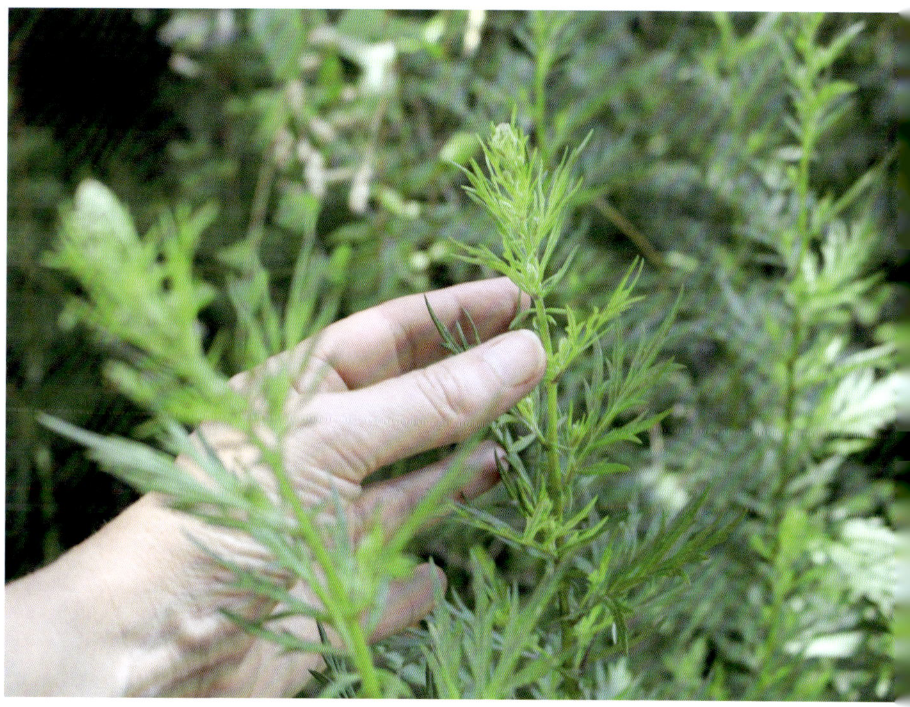

als wirksames Kraut für die schamanische Arbeit herangezogen, kann aber auch bei Geburt und Tod verwendet werden. Er ist demnach unser wichtigstes heimisches Schamanenkraut.

Holunder – *Sambucus* Unterm Holunder gelangt man besonders leicht in die untere Welt und damit ins Land der Frau Holle. An seiner Wurzel und in seinen Astlöchern wird der Eingang zum Hollereich betreten. Meist zieht seine Kraft dabei stark nach unten und bildet einen regelrechten Sog. Oft begegnet man am Weg in die Erde hinein Zwergen, Gnomen und Erdgeistern, bevor es noch weiter nach unten geht, wo sich das Land der Frau Holle öffnet. Der alte Kinderreim »Ringe, Ringe, Reihen, sind wir unser Dreien, sitz ma unterm Hollerbusch, mach ma alle husch, husch, husch« bezeugt bis heute, dass unterm Holunder ein Verschwinden in die andere Welt ermöglicht wird. Tatsächlich ist er eine unserer bedeutendsten Schwellenpflanzen und unglaublich unterstützend, wenn die Tore zur Anderswelt geöffnet werden. Auch bei der Geburt hatte er große Bedeutung: Die Nachgeburt wurde meist unter ihm begraben. Bei der Begleitung Sterbender wurde seine Kraft in Form eines Holunderholzspans herangezogen, der in den Sarg eingearbeitet wurde und so auf die andere Seite hinüber begleitete.

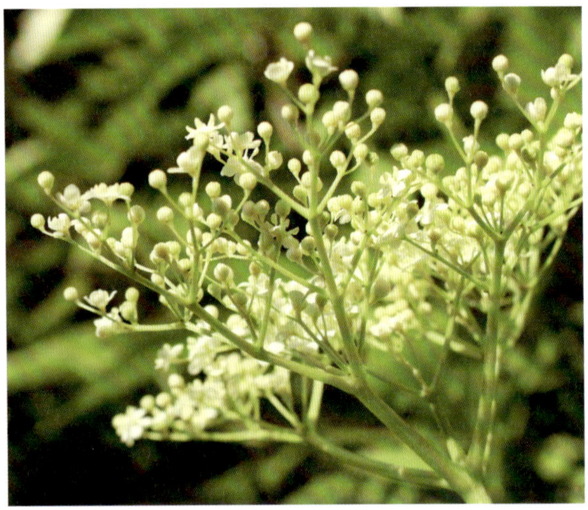

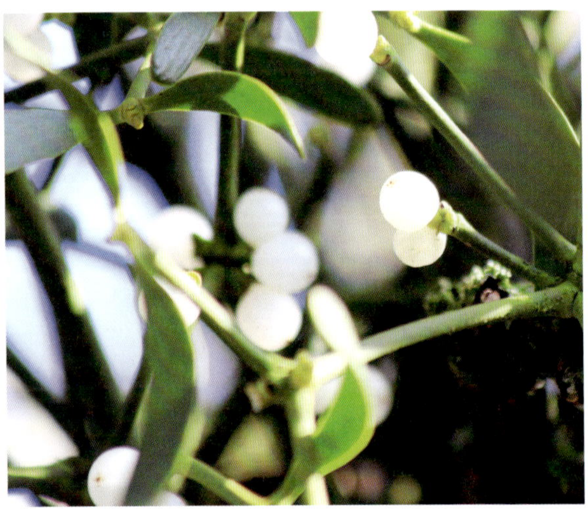

▲ Unter dem Holunder verbirgt sich das Tor zur unteren Welt, seine Kraft wurde früher in den Sarg miteingearbeitet.

➤ Mit einer Räucherung schwerelos wie die Mistel selbst hoch oben in den Baumwipfeln.

Mistel – *Viscum album* Hoch oben in den Baumkronen schwebt die bedeutende Vermittlerin zwischen Himmel und Erde beinahe schwerelos. Sie kann auf schamanischen Reisen das Tor zur oberen Welt öffnen. Da sie die Schwingung erhöht, passt eine Mistelräucherung sehr gut an die ätherische Schwingung der Geistwelt an. Deshalb verwende ich ihre Kraft meist dann, wenn ich schamanisch in die obere Welt reise, wo Geistführer und Pflanzendevas angetroffen werden können. Auf ihren Schwingen werde ich selbst leicht und ätherisch, wodurch diese Verbindung zur oberen Welt stark unterstützt wird.

Anwendungen

Schwellenräucherung Mit einer Räucherung aus Beifuß, Holunder und Fichtenharz kann man die Schwelle in die andere Welt ganz leicht übertreten. Ich mörsere hierzu drei Teile Beifuß mit jeweils einem Teil Holundermark, Holunderblüte und Fichtenharz zu einem nicht allzu feinen Räucherpulver. Dieses entzünde ich im Kelch oder in der

Muschel und begebe mich auf meine Reise in die anderen Wirklichkeiten. Die aufsteigenden Rauchschwaden erweitern mein Bewusstsein und bilden eine Brücke hinüber. Sie öffnen das Tor der Schwelle und beschützen mich auf der anderen Seite. Oft reicht es aus, wenn ich diese Räucherung entzünde und schon kann ich die Wirklichkeitsebenen wechseln und meine Informationen aus der Geistwelt abholen. Unterstützen auch Sie mithilfe dieser Mischung Ihre schamanischen Reisen und erleben Sie, wie der Schwellenübertritt dadurch erleichtert oder überhaupt erst ermöglicht wird.

Meditation unter dem Holunder Eine Meditation unter einem Holunder kann ins Land der Frau Holle führen. Es zählt zu seinen wichtigsten Eigenschaften, das Tor in ihre Welt zu öffnen und in Kontakt mit der Erdgöttin zu bringen. Setzen Sie sich dazu unter einen alten, großen Holunderbusch. Schließen Sie Ihre Augen und atmen Sie ruhig ein und aus. Bitten Sie dann darum, ins Land der Frau Holle gelangen zu dürfen, um dort mit ihr reden und von ihr lernen zu können.

Bald schon werden Sie spüren, wie ein Sog Sie nach unten zieht, wodurch Sie in die Erde hinein gelangen. Manchmal begegnen Ihnen dabei Zwerge und Gnome, doch Ihr eigentliches Ziel liegt tiefer und befindet sich im Bauch der Mutter Erde. Nehmen Sie den Übertritt der Schwelle ganz bewusst wahr. Meist erscheint das Hollereich bunt, fruchtbar und lebendig, beinahe so, wie im Märchen. Blicken Sie sich um, lernen Sie es kennen und kommen Sie dann in Kontakt mit der Erdgöttin selbst. Sie ist eine der besten Lehrerinnen, denn sie hütet das Wissen über Pflanzen, Wetter, Tiere, Naturwesen, Ahnen und Kinderseelen. Sie weiß auch über die großen Zyklen des Lebens Bescheid. Ihr können Sie alle Fragen stellen, die Ihnen am Herzen liegen. Vergessen Sie nicht, am Ende dieser Reise Ihren Dank auszusprechen und danach wieder bewusst nach oben, ins Hier und Jetzt, zurückzukommen.

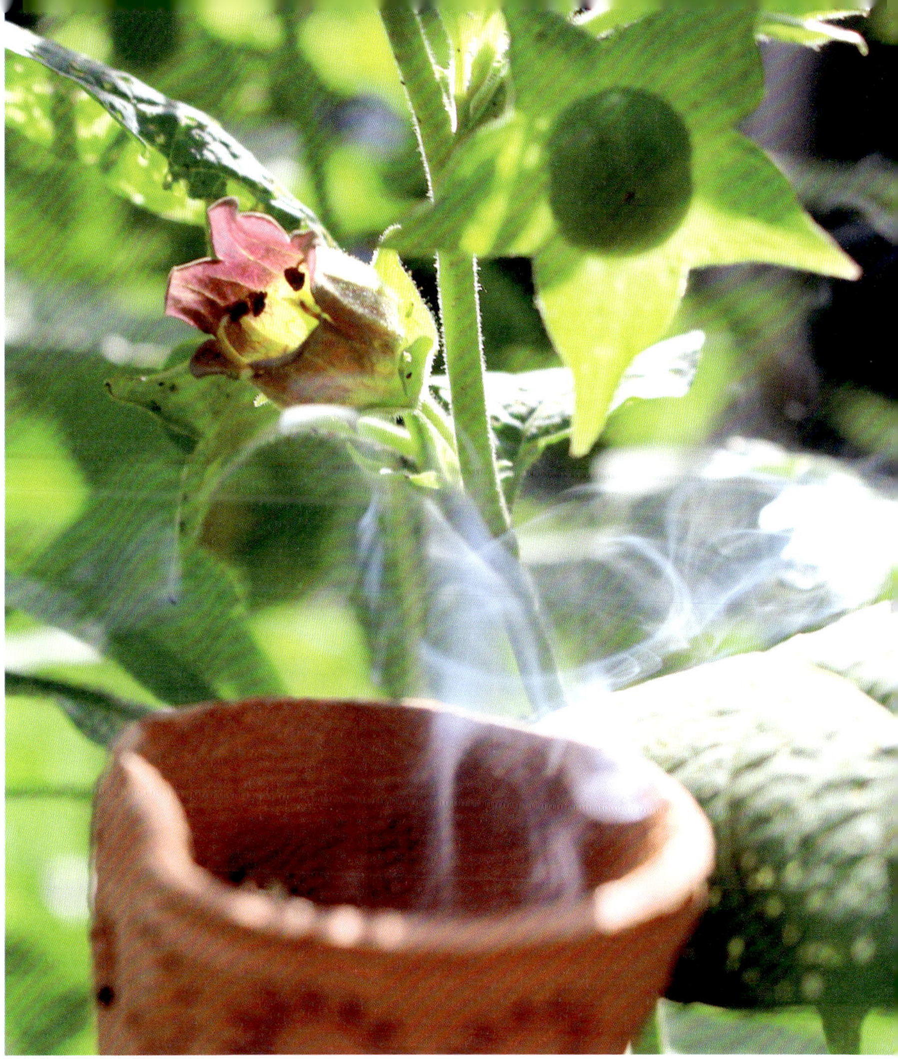

▲ *Für die Schwellenräucherung benötigen Sie Beifuß, Holunder und Fichtenharz. Die Rauchschwaden bilden eine Brücke »hinüber«.*

Erleben Sie diese Begegnung so oft als möglich, denn sie bringt in eine tiefe Anbindung an Mutter Erde, an den Holunder und an die Anderswelt der Frau Holle. Hier ist der Sitz unserer wahren Kultur, hier begegnen Sie im Spiegel der Holle ihrer eigenen tiefsten Spiritualität, Verwurzelung und Anbindung an die Kräfte der göttlich, beseelten Natur.

Schamanische Reise zu einer Pflanzendeva Im Rauch des Mistelkrautes reise ich gerne zu Pflanzengeistwesen, vor allem aber zu Pflanzendevas. Diese sind die übergeordneten, ätherischen Geist- oder Engelwesen, die über jeder Pflanzenart stehen. Die Pflanzendeva der Schlüsselblume ist demnach die göttliche Essenz aller Schlüsselblumen auf

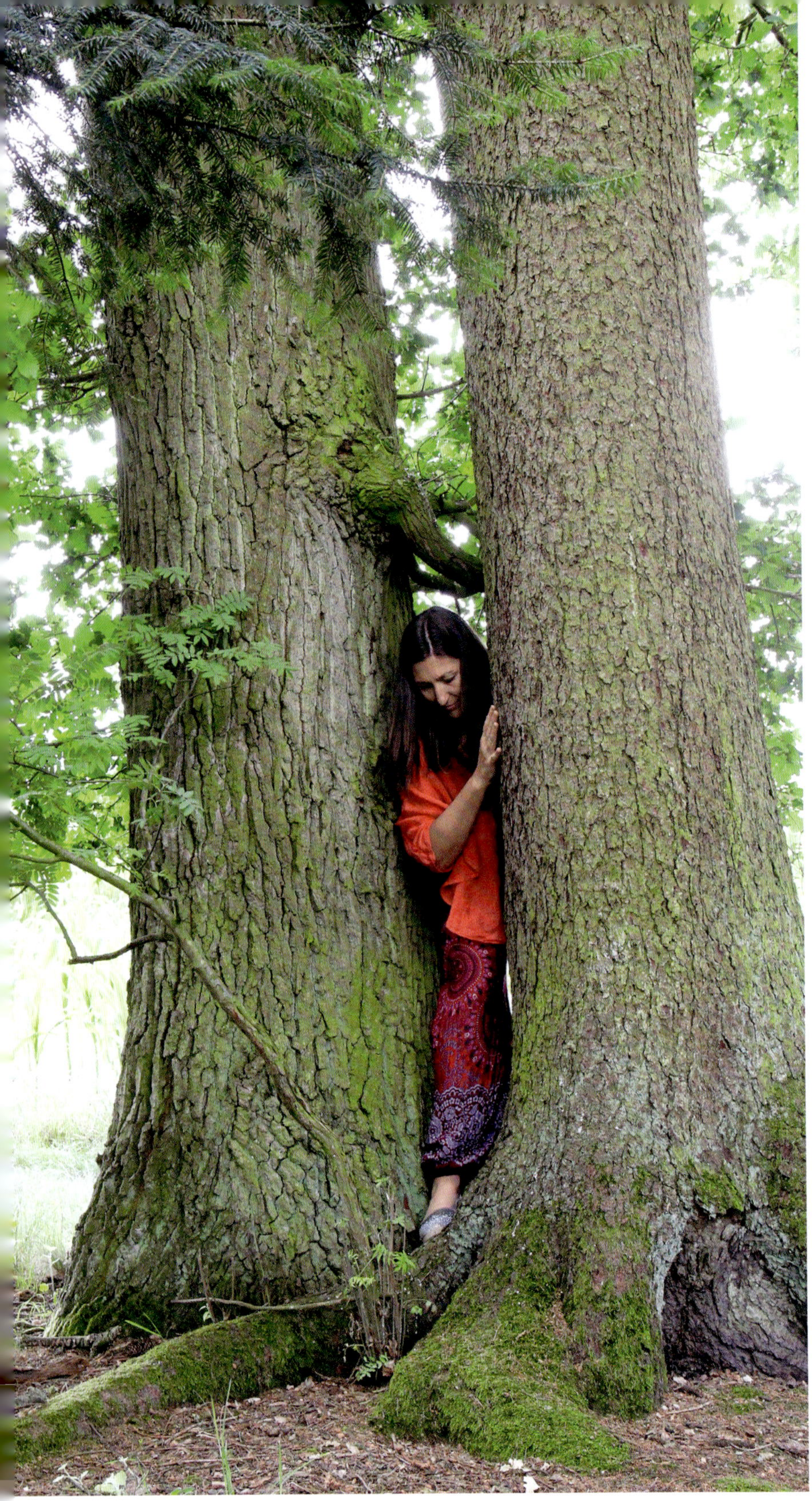

der Erde und trägt die höchste Schwingung dieser Pflanze in sich. Kommt man mit Pflanzendevas in Kontakt, bedeutet dies, dass man sowohl mit dem höchsten Geistwesen einer Pflanze als auch mit der göttlichen Quelle in Verbindung gelangt.

Beginnen Sie damit, Mistelkraut zu verräuchern und bitten Sie innerlich darum, einen Kontakt zu einer Pflanzendeva Ihrer Wahl zu bekommen. Trommeln oder rasseln Sie dazu, oder nutzen Sie schamanische Musik. Stellen Sie sich vor, wie Sie im Rauch der Mistel nach oben schweben und immer höher in das Himmelreich gelangen. Wiederholen Sie innerlich die Bitte, mit einer Pflanzendeva in Verbindung treten zu dürfen und gelangen Sie dann so weit nach oben, bis Sie die Wolkendecke durchbrechen. Dadurch kommen Sie in der oberen Welt an. Sie werden eine Verbindung zur Pflanzendeva spüren und diese vielleicht auch sehen. Sie werden mit ihr reden können und wichtige Informationen erhalten. Am Ende der Reise bedanken Sie sich, verabschieden sich und kehren zurück auf die Erde.

Wenden und Abstreifen, Durchkriechen und Übertragen

Abwenden, Abstreifen und Übertragen von Krankheiten sind uralte Heilmethoden, die in unserer Volksheilkunde zutiefst verankert sind und zum Großteil in Zusammenhang mit Pflanzen und deren Wesenheiten stehen. Auf Seite 34 bis 37 bin ich auf diese Methoden schon zu sprechen gekommen und Sie erfuhren, wie Menschen früher in Bezug auf Krankheit und Heilung gedacht haben. Unzählige Bräuche und Rituale belegen, dass unsere Ahnen ihre Krankheiten auf Elemente der Natur übertrugen und damit Heilung bewirkten. Nun werfe ich einen Blick darauf, welche grundsätzliche Denkweise hinter diesem Handeln steht, da sie auch in unserem heutigen Alltag sehr hilfreich sein kann. Diese Heilungsmethoden bauen vor allem auf dem Glauben auf, dass der Mensch Teil der Natur ist und damit die Fähigkeit besitzt, sich wie diese stets aus sich selbst heraus, aus eigener Kraft, erneuern zu können. So, wie jeder Baum über den Winter ruht, aber im Frühling jedes Jahr aufs Neue frisch, lebendig und gesund austreibt, so trägt auch der Mensch diese Kraft der steten Erneuerung in sich.

Deshalb wurden Krankheiten den Bäumen übertragen, bei ihnen abgestreift oder in ihrer Nähe eingegraben. Damit wurden sie dem natürlichen Wandel übergeben, wodurch sich das Krankheitsgeschehen im Zyklus der Natur mitwandeln konnte. Aus dieser Anschauung heraus empfinde ich diese uralten Methoden auch heute noch sehr interessant, denn sie führen zurück zu einer Weisheit, nach der wir Menschen zutiefst mit den Kräften der Natur verbunden sind. Wenden wir sie erneut an, wird für uns erkennbar, dass wir selbst Natur sind und damit eingebettet in den großen Zyklus des ewigen Werdens und Vergehens. In der Natur streben stets alle Kräfte hin zu einem heilen Zustand, zu einem Gleichgewicht und zur Gesundheit. Dieses Streben tragen auch wir Menschen in uns, genauso wie die Fähigkeit, uns zu jeder Zeit aus uns selbst heraus zu heilen. Moderne Heilforschungen bestätigen, dass Heilung immer tief in uns selbst entspringt und vor allem aus einer inneren Kraft heraus geschieht. Der Zusammenhang mit dem Eingebundensein in die Kräfte der Natur ist höchst interessant. Es ist heute wieder erstrebenswert ihn zu erkennen, zu leben und bewusst zu nutzen

Abstreifen und Durchkriechen

Diese beiden sehr alten Methoden gehen, wie wir im einleitenden Kapitel bereits gehört haben, darauf zurück, dass unsere steinzeitlichen Ahnen verletzte Tiere dabei beobachteten, wie diese sich an besonderen Stellen in der Natur verhielten. Die Menschen übernahmen dieses Reiben und Wälzen an Steinen und Bäumen, in dem Glauben, dass sie damit auch ihre Erkrankungen abstreiften. Erste Aufzeichnungen zu derartigen Heilbehandlungen gehen auf die Schriften der Veden zurück, die bereits vor 4.000 Jahren diese Behandlungen aufschrieben. Bemerkenswert dabei ist, dass besondere Bäume und Steine genutzt wurden. Man zwängte sich durch doppelstämmige Eichen, kroch unter Brombeerranken durch oder wählte den Weg durch magische Durchkriechsteine, die meist einen sehr engen Spalt aufwiesen. Bei meinen Spaziergängen krieche ich immer wieder durch doppelstämmige Bäume oder durch natürliche Tore, die aus frei wachsenden Ranken entstanden sind. So bin ich stets in die Kräfte der Natur eingebunden und betreibe dadurch Gesundheitsvorsorge.

Bei größeren Themen bedarf es manchmal aber auch eines Rituals oder eines noch bewussteren »Durchkriechens und Abstreifens«. Dann besuche ich meinen liebsten Durchkriechstein in Rechberg im Mühlviertel. Ich nehme mir ausreichend Zeit, mein Thema zuvor genau zu betrachten, zu fühlen und zu erkennen. Ich lasse mich mit jeder Faser meines Seins darauf ein. Ich bitte die Kräfte der Natur, den uralten Stein, Mutter Erde und Vater Himmel, aber auch all meine spirituellen Begleiter um Unterstützung und dass ich dieses Thema nun endgültig abstreifen darf. Vor allem den alten Stein bitte ich um seine Hilfe. Dazu verbinde ich mich mit ihm und lasse ein großes Vertrauen in mir aufkeimen, dass er die Kraft besitzt, mich jetzt zu unterstützen. Oft beschenke ich ihn zuvor mit kleinen Opfergaben.

Danach zwänge ich mich dreimal hintereinander durch den Spalt. Ich berühre dabei die kalten Felswände, reibe mich an ihnen und nehme mir ausreichend Zeit für diese heilsame Handlung. Nach dem dritten Durchschreiten bedanke ich mich innerlich, blicke aber nicht mehr zurück, sondern suche einen Platz im Wald, wo ich mich ausruhe und abräuchere. Ich danke allen beteiligten Kräften und lege mich gerne für einen tiefen Heilschlaf in die Natur. Ähnliche Rituale können Sie nicht

◄ Beim Hindurchzwängen streifen Sie Beschwerden, Probleme und Sorgen an einem Baum oder Stein ab.

nur beim Durchkriechstein durchführen, sondern auch an Brombeerranken oder doppelstämmigen Bäumen.

Brombeere Sie ist eine der wichtigsten heimischen Heckenpflanzen. Wie alle anderen dornigen oder stacheligen Pflanzen des Haags ist auch sie eine mächtige Schutzpflanze. Da in ihr die drei heiligen Farben der Göttin vereint sind, war sie auch immer der Erdgöttin geweiht. Sie besitzt weiße Blüten und schwarze Beeren, aus denen ein blutroter Saft austritt, wenn man sie zerquetscht. Damit verkörpert sie den weißen, den roten und den schwarzen Aspekt der Göttin. Zudem stand sie seit jeher in tiefer Verbindung zu den weisen Frauen und Schamaninnen, denn diese wussten noch, dass ihre Ranken sich manchmal zu Toren formen und dadurch bestens geeignet sind, um Krankheiten und Beschwerden an ihnen abzustreifen. Diese natürlich entstandenen Bögen wurden deshalb hoch verehrt. Ihre magischen Tore galten zudem als Schwellen zur Anderswelt, deren Überschreitung einen Kontakt mit der Geistwelt ermöglichte. In unserem Zusammenhang bilden sie Tore der Natur. Das Durchkriechen kann durchaus sehr beschwerlich und schmerzhaft werden. Schafft man den Weg dennoch hindurch, wird man belohnt und ist meist von sehr schmerzhaften und hartnäckigen Beschwerden befreit.

▼ *Auch wenn das Durchkriechen zwischen Brombeerranken schmerzhaft und schwierig werden kann, so befreit dieses Ritual Sie doch umso effektiver von Belastendem – versuchen Sie es einmal.*

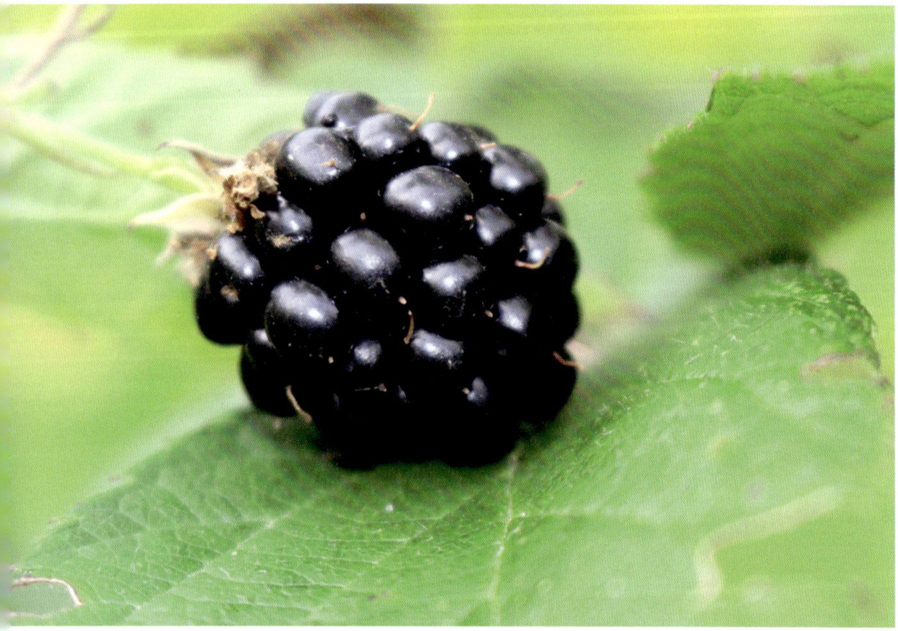

Ich erinnere mich an eine Erfahrung mit einer Gruppe, für die ich ein eigenes Ritual leitete. Allen Frauen gelang der Weg durch das Tor ganz mühelos. Die letzte allerdings, die auch das schwierigste Thema mitbrachte, blieb gnadenlos in der Ranke hängen. Sie wurde schmerzhaft gestochen und konnte sich kaum mehr befreien. In dieser ausweglosen Situation liefen viele Tränen und es entstand große Wut in ihr. Jede Bewegung machte für sie alles nur noch schlimmer. So dauerte ihr Durchkriechen relativ lange. Ich erkannte zum Glück rasch das eigentliche Thema und konnte die Frau gut begleiten. Am Ende war die Erlösung riesengroß. Aller Schmerz, die ganze Wut und Verzweiflung, die mit dem ursprünglichen Thema zu tun hatten, zeigten sich noch einmal, konnten danach aber endgültig losgelassen werden. Nach dem Ritual war das Problem für sie tatsächlich gelöst.

Eiche Die mächtige und heilige Eiche wurde ebenfalls seit jeher als Baum verehrt, an dem man seine Krankheiten abstreifen konnte. Sie verkörpert in all ihrem Sein die männlich-göttliche Kraft der Natur. Sie ist der »Erdgott«, der »grüne Mann« oder der »Gott des Waldes«. Zu ihr ging man, wenn es für eine Erkrankung keinerlei andere Hilfe mehr gab. Hatte sie einen Doppelstamm oder wies sie gar ein Loch auf, wurde sie stets genutzt, um sich selbst, kleine Kinder oder auch Tiere durchzuzwängen. Damit kam ihnen einerseits höchster Schutz zu, andererseits wurden ihre Krankheiten abgestreift und damit geheilt. Diese blieben am kräftigen und mächtigen Stamm hängen.

Die Kraft der Eiche wurde auch genutzt, wenn große Schwäche, Abmagerung oder Mutlosigkeit

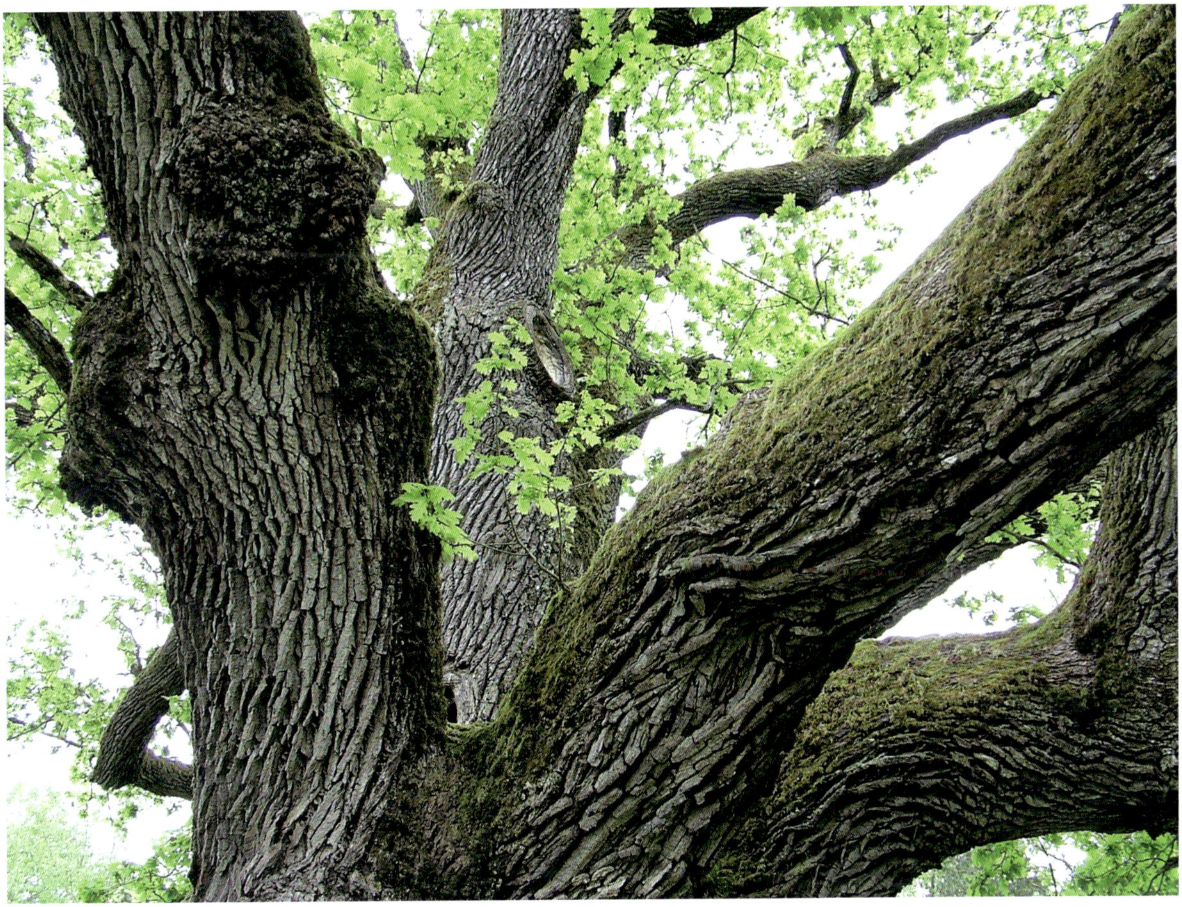

◄ Die Eiche ist einer der mächtigsten Bäume. Wenn Sie selbst nicht mehr stabil stehen und sich schwach fühlen: Lehnen Sie sich an den starken Stamm und spüren Sie die Kraft.

bestanden. Ihr Geistwesen ist beinahe übermächtig und sie wurde in sehr vielen Kulturen als Gottheit verehrt. Die keltischen Druiden wurden sogar nach ihr benannt, da das Wort »Druide« so viel wie »Eichenkundiger« bedeutet. Eichen wurden oftmals uralt und standen mehr als alle anderen Bäume für das ewige, kraftvolle Leben. Sie nährten mit ihren nahrhaften Eicheln Tier und Mensch und verkörperten damit auch die weibliche Kraft der Natur.

Noch mehr aber standen sie mit den Mächten des Himmels und der Männlichkeit in Zusammenhang. Sie waren den Donnergöttern geweiht und verkörperten hier auf der Erde Stärke, Kraft, Macht und Schutz. Gehen Sie zu den alten Eichen, wenn Ihnen im Alltag die Kraft ausgeht. Berühren Sie diese und übertragen Sie sowohl Ihre körperlichen Schwächen als auch Ihre Mut- und Kraftlosigkeit auf sie. Verweilen Sie unter ihnen und Sie werden spüren, wie sehr Sie dadurch wieder zu Ihrer eigentlichen Energie zurückfinden.

Birke Die Birke ist der Baum der Reinheit, der Jugendlichkeit und der steten Erneuerung. Zu Lichtmess erlangte sie besondere Bedeutung, denn in diesen Tagen ging man zu ihr hinaus und rüttelte an ihr, um das neue Leben zu wecken. Zudem band man aus ihren Ästen Besen, mit denen die Häuser materiell und energetisch gereinigt wur-

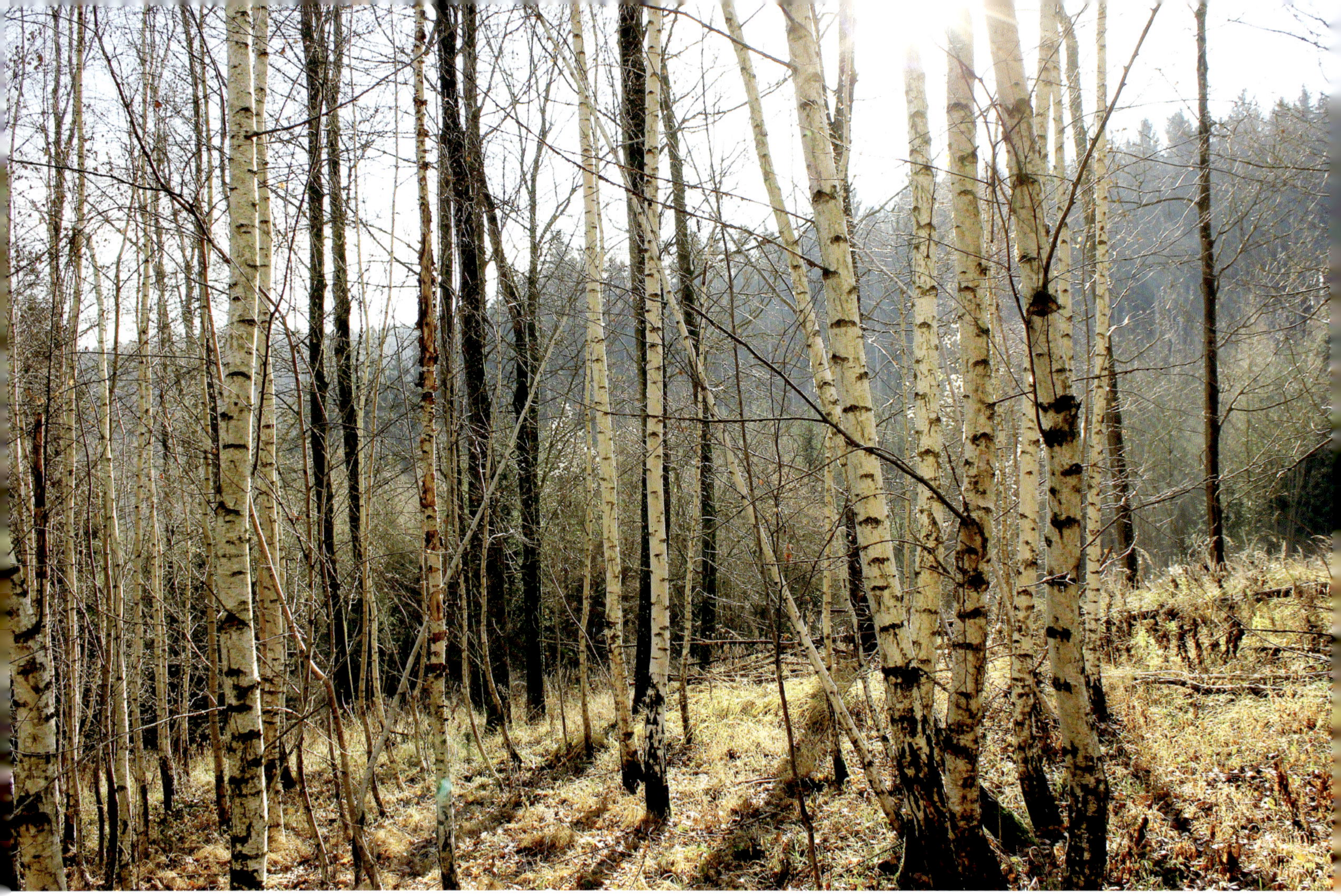

▲ *Die Birke als Baum der Reinheit klärt Ihre Aura und löst Krankmachendes.*

den. Birkenreisig sprach man seit jeher die Kraft der Reinigung, des Lösens und der Klärung zu. Später im Jahreskreis wurden sie auch als Lebensrute verwendet und man schlug sich mit ihren Zweigen, um Lebenskraft zu erlangen und das Neue zu segnen.

Kleinere Besen wurden zudem zum Abstreifen genutzt, denn sie klärten die Aura, erhellten und erleuchteten dunkle Krankheitsdämonen und konnten damit ablösen, was krank machend war. In den nordischen Schwitzhäusern schlagen sich die Männer heute noch mit Birkenzweigen. Dies soll die Gesundheit erhalten. Ihr wohnt daher auf sehr vielen Ebenen die magische Kraft der Klärung, der Reinigung und der Erneuerung inne.

Wenden

In den einleitenden Kapiteln wurde die Methode des Wendens bereits erwähnt. Die Aufgabe des Wenders lag bzw. liegt darin, eine bereits bestehende Krankheit abzuwenden oder in ihrem Verlauf umzuwenden und damit hin zur Gesundheit zu führen. Ein tiefer Glaube an sein Können bedingte den Erfolg ebenso wie überlieferte Techniken und die Zuhilfenahme von Pflanzen. Eines der wichtigsten Wendekräuter ist dabei seit jeher das Schöllkraut. Wohl auch deshalb, weil es sehr häufig um Warzen ging, wenn der Wender aufgesucht wurde.

Das Schöllkraut ist das wirkungsvollste Warzenkraut. Warzen waren für viele Menschen sichtbar gewordene Krankheitsdämonen, die schleunigst entfernt werden mussten. Interessant ist in diesem Zusammenhang, dass sie kommen und gehen, wann und wie sie wollen. Heute wissen wir, dass sie durch Viren verursacht werden und manchmal sehr hartnäckig bleiben, selbst dann, wenn man bereits unterschiedlichste Behandlungsmethoden ausprobiert hat. Erstaunlich oft verschwinden sie allerdings durch das uralte Wenden und erinnern so an eine Art Wunderheilung, die sicherlich nicht mit empirischen Methoden bewiesen werden kann. Ist es die Kraft des Wenders, der Glaube des Erkrankten, die Zuhilfenahme von Pflanzen oder etwas ganz anderes? Die Wissenschaft geht davon aus, dass der Erkrankte so stark an diese Methode glaubt, dass seine gesamten Selbstheilungskräfte mobilisiert und damit wirksam werden.

Solche Fragen lassen sich tatsächlich nur sehr schwer beantworten, vielleicht auch deshalb, weil wir das Unerklärliche und Unsichtbare niemals erklären und sehen werden können. Gerade diese Form des Heilens gehört zu den schamanischen Methoden, die wir auch heute noch anwenden. Wir wissen, dass dem Wender Wissen überliefert wird, er mit höheren Mächten zusammen arbeitet, über das gesprochene Wort heilt – welches aber nur gemurmelt werden darf – und dass er sehr häufig Pflanzen für seine Arbeit einsetzt. Wir wissen zudem, dass er die Fähigkeit in sich trägt, eine Krankheit in ihrer Ursache zu erspüren und diese dann zur Gesundheit »hinzuwenden«. Er ist damit ein Schamane unserer Kultur. Da es immer noch Wender gibt, die mit diesen Methoden behandeln und heilen, möchte ich sogar behaupten, dass Schamanismus damit seit jeher auch Teil unserer Volksheilkunde ist. Ich selbst gehe regelmäßig zu einer Wenderin. Ich nutze ihre Heilkraft vor allem dann, wenn sich bei mir Wirbel verschieben oder blockiert sind. Die Behandlung dauert nicht lange, ist völlig schmerzfrei und basiert auf Gebeten und energetischer Behandlung. Sie hilft mir jedes Mal ganz einzigartig. Kein einziger Physiotherapeut, Osteopath oder Chiropraktiker konnte bei mir das bewirken, was die gute Frau Wenderin mit Leichtigkeit schafft. Das wichtigste Kraut des Wenders möchte ich im Folgenden beschreiben.

Schöllkraut »Dort wo das Schöllkraut wächst, ist der Wender daheim« lautet ein alter österreichischer Spruch, der besagt, dass sich dieses Kraut ganz besonders gerne dort ansiedelt, wo jemand wohnt, der die Kraft des Wendens in sich trägt. Das Schöllkraut wird auch »Warzenkraut« genannt, da die hautreizenden und virenhemmenden Alkaloide seines gelben Pflanzensaftes gegen Warzen wirken. Eine klassische Warzenanwendung könnte folgendermaßen aussehen.

Der Wender hält seine Hand über die Warzen und bespricht diese, indem er sie bedroht oder benennt und den Krankheitsgeist damit direkt anspricht. Mit einem Gebet oder gemurmelten, heilsamen Floskeln wirkt er auf sie ein. Manchmal wird dabei jede Warze abgezählt oder mit einem

▼ Der Wender nutzte das Schöllkraut seit jeher zur Bekämpfung von Warzen. Heute wird es sogar in der Krebstherapie erfolgreich eingesetzt.

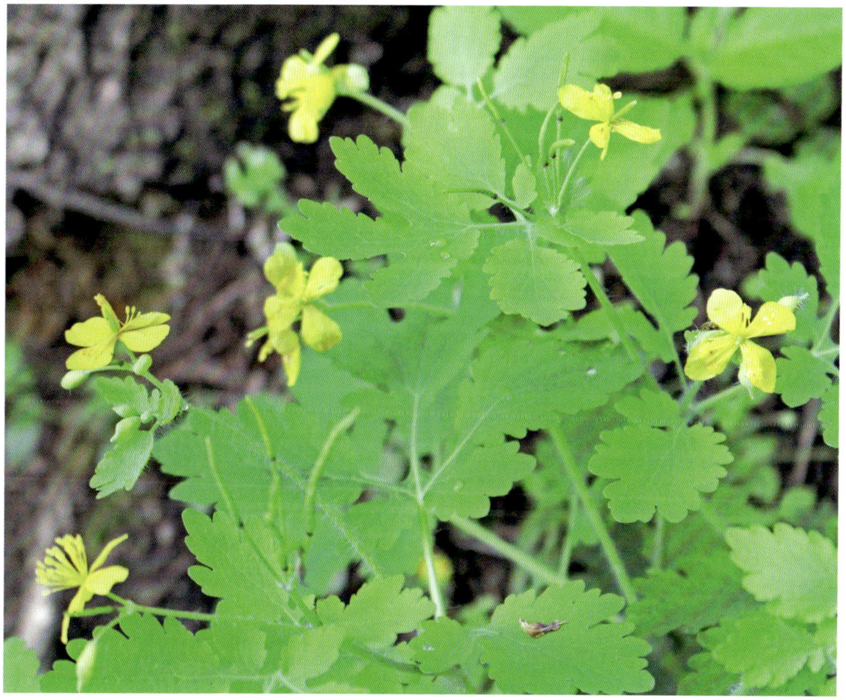

Namen benannt. Der Geist der Krankheit ist damit erkannt und kann nun gebannt werden. Für jede einzelne Warze kerbt er beispielsweise einen Schnitt in ein Holunderholz, das er dann der Erde, dem Feuer oder dem Wasser übergibt und damit den Krankheitsdämon abwendet. Danach bestreicht er die Warzen mit frischem Schöllkrautsaft oder mit einer selbst gemachten Warzenschmiere, die ebenfalls Schöllkraut enthält. Bei hartnäckigen Fällen wird diese Behandlung wiederholt. Manchmal führt er die Behandlung zu Neumond durch oder an anderen magischen Tagen.

Es lohnt sich, das Schöllkraut näher zu betrachten, denn sein Pflanzengeist trägt auf mehreren Ebenen die Kraft in sich, etwas Schädigendes abzuwenden. Auf körperlicher Ebene wirkt es entgiftend und unterstützend bei Leber- und Gallenbeschwerden, vor allem dann, wenn diese entzündlich sind oder mit Stauungen zu tun haben. Es holt damit »Giftiges« aus der Tiefe des Körpers heraus und bringt es wieder in Fluss, in Heilung und an die Oberfläche. Dadurch kann es überhaupt erst sichtbar und erkennbar werden. Unsere Ahnen verwendeten den gelben Pflanzensaft auch bei unterschiedlichen Augenerkrankungen und schärften damit den Sehsinn. Immer, wenn die Sehkraft gestärkt werden sollte, ging es gleichzeitig um Hellsichtigkeit, darum, etwas zu sehen, was für das normale Auge nicht sichtbar ist. Im Falle des Schöllkrauts werden die verborgenen Krankheitswesen sichtbar. Diese können aber sogleich mit der Kraft des Krautes gelöst werden, denn es verwandelt und wendet. So wie die gelbe Blüte und der gelbe Saft Licht bringen, kann jegliche seelische oder körperliche Dunkelheit mit seiner Hilfe durchleuchtet und damit erlöst werden. Es ist ein mächtiges Heilkraut, von dem wir in Zukunft noch viel hören werden, denn es hält bereits Einzug in die Krebstherapie. Für mich persönlich ist es eine der Pflanzen, die in der Vergangenheit sehr große Bedeutung hatte, in der Gegenwart wieder erkannt wird und in Zukunft noch bedeutsamer und stärker genutzt werden sollte.

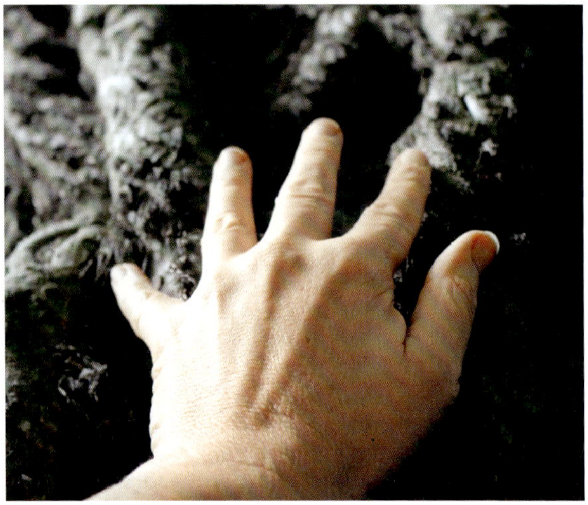

➤ Indem Sie einen Baum berühren und tiefen Kontakt suchen, können Sie ihm Ihre Erkrankung »übertragen«. Er wird sie im Zuge seiner natürlichen Erneuerung mitwandeln.

Übertragen

Das Übertragen von Krankheiten auf Bäume und Sträucher ist wahrscheinlich so alt wie die Menschheit selbst. Die Erkenntnis, dass jeder Baum sich jährlich aus sich selbst heraus erneuert, ließ die Bilder des heiligen Weltenbaumes, aber auch des ewigen Lebensbaumes, entstehen. Bäume waren unseren Ahnen heilig und viele von ihnen wurden sehr verehrt. In fast allen Kulturen gab es Baummythen, die erzählten, dass derjenige, der die Früchte des Baumes besitzt, auch die gesamte Macht hat oder unsterblich ist. Oft nahm ein heiliger Baum eine zentrale Stelle ein und bildete damit das Zentrum der Spiritualität. Die Rolle der Bäume war immer eine zentrale, große.

Wunderbar in die Jetztzeit geholt wurde dieser Mythos im Film »Avatar«, wo sowohl der große Weltenbaum als auch der »Baum der Seelen« die ursprüngliche Baumverehrung verkörpern. Ich liebe diese Filmszenen, denn sie lassen uns die Heiligkeit eines Baumes wieder erkennen und spüren. Ich bin mir sicher, dass die Verehrung von Bäumen ganz tief in unseren menschlichen Seelen verankert ist und daher wundert es mich nicht,

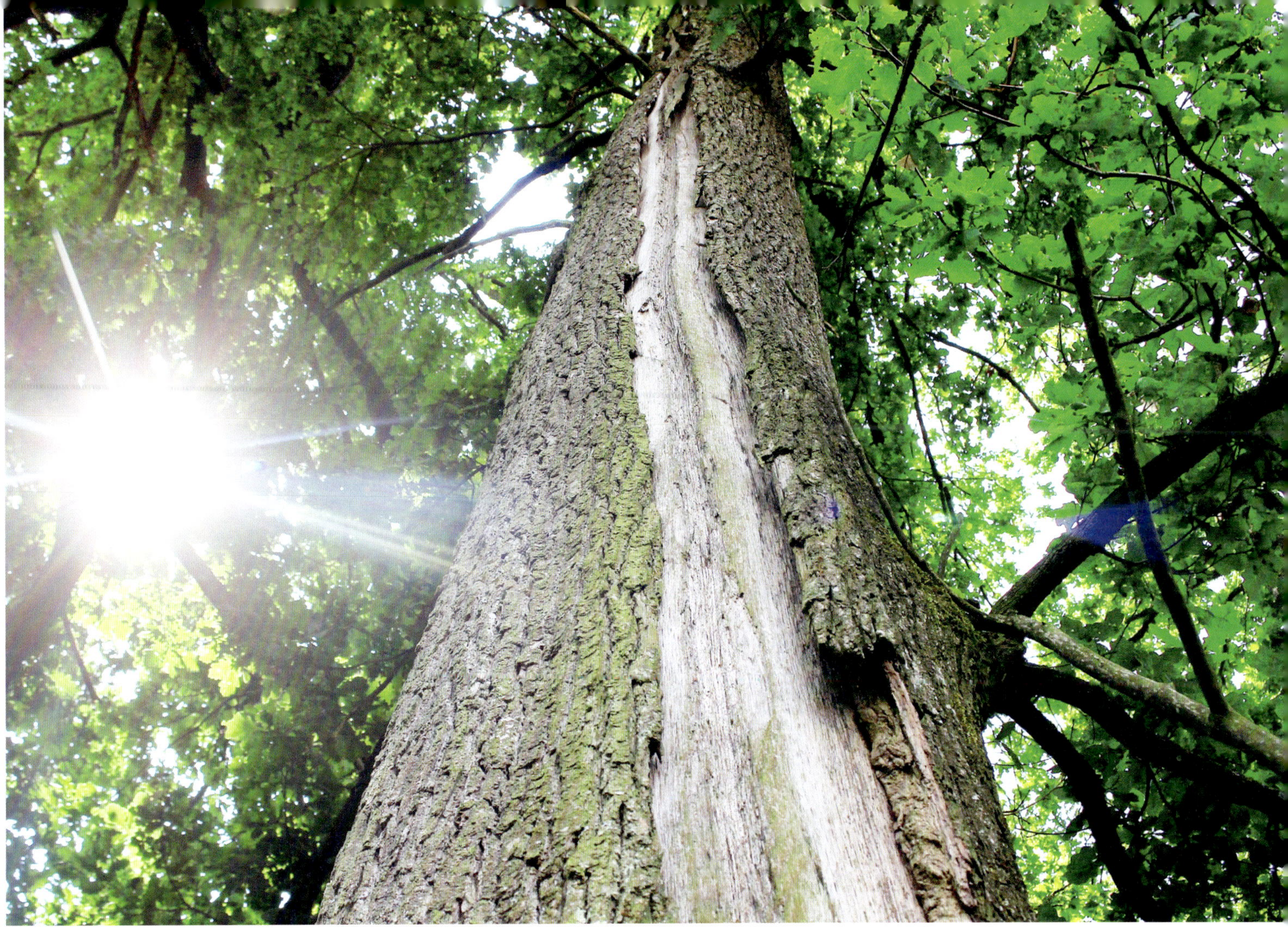

dass unsere Ahnen ihre heiligen Bäume auch für körperliche Heilungen heranzogen. Der dahinterliegende Grundgedanke ist, dass man die eigene Krankheit zu einem Baum bringt, diese auf ihn überträgt, sodass man sie selbst nicht mehr tragen muss. So wie jeder Baum sich aus sich selbst heraus wandeln und erneuern kann, so trägt er auch die Kraft in sich, die auf ihn übertragenen Krankheiten und Beschwerden mitzuwandeln. Übergab man diese an ihn, so übergab man sie letztendlich dem großen Lebenszyklus und dem dahinterliegenden großen Geheimnis.

Menschen gingen dafür entweder zu ganz jungen Bäumen, die besonders viel Lebenskraft in sich trugen oder zu uralten und besonders kräftigen Bäumen, die schon seit langer Zeit genau für diese Art der Heilung besucht wurden. Oftmals wurden auch Bäume aufgesucht, die vom Blitz getroffen wurden. Diese galten als besonders heilig, weil der Himmel sie berührt hatte. Die Erkrankten pilgerten zu den Bäumen, verbanden sich mit diesen und übertrugen ihre Krankheiten auf ganz unterschiedliche Weise. Manchmal banden sie Stoffe in den Baum, die zuvor die Krankheit aufgenommen hatten oder sie banden Haare daran, im Glauben, dass diese das Krankheitswesen beherbergten. Häufig wurden Krankheitsdämonen in den Baum geknüpft oder mit Stroh oder Bast an seinen Stamm gefesselt. Junge und biegsame Äste verknotete man sogar, während in uralte Stämme auch Nägel ein-

▲ *Vom Blitz getroffene Bäume galten als heilig, weil sie der Himmel berührt hatte. Diese besondere Aufladung machte sie zu wichtigen Helfern beim Übertragen.*

geschlagen wurden. Baumritzen und Asthöhlen stopfte man mit Stoffen, Haaren oder andere Materialien, welche die Krankheit in sich bargen.

Hinter all diesem Tun, welches nachweislich jahrhundertelang in unserer Volksheilkunde zutiefst verankert ist, steht ein sehr schamanischer Grundgedanke: Einerseits wird die Krankheit als Wesenheit erkannt, andererseits werden die Naturkräfte dazu genutzt, sie zu überwinden.

Das Wissen, dass es in der Natur immer das Bestreben hin zum heilen Zustand gibt, steckt ganz tief in dieser Methode verborgen. Es würde den Umfang dieses Buches sprengen, die Heilkraft mehrerer Bäume genau zu beleuchten, doch ich möchte darauf hinweisen, dass ich gerade in dieser Behandlungsmethode einen starken Bezug zu den jeweiligen Heilkräften unserer heimischen Bäume erkenne. Die Wirkweisen ihrer Knospen, Blüten, Blätter und Rinden standen natürlich mit den jeweiligen Beschwerden, die man ihnen übertrug, in Zusammenhang. So brachte man dem fiebersenkenden Holunder gerne das Fieber und der schmerzstillenden Fichte gerne die Gichte. Zwei der sehr häufig verwendeten Pflanzen möchte ich im Folgenden vorstellen.

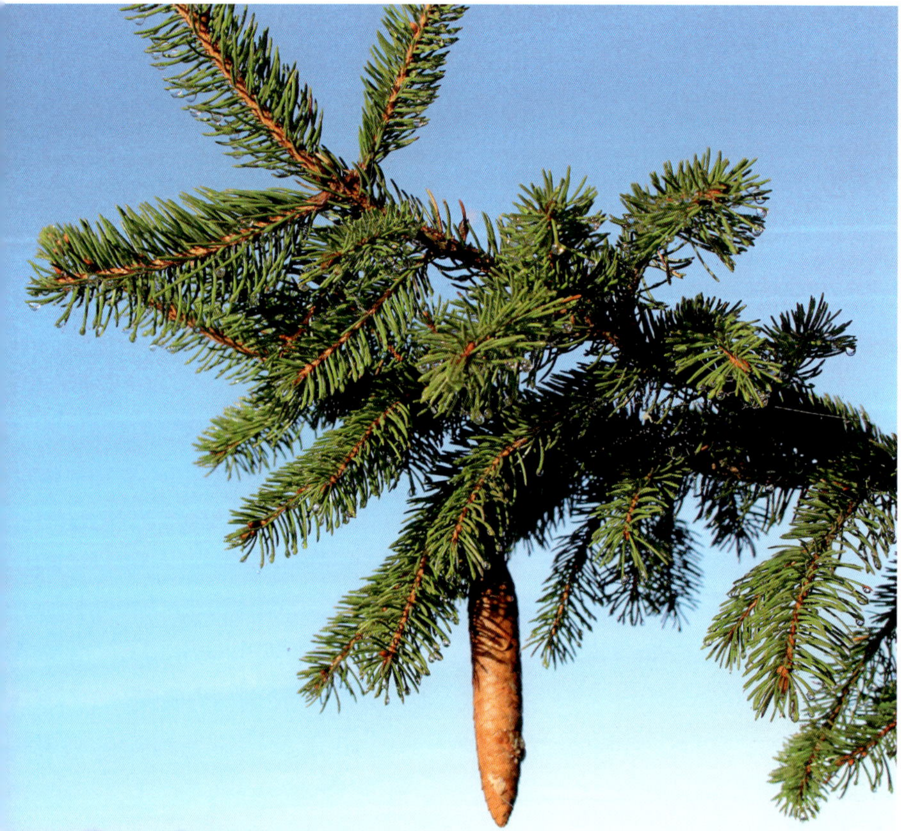

▼ Die Fichte kann Sie wieder mit neuer Energie aufladen und Ihnen wichtige Informationen auf den Weg geben, wie Sie wieder zu Kräften kommen.

Holunder Der heilige Holunder zählt seit jeher zu den wirksamsten Pflanzen, wenn es um das Übertragen von Krankheiten geht. Er galt als mächtiger Schutzgeist und als Verkörperung der Erdgöttin selbst. Zu ihm gingen weise Frauen und banden, übergaben und übertrugen ihre Krankheiten auf ihn. Sie erkannten in ihm die alte und weise Großmutter, die aus einer tiefen Liebe heraus ihren Erdenkindern Heilung schenkt. Sein Pflanzenwesen führt dabei in die Tiefe der Erde und öffnet das Reich der Frau Holle. Die Krankheiten wurden nach unten gezogen, vom Kessel der alten Göttin aufgenommen und darin transformiert.

Der Holunder kann sich mit unglaublicher Kraft aus sich selbst heraus erneuern. Selbst wenn man ihn stark schneidet, treibt er erneut aus und beginnt innerhalb eines Jahres wieder zu einer mächtigen Pflanze heranzuwachsen. Die Frauen murmelten, wenn sie bei ihm waren: »Grüß Gott Frau Flieder, ich bring dir mein Fieber«. Sie berührten ihn im Wissen, dass die liebe Frau Holle sie dadurch heilte. Besonders gerne wurden die Krankheiten in ihn hineingebunden oder an ihm festgeknüpft und besonders stark entfaltete er seine wandelnde Kraft zu den Schwellenzeiten des Jahres. Daher ist auch heute noch im Frühling, kurz bevor er austreibt, die beste Zeit, um ihm Krankheiten zu übergeben. Ich gebe meinen Schülern immer wieder den Rat, einen alten Holunder ein ganzes Jahr lang regelmäßig und so häufig wie möglich zu besuchen. Man lernt ihn dabei intensiv kennen, erlebt ihn in seinen unterschiedlichen Wachstumsphasen, die auch ganz unterschiedliche Energien mit sich bringen und kommt dadurch in einen sehr tiefen und innigen Kontakt, sowohl mit dem Pflanzenwesen als auch mit sich selbst und zu guter Letzt natürlich auch mit Mutter Erde.

Fichte Der Fichte wurden ebenfalls seit jeher Krankheiten gebracht. »Liebe Frau Fichte, nimm meine Gichte«, ist einer der alten Sprüche, der die Kraft dieses Pflanzenwesens beschreibt. Man brachte ihr vor allem Rheuma und Gicht, aber auch Warzen, Hauterkrankungen, Fieber und Husten. Interessant ist, dass alle diese Erkrankungen auch durch die Heilkraft des Harzes oder der Nadeln behandelt werden können.

Ihr Pflanzenwesen verkörpert die Kraft der »Großmutter des Waldes« und trägt damit eine große Liebe zu den Menschen in sich. Es beherbergt eine sehr mütterliche Kraft und heilt nicht nur körperliche Wunden, sondern vor allem auch seelische. Da die Fichte uns Frauen besonders nahe ist, hilft sie sehr gut bei seelischen Wunden, die mit Verletzungen der Weiblichkeit einhergehen. Dabei schenkt sie Geborgenheit, Ruhe und Weisheit, so dass man sich bei ihr einfach wohlfühlt, verstanden und getröstet. Ein kurzer Schlaf unter ihr wird manchmal zu einem tiefen Heilschlaf.

Anwendungen

Der direkte Kontakt mit den Naturkräften steht im Vordergrund. Sie alle laden dazu ein hinauszugehen, die Bäume, Sträucher und Pflanzen zu besuchen, anzufassen und bei ihnen direkt zu erleben. Lehnen Sie sich einmal bewusst an den Stamm einer Fichte oder einer Eiche. Setzen Sie sich unter einen alten Holunder oder streifen Sie sich mit den Ästen der Birke ab. Hier geht es darum, die Natur wieder zu spüren und damit ihre Kräfte aufs Neue zu entdecken. Die alten Rituale können erneuern und wiederbeleben. Jeder von uns kann das! Im Folgenden möchte ich Ihnen ein paar Ideen mit auf den Weg geben.

Krafttanken bei einer Eiche Wenn Sie im Alltag einmal kraftlos oder mutlos sind: Besuchen Sie eine alte Eiche. Schon auf dem Weg dorthin denken Sie darüber nach, was Sie derartig entkräftet, Ihre Energie raubt oder Sie mutlos und ängstlich macht. Wenn Sie bei der Eiche ankommen, begrüßen Sie ihr Pflanzengeistwesen und erzählen ihr alles, was Sie gerade belastet. Bitten Sie um Hilfe und darum, wieder die gewohnte Kraft und Energie zurückzuerhalten.

Dazu treten Sie in einen schamanischen Kontakt mit ihr und bitten um alle notwendigen Informationen. Lehnen Sie sich ganz bewusst an den Stamm und bewegen Sie sich dabei. Stellen Sie sich vor, wie durch diese Form der Berührung Ihre eigene Schwäche auf den Baum übergeht. Machen Sie dies so lange, bis Sie sich freier oder gar befreit fühlen. Vertrauen Sie darauf, dass der Baum Ihnen hilft. Bitten Sie darum, dass er Ihnen neue Kraft, neuen Mut und neue Stärke schenkt, und bleiben Sie dafür noch eine Weile bei ihm sitzen. Am Ende bedanken Sie sich, indem Sie eine kleine Gabe bei ihm lassen. Dieses Ritual können Sie so oft machen, bis Sie wieder zu Kräften gekommen sind.

Abstreifen bei der Birke Die Birke entfaltet in ihren Ästen ihre gesamte reinigende und lösende Energie. Sie klärt, befreit und segnet alles Neue. Sie bringt wieder in Fluss, erneuert durch ihren Pioniergeist und transformiert durch ihre innewohnende feurige Kraft. Seit jeher band man Besen aus ihren Ästen, mit denen man den Körper abstreifte oder schlug. Dabei übertrug sich ihre Kraft und bewirkte, dass sich alle Lasten, Krankheiten und Beschwerden lösten. Sie schenkte neue Freiheit, neue Leichtigkeit und neue Beweglichkeit. Nutzen auch Sie ihre Kraft, indem Sie rund um Lichtmess einen kleinen Birkenbesen binden. Mit diesem können Sie Ihren Körper und Ihre Aura immer wieder

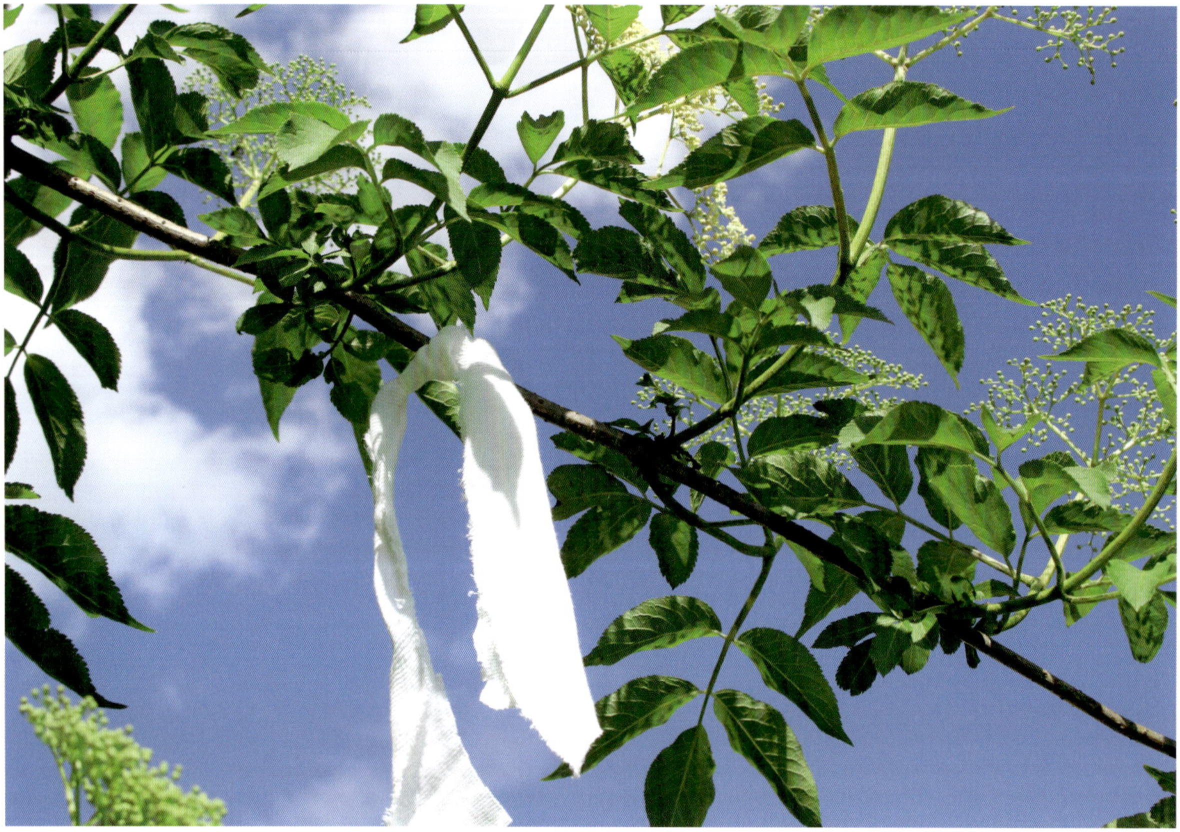

➤ *Eine Form des Übertragens ist das Anbinden einer Erkrankung an ein Baumwolltuch, das Sie dann an einen Baum knüpfen und so die Krankheit abgeben.*

abstreifen, wenn Sie das Gefühl haben, dass sich etwas Schweres, Dunkles oder Krankmachendes dort angesammelt hat. Durch das Berühren und Abstreifen mit den Zweigen kann sich all das lösen. Ich bewahre meinen Besen meist ein ganzes Jahr lang auf. Immer von Lichtmess zu Lichtmess, wo ich jedes Jahr den alten verbrenne und den neuen binde, den ich dann wieder ein ganzes Jahr lang nutze.

Krankheiten an ein Baumwolltuch abgeben Das Übertragen von Schmerzen, Krankheiten und Beschwerden auf ein Stück Stoff, das danach der Natur übergeben wurde, zählt zu den uralten Heilmethoden unserer Volksheilkunde. Dazu wurde ein Stoff entweder direkt auf die erkrankte oder schmerzende Stelle des Körpers aufgelegt oder zuvor in heilsamen Kräuteraufgüssen getränkt und erst dann aufgelegt. Ich verwende hierzu gerne die passenden Heilkräuter zur jeweiligen Beschwerde. Bei Kopfschmerzen wird das Tuch in Mutterkrauttee, Mädesüßtee oder Weidenrindentee gegeben. Bei Hustenerkrankungen wähle ich Spitz-Wegerich- oder Huflattichtee, während sich bei Wunden die Kraft der Ringelblume oder der Schafgarbe bewährt hat. Legen Sie das getränkte Tuch auf die betroffene Stelle auf und bitten Sie die Pflanzengeistwesen, dabei ihre Heilkraft zu entfalten.

Gerne können Sie auch einen Wickel daraus machen, indem Sie wärmende Stoffe darüberlegen. Nach etwa einer halben Stunde lenken Sie Ihre gesamte Aufmerksamkeit darauf, diesem Tuch nun

Ihre gesamten Beschwerden zu übertragen. Stellen Sie sich unterstützend vor, wie die Schmerzen aus Ihnen herausließen, die Krankheitskeime sich im Tuch sammeln oder sich die Wunde schließt. Nehmen Sie dieses Tuch danach ganz bewusst ab und bringen Sie es hinaus in die Natur, wo Sie es entweder in einem Bach auswaschen, in einen Baum knüpfen oder in der Erde vergraben. Vertrauen Sie darauf, dass damit Ihre Beschwerden von den Kräften der Natur aufgenommen wurden.

Schamanische Reise zum Schöllkraut Nutzen Sie diese Reise, um eine Ihrer körperlichen Beschwerden abzuwenden. Stellen Sie sich dabei vor, wie Sie vom Geistwesen des Schöllkrautes umhüllt werden oder wie Sie draußen in der Natur, inmitten dieses Krautes, sitzen oder liegen. Stellen Sie sich dann ganz auf Ihr körperliches Beschwerdebild ein und nehmen Sie auch alle Befindlichkeiten oder Schmerzen wahr. Bitten Sie darum, dass Ihnen das Schöllkraut hilft, die Krankheitsursache sichtbar zu machen, den Krankheitsverlauf umzuwenden und Heilung auf allen Ebenen zu bewirken.

Beginnen Sie mit Ihrer schamanischen Reise, Meditation oder Trance, in der sich jetzt alles zeigen darf, was für Ihre Heilung notwendig ist. Vertrauen Sie darauf, dass die Kraft dieser Pflanze vor allem darin liegt, Unsichtbares und Unbewusstes sichtbar und bewusst zu machen. Das Geistwesen des Schöllkrautes wirkt dabei oft sehr rasch, durchaus auch heftig und mit einem sehr hellen und klärenden Licht. Sie werden erkennen, worum es geht, einen klaren Blick auf die wahre Ursache, auf Ihren persönlichen Weg der Wende und den nun kommenden heilen Zustand erhalten. Trommeln oder rasseln Sie so lange, bis Sie alle Antworten und Impulse erhalten haben. Bedanken Sie sich bei seinem Geistwesen und kehren in die Alltagsrealität zurück.

An den Holunder binden Dem heiligen Holunder können Sie alle Ihre Beschwerden bringen. Sie können diese an ihn binden oder knüpfen, sie unter ihm vergraben oder sie über Berührungen auf ihn übertragen. Seit jeher nimmt er Krankheiten und Beschwerden ab. Oft banden die Frauen ihre eigenen Haare in den Holunder, da körpereigene Stoffe auch Informationen über die Beschwerden beinhalteten. Binden auch Sie einmal Haare hinein, in dem tiefen Wissen und Vertrauen, dass Sie ihm damit Ihre Beschwerden übergeben und dem natürlichen Zyklus des Wandels anvertrauen.

Sie können aber auch Bänder hineinbinden, Ihre Anliegen aufschreiben und in die Astlöcher stecken, Ihre Krankheiten zuvor abwaschen und dieses Wasser unter den Holunder gießen oder immer wieder zu ihm gehen, ihn berühren und alles an ihm abstreifen, was Sie belastet.

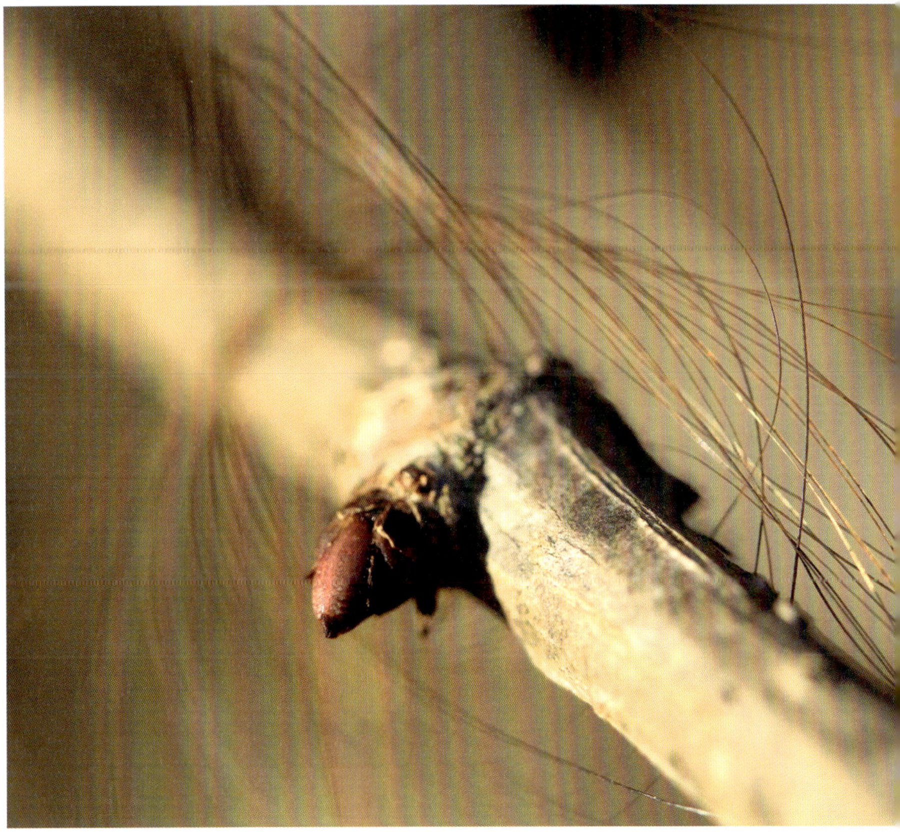

▲ *Statt eines Baumwolltuchs können Sie auch Haare anbinden. Früher nutzten die Frauen das Anbinden ihrer Haare an den heiligen Holunder, um die im Haar enthaltenen Krankheitsinformationen weiterzugeben.*

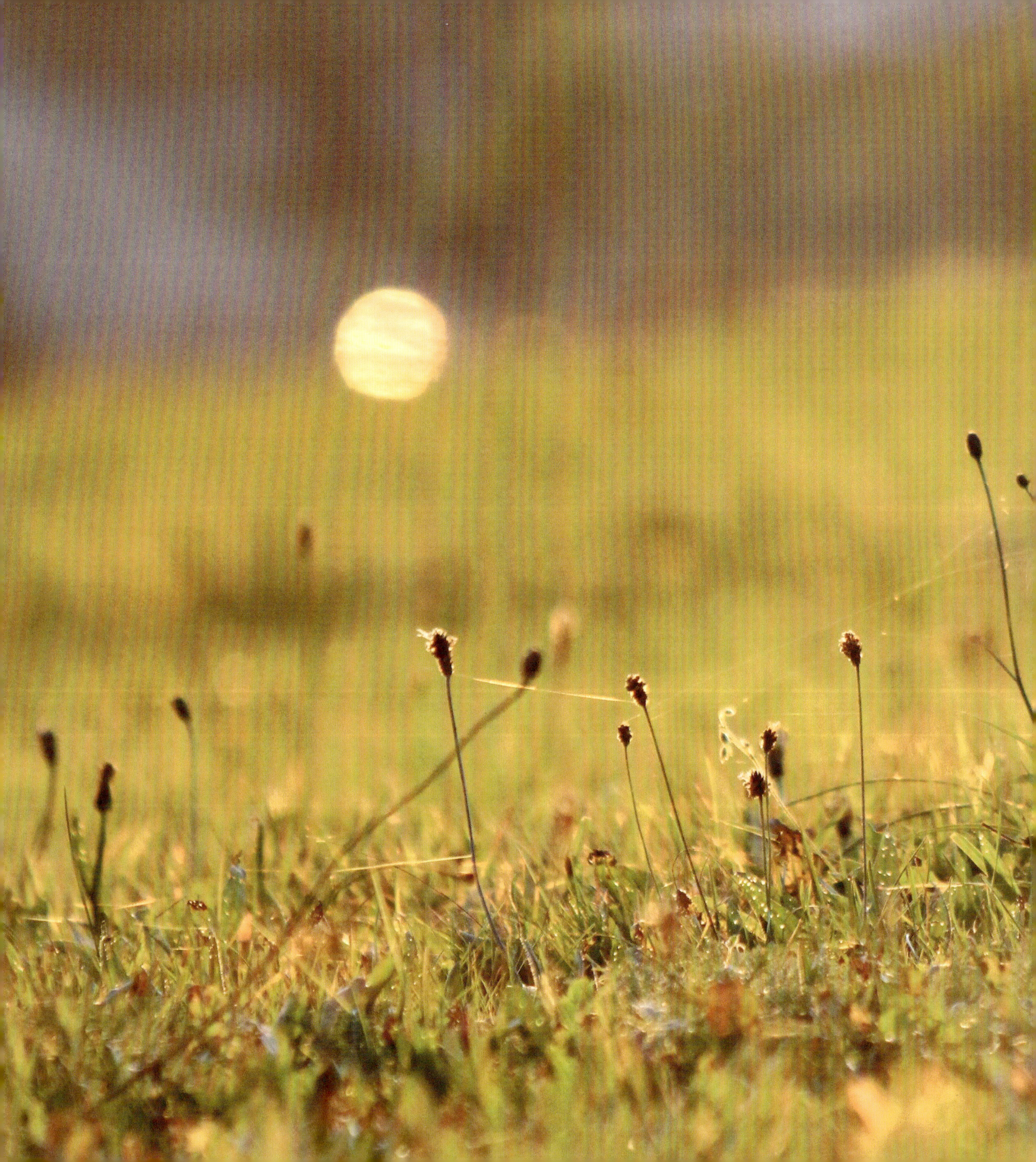

Zu guter Letzt

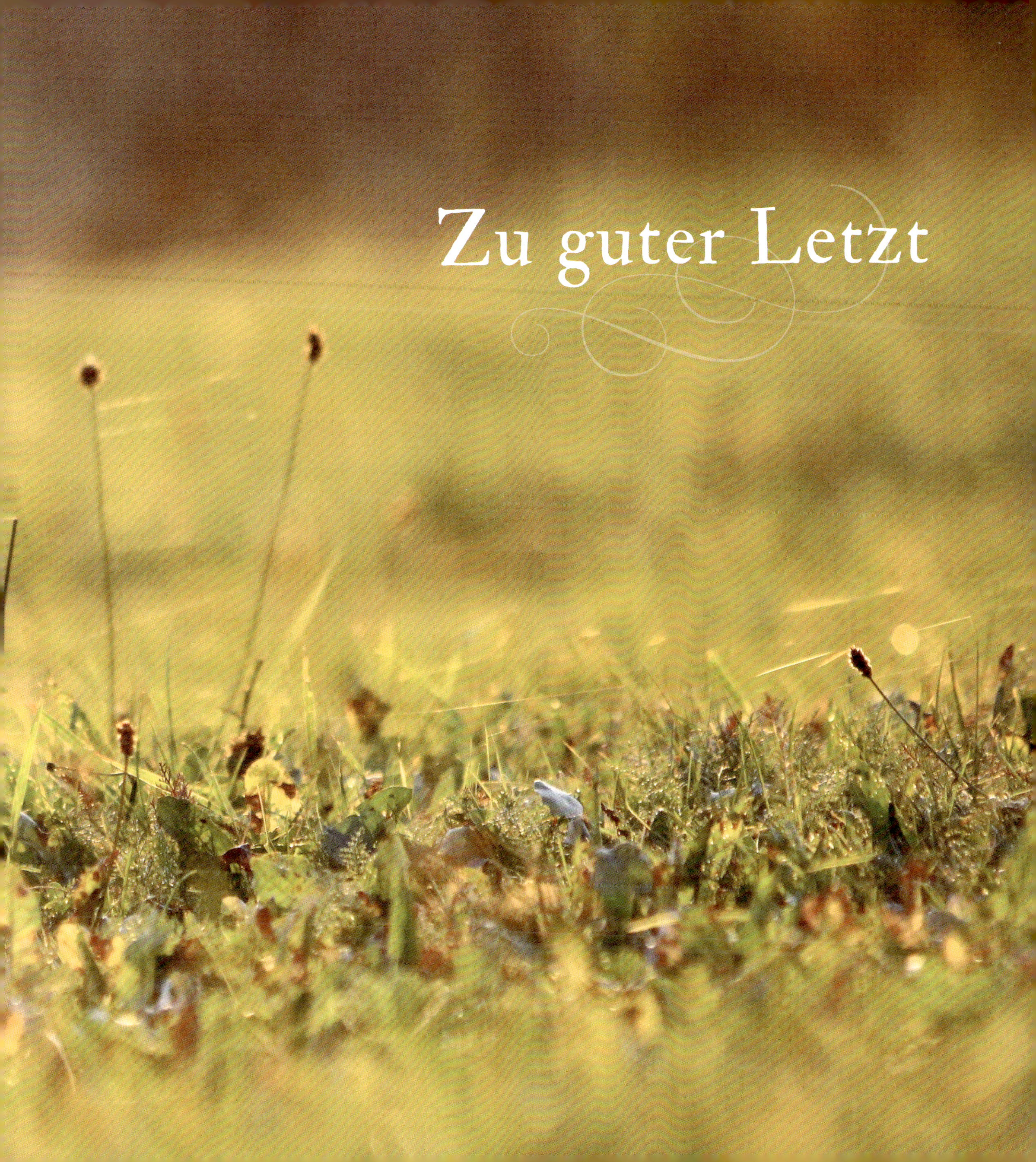

Literatur zu den Kapiteln

Die Wiederentdeckung des Schamanismus

Appel, Jennie: Wer wachsen will braucht starke Wurzeln, GU Verlag, 2016

Appel, Jennie; Bernhardt, Olaf: Spirits – Geister im Herzen, Arun Verlag, 2013

Brück, Axel: Die Andersweltreise, Arun Verlag, 2016

Brück, Axel: Seele, Selbst & Karma, Arun Verlag, 2016

Eliade, Mircea: Schamanismus und archaische Ekstasetechnik, Suhrkamp Verlag, 2006

Harner, Michael: Der Weg des Schamanen, Heyne Verlag, 2013

Harner, Michael: Die Wirklichkeit des Schamanen, Heyne Verlag, 2016

Ingermann, Sandra: Die schamanische Reise, Ansanta Verlag, 2011

Nauwald, Nana; Goodman, Felicitas: Ekstatische Trance, AT Verlag, 2011

Paturi, Felix R.: Heilbuch der Schamanen, Reichel Verlag, 2008

Rainbow Woman, Sonia Emilia: Der Ruf der Geister, Ibera Verlag, 2006

Rainbow Woman, Sonia Emilia: VisionDream – Eine schamanische Trommelreise, Arun Verlag, 2014

Villoldo, Alberto; Hickisch, Burkhard: Das geheime Wissen der Schamanen, Goldmann Verlag, 2001

Unsere Wurzeln

Bader, Marlies: Räuchern mit heimischen Kräutern, Kösel Verlag, 2003

Bartsch, Karl: Sagen, Märchen und Gebräuche aus Mecklenburg, Zweiter Band, Holzinger Verlag, 2013

Conard, Nicholas; Kind, Claus-Joachim: Als der Mensch die Kunst erfand, Theiss Verlag, 2017

Clottes, Jean, Lewis-Williams, David: Schamanen, Jan Thorbecke Verlag, 1997

Fricke, Birgit: Die Kelten, Gerstenberg Verlag, 2010

Herz, Monika: Alte Heilgebete, nymphenburger Verlag, 2010

Herz, Monika: Alte Heilrituale, nymphenburger Verlag, 2014

Höffgen, Thomas: Schamanismus bei den Germanen, Verlag Edition Roter Drache, 2017

Kauderer, Renate: Handbuch der heimischen Räucherpflanzen, Akademie Bios Verlag, 2012

Kraft, Jürgen: Der Heilzauberglaube unserer Altvorderen, Books on Demand, 2014

Kraft, Jürgen: Schamanische Steinzeit, Books on Demand, 2016

Krause, Arnulf: Die Welt der Kelten, Nikol Verlag, 2013

Kutter, Erni: Der Kult der drei Jungfrauen, Books on Demand, 2003

Kutter, Erni: Schwester Tod, Kösel Verlag, 2014

Müller-Ebeling, Claudia: Ahnen, Geister und Schamanen, AT Verlag, 2010

Nauwald, Nana: Mein Wort ist mächtig, AT Verlag, 2015

Obermüller, Barbara: Die weibliche Seite der Ur- und Frühgeschichte, Christel Göttert Verlag, 2013

Pohanka, Reinhard: Die Urgeschichte Europas, marix Verlag, 2016

Rätsch, Christian: Der heilige Hain, AT Verlag, 2005

Rätsch, Christian: Meine Begegnungen mit Schamanenpflanzen, AT Verlag, 2009

Rätsch, Christian: Walpurgisnacht, AT Verlag, 2007

Seligmann, Siegfried: Die magischen Heil- und Schutzmittel aus der belebten Natur – Der Mensch, Reimer Verlag, 2001

Seunig, Romana: Kräuterbuschn, Heyne Verlag, 2016
Simek, Rudolf: Religion und Mythologie der Germanen, WBG, 2014
Speckmann, Hermann: Besprechen im Oldenburger Land, Isensee Verlag, 2008
Storl, Wolf-Dieter: Unsere Wurzeln entdecken, Ursprung und Weg des Menschen, Aurum Verlag, 2009
Storl, Wolf-Dieter: Urmedizin, AT Verlag, 2015
Wolf, Helga Maria: Verschwundene Bräuche – Das Buch der untergegangenen Rituale, Brandstätter Verlag, 2015

Pflanzenschamanismus

Arvay, Clemens: Der Biophilia Effekt, Ullstein Verlag, 2016
Arvay, Clemens: Der Heilungscode der Natur, Riemann Verlag, 2016
Chamovitz, Daniel: Was Pflanzen wissen, Carl Hanser Verlag, 2017
Kerner, Imre und Dagny: Der Ruf der Rose, Kiwi Taschenbuch Verlag, 1992
Mancuso, Stefano; Viola, Alessandra: Die Intelligenz der Pflanzen, Kunstmann Verlag, 2015
Sanders, Pete A.: Das Handbuch der übersinnlichen Wahrnehmungen, Windpferd Verlag, 2012
Scheppach, Joseph: Das geheime Bewusstsein der Pflanzen, Knaur Verlag, 2016
Storl, Wolf-Dieter: Die Seele der Pflanzen, Kosmos Verlag, 2017
Storl, Wolf-Dieter: Pflanzendevas, AT Verlag, 2014
Storl, Wolf-Dieter: Schamanentum, Aurum Verlag, 2010
Straube, Eckart R.: Heilsamer Zauber, Spektrum Verlag, 2012
Tompkins, Peter; Bird, Christopher: Das geheime Leben der Pflanzen, Fischer Verlag, 1977
Voggenhuber, Pascal: Entdecke deine Sensitivität, Allegria Verlag, 2013

Begegnungen mit meinen Pflanzenverbündeten und Spezialthemen

Alber-Klein, Cordelia; Hornberger, Regina: Bach-Blüten und 52 neue Blütenessenzen, Edition Tirta Verlag, 2005
Beckmann, Barbara und Dieter: Alraun, Beifuß und andere Hexenkräuter, Campus Verlag, 1996
Beckmann, Barbara und Dieter: Das geheime Wissen der Kräuterhexen, dtv Verlag, 1997
Beiser, Rudi: Vergessene Heilpflanzen, AT Verlag, 2016
Beiser, Rudi: 13 magische Heilpflanzen, Kosmos Verlag, 2015
Beiser, Rudi: Kraft und Magie der Heilpflanzen, Ulmer Verlag, 2013
Deutsch, Christel: Die keltischen Ursprünge der Bach-Blüten, Aquamarin Verlag, 2000
Fischer-Rizzi, Susanne: Medizin der Erde, AT Verlag, 2010
Fuchs, Christine: Räuchern im Rhythmus des Jahreskreises, Kosmos Verlag, 2015
Grabowski, Siegfried: Abwehrzauber, Verlag Zeitenwende, 2014
Griebl, Norbert: Die heiligen Pflanzen unserer Ahnen, Leopold Stocker Verlag, 2012
Haag, Stefan: Von Druidentrank und Hexenkraut, Kosmos Verlag, 2002
Hatzfeld, Hilla: Heilpflanzen als Weg-Begleiter, Verlag ViaNova, 2013
Hauenschild, Bettina: Die Sprache der Pflanzen und ihre Heilwirkung, Irisiana Verlag, 2017
Jütte, Robert: Krankheit und Gesundheit in der frühen Neuzeit, Kohlhammer Verlag, 2013
Kalbermatten, Roger: Wesen und Signatur der Heilpflanzen, AT Verlag, 2005
Kauderer, Renate: Begegnung mit Pflanzenspirits, print-verlag, 2015
Kiehs-Glos, Christina: Mistel, Freies Geistesleben, 2004

Kirschgruber, Valentin: Von Sonnwend bis Rauhnacht: Feste, Bräuche und Rituale im Kreislauf des Jahres, Kailash Verlag, 2015

Knell, Annette: BlütenSeelen, Schwedhelm Verlag, 2009

Kremp, Dieter: Von der Weisheit und vom Brauchtum unserer bäuerlichen Vorfahren, Engelsdorfer Verlag, 2017

Madejsky, Margret; Rippe, Olaf: Die Kräuterkunde des Paracelsus, AT Verlag, 2006

Mann, Christina: Kraftsträuße, pala Verlag, 2017

Marzell, Heinrich: Geschichte und Volkskunde der deutschen Heilpflanzen, Reichl Verlag, 1996

Neményi, Géza von: Götter, Mythen, Jahresfeste, Kerzken Canbaz Verlag, 2004

Rätsch, Christian; Müller-Ebeling, Claudia, Storl, Wolf-Dieter: Hexenmedizin, AT Verlag, 2011

Rätsch, Christian: Volksmedizinische Botanik der Germanen, VWB Verlag, 1990

Rosenfeldner, Eva: Die Seelenwelt der Pflanzen, Kailash Verlag, 2017

Scherf, Gertrud: Zauberpflanzen, Hexenkräuter, BLV Verlag, 2014

Schröder, Wolfgang: Die Meisterkräutertherapie, Verlag der Heilung, 2017

Seligmann, Siegfried: Die magischen Heil- und Schutzmittel aus der belebten Natur, Reimer Verlag, 1996

Storl, Wolf-Dieter: Pflanzen der Kelten, AT Verlag, 2000

Urbanovsky, Claudia: Der Garten der Druiden, Allegria Verlag, 2010

Kremp, Dieter: Wenn es reift im Ernting, Engelsdorfer Verlag, 2014

Wiegele, Miriam: Zauberpflanzen, Ulmer Verlag, 2003

Wilde, Manfred: Alte Heilkunst, Verlag Dr. C. Müller-Straten, 1999

Zuther, Svenja: Die Sprache der Pflanzenwelt, AT Verlag, 2010

Zuther, Svenja: Schamanische Rituale, BLV Verlag, 2017

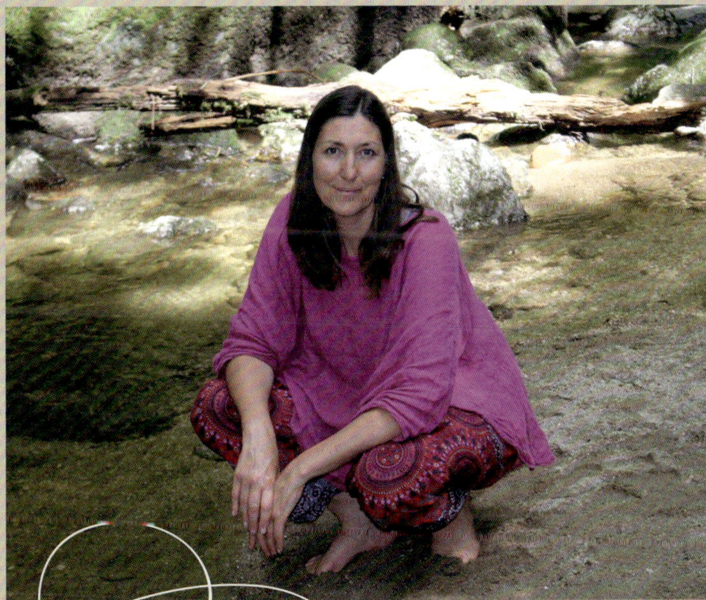

Adelheid Bruniner

verbrachte einen Großteil ihrer Kindheit in unberührter Natur. Nach dem Studium der Biologie eignete sie sich ein breites Wissen über Pflanzenheilkunde, die Zyklen der Jahreszeiten sowie rituelle und schamanische Praktiken an. Sie bildet Heilkräuterpädagogen, Räucherexperten, Naturpädagogen, Ritualleiter und Kräuterschamanen aus, hält Vorträge über viele weitere Naturthemen und schreibt regelmäßig auf ihrem Blog über Altes Wissen unseres Kulturkreises.

»Viele Menschen haben den Bezug zur Natur und damit auch den Bezug zu sich selbst verloren. Es wird Zeit, das Alte Wissen der Erde, der Pflanzen und der schamanischen Sichtweise auf das Leben erneut lebendig werden zu lassen, um in dieser modernen, übertechnisierten und informationsüberfluteten Welt gut verwurzelt und sinnerfüllt leben zu können.«

www.jahreskreis.at

Register

Bildnachweis

Mit 179 Fotos:
160 von Adelheid Brunner, 12 Fotos von Sigrid Großauer (S. 9, 10, 11, 15, 16 (oben), 72, 73 (unten), 81 83, 88, 128 und 176), 1 Foto von Birgit Aigner (S. 12), 1 Foto von Von Thilo Parg – Eigenes Werk, CC BY-SA3.0, https://commons.wikimedia.org/w/index.php?curid=29686619 (S. 22), 1 Foto von Von Dbachmann, CC BY-SA 3.0, https://commons.wikimedia.org/w/index.php?curid=1500795 (S. 25) By Terpsichore – Own work, CC BY-SA 3.0, https://commons.wikimedia.org/w/index.php?curid=8045416, 1 Foto von shutterstock_543712162/Vladimir Pankov (S. 157), 3 Fotos von Melanie Eichenauer (S. 6, 18 und 58) (Fotos S. 4 und 5: Wiederholungen)

Impressum

Umschlaggestaltung von Gramisci Editorial Design, München/Claudia Geffert unter Verwendung eines Farbfotos von Adelheid Brunner.

Mit 179 Farbfotos.

Unser gesamtes Programm finden Sie unter **kosmos.de/nymphenburger**

Alle Angaben in diesem Buch erfolgen nach bestem Wissen und Gewissen. Sorgfalt bei der Umsetzung ist indes dennoch geboten. Der Verlag und der Autor übernehmen keinerlei Haftung für Personen-, Sach- oder Vermögensschäden, die aus der Anwendung der vorgestellten Materialien, Methoden oder Informationen entstehen könnten.

Gedruckt auf chlorfrei gebleichtem Papier

ISBN 978-3-96860-055-0
Projektleitung: Dr. Stefan Raps
Redaktion: Monika Riedlinger und Ramona Imhof
Gestaltungskonzept: Peter Schmid Group
Satz: Katrin Kleinschrot, Stuttgart
Produktion: Markus Schärtlein
Druck und Bindung: Print Consult GmbH, München
Printed in Slovakia / Imprimé en Slovaquie

MIX
Papier | Fördert gute Waldnutzung
FSC® C084279
FSC www.fsc.org

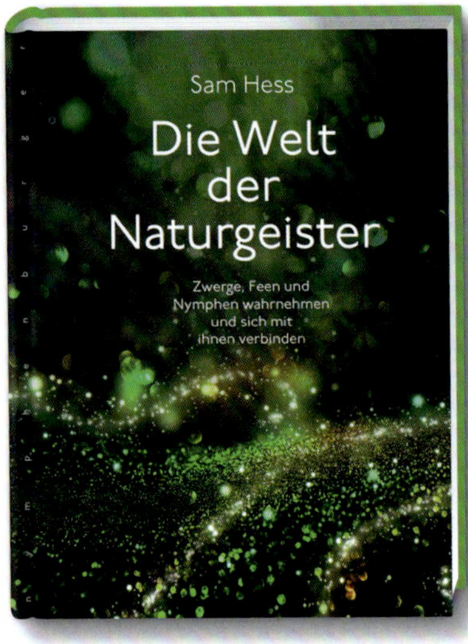

Die Welt des Unsichtbaren wahrnehmen lernen

Naturgeister können sich in vielfältiger Weise bemerkbar machen: Sie zeigen sich in den Pflanzen wie auch in den Elementen – in Erde, Wasser, Luft und im Feuer. Das Einzigartige an ihrem Wesen ist, dass sie uns unendliche Liebe schenken. Sie begegnen uns in völliger Hingabe. Wenn wir lernen, sie wahrzunehmen, öffnen sie die Pforten zu ihrem Reich. Sie laden uns ein, ihre Welt zu spüren, zu erkunden und an ihren Kräften zu wachsen.

Sam Hesse
DIE WELT DER NATURGEISTER
144 Seiten · ISBN 978-3-48503-022-9

Tiefe Einblicke in die Welt der Dualseelen

Sam Hess hat einzigartige Erfahrungen mit dem Phänomen der Dualseelen gemacht. In seinem neuen Buch stellt er Menschen vor, die sich auf magische Weise von einer Zwillingsseele angezogen fühlen, weil sie mit dieser in einem früheren Leben eine enge Verbindung hatten. Der bekannte Hellseher deckt die Hintergründe auf und zeigt, wie stark diese Begegnungen auf das Leben der Beteiligten einwirken können. Aus den bewegenden Fallbeispielen können auch nicht-mediale Menschen viel über ihr eigenes Ich lernen.

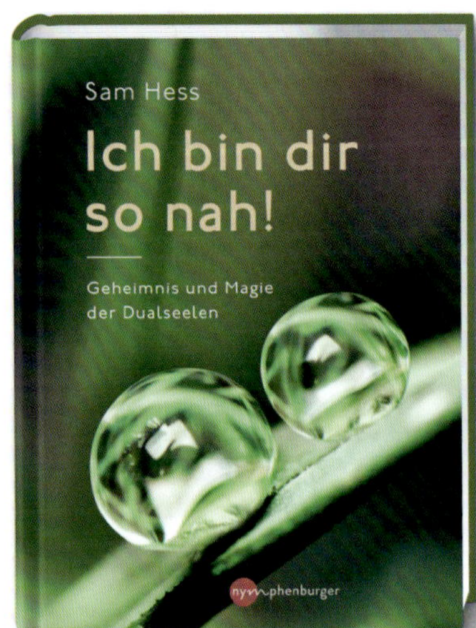

Sam Hess
ICH BIN DIR SO NAH
144 Seiten · ISBN 978-3-96860-045-1

nymphenburger
kosmos.de/nymphenburger